Wills 临床眼科彩色图谱及精要

Wills Eye Hospital

COLOR ATLAS & SYNOPSIS OF CLINICAL OPHTHALMOLOGY

青光眼

GLAUCOMA

U0866578

THIRD EDITION

〔美〕道格拉斯·J. 里 主 编
梁 亮 主 译
王宁利 主 审

天津出版传媒集团
天津科技翻译出版有限公司

著作权合同登记号：图字：02-2019-196

图书在版编目(CIP)数据

青光眼 / (美)道格拉斯·J.里(Douglas J. Rhee)主编；梁亮主译. —天津：天津科技翻译出版有限公司，2022.10

(Wills 临床眼科彩色图谱及精要)

书名原文：Color Atlas and Synopsis of Clinical Ophthalmology—Glaucoma

ISBN 978-7-5433-4263-7

Ⅰ. ①青… Ⅱ. ①道… ②梁… Ⅲ. ①青光眼-诊疗-图谱 Ⅳ. ①R775-64

中国版本图书馆 CIP 数据核字(2022)第 141376 号

Douglas J. Rhee: Color Atlas and Synopsis of Clinical Ophthalmology—Glaucoma, 3rd ed. ISBN: 978-1-4963-6348-0

本书提供了药物的适应证、副作用和剂量疗程，可能根据实际情况进行调整。读者须阅读药品包装盒内的使用说明书，并遵照医嘱使用。本书的作者、编辑、出版者或发行者对因使用本书信息所造成的错误、疏忽或任何后果不承担责任，对出版物的内容不做明示的或隐含的保证。作者、编辑、出版者或发行者对由本书引起的任何人身伤害或财产损害不承担任何责任。

授权单位：Wolters Kluwer Health, Inc.
出　　版：天津科技翻译出版有限公司
出 版 人：刘子媛
地　　址：天津市南开区白堤路 244 号
邮政编码：300192
电　　话：(022)87894896
传　　真：(022)87893237
网　　址：www.tsttpc.com
印　　刷：天津新华印务有限公司
发　　行：全国新华书店
版本记录：635mm×940mm　32 开本　16 印张　450 千字
2022 年 10 月第 1 版　2022 年 10 月第 1 次印刷
定价：150.00 元

(如发现印装问题，可与出版社调换)

译者名单

主　译　梁　亮

主　审　王宁利

译　者　(按姓氏汉语拼音排序)

陈　凤　陈祥怡　郭　擎　何理烨

黄　蓉　刘　帅　聂圣琼　覃　勉

苏瑞丹　吴　平　尤加慧　张海江

邹　媛

主　编

Douglas J. Rhee, MD

Professor and Chairman

Department of Ophthalmology and Visual Sciences

Case Western Reserve University School of Medicine

Director

University Hospitals Eye Institute

University Hospitals of Cleveland

Cleveland, Ohio

丛书主编

Christopher J. Rapuano, MD

Director and Attending Surgeon, Cornea Service

Co-Director, Refractive Surgery Department

Wills Eye Hospital

Professor of Ophthalmology

Sidney Kimmel Medical College at Thomas Jefferson University

Philadelphia, Pennsylvania

编者名单

Augusto Azuara-Blanco, PhD, FRCS(Ed), FRCOphth
Professor of Ophthalmology
Centre for Public Health
Queen's University Belfast
Honorary Consultant Ophthalmologist
Department of Ophthalmology
Belfast Health and Social Care Trust
Belfast, United Kingdom

Oscar V. Beaujon-Balbi, MD
Specialist in Ophthalmology
Department of Ophthalmology
Clinica Luis Razetti
Caracas, Venezuela
Oscar Beaujon-Rubin, MD, PhD
Specialist in Ophthalmology
Department of Ophthalmology
Clinica Luis Razetti
Caracas, Venezuela

Nicole Benitah, MD
Private Practice
California

Jacob W. Brubaker, MD
Sacramento Eye Consultants
Sacramento, California

Ronald Buggage, MD
Chief Scientific Officer
Novagali Pharma
Evry, France

Gabriel Chong, MD
Glaucoma Specialist
Raleigh Ophthalmology
Raleigh, North Carolina

Mary Jude Cox, MD
Eye Physicians
Voorhees, New Jersey

Syril Dorairaj, MD, FACS
Associate Professor of Ophthalmology
Consultant Glaucoma, Anterior Segment Surgery
Department of Ophthalmology
Mayo Clinic
Jacksonville, Florida

Francisco Fantes, MD
Associate Professor of Ophthalmology
Bascom Palmer Eye Institute
University of Miami School of Medicine
Miami, Florida

Scott Fudemberg, MD, FACS
Assistant Professor
Department of Glaucoma
Wills Eye Hospital, Sidney Kimmel Medical College
Philadelphia, Pennsylvania

JoAnn A. Giaconi, MD
Health Sciences Associate Professor
Department of Ophthalmology
David Geffen School of Medicine, UCLA
Chief of Ophthalmology
Surgery
Veterans Administration
Los Angeles, California

Michael C. Giovingo, MD
Director of Glaucoma Service
Department of Ophthalmology
Cook County Health and Hospital System
Chicago, Illinois

Josh Gross, MD
Department of Ophthalmology
Eugene and Marilyn Glick Eye Institute
Indiana University School of Medicine
Indianapolis, Indiana

Alon Harris, PhD
Professor of Ophthalmology
Letzter Endowed Chair in Ophthalmology
Director of Clinical Research
Professor of Cellular and Integrative Physiology
Department of Ophthalmology
Eugene and Marilyn Glick Eye Institute
Indiana University School of Medicine
Indianapolis, Indiana

Ribhi Hazin, MD
Graduate Student
Harvard School of Public Health
Boston, Massachusetts

Katie Hutchins, MD
Department of Ophthalmology
Eugene and Marilyn Glick Eye Institute
Indiana University School of Medicine
Indianapolis, Indiana

Malik Y. Kahook, MD
Professor of Ophthalmology
Chief, Glaucoma Service & Co-Director, Glaucoma Fellowship
Department of Ophthalmology
University of Colorado School of Medicine
Aurora, Colorado

L. Jay Katz, MD
Professor
Department of Ophthalmology
Thomas Jefferson University
Director
Glaucoma Service
Wills Eye Hospital
Philadelphia, Pennsylvania

Fabio Lavinsky, MD, MBA
Research Fellow
Department of Ophthalmology
New York University
New York, New York

Daniel Lee, MD
Assistant Professor
Glaucoma Service
Wills Eye Hospital
Philadelphia, Pennsylvania

Ashley G. Lesley, MD
Glaucoma Specialist
Jervey Eye Group
Greenville, South Carolina

Christopher Kai-Shun Leung, MBChB (CUHK), MD (CUHK), BMedSc, MSc (Lond), FCOphth (HK), FHKAM
Professor
Department of Ophthalmology & Visual Sciences
The Chinese University of Hong Kong
Honorary Consultant
Hong Kong Eye Hospital
Kowloon, Hong Kong

Richard A. Lewis, MD
Sacramento Eye Consultants
Sacramento, California

Jeffrey M. Liebmann, MD
Shirlee and Bernard Brown Professor of Ophthalmology
Vice-Chair, Department of Ophthalmology
Director, Glaucoma Division
Department of Ophthalmology
Edward S. Harkness Eye Institute
Columbia University College of Physicians & Surgeons
Columbia University Medical Center
New York, New York

Michele C. Lim, MD
Professor of Ophthalmology
Department of Ophthalmology & Vision Science
University of California, Davis
Vice Chair and Medical Director
Department of Ophthalmology & Vision Science
UC Davis Medical Center
Sacramento, California

Shan C. Lin, MD
Professor
Director, Glaucoma Service
Department of Ophthalmology
University of California San Francisco
San Francisco, CA

Zinaria Y. W. Liu, MD
Department of Ophthalmology
Elmhurst Hospital Center
Queens, New York

Kimberly V. Miller, MD
Clinical Assistant Professor of Surgery (Ophthalmology)
Division of Ophthalmology
The Warren Alpert Medical School of Brown University Academic Institution
Director of Glaucoma, Ophthalmology Residency Program Director
Division of Ophthalmology
Rhode Island Hospital
Providence, Rhode Island

Marlene R. Moster, MD
Professor
Department of Ophthalmology
Thomas Jefferson University School of Medicine
Attending Surgeon
Department of Glaucoma
Wills Eye Hospital
Philadelphia, Pennsylvania

Jonathan S. Myers, MD
Co-Director
Glaucoma Service
Wills Eye Hospital
Philadelphia, Pennsylvania

Jamie E. Nicholl†
Ophthalmic Photographer
Wills Eye Hospital
Thomas Jefferson Medical College
Philadelphia, Pennsylvania

Claudia L. Pabon, MD
Specialist in Ophthalmology
Department of Ophthalmology
Clinica Luis Razetti
Chief
Department of Ophthalmology
Hospital Francisco A. Risquez
Caracas, Venezuela

Konrad S. Palacios, MD, PhD, FEBO
Chairman of the Glaucoma Service
Department of Ophthalmology
Hospital Universitario de Torrevieja
Torrevieja, Spain

Paul F. Palmberg, MD, PhD
Professor
Department of Ophthalmology
Bascom Palmer Eye Institute
University of Miami School of Medicine
Miami, Florida

George N. Papaliodis, MD
Associated Professor
Department of Ophthalmology
Harvard Medical School
Director of the Ocular Immunology and Uveitis Service
Department of Ophthalmology
Massachusetts Eye and Ear Infirmary
Boston, Massachusetts

Sung Chul (Sean) Park, MD
Associate Professor
Department of Ophthalmology
Donald and Barbara Zucker School of Medicine at Hofstra/Northwell
Hempstead, New York
Director, Glaucoma Research; Co-Director, Glaucoma Fellowship Program
Department of Ophthalmology
Manhattan Eye, Ear and Throat Hospital (a division of Lenox Hill Hospital)
New York, New York

Louis R. Pasquale, MD
Professor of Ophthalmology
Department of Ophthalmology
Harvard Medical School
Director, Glaucoma Service
Department of Ophthalmology
Mass Eye and Ear Infirmary
Boston, Massachusetts

Thomas D. Patrianakos, MD
Chair
Department of Ophthalmology
Cook County Health and Hospitals System
Chicago, Illinois

Nathan M. Radcliffe, MD
Glaucoma Specialist and Cataract Surgeon
New York Eye Surgery Center
New York Eye & Ear Infirmary
New York, New York

Douglas J. Rhee, MD
Professor and Chairman
Department of Ophthalmology and Visual Sciences
Case Western Reserve University School of Medicine
Director
University Hospitals Eye Institute
University Hospitals of Cleveland
Cleveland, Ohio

Robert Ritch, MD, FACS
Professor of Ophthalmology
Shelley & Steven Einhorn Distinguished Chair
Surgeon Director Emeritus and Chief, Glaucoma Services
Department of Ophthalmology
New York Eye & Ear Infirmary of Mount Sinai
New York, New York

José I. B. Sanchis, MD, PhD, FEBO
Chairman
Department of Ophthalmology
Hospital Universitario de Torrevieja
Torrevieja, Spain

† Deceased.

Joel S. Schuman, MD
Professor
Department of Ophthalmology,
Electrical and Computer Engineering,
Neuroscience and Physiology and
Neural Science
New York University
Chairman
Department of Ophthalmology
NYU Langone Health
New York, New York

Geoffrey P. Schwartz, MD
Instructor
Glaucoma Service
Wills Eye Hospital
Jefferson Medical College
Thomas Jefferson University
Philadelphia, Pennsylvania

Louis W. Schwartz, MD
Emeritus Clinical Professor
Department of Ophthalmology
Sidney Kimmel Medical College at
Thomas Jefferson University
Emeritus Attending Surgeon
Department of Ophthalmology
Wills Eye Hospital
Philadelphia, Pennsylvania

Nathaniel C. Sears, MD
Assistant Professor of Ophthalmology
Department of Ophthalmology
University of Iowa
Iowa City, Iowa

Rajesh K. Shetty, MD
Glaucoma and Cataract Specialist
Florida Eye Specialists
Jacksonville, Florida

Brent Siesky, PhD
Research Associate
Assistant Director of the Glaucoma Research
and Diagnostic Center
Department of Ophthalmology
Eugene and Marilyn Glick Eye Institute
Indiana University School of Medicine
Indianapolis, Indiana

Arthur J. Sit, SM, MD
Associate Professor
Vice Chair, Clinical Practice
Glaucoma Fellowship Director
Department of Ophthalmology
Mayo Clinic
Rochester, Minnesota

Marisse M. Solano, MD
Research Associate
Department of Ophthalmology/Glaucoma
University of California San Francisco
San Francisco, California

George L. Spaeth, MD
Director, Glaucoma Research Center
Esposito Research Professor
Wills Eye Hospital
Jefferson Medical Center
Philadelphia, Pennsylvania

Angela V. Turalba, MD, MMS
Assistant Professor Part-time
Department of Ophthalmology
Harvard Medical School
Chief
Department of Ophthalmology and Visual
Services
Atrius Health
Boston, Massachusetts

Tara A. Uhler, MD
Program Director
Department of Ophthalmology
Thomas Jefferson University/Wills Eye Hospital
Associate Professor
Department of Ophthalmology
Thomas Jefferson University
Philadelphia, Pennsylvania

Laura A. Vickers, MD
Glaucoma Fellow
Department of Ophthalmology
UCLA Jules Stein Eye Institute
Los Angeles, California

Steven D. Vold, MD
Medical Director
Vold Vision, PLLU
Fayetteville, Arkansas

Konrad W. S. Wenyon, MD, PhD
Chairman of the Ophthalmological
Department (Retire)
Department of Ophthalmology
Hospital Cesar Rodriguez
Puerto La Cruz, Venezuela

Gadi Wollstein, MD
Professor
Department of Ophthalmology
New York University School of Medicine
New York, New York

丛书中文版序

这几年我与年轻的眼科医生、我的研究生们在一起时，他们常常和我谈到现在的专业书很多，不知道如何选择。确实，随着包括眼科在内的医学科学发展日新月异，新的知识、新的技术层出不穷，让人应接不暇；随之而来的出版物，如教科书、学术著作等不断涌现，加之电子书刊、线上读物等确实让人眼花缭乱、无所适从，这就是典型的知识爆炸时代。如何在有限和宝贵的时间内选择好书并读到好书也是大家必须思考的问题。我认为符合好书的条件有三项：首先是作者，眼科临床方面的专著或教科书必须由高水平的眼科医生来编写；其次是这些高水平的医生应当在国际著名和顶级的医院工作和实践过；最后是这些书应当由顶级出版社出版发行。此外，如果是专业译著，译者除了需要具有一定的外语水准外，还必须是临床工作的亲历者和实践者，只有这样才能最真实地表达原作者的原意，才能在翻译时做到"信、达、雅"！

今天我给大家推荐一套优秀的眼科教科书，即中文版"Wills临床眼科彩色图谱及精要"丛书。我谓之优秀，是指这套书符合我前述的条件与标准。该丛书各分册均由欧美著名眼科权威专家编写，这也就符合了第一项标准——高水平编写者。再者，编者们来自著名的Wills眼科医院(Wills Eye Hospital)，它是全美顶级的眼科临床诊疗机构，近年来位居全美U.S.News眼科医院排行榜最前列。凭借Wills眼科医院的精湛医疗技术和高水平学术地位，这套图书有针对性地覆盖并解决了最常遇到的眼病临床问题，包括流行病学和病因学、病史、体格检查、鉴别诊断、实验室及特殊检查、诊断、预后和处理等，涵盖了眼科学的主要领域，实用性和图谱性结合。每个分册病种齐全、图片精美，展示了Wills眼科医院的学术资源与雄厚实力。同时，该丛书由国际著名出版公司Wolters Kluwer出版，该丛书的中译本包括《视网膜》(主译沈丽君，主审徐格致)、《神经眼科》(主译李志清,主审魏世辉)、《眼整形》(主译喻长泰、涂惠芳)、《小儿眼科》(主译杨积文)、《角膜病》(主译陈蔚,主审史伟云)、《青光眼》(主译梁亮,主审王宁利)、《葡萄膜炎》(主译杨培增)7 个分册,主译均为我国著名的眼科专家。因此,我认为这套手册性图书是值得推荐给有志于眼科事业的学生、医生及医护从业者的优秀图书。

这里值得一提的是,这套丛书久经考验,历久弥新。本次出版的是第 3 版中译本,与前一版相比,一方面增加了大量清晰的 MRI 成像,便于更精确地定位病变位置;另一方面更专注于新近的治疗进展,有助于医生开阔眼界,提高诊治能力。

最后,诚挚期盼本书之付梓能为眼科事业的发展助力添彩。

瞿佳

2021 年 11 月

中译本序

青光眼是导致人类失明的三大致盲眼病之一,而且青光眼引起的视功能损伤是不可逆的,给患者、家庭及社会带来了沉重负担。预防及治疗青光眼是我们这些临床眼科工作者,特别是青光眼专科医师的首要任务,任重而道远。《青光眼》第3版是世界闻名的Wills眼科医院编著的"Wills临床眼科彩色图谱及精要"系列丛书中有关青光眼的最新版本,是一本非常有价值的青光眼著作。

距梁亮教授团队翻译《Wills临床眼科彩色图谱及精要:青光眼》第2版的出版已有4年,第2版出版后受到了临床眼科医师,特别是青光眼专科医师的广泛好评。这次梁亮教授团队再次翻译该书的第3版,这本书不仅包含了青光眼基本理论、基本知识和基本技能,同时也涵盖了目前青光眼手术方面的新技术和新进展。书中由Wills眼科医院青光眼临床中心总结的一幅幅精美绝伦的图片,更是可以使我们在临床工作中,对各种青光眼病例的认识一目了然,豁然开朗。因此,本书不仅可以对低年资眼科医师、研究生了解和认识青光眼起到促进作用,对高年资眼科医师也是一本非常有用的参考书,同时可以作为我们临床医师日常所需的口袋书。

感谢梁亮教授这些年轻临床工作者的辛勤付出!想必《Wills临床眼科彩色图谱及精要:青光眼》第3版的出版一定能够再次为我国眼科医师的临床工作带来便利,也一定能够为中国青光眼事业的发展贡献力量!

王宁利

中国医师协会眼科医师分会会长

北京医学会眼科学分会十三届委员会主任委员

中华预防医学会公共卫生眼科学分会主任委员

中华医学会眼科学分会前任主任委员

中译本前言

《Wills 临床眼科彩色图谱及精要：青光眼》这本书是世界著名的 Wills 眼科医院编著的“Wills 临床眼科彩色图谱及精要”系列丛书中的一本。之前我们团队已经翻译并出版了第 2 版，第 2 版受到了眼科医师及研究生的好评。目前距离第 2 版出版已经过去 4 年，青光眼的研究进展及技术进步日新月异，为了更好地把国外最新的青光眼著作分享给大家，我和我的团队再次翻译了《Wills 临床眼科彩色图谱及精要：青光眼》第 3 版。这一版涵盖了目前青光眼最新的研究进展及诊疗方法，希望能够给大家的临床工作提供一定帮助。

最后非常感谢我的同事们的支持！由于译者水平有限，翻译过程难免有疏漏之处，敬请诸位同仁不吝赐教。

梁亮

关于丛书

本套丛书的魅力在于说明性图片和总结性文字超强有机的结合。眼科学是一门非常视觉化的学科,适于以临床图片的形式表达。本套丛书涵盖7个眼科学专科——《视网膜》《神经眼科》《眼整形》《小儿眼科》《角膜病》《青光眼》及《葡萄膜炎》,每本书的体例稍有不同,但都采用相对一致的格式。

出版本套丛书的目的是向所有从事健康保健工作的学生、住院医生和执业医生提供眼科主要领域的最新临床总结,大量质量卓越的图片和简明概括性的文字说明将有助于实现这一目标。

丛书主编 Christopher J. Rapuano, MD

前言

《Wills 临床眼科彩色图谱及精要：青光眼》分册涵盖了尽可能多的青光眼病。因为作者较多，这本书的文字表述方式不是完全一样。因此，全书运用大量的具有代表性的彩图来展现表述方式的多样性。

在第 3 版中，我们添加了新的章节以涵盖不断发展的青光眼手术治疗的新技术和新方法，我们也更新了文字内容来介绍这些新的治疗方案，同时也更新了彩色图谱。希望这本手册能为您的临床工作提供有用的参考和帮助。

Douglas J. Rhee

致 谢

我要感谢多位作者和参与这项工作的贡献者。我相信文字表述的多样性是本书的优势之一。

目录

第 1 部分

青光眼的诊断

第 1 章

引言

Douglas J. Rhee

“glaucoma”一词源自希腊语“glaukos”，意为“海绿石”，其在公元前400年希波克拉底誓言中首次被提及。随后几百年中人们一直将它视为一种晶状体疾病。“青光眼的科学史起源于对白内障的准确定位”(Albert Terson，1867—1935)。Pierre Brisseau(1631—1717)于1707年发现了白内障的正确解剖学定位，随后1622年Richard Banister(1570—1626)在每日摘要中首次将眼压升高作为青光眼的一种标志。1851年Hermann von Helmholtz(1821—1894)发明检眼镜，Edward Jaeger(1818—1884)运用检眼镜发现了青光眼病程中视神经的改变。19世纪50年代解剖学家Heinrich Muller将视神经凹陷作为青光眼的一个体征。Von Graefe则在1856年首先描述青光眼视野缩小和旁中心视野缺损。

近代，青光眼曾被定义为眼压(IOP)高于21mmHg(1mmHg=0.133kPa)[比人群调查得到的平均眼压(16±2)mmHg大至少2个标准差]。随后的研究表明，大多数IOP高于21mmHg的人群并不发生青光眼性视野缺损(例如，高眼压治疗研究)。而且在有记载的青光眼视野缺损患者中，高达40%患者的IOP从未超过21mmHg(例如，Baltimore眼病研究)。原发性开角型青光眼(POAG)的现代概念是对“青光眼”中常见的一系列体征的描述，包括眼压、视神经形态和特征视野改变。青光眼的诊断标志是视神经和(或)视野进行性改变。许多青光眼专家认为，POAG可能是许多疾病发展到最后的一个共同表现途径。最新的遗传学研究表明，POAG是一种多基因遗传病，由许多基因的微小改变所致。POAG中的遗传性突变基因少于总数的10%。我们认为，青光眼的定义将伴随着对该疾病的深入理解而不断发展。

青光眼的一个更现代定义是：与眼压相关、神经节细胞轴突进行性丧失而引发视野缺损的病理过程。目前，我们需要在诊断青光眼时评估以下几个因素：病史、危险因素、眼压、视神经和视野。

本章节介绍了获取用于诊断青光眼和治疗后随访的多种方法。

参考书目

Allingham RR, Liu Y, Rhee DJ. The genetics of primary open-angle glaucoma: a review. *Exp Eye Res*. 2009;88:837–844.

Blodi FC. Development of our concept of glaucoma. In: *Basic and Clinical Science Course*, Section 10. San Francisco, CA: American Academy of Ophthalmology; 1996.

Kass MA, Heuer DK, Higginbotham EJ, et al. The Ocular Hypertension Treatment Study: a randomized trial determines that topical ocular hypotensive medication delays or prevents the onset of primary open-angle glaucoma. *Arch Ophthalmol*. 2002;120:701–713.

Kronfeld PC. Glaucoma. In: Albert DM, Edwards DD, eds. *History of Ophthalmology*. Cambridge, MA: Blackwell Science; 1996:203–223.

Mikelberg FS, Drance SM. Glaucomatous visual field defects. In: Ritch R, Shields MB, Krupin T, eds. *The Glaucomas*. St. Louis, MO: Mosby-Year Book; 1996:523–537.

Sommer A, Tielsch JM, Katz J, et al. Relationship between intraocular pressure and primary open angle glaucoma among white and black Americans: the Baltimore eye survey. *Arch Ophthalmol*. 1991;109:1090–1095.

第2章

视神经和房水循环的基础

Arthur J. Sit, Douglas J. Rhee

房水循环

眼压的重要性

对眼部生理学的基本认知有助于理解青光眼的病理生理学、诊断和治疗。许多临床医生和科学家认为青光眼的发病机制与多种因素相关，如细胞凋亡、视神经血流量的改变和自身免疫反应等。然而，眼压(intraocular pressure,IOP)仍然是这一疾病最重要的危险因素之一。此外,降低 IOP 是唯一已被严格证实的青光眼治疗方法。虽然我们对 IOP 生理有一定了解,但我们还没有完全阐明眼球如何在细胞和分子水平调节 IOP。随着科学的发展,我们对此生理过程及分子机制认知逐渐加深。“青光眼是由什么引起的？”——未来某天,我们也许能对这些困惑患者许久的问题提供明确答案。

房水生理学和眼压概要

房水由睫状突生成(图 2-1),内侧非色素层上皮细胞是房水产生的部位(图 2-2)。房水通过主动分泌、超滤和扩散的共同作用产生。许多降低眼压的药物通过减少睫状体的房水分泌而发挥作用。

然后，房水由瞳孔进入前房滋养晶状体、角膜和虹膜(图 2-3),再通过前房角流出。后者含小梁网(trabecular meshwork,TM)和睫状体带(图 2-4)。

60%~90%的房水通过 TM 流出(也称作常规途径),剩余 10%~40%的房水通过睫状体带流出(也称作葡萄膜巩膜途径或旁路途径)。人们认为,TM 是调控房水流通的区域。在 TM 内,尤其在 IOP 升高的条件下,邻管区的房水流出阻力为最高(图 2-5)。

在生理条件下,IOP 由以下因素

决定:睫状体的房水生成速率、经由常规路径时(TM 和 Schlemm 管)的外流阻力、通过非常规路径时的(葡萄膜巩膜)外流阻力和巩膜表层静脉压。在 Goldmann 方程中 [$IOP=(F/C)+P_V$],P_V 代表巩膜上静脉压,F 代表房水生成速率,C 代表房水流畅系数,大致与总流出阻力的倒数正相关。可以想象,巩膜上静脉压升高可导致 IOP 升高(图 2-6)。

开角型青光眼的病理生理学机制是通过 TM 增加排水阻力。POAG 会改变细胞外基质的稳态,小梁细胞及内皮细胞的骨架含量和成分异常会造成小梁细胞间的僵硬及收缩性降低。POAG 患者房水内的转化生长因子 β-2 水平较高。某些蛋白质或其功能,如肌球蛋白、gremlin 蛋白、分泌型卷曲相关蛋白 (sFRP)、cochlin 蛋白、分泌蛋白酸和富含半胱氨酸(SPARC)(又名骨黏蛋白) 和血清淀粉样蛋白 A, 已被证明在 POAG 患者中对 IOP 升高至关重要。选择素 E 可能是 POAG 的特殊标志物。对于假性剥脱性青光眼,剥脱物质在邻管区细胞外基质中沉积,增加房水流出阻力;在假性剥脱性青光眼患者的房水中, 转化生长因子 β-1 也会升高。对于色素播散性青光眼的患者, 色素虹膜上皮细胞的碎片导致小梁网内皮细胞死亡和裸露的小梁束溶解,从而增加房水流出阻力。激素性青光眼患者的邻管区细胞外基质发生改变,与 POAG 患者相比,电子显微镜下小梁网细胞和内皮细胞骨架的改变更显著。

房水动力学的测量

如上所述, 眼压的基础由 Goldmann 方程描述。由于多项研究表明葡萄膜巩膜途径流出量对压力变化相对不敏感[1],Goldmann 方程可以修改为:$IOP=(F-U)/C+P_V$,P_V 代表巩膜上静脉压,F 代表房水生成速率,U 代表通过压力不敏感的葡萄膜巩膜通道的排出速率,C 代表房水流畅系数。除去需从IOP 和其余变量推导 U 之外,余下的每一个参数都可以测量。

房水流畅系数应用眼压描记检查法从临床采集。此法是在眼球表面放置一个加权眼压计, 导致 IOP 升高,并且测量 IOP 在固定时间间隔(通常为 2 分钟或 4 分钟) 内返回其基线值的速率[2]。不同的设备可以用于眼压描记测量, 包括气动眼压计或电子 Schiotz 眼压计。这些设备具有共同特性,能在测量间隔内连续记录 IOP,可由纸质或电子文档形式进行记录(图 2-7)。以上装置都有共同的限制,假设房水生成速率、巩膜上静脉压和外流易度在测量过程中是恒定的[3]。在正常个体中, 房水流畅系数通常为 0.23~0.33μL/(min·mmHg)[4]。

房水生成速率可以用荧光光度法测量[5,6]。通过该技术,利用滴眼液在角膜中建立荧光素储存库。伴随时间推移，荧光素扩散到前房同时经由房水带走，从而在角膜上逐渐移除。通过荧光光度计测量角膜和前房荧光随时间的变化，从而估算出荧光素去除速率（图 2-8）。然后，假设荧光素进入后段的扩散量最小（约 10%或更小），即可用于计算房水流出速率。通常测量的平均房水生成速率为 2.2~3.1μL/min[7]。

巩膜上静脉压为目前房水动力学中最难测量的一个参数。无创测量包括识别巩膜上静脉，在静脉上放置一个透明的加压膜，增加腔室压力，并观察反应。产生响应（例如压缩）所需的压力量可用于估算巩膜上静脉压（图 2-9）。然而，准确的压缩量带有主观性，导致巩膜上静脉压的测量具有不确定性。据报道，平均巩膜上静脉压的正常值范围为 7~14mmHg[8-11]。

参考文献

1. Alm A, Nilsson SF. Uveoscleral outflow—a review. *Exp Eye Res*. 2009;88(4):760–768.
2. Grant WM. Tonographic method for measuring the facility and rate of aqueous flow in human eyes. *Arch Ophthal*. 1950;44(2):204–214.
3. Brubaker RF. Goldmann's equation and clinical measures of aqueous dynamics. *Exp Eye Res*. 2004;78(3):633–637.
4. Becker B. Tonography in the diagnosis of simple (open angle) glaucoma. *Trans Am Acad Ophthalmol Otolaryngol*. 1961;65:156–162.
5. Jones RF, Maurice DM. New methods of measuring the rate of aqueous flow in man with fluorescein. *Exp Eye Res*. 1966;5(3):208–220.
6. McLaren JW, Brubaker RF. A two-dimensional scanning ocular fluorophotometer. *Invest Ophthalmol Vis Sci*. 1985;26(2):144–152.
7. McLaren JW. Measurement of aqueous humor flow. *Exp Eye Res*. 2009;88(4):641–647.
8. Phelps CD, Armaly MF. Measurement of episcleral venous pressure. *Am J Ophthalmol*. 1978;85(1):35–42.
9. Toris CB, Yablonski ME, Wang YL, Camras CB. Aqueous humor dynamics in the aging human eye. *Am J Ophthalmol*. 1999;127(4):407–412.
10. Zeimer RC, Gieser DK, Wilensky JT, Noth JM, Mori MM, Odunukwe EE. A practical venomanometer. Measurement of episcleral venous pressure and assessment of the normal range. *Arch Ophthalmol*. 1983;101(9):1447–1449.
11. Sit AJ, McLaren JW. Measurement of episcleral venous pressure. *Exp Eye Res*. 2011;93:291–298.

参考书目

Bill A. The drainage of aqueous humor. *Invest Ophthalmol Vis Sci*. 1975;14:1–3.

Bill A, Phillips CI. Uveoscleral drainage of aqueous humour in human eyes. *Exp Eye Res*. 1971;12:275–281.

Grant WM. Further studies on facility of flow through the trabecular meshwork. *Arch Ophthalmol*. 1958;60:523–533.

Maepea O, Bill A. Pressures in the juxtacanalicular tissue and Schlemm's canal in monkeys. *Exp Eye Res*. 1992;54:879–883.

Maepea O, Bill A. The pressures in the episcleral veins, Schlemm's canal and trabecular meshwork in monkeys: Effects of changes in intraocular pressure. *Exp Eye Res*. 1989;49:645–663.

Moses RA, Grodzki WJ, Etheridge EL, Wilson CD. Schlemm's canal: The effect of intraocular pressure. *Invest Ophthalmol Vis Sci*. 1981;20:61–68.

Pederson JE, Gaasterland DE, MacLellan HM. Uveoscleral aqueous outflow in the rhesus monkey: importance of uveal reabsorption. *Invest Ophthalmol Vis Sci*. 1977;16:1008–1017.

Seiler T, Wollensak J. The resistance of the trabecular meshwork to aqueous humor outflow. *Graefes Arch Clin Exp Ophthalmol*. 1985;223:88–91.

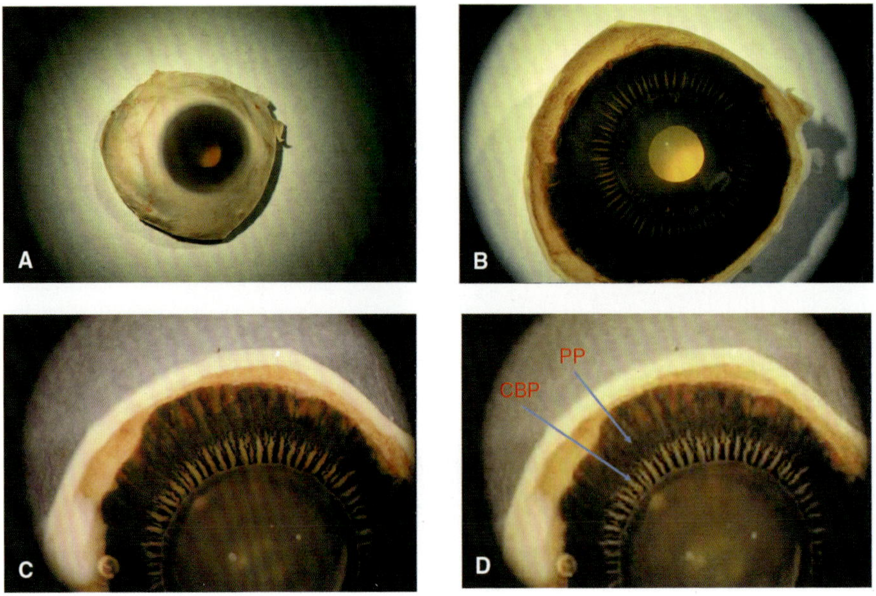

图 2-1 尸体眼部大体标本。(A)尸体眼前节。(B)同一眼前节翻转，从后向前观察晶状体。晶状体仍然由从睫状突延伸出的悬韧带纤维固定。(C)高倍镜下的睫状体形态。这个区域为锯齿缘。扁平部在锯齿缘外围。(D)与图C相同。CBP是指睫状突。PP是指睫状体平坦部。

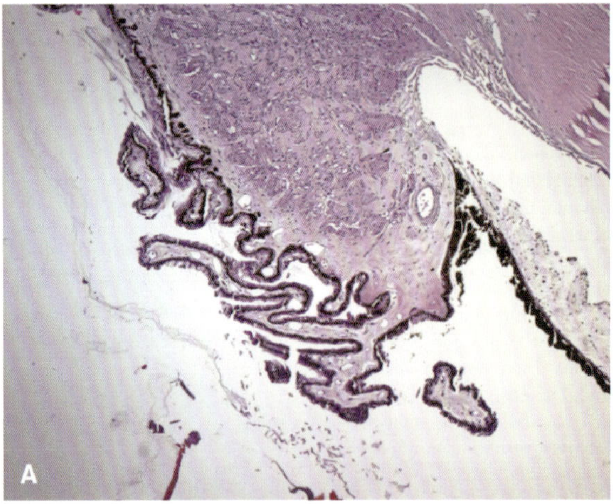

图 2-2 (A)苏木精-伊红(HE)染色的睫状体切片。多褶皱有助于增加整体总表面积。(待续)

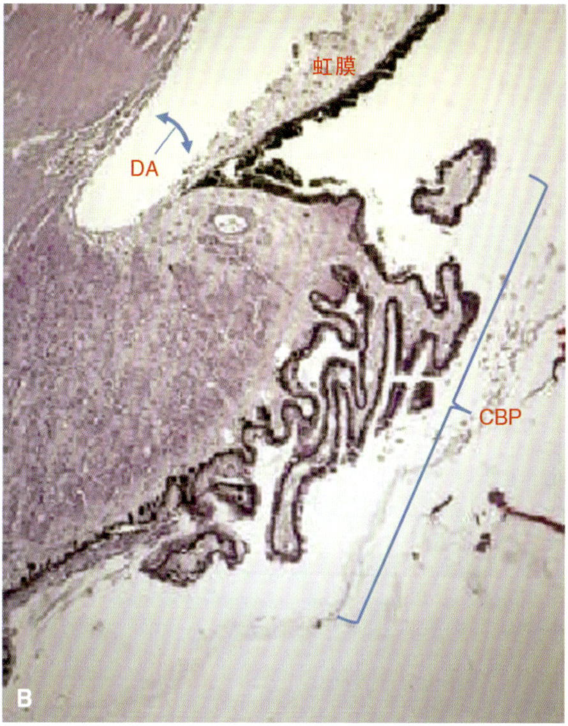

图 2-2　(续)(B)与图 A 切片相同,CBP 是指睫状突,DA 是指房角。

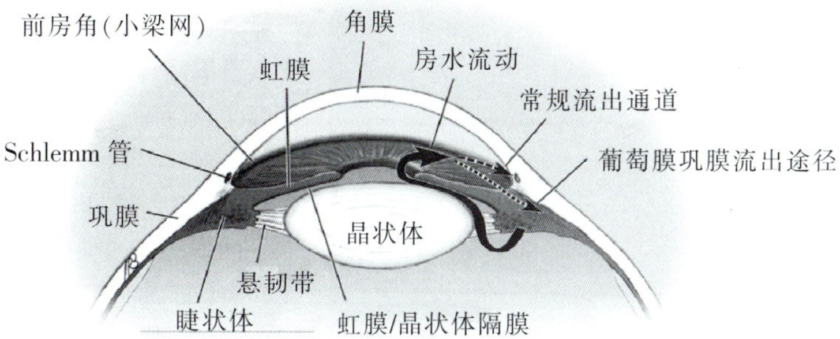

图 2-3　**房水流出路线**。示意图显示了从睫状体至流出道的房水流出途径。(From Rhee DJ, Budenz DL. Acute angle-closure glaucoma. In: *The Clinics Atlas of Office Procedures*. Philadelphia, PA: Saunders; 2000, 3(2):267-279.)

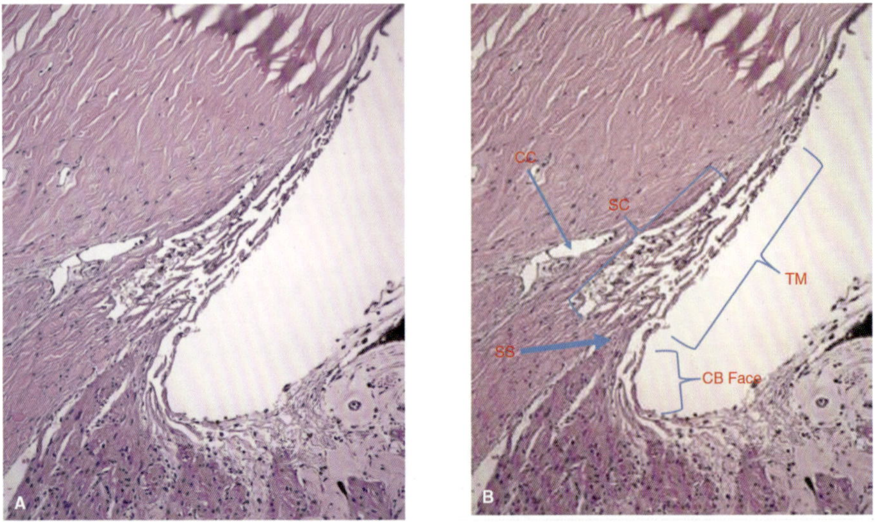

图 2-4 (A)前房角 HE 染色切片显示房水流出通路。常规的流出通路包括 7 层小梁束(角巩膜以及葡萄膜 TM)、小管旁区、Schlemm 管、集合管和巩膜上静脉。葡萄膜巩膜途径:房水经葡萄膜最终流入脉络膜上腔。该通路尚在研究中。有证据表明,房水由涡状静脉和巩膜壁流出。(B)与图 A 切片相同,CC 是指集合管,SC 是指 Schlemm 管,SS 是指巩膜突,TM 是指小梁网,CB Face 是指睫状体带。

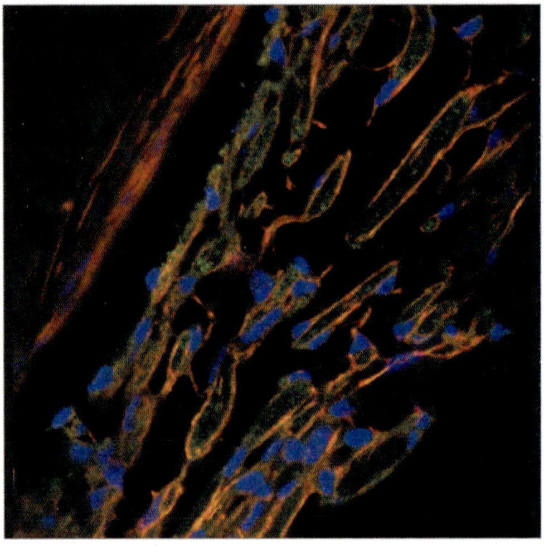

图 2-5 **共聚焦显微镜下的小梁网小管旁区。**绿色(荧光素标记)代表非特异性分泌细胞基质蛋白。红色(得克萨斯红标记)代表平滑肌肌动蛋白(TM 内皮细胞内),而蓝色(DAPI)代表细胞核。这些小气泡样核对应 Schlemm 管内壁细胞,而细长核对应 TM 内皮细胞。可见,葡萄膜和巩膜 TM 由内皮细胞束组成,而小管旁区是细胞外基质和 TM 内皮细胞组成的无定形区域。

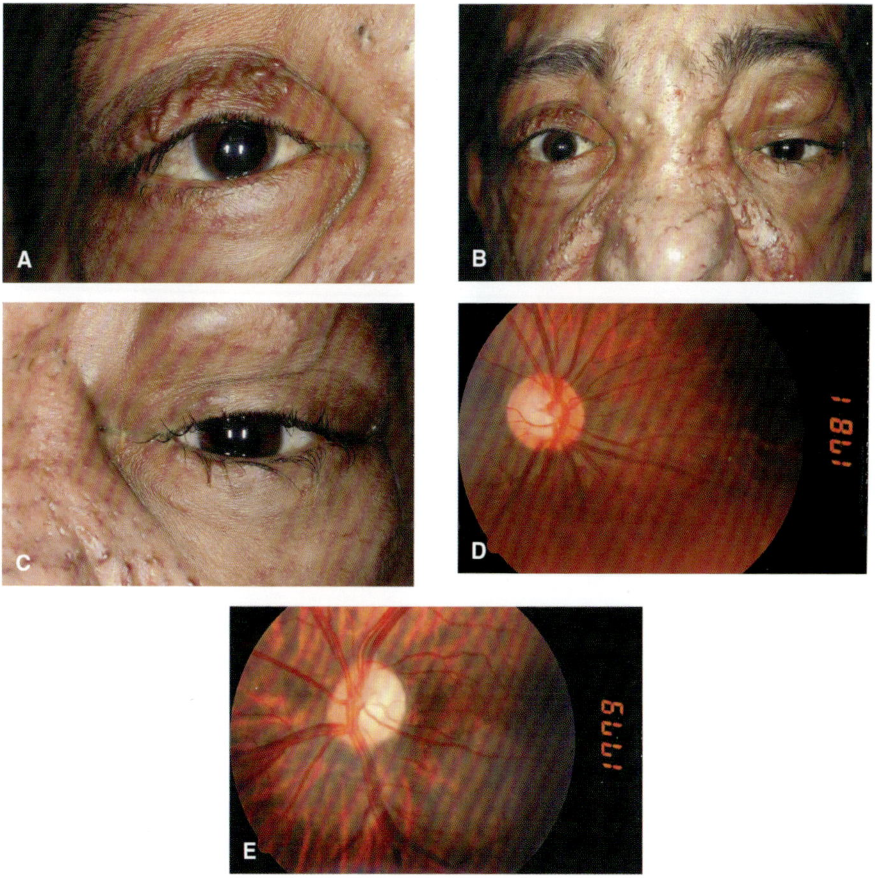

图 2-6　**双侧颈动脉海绵窦瘘病例。**(A-C)慢性静脉压升高导致包括眼睑在内的所有下游静脉通路扩张。患者眼压升高伴右侧视神经中度广泛凹陷(D)以及左侧视神经下方切迹(E)。

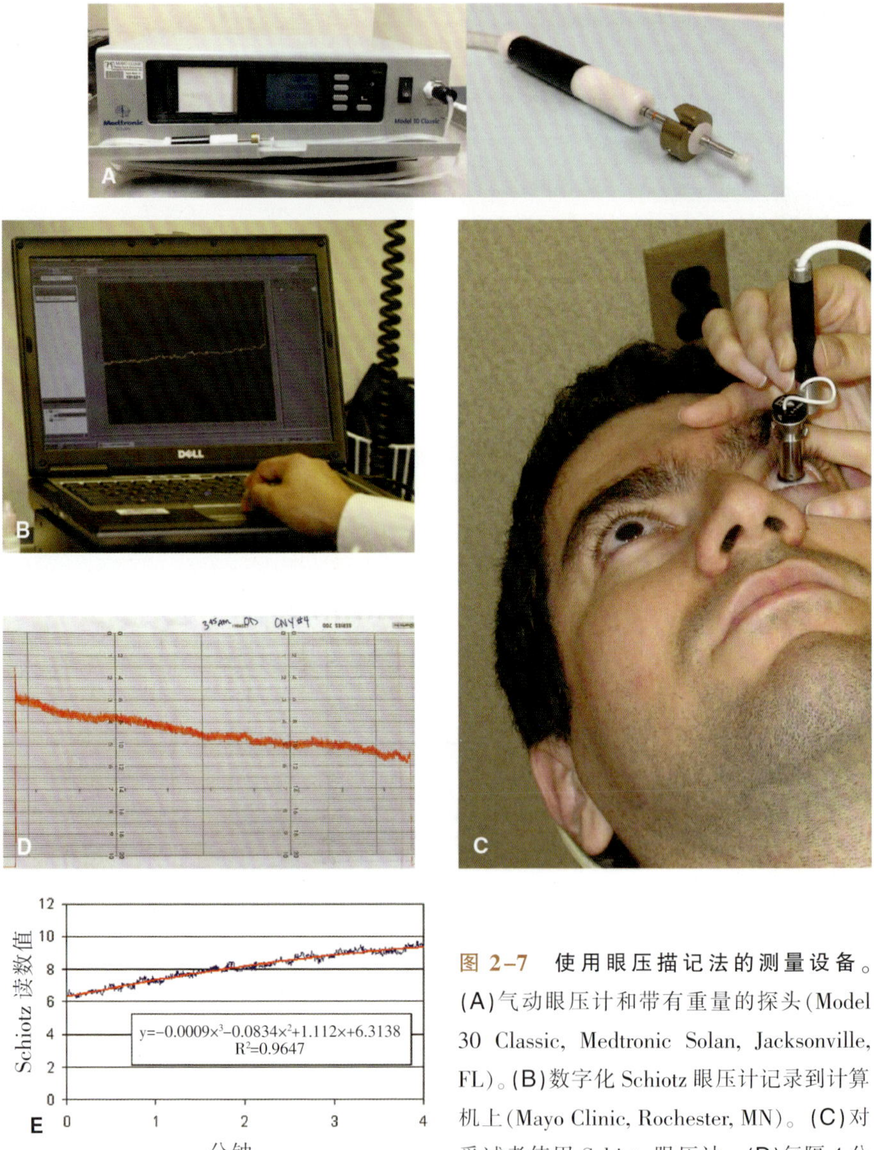

图 2-7 使用眼压描记法的测量设备。(A)气动眼压计和带有重量的探头(Model 30 Classic, Medtronic Solan, Jacksonville, FL)。(B)数字化 Schiotz 眼压计记录到计算机上(Mayo Clinic, Rochester, MN)。(C)对受试者使用 Schiotz 眼压计。(D)每隔 4 分钟经由纸质文档记录 IOP。压力缓慢衰减值记录为 Schiotz 标度的增长值。手动绘制曲线并通过此数据确定眼压衰减速率。(E)使用数字化 Schiotz 眼压计记录眼压并将 4 分钟内眼压描记测量数据进行曲线拟合。标尺与纸质表格是相反的。

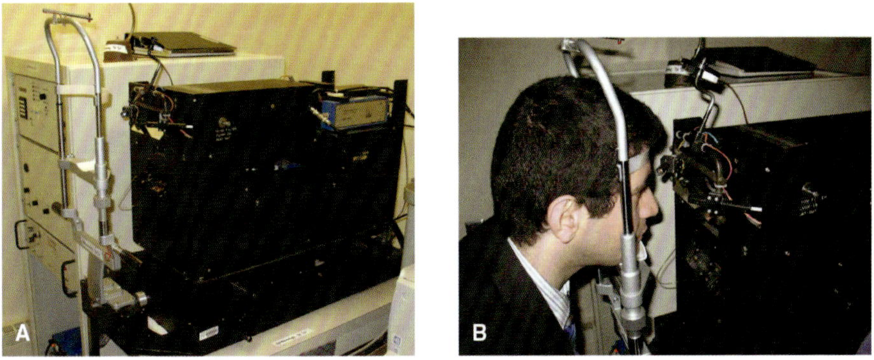

图2-8 **测量房水生成速率。**(A)扫描前节二维荧光光度计(Mayo Clinic,Rochester,MN)。(B)荧光光度法测量受试者角膜和前房内的荧光素浓度。

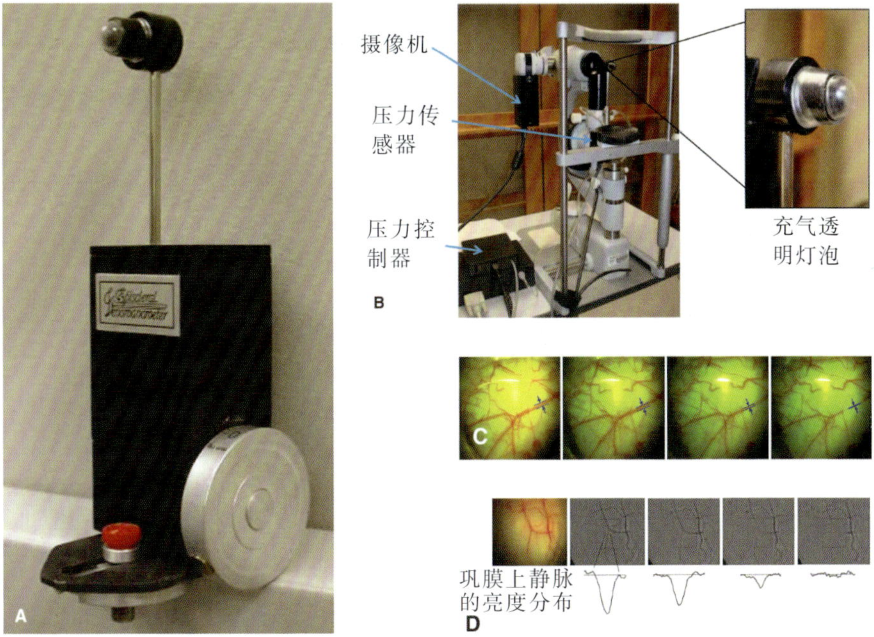

图2-9 **巩膜上静脉压测量。**(A)手动巩膜上静脉压力计(Eyetech Ltd,Morton Grove,IL)。(B)自动巩膜上静脉测压系统(Mayo Clinic, Rochester, MN)。(C)在静脉测量过程中显示巩膜静脉压缩(箭头之间)组图。用产生适当压缩所需的压力来估算巩膜外静脉压。可直接可视化主观进行。(D)使用软件客观确定来自基线的压缩量(Mayo Clinic,Rochester,MN)。

视神经

视神经源于视网膜神经节细胞层的轴突，是青光眼损伤的靶部位(图2-10和图2-11)。在功能上，视神经损伤可导致视野改变。如果不治疗，升高的IOP会导致视野进行性丢失，最终导致失明。在随后的章节中，我们会更详细描述视神经变化的各种模式以及测量视神经功能状态的各种方法。

参考书目

Sit AJ, McLaren JW. Measurement of episcleral venous pressure. *Exp Eye Res.* 2011;93:291–298.

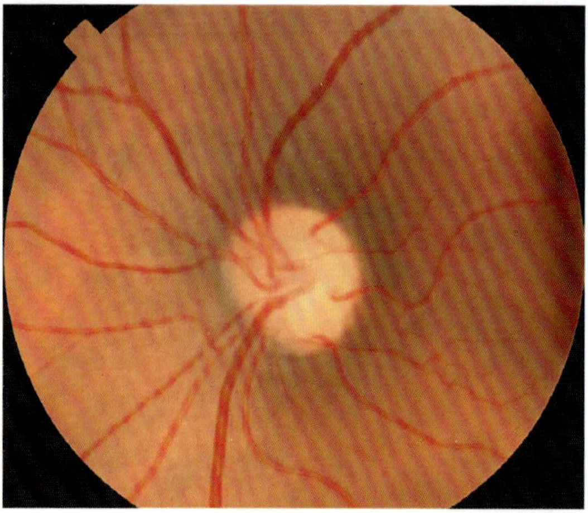

图 2-10 青光眼患者的视神经照片显示视神经下方的一个切迹。注意相对缺失的苍白区。(Courtesy of L. Jay Katz, MD, Wills Eye Hospital, Philadelphia, PA.)

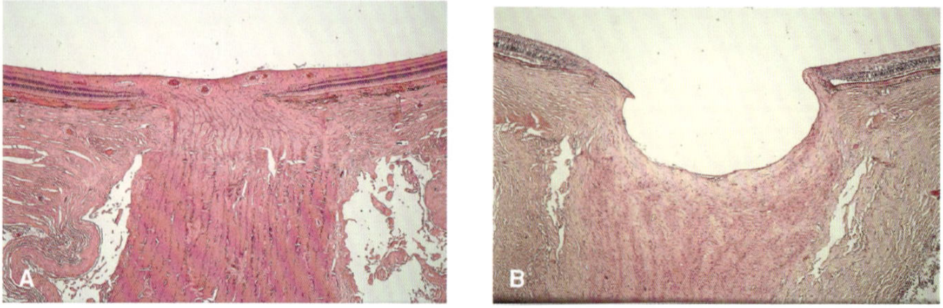

图 2-11 视神经组织病理切片的HE染色。(A)正常视神经。(B)青光眼晚期视神经(杯状凹陷)。(Courtesy of Ralph J. Eagle, MD, Wills Eye Hospital, Philadelphia, PA.)

第3章

眼压测量

Rajesh K. Shetty

引言

眼压测量是指眼压(IOP,眼内压力)的测量方法。多数眼压测量仪是利用少量外力使角膜某区域变形,从而计算眼压。眼压计可分为压平式眼压计或压陷式眼压计,均以压迫角膜来测量眼压。目前认为在眼球具有相似的硬度、角膜厚度和眼血流量的基础之上,才能构建任一类型眼压计的精确度。

Goldmann压平眼压计

压平眼压测量法基于 Imbert-Fick 定律，眼压等于压平球形表面所需力量除以压平区域面积。Goldmann 压平眼压计于 1954 年推出,是眼压测量的金标准和最常用形式。此装置仅可用于在裂隙灯前处坐位的患者，通过钴蓝光倾斜照射入双棱镜装置的锥形头中心观察角膜(图 3-1)。当患者头部保持稳定后，压平头轻轻放置在荧光素染色并麻醉的角膜上(图 3-2)。检查者可看到泪膜分裂呈半环状围绕在压平头周围。当压平头的压力等于眼压时，两个荧光素半环内界刚好接触。侧面的刻度盘以“克”为单位,乘以 10 后将换算为“毫米汞柱”。

使用直径为 3.06mm 的圆形压平头,泪膜表面张力刚好抵消克服角膜硬度所需的力,所施加的外力正好与眼内压力相等。当角膜顶端下陷在 0.2mm 范围内时,则流出 0.5μL 房水,增加 3%眼压,其测量可信度为±0.5mmHg。在有高度散光(大于 3D)的角膜中,最平坦的角膜子午线应该放置在与圆锥轴线成 45°角处。其操作很简单,将眼压计顶端的红线位于眼的负柱镜轴向即可。

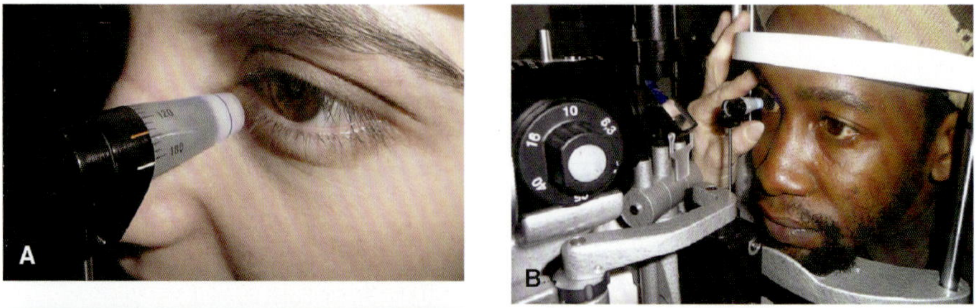

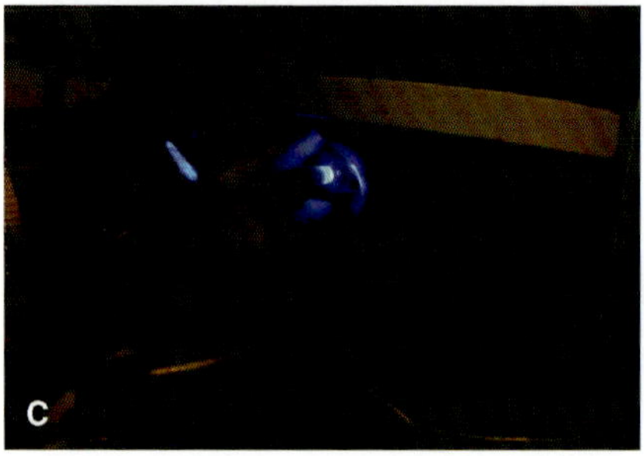

图 3-1 Goldmann眼压计。安装在 Haag-Streit 裂隙灯上的 Goldmann 眼压计图例。(A)圆锥体上的红色线条与高度散光患者的负柱镜轴向对齐。(B,C)眼压计尖端钴蓝色光照使含荧光素的泪膜可视化。

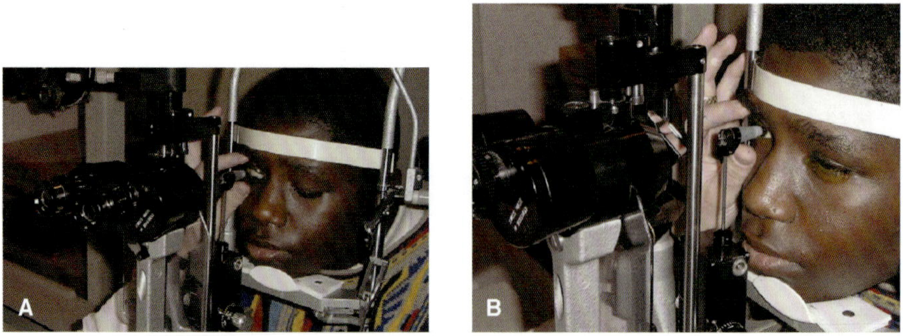

图 3-2 压平技术。(A)一例患者在检查时出现眼睑痉挛。(B)眼压计尖端和角膜之间成功接触,检查者示范正确操作,将牵引力置于眶缘而不是眼球上。

Schiötz 眼压计

在 1905 年推出的 Schiötz 眼压测量仪是经典的压陷式眼压计，需要患者仰卧位测量（图 3–3）。与压平眼压测量法相反，Schiötz 眼压计的角膜压陷程度与眼压成比例。然而，这种变形产生了不可预测的且相对较大的眼内容物位移。16.5g 的 Schiötz 眼压计有基本重量为 5.5g 的砝码安装在活塞上。高眼压时，该重量可增加至 7.5g、10g 或 15g。将校准的眼压计脚板轻轻地放在已麻醉的角膜上，并让附接的活塞自由垂直移动以确定刻度读数，再对照转换表估算眼压。为判断眼压，换算表建立于人类尸体眼和体内研究所获取的经验数据之上。该表认为，在巩膜硬度有变化的眼中（例如，视网膜脱离手术后），使用 Schiötz 眼压计测量可能不准确。

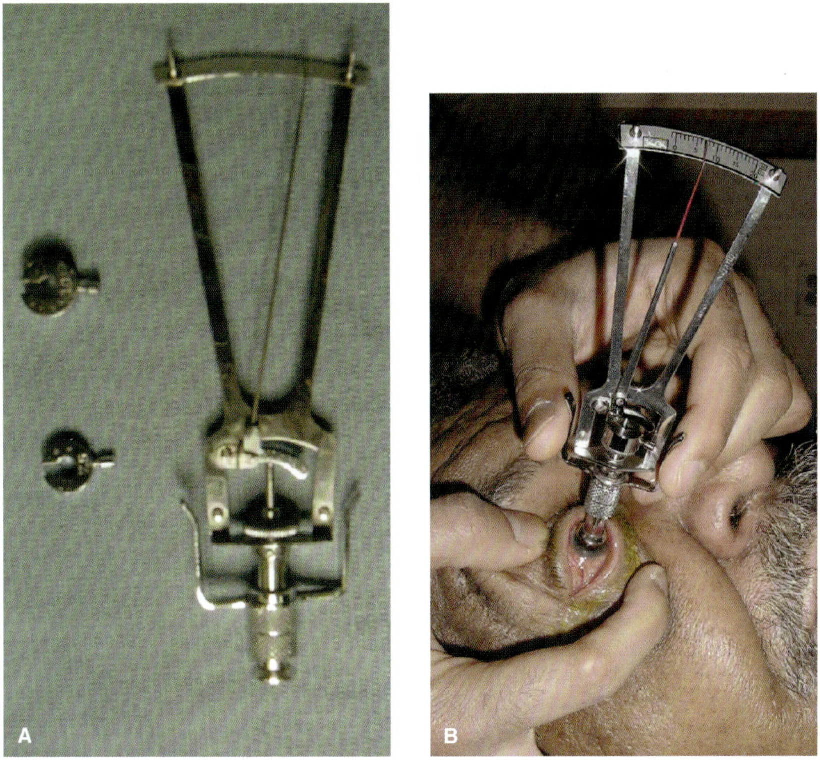

图 3–3　Schiötz眼压计。(A)图中为Schiötz眼压计及其7.5g和10g砝码。(B)Schiötz压陷式眼压计只能在患者仰卧位时使用。

Perkins 眼压计

这种手持式 Goldmann 型压平眼压计特别适用于婴儿和儿童（图 3–4)。仪器由电池提供光源，在坐位和仰卧位时都可以使用。与 Goldmann 眼压计相同，角膜压平的力量通过旋转的锥形刻度盘来调整。

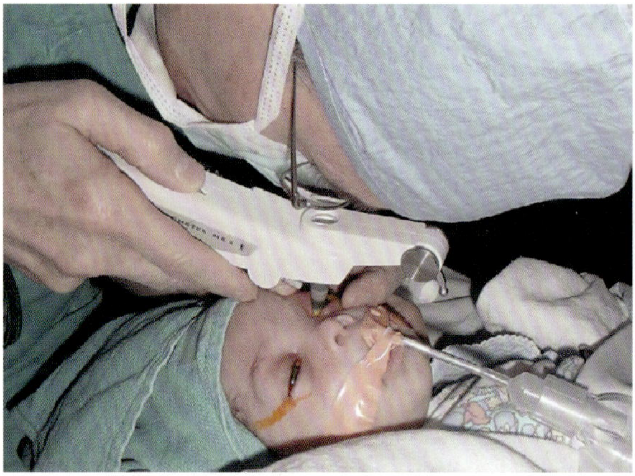

图 3–4 Perkins 眼压计。Perkins眼压测量法是麻醉状态下婴儿的常用检查方法。

Tono-Pen 眼压计

手持式 Tono-Pen© (Mentor Ophthalmics, Santa Barbara, CA)眼压计可在患者坐位或仰卧位时测量眼压(图 3-5)。这种技术特别适用于有角膜瘢痕或水肿的、无法在裂隙灯下检查的患者或儿童患者。利用诸如 Tono-Pen 的 Mackay-Marg 型眼压计,角膜硬度的作用力转移到周围的套筒，从而使中心板测量的仅为眼压。Tono-Pen 中的微处理器连接在应变计量表传感器上，用于测量直径为 1.02mm 的中央板压力，该力使角膜平面变得平坦。测量 4~10 次将给出一个最终的读数，这个最终读数在小于 5%、10%、20%，或大于 20%的最低和最高可接受的读数之间变化。

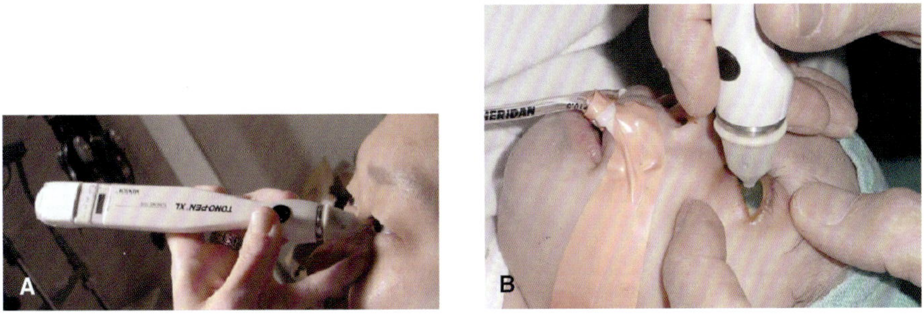

图 3-5 Tono-Pen© 眼压计。(A)Tono-Pen XL是一种手持设备,不需要裂隙灯。(B) Tono-Pen的正确放置角度为90°,垂直于角膜表面。Tono-Pen眼压计的直径小,故适用于儿童。

气体式眼压计

这种手持式眼压计在无裂隙灯时也可使用，患者坐位或仰卧位皆可，亦能在不规则角膜表面使用(图3-6)。像Tono-Pen眼压计一样，这种Mackay-Marg型眼压计的感测面在中央，其边缘用来传递克服角膜硬度所需的力。中央感测区域覆盖着充满空气活塞的硅胶膜片，当该柔软隔膜放在角膜上时，阻止了活塞中的气体逸出，从而使空气压力升高直到与眼压平衡。电子换能器会测量出其中的空气压力。

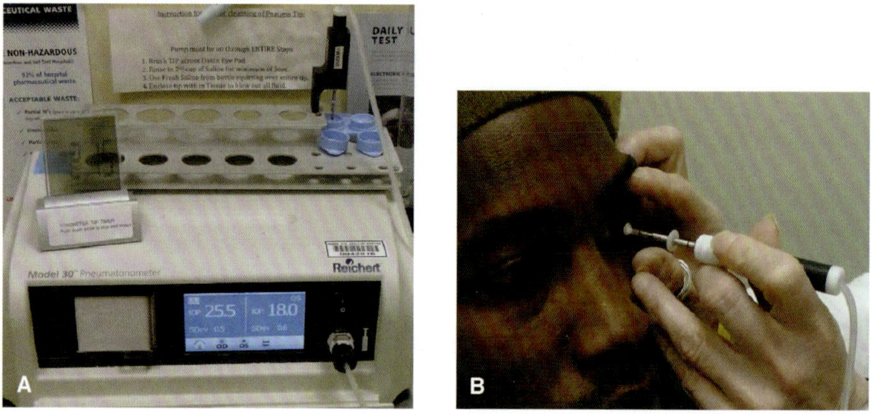

图3-6 气体式眼压计。(A)气体式眼压计读数包括一张具有平均眼压(mmHg)的纸质记录，显示出眼压与患者脉搏的关系。(B)尖端必须垂直于角膜，手指不要在眼球上施力。

动态轮廓眼压测量

动态轮廓眼压计(DCT)或 Pascal 眼压计是一种新型、无创性的眼压测量装置(图 3-7)。凹形压力传感尖端(10.5mm 曲率半径)比人均角膜半径稍平坦。由于 7mm 换能器头的轮廓与角膜的轮廓匹配，所以角膜的变形最小。在凹面中心的 1.7mm 压阻压力传感器以 100 次/秒将小于 1g 的附加力作用于角膜上，以此测量眼压。

前期研究表明，DCT 对中心角膜厚度、角膜曲率、散光、前房深度和轴长的依赖性小于压平眼压测量法。与 Goldmann 压平眼压测量法相比，DCT 测量 IOP 的读数明显较高。使用该装置，观察者之间的变异和同一观察者随时间变化产生的变异比使用压平眼压测量法产生的变异更小。它可以测量血管舒张期和收缩期的眼压，并能确定两者之间的差异，即眼脉冲幅度。眼脉冲幅度是脉络膜灌注的间接测量，可能在青光眼的病理生理学中发挥作用。

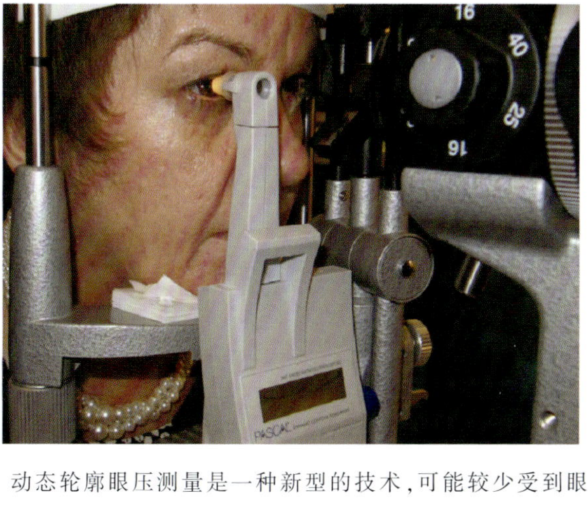

图 3-7　DCT。动态轮廓眼压测量是一种新型的技术，可能较少受到眼睛结构特征的影响。

iCare回弹式眼压计

这种便携式回弹式眼压计是一种新的眼压无创测量装置(图3-8)。在杆状探针中,一根具有磁性的圆钝的塑料探针短暂地接触角膜表面并反弹。装置内的电磁阀可测量探针反弹速度,眼压越高,反弹越快。一个测量程序进行6次测量,并计算IOP的平均值。在正常人群中,IOP测量与Goldmann压平眼压计测量值具有较好的相关性,并且也与角膜特性无关。iCare回弹式眼压计的主要优点是不需要局部麻醉。适合患者在家中重复和昼夜自我监测眼压的波动。

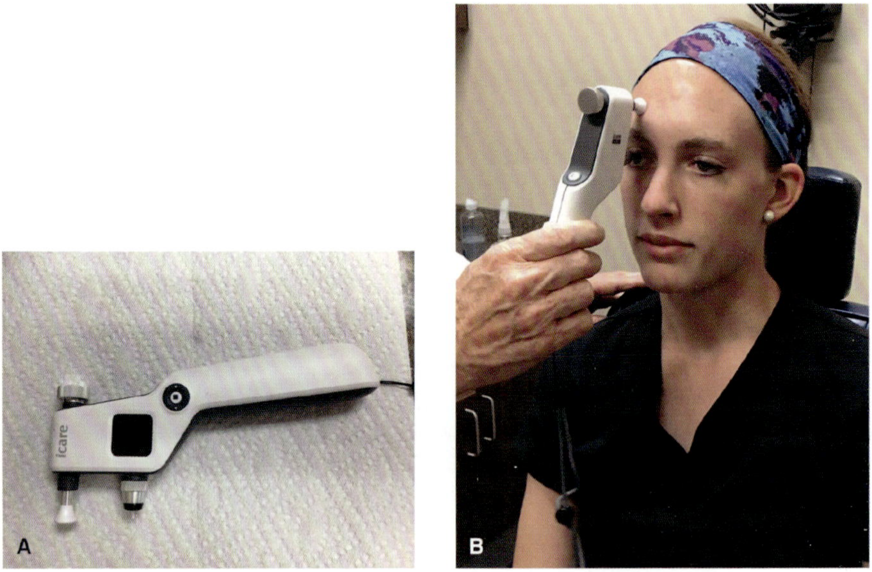

图3-8 iCare回弹式眼压计。(A)iCare依赖于回弹式压力测量,无需使用局部麻醉。(B)探头放置应与地面平行,以达到最佳精度。

第 4 章

前房角镜检查

Oscar V. Beaujon-Balbi, Oscar Beaujon-Rubin

引言

前房角镜检查是对青光眼患者的评估、诊断和治疗非常重要的一项检查，它主要用来观察前房角的结构。在正常情况下，通过角膜不能直接看到前房角的结构，因为存在全内反射的光学现象。简而言之，这种现象是指从前房角反射出的光线在角膜-空气界面向内弯曲，全部反射于角膜内。前房角镜通过不同角度的镜-空气界面来消除这种影响，从而观察到从前房角反射出的光线。

根据所使用透镜的不同，前房角镜检查分为直接和间接两种，放大倍率为正常的15~20倍。

直接前房角镜检查

- 直接前房角镜可以消除角膜-空气界面的内反射，从而“直接”观察前房角。与间接前房角镜检查不同的是，其并不通过镜面反射观察相反方向的房角结构，而是直接观察某一象限的房角结构。
- Koeppe镜属于直接前房角镜(图4-1)。它需要一个放大装置(显微镜)和一个单独的光源。
- 患者需仰卧位。
- 直接前房角镜通常用于在手术室行房角手术，如房角切开术、内路小梁切除术等。如图所示(图4-2)，术者正在使用Volk Trascend Vold Gonio术中房角镜。这种房角镜有一个抓取环，可以使外科医生在不倾斜患者头部或显微镜的情况下移动眼球，从而清晰地观察到房角结构。它有一个浮动镜头，图像放大率为1.2倍，接触直径为9mm。

优点

- 适用于眼球震颤和角膜不规则的

患眼。

- 适用于在诊室局部麻醉下检查儿童，如果需要，也可以应用常规镇静方法。Koeppe 镜不仅可以检查房角，也可以检查眼后段。
- 可以进行房角的全景评价，从而比较不同区域。如果同时放置两个镜子，可以对双眼进行比较。
- 可以使用后部照明，这对于区分先天性房角异常和获得性房角异常非常重要(图 4-3)。

缺点

- 直接前房角镜检查需要患者取仰卧位。
- 技术性强，较难操作。
- 需要独立的光源和放大装置(显微镜)，而且比裂隙灯成像质量差(图 4-4)。

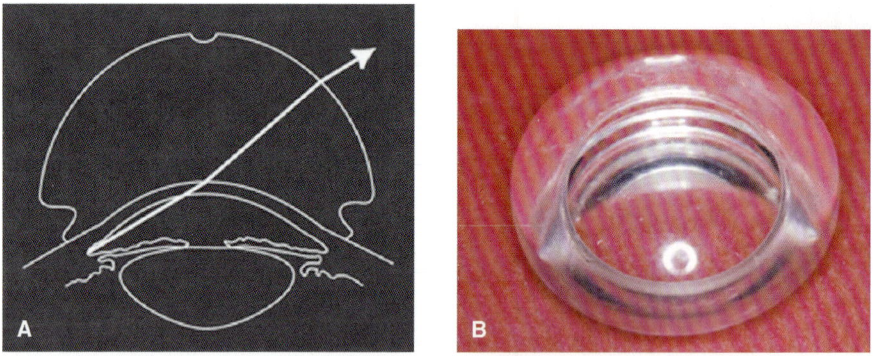

图 4-1 直接前房角镜检查设备。(A)直接前房角镜检查。(B)Koeppe 镜。

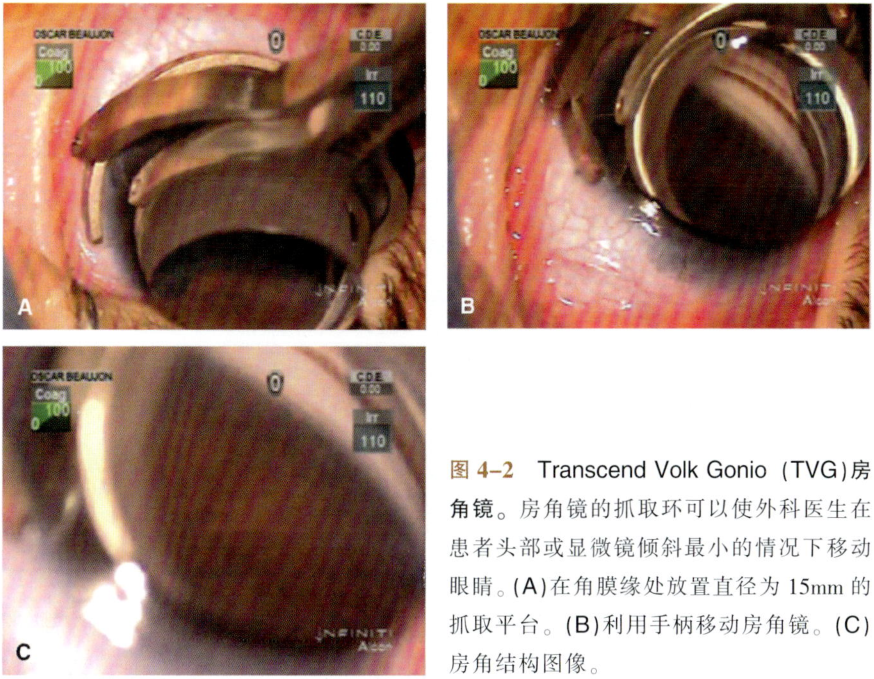

图 4–2　Transcend Volk Gonio（TVG）房角镜。房角镜的抓取环可以使外科医生在患者头部或显微镜倾斜最小的情况下移动眼睛。(A) 在角膜缘处放置直径为 15mm 的抓取平台。(B) 利用手柄移动房角镜。(C) 房角结构图像。

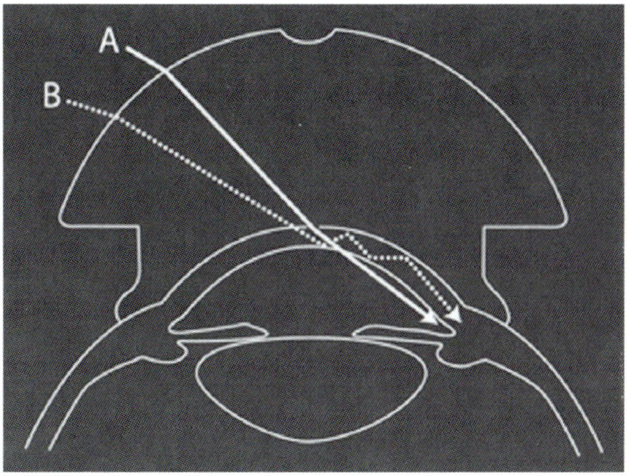

图 4–3　**后部照明**。用Koeppe镜的后部照明。A为房角部位光线反射路径。B为角膜内部散射光线。

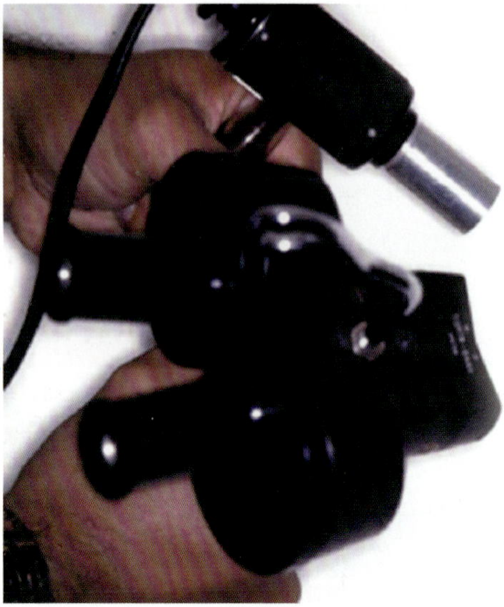

图 4-4 Barkan装置。Barkan光学和照明装置。

间接前房角镜检查

- 用有一个或多个镜面的前房角镜观察房角，可对镜面对侧的结构进行评价。例如，评价鼻侧象限，将镜面置于颞侧，图像的上下方定位不变。该检查需要使用裂隙灯。
- 自从带 1 个镜面的 Goldmann 前房角镜发明以来，不断出现了带多个镜面的前房角镜(表 4–1)。
  - 带 2 个镜面的前房角镜仅需转动 90°就可完成所有象限的检查，带有 4 个镜面的前房角镜不需转动就能看到全部房角结构。
  - Goldmann 及其类似的前房角镜接触面的曲率和直径比角膜大，使用时需要黏性耦合剂；而 Zeiss 及其类似的前房角镜因其曲率半径与角膜前表面类似，不需要使用黏性耦合剂；也有曲率半径稍小些的前房角镜，泪膜可以充填在角膜–房角镜间隙(图 4–5)。
- 选择适当类型的前房角镜进行有效的前房角检查很关键，在选择时有几方面因素需要考虑。前房角镜检查前先用 Van Herick–Shaffer 技术估计前房深度，如果疑是宽房角，任何前房角镜都可采用，因为没有什么会阻碍房角的观察(图 4–6)。
- 相反，如果估计是窄房角，采用 1 个镜面或 2 个镜面式 Goldmann 或 Zeiss 前房角镜比较好。这些前房角镜的镜面较高且距中央较近，可以观察到那些可能会被前移的晶状体–虹膜隔遮挡的结构。
  - 为了更好地解释这个概念，请看图 4–7：站在 A 点的观察者想看到山后面的房子(这里山代表虹膜凸面)，为解决这一问题，观察者可以到更高的 B 点，也可以向中心(山顶)移动到 A'点以看到房子，或者移到 B'点更好，这样不仅可以完整地看到房子，还可以看到房子周围的物体。

表 4–1　前房角镜的特征

前房角镜	角膜直径 (mm)	曲率半径 (mm)	周边弯曲 (mm)	距中心距离 (mm)	镜子高度 (mm)
Goldmann，3 个镜面	12	7.4	3	7	12
Goldmann，1 个镜面	12	7.4	1.5	3	17
Zeiss，3 个镜面	11	7.7	3.5	7	20
Zeiss，4 个镜面	9	7.85	–	5	12
Allen Thorpe	10	8.15	–	5	7
Sussman OS4M	9	–	–	–	15

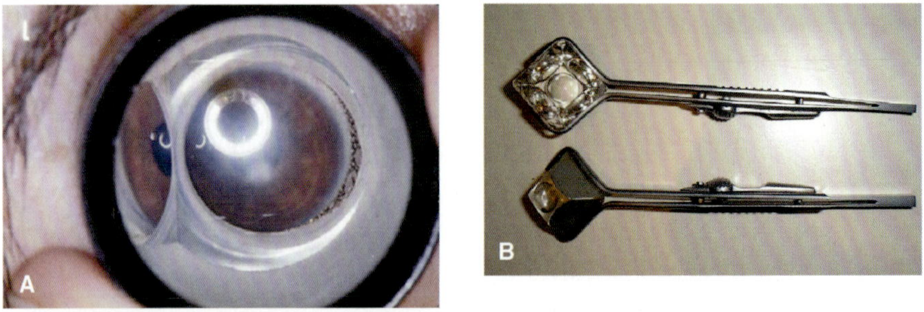

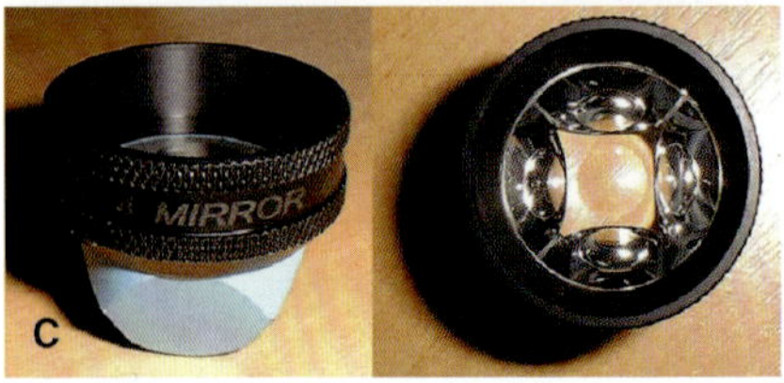

图 4-5 前房角镜类型。(A)Goldmann式间接前房角镜(1个镜面)。(B)Zeiss带手柄式间接前房角镜(4个镜面)。(C)Sussman手持式间接前房角镜(4个镜面)。

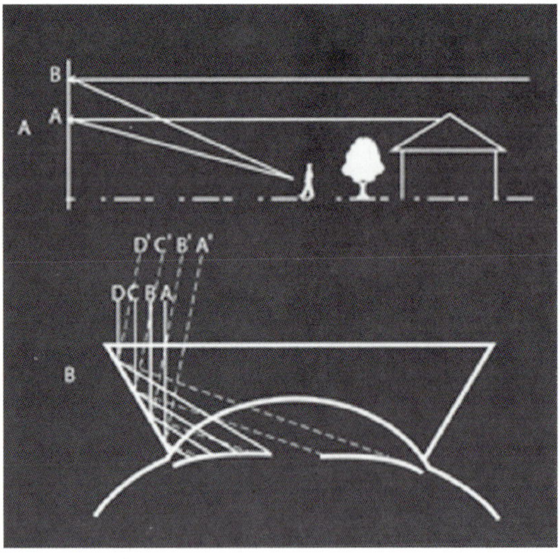

图 4-6 开放房角结构的图解。图示为开角时不管距中心的高度和距离为多少,利用反光镜可以看到任何物体,因为没有任何干扰。

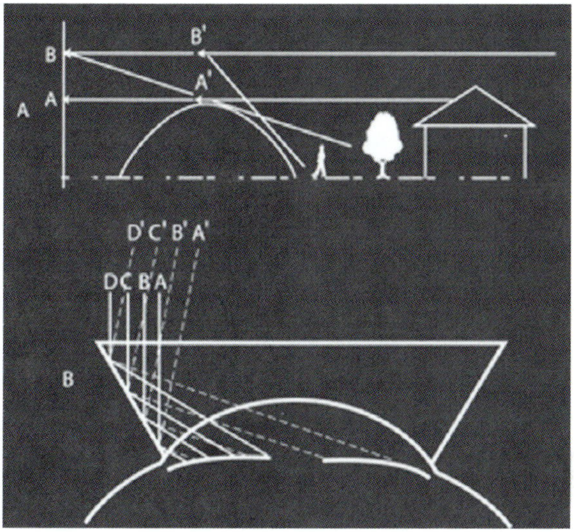

图 4–7　观察者和阻碍物。该图显示有阻碍的情况(A部分指山,房角镜检查时指窄房角下的膨隆虹膜)。在这种情况下,最好是更高的B点,这样可以看到树,但不能看到人,或者更近的A'点,或者更近、更高的B'点。在B部分中,字母A、B、C和D表示在膨隆虹膜窄房角下用房角镜的镜面观察到的结构,距中心越高、越近,观察越好。同样的,选择镜面较高且距中心较近的房角镜比较好。

前房深度评估

- 评价前房角结构前常用 Van Herick-Shaffer 技术来评估前房角深度，该过程在裂隙灯检查时完成。裂隙灯下,用尽可能细的裂隙光带垂直照射靠近颞侧角膜缘的角膜(产生一个光学切面),从 50°~60°投射角的方向观察角膜-虹膜距离与角膜厚度的比值。
  - 如果角膜虹膜间距超过角膜厚度的 50%，很可能是伴有宽房角结构的深前房(图 4-8A,B);相反,如果小于 50%,则要怀疑窄房角(图 4-8C,D)。
- 房角可以分级如下:
  - 0 级(关闭):虹膜与角膜内皮相贴。
  - Ⅰ级:虹膜与角膜间距小于角膜厚度的 25%。
  - Ⅱ级:虹膜与角膜间距等于角膜厚度的 25%。
  - Ⅲ级:虹膜与角膜间距为角膜厚度的 25%~50%。
  - Ⅳ级:虹膜与角膜间距大于角膜厚度的 50%。
- 这项技术不能取代前房角镜检查,但对估计前房深度很有帮助,尤其是对于伴有角膜混浊的患者。

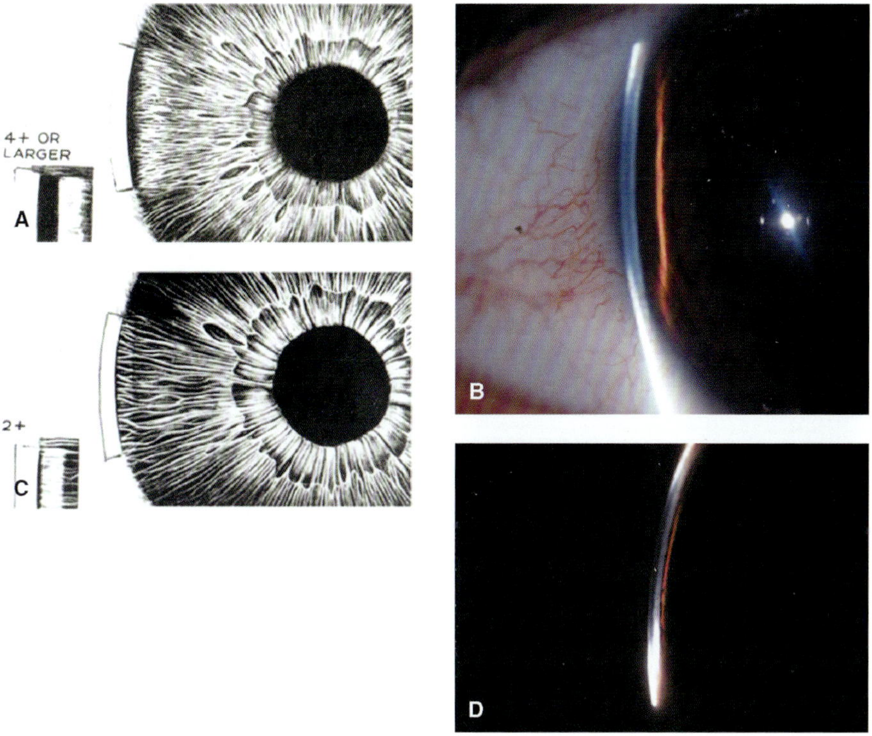

图 4-8　用于估计房角深度的Van Herick技术。(A)图示裂隙光束的正确位置;局部放大后显示前房深度(黑)大于角膜裂隙光束(白)的 50%,估计为宽房角。(B)显示的是检查患者的照片,该病例的前房深度大约是角膜厚度的 90%。(C)图示裂隙光束的正确位置;局部放大后显示前房深度(黑)小于角膜裂隙光束(白)的 50%,估计为窄房角。(D)显示的是检查患者的照片,本例前房深度是角膜厚度的 10%~15%。

眼前段成像

• 超声生物显微镜(UBM)和光学相干断层扫描(OCT)等成像设备的使用对评估房角结构有很大帮助。这两种技术都允许观察者测量房角宽度，并且提供房角结构细节关系。UBM在虹膜疾病的诊断和角膜水肿或混浊的病例中是至关重要的，例如在角膜移植前(图4–9)。但是,即使在有高质量和高倍图像的情况下,仍然需要进行房角镜检查。这些影像技术应该作为补充检测(图4–10)。

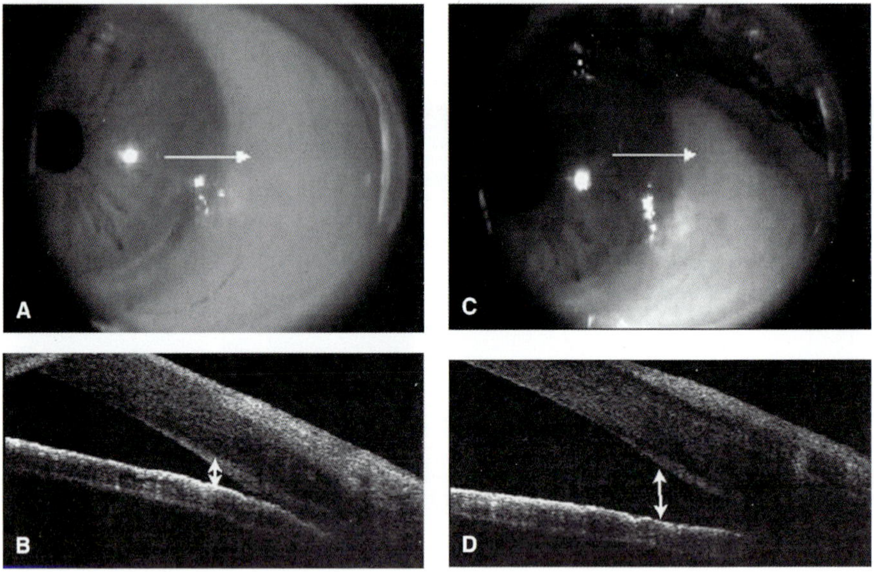

图4–9 一例60岁女性房角关闭患者的OCT图像。(A)箭头显示图B中检查和放大的区域。(B)虹膜与小梁网的贴合。(C)箭头显示激光治疗后的同一区域。(D)虹膜和周边角膜之间的距离变宽。

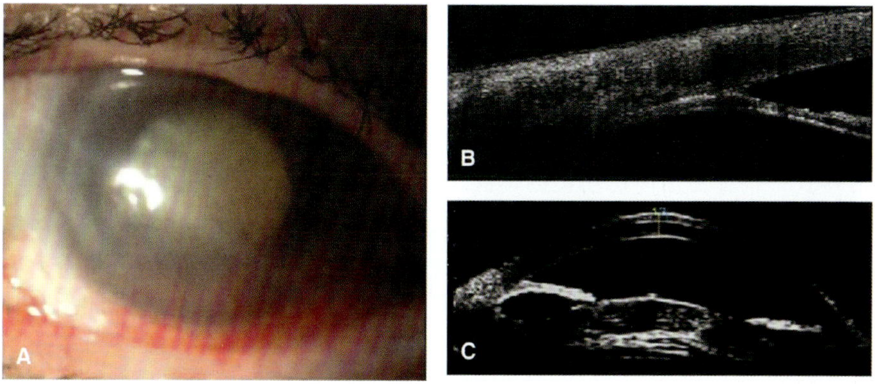

图 4-10　一例65岁女性患者，其继发于闭角型青光眼的大泡性角膜病变图像。(A)伴有血管化的角膜纤维化使视野模糊。在这种情况下，房角镜检查是不合适的。(B)OCT显示鼻侧房角关闭。(C)UBM证实同一房角位置关闭。

操作技术

• 双眼各滴一滴麻药后，在裂隙灯前检查。根据使用前房角镜的不同，可能需要黏性耦合剂。前房角镜必须轻柔地固定在眼球上以防眼内结构的变形(图4-11和图4-12)。为获得房角清晰的图像，入射光束必须垂直于前房角镜的镜面。

• 检查时裂隙灯要做一些调整：

■ 观察上方和下方房角时，要求患者固视光源。

■ 检查鼻侧和颞侧房角时，光源向前倾斜，房角镜略微向下移动，要求患者向观察侧看。

• 这些简单的操作细节在检查窄房角、识别房角，特别是Schwalbe线时很重要。

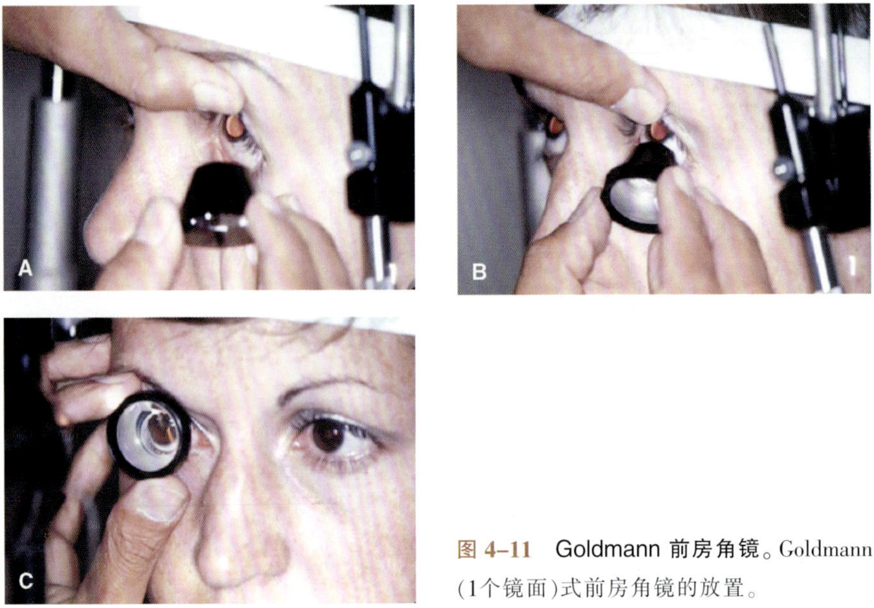

图4-11　Goldmann前房角镜。Goldmann(1个镜面)式前房角镜的放置。

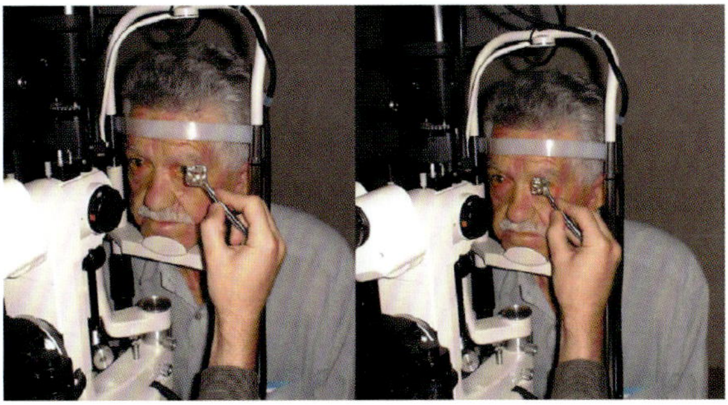

图 4-12　Zeiss前房角镜。Zeiss前房角镜的放置。

房角组成结构

• 图4-13注明了前房角镜检查时可看到的不同结构，所谓房角是指从虹膜的末卷延伸到Schwalbe线，其结构可分为两组。

  ▪ 固定部分包括Schwalbe线、小梁网和巩膜突。

  ▪ 可变部分包括睫状体的前-上表面、虹膜的插入部及其最后一个皱褶(虹膜的末卷)。

• 检查者必须先整体观察以确定一些重要外观。

  ▪ 虹膜平坦部：宽房角时平坦，窄房角时前膨。

  ▪ 虹膜末卷及其到Schwalbe线的距离：这两部分常用于评估房角的宽度，上方的房角通常比其他部位的窄。

  ▪ 虹膜根部：它代表了插入睫状体的部位，最为薄弱且最容易因后房压力升高而移位。在近视眼中，虹膜大而薄，隐窝较多，通常插入睫状体偏后的部位；在远视眼中，虹膜较厚且比正视眼插入睫状体的部位偏前，因而导致房角偏窄。

  ▪ 虹膜结节、囊肿、痣或异物(图4-14)。

• 大多数时候，很容易确定一个结构，然后据此识别其他结构。例如，图4-15显示为充满血液的Schlemm管，这在伴有低眼压或巩膜上静脉压升高的患者中比较常见。在前房角镜检查过程中，检查者将房角镜压向巩膜的力过大时也能引起巩膜上静脉压升高。

• 病理情况下可见于因巩膜上静脉压升高、Sturge-Weber综合征、颈动脉海绵窦瘘等导致的继发性青光眼，或见于一些虹膜睫状体炎病例，其眼部充血可引起静脉压的升高，从而使血液从静脉系统进入Schlemm管。

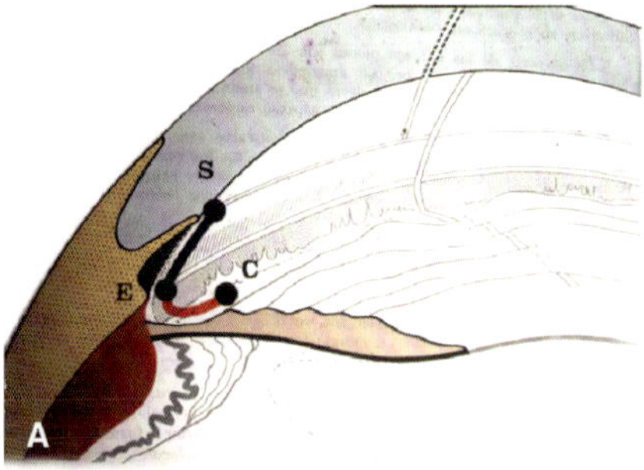

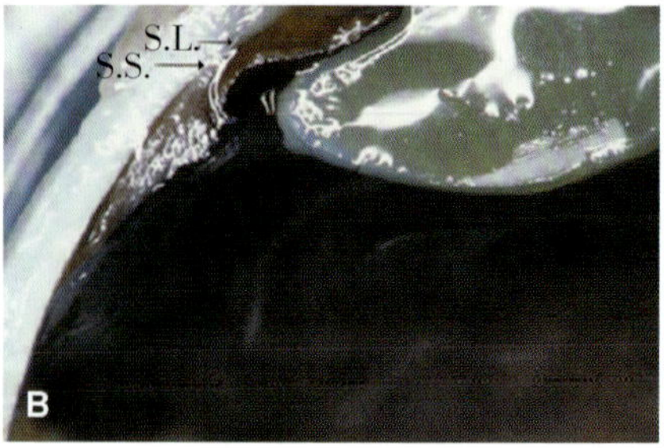

图4-13 房角结构。(A)Schwalbe线(S)、巩膜突(E)和睫状体(C)。(B)人尸体眼的房角结构。S.L.=Schwalbe线；S.S.=巩膜突。

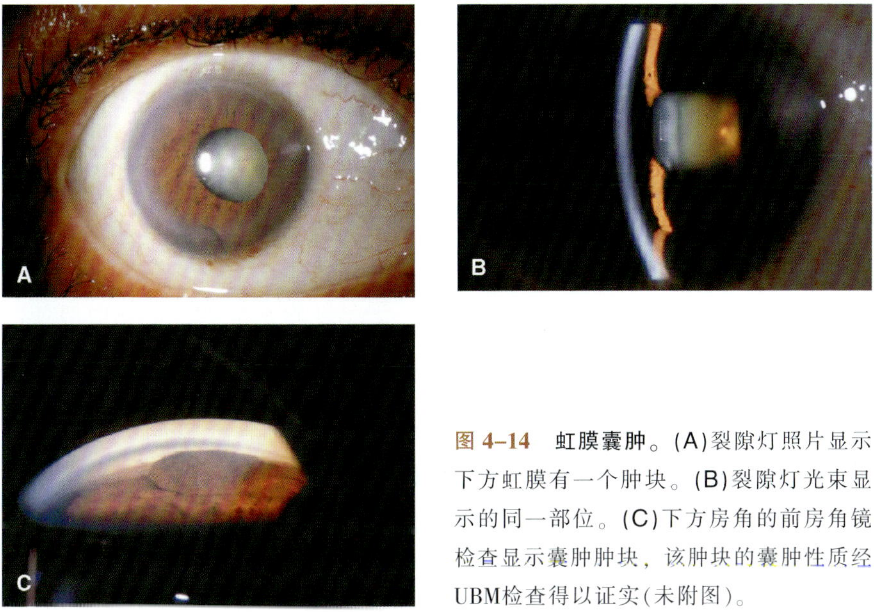

图 4-14 虹膜囊肿。(A)裂隙灯照片显示下方虹膜有一个肿块。(B)裂隙灯光束显示的同一部位。(C)下方房角的前房角镜检查显示囊肿肿块，该肿块的囊肿性质经UBM检查得以证实(未附图)。

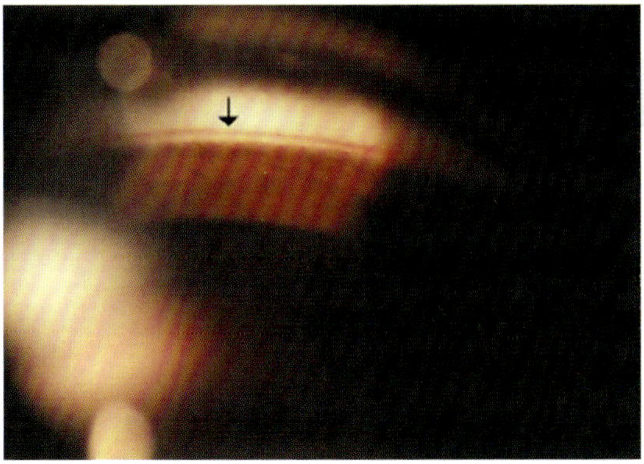

图 4-15 Schlemm管。充满血液的Schlemm管(箭头)。

房角结构的识别

- Schwalbe 线代表 Descemet 膜的终点，标志房角的前界。在一些患者中，Schwalbe 线增粗凸向前房，称为后胚胎环（图 4–16）。
- 色素经常沉着于 Schwalbe 线周围，因为它是角膜和巩膜曲率的过渡，曲率的这种变化产生了一个阶梯，使得色素和其他物质容易沉着。如果看不到 Schwalbe 线，可以用很窄的裂隙光束投射到房角来定位，光束对角膜的前后表面都有反射，靠内侧的反射光线对应角膜的后表面，且与房角结构和虹膜表面相接触；靠外侧的光线对应角膜的前表面，它终止于 Schwalbe 线，即两条光线相交之处（图 4–13A 和图 4–17）。这种方法对于评价窄房角以及区分窄房角与闭角是非常重要的（图 4–18）。
- 从图 4–19 可以观察到以下结构。
  - 小梁网：其范围从巩膜突到 Schwalbe 线。
  - Schlemm 管：恰位于巩膜突的前部，巩膜突在年轻人中表现为灰色，随着年龄增长颜色逐渐加深。图中看到的一条色素带对应色素性小梁网。
  - 巩膜突：为小梁网下方的一条白线，提供睫状肌纵行纤维的附着部位。
  - 虹膜末卷及睫状体的前部附着：其插入部位主要决定了房角的宽度，睫状体的可见部分是从附着部位到巩膜突，前部被小梁网覆盖，称为“葡萄膜小梁组织”。
- 有时，这些组织可形成较宽的多带状结构附着于巩膜突，但也可前伸跨过小梁网，后者称为“虹膜突”（图 4–20）。它跨过小梁网，遮盖房角，附着在 Schwalbe 线上，是一种轻微的异常胚胎发育的表现（图 4–21）。
- 应避免将虹膜突与周边虹膜前粘连相混淆，虹膜前粘连是由于周边虹膜黏着于房角的任何机构，大多数为 Schwalbe 线或周边角膜，看上去像帐篷遮盖着房角（图 4–22B）。

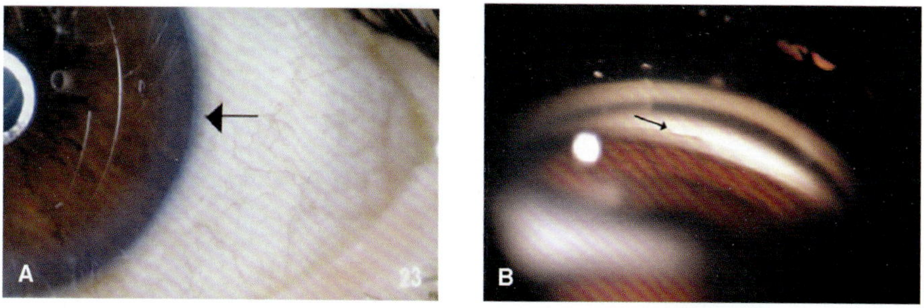

图 4–16　Schwalbe线。(A)后胚胎环(箭头)。(B)前房角镜检查所见Schwalbe线(箭头)。

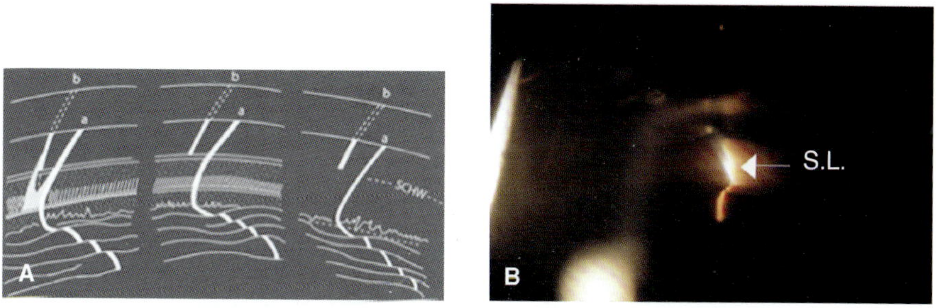

图 4–17　Schwalbe线。(A)利用角膜裂隙光束的边缘定位Schwalbe线,不同的光束表示如下:"b"代表角膜前表面,"a"代表角膜后表面。(B)前房角镜检查显示Schwalbe线位于角膜前后表面反射光带的交界处。S.L.= Schwalbe线(箭头)。(A, Reproduced with permission from Beaujon-Rubin O, ed. *Glaucoma Primario*: *Diagnostico & Tratamiento*. Caracas, Venezuela: Venezuelan Society of Ophthalmology; 1983.)

图 4–18　Schwalbe线。窄房角下用角膜裂隙光束定位的Schwalbe线。

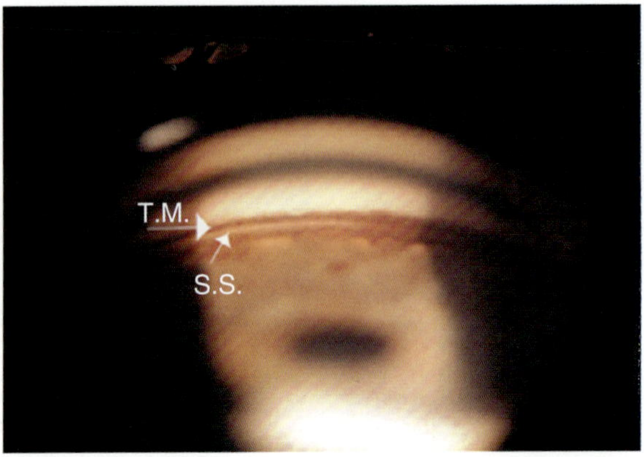

图 4-19 **前房角镜检查**。开放的房角。T.M.=小梁网;S.S.=巩膜突。

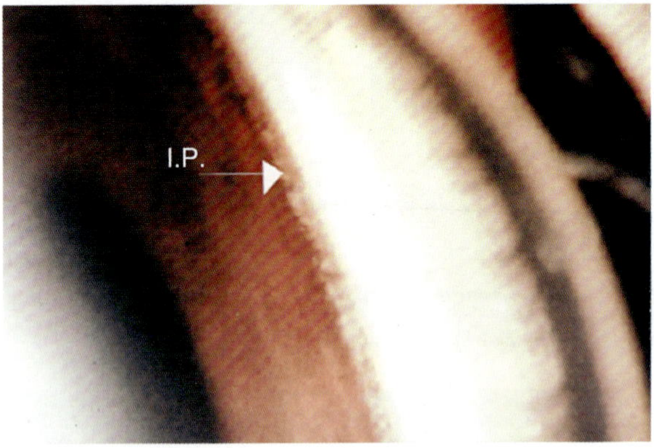

图 4-20 **虹膜突**。前房角镜检查显示的虹膜突(I.P.;箭头)。

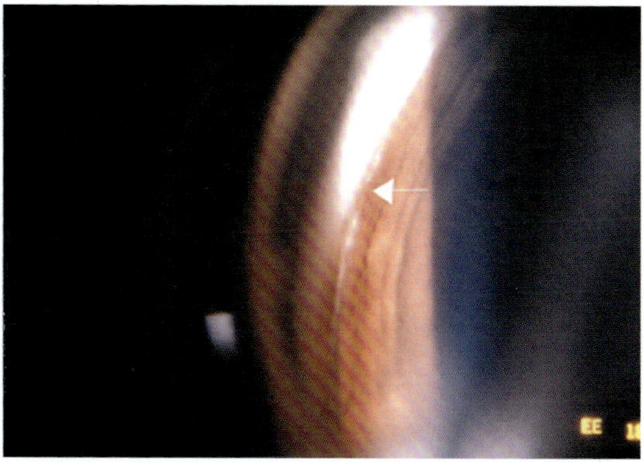

图 4-21 **虹膜突**。附着于Schwalbe线的虹膜突(箭头)。

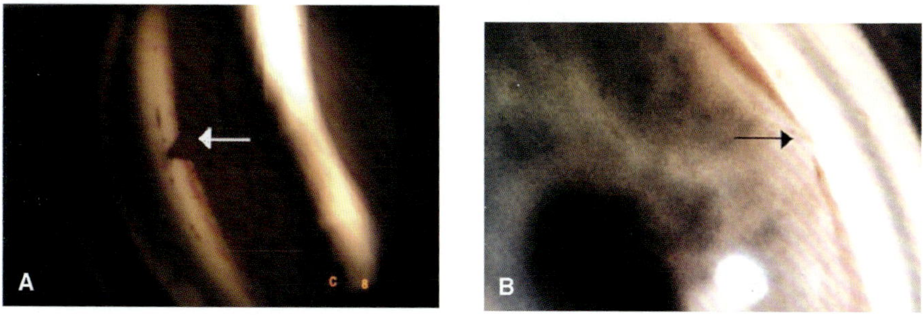

图 4-22 **周边前粘连**。图示为周边前粘连(箭头)。

房角的分类

• 房角镜检查的目的之一是了解房角的宽度，判断青光眼是属于开角型还是闭角型。每种青光眼类型的流行病学、病理生理学、治疗和预防都是不同的。

• Shaffer 分类法(图 4–23)是根据虹膜末卷与小梁网–Schwalbe 线间的夹角评估房角的宽度，具体如下。

- Ⅳ级：45°。
- Ⅲ级：30°。
- Ⅱ级：20°，可能房角关闭。
- Ⅰ级：10°，很可能房角关闭。
- 裂隙：小于 10°，非常可能房角关闭。
- 关闭：虹膜黏于小梁网(图 4–24)。

• Spaeth 分类法增加了一些关于周边虹膜和压陷对房角结构影响的细节(图 4–25)。

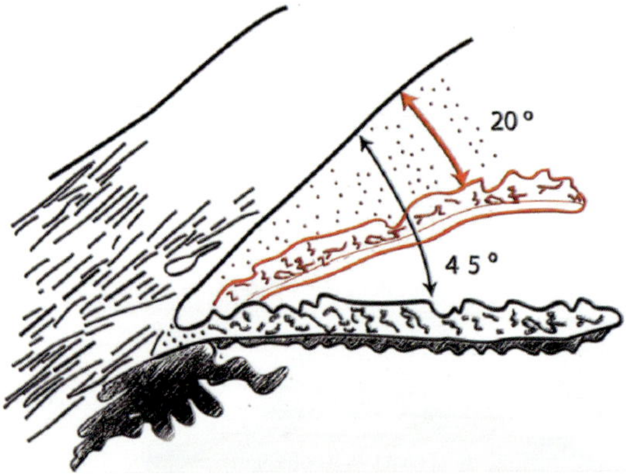

图 4–23 **Shaffer分类法。**关于房角宽度的Shaffer分类法的图解。

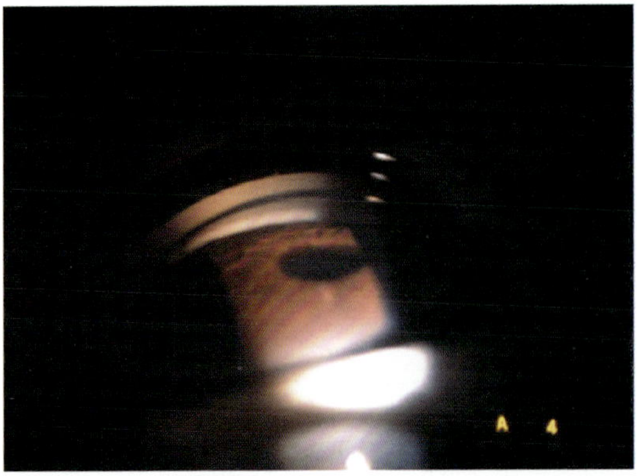

图 4–24 **窄房角。**前房角镜下窄房角的表现，注意明显的虹膜膨隆，有时称虹膜背弓，难以看到房角结构。

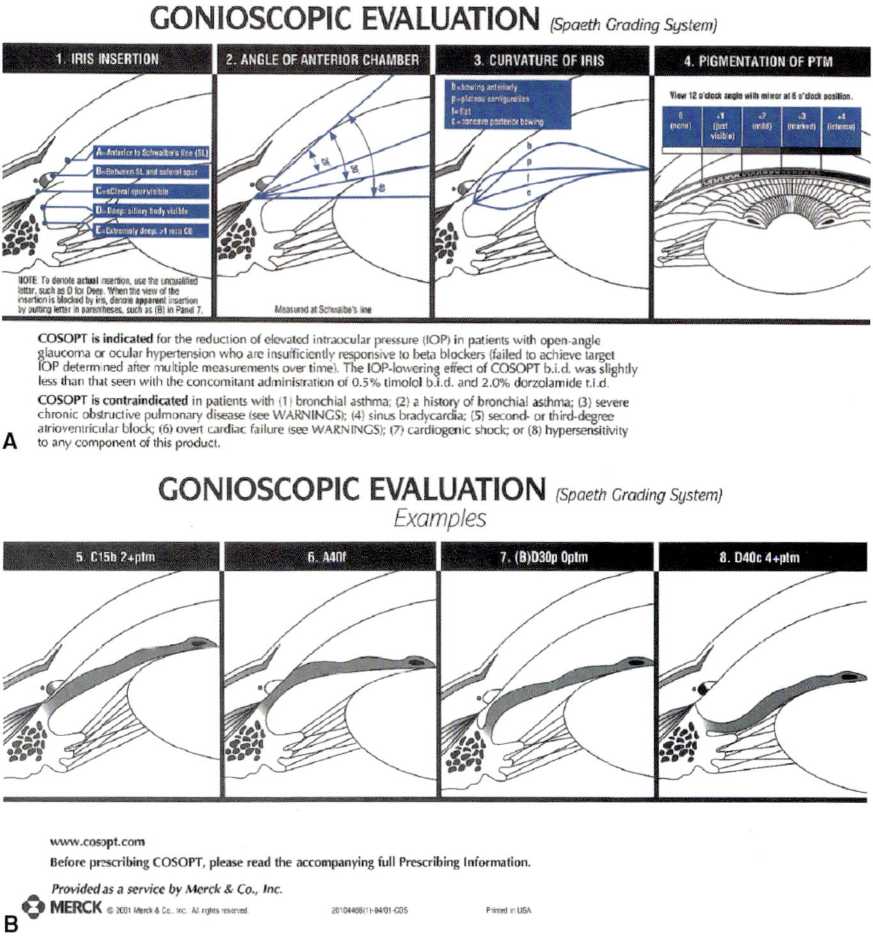

图 4–25 Spaeth分类法。Spaeth分类法增加的信息和细节。(Courtesy of Dr. George L. Spaeth, Wills Eye Hospital, Philadelphia, PA.)

色素沉着和前房角镜检查

- 房角内色素沉着的数量因人而异，差别很大，有时房角内色素沉着形态可作为了解疾病潜在机制的诊断方法，见下文举例。

色素性青光眼

- 可见一条稠厚的棕色色素带均一地沉着在小梁网上（图 4–26A），色素还可见于晶状体后囊膜和角膜内皮上（Krukenberg 梭）（图 4–26B）。

晶状体假性剥脱征

- 一种无定形物质沉着于 Schwalbe 线及其前方而呈波浪状，也称为 Sampaolesi 征（图 4–27）。
- 这种物质还沉着于晶状体悬韧带，前房角镜检查时可观察到（图 4–28）。

葡萄膜炎

- 可见不规则的色素沉着区域，使房角看起来很“脏”（图 4–29）。

闭角型青光眼

- 在闭角型青光眼病例中，房角的任何结构都可见斑片状色素，提示该部位曾有虹膜粘连，但没有形成永久粘连。图 4–30 中斑片状色素及窄房角可作为急性闭角型青光眼既往发作的迹象。
- 房角通常是没有血管的。有时可以看到一些睫状体动脉环的小分支，这些分支常常被葡萄膜小梁网遮盖而呈周边匐行性，或呈放射状朝向虹膜括约肌。
- 在新生血管性青光眼中，异常血管穿越睫状体而呈树枝状分布在小梁网上，伴随异常血管的成纤维细胞内的肌原纤维收缩可导致周边虹膜前粘连和房角关闭（图 4–31）。

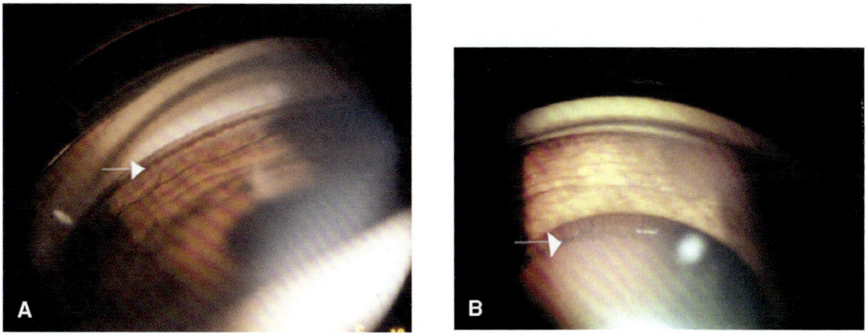

图 4–26　色素性青光眼。(A)图示色素播散综合征的一只患眼，色素沉着于小梁网（箭头）上。(B)图示色素播散综合征的一只患眼，色素沉着于晶状体后囊(Zentmeyer线，箭头)。

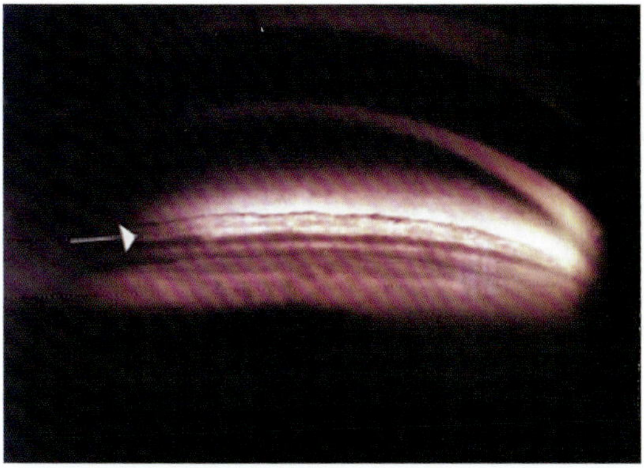

图 4–27　晶状体假性剥脱征。Sampaolesi征（箭头）。

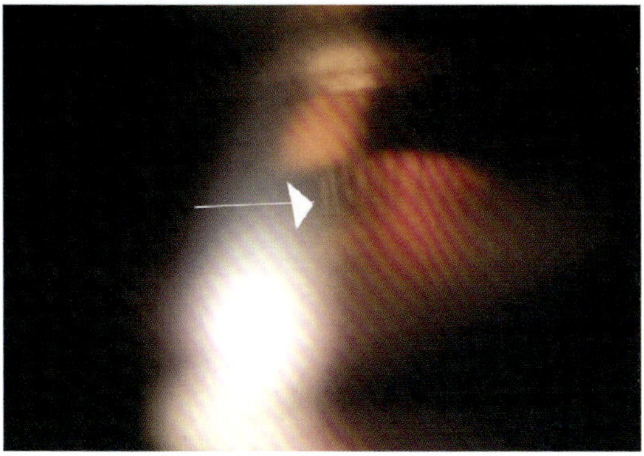

图 4–28　晶状体假性剥脱征。假性剥脱物质沉着于晶状体悬韧带（箭头）。

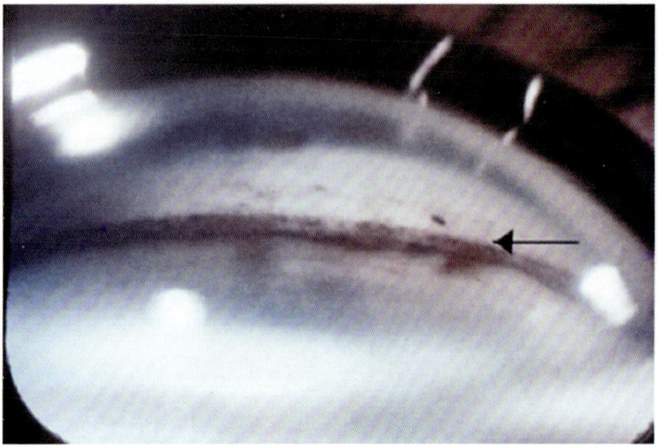

图 4-29 **葡萄膜炎。**葡萄膜炎患者的房角处可见不规则色素沉着(箭头)。

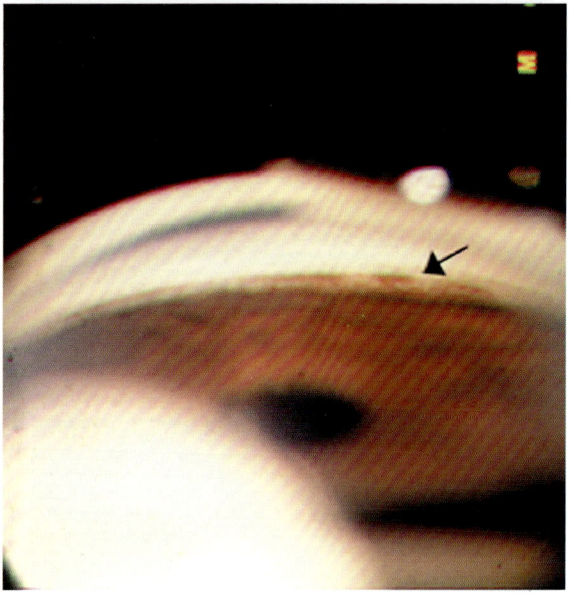

图 4-30 **闭角型青光眼。**青光眼急性发作后形成的色素斑块(箭头)。

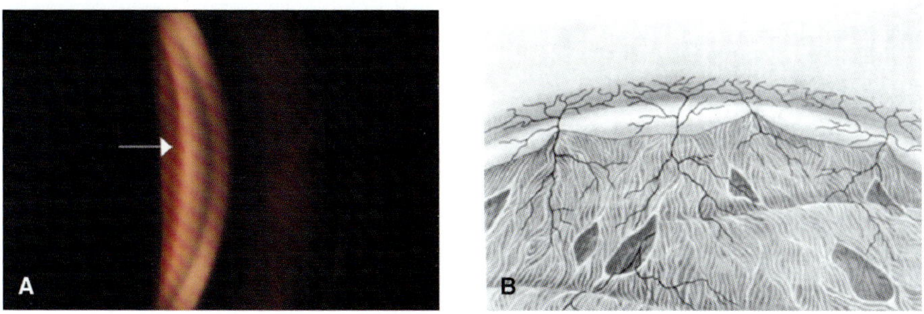

图 4-31　**新生血管性青光眼。**(A)房角处的纤维血管膜(箭头),此期房角虽然开放但有阻塞,因角膜水肿明显而成雾状外观。(B)图示新生血管性青光眼中房角处的纤维血管膜,其收缩可引起周边前粘连。

虹膜角膜内皮综合征

• 虹膜角膜内皮综合征(ICE)是一组以虹膜、角膜内皮和前房角进行性关闭为相同特征的疾病，包括原发性虹膜萎缩、Chandler 综合征、Cogan-Reese 综合征。通常是单眼发病，多为年轻人，在女性中更常见。经常伴随青光眼的发生。原发性虹膜萎缩以虹膜上的孔洞和多处萎缩性撕裂为特征。Chandler 综合征虹膜受累较少，但角膜水肿较重，伴有瞳孔移位及房角粘连(图 4-32A，B)。眼压可达高值，青光眼随病情进展而发展，OCT 见视网膜神经纤维层和神经节细胞复合体受累，同时视野缺损(图 4-32 至图 4-34)。

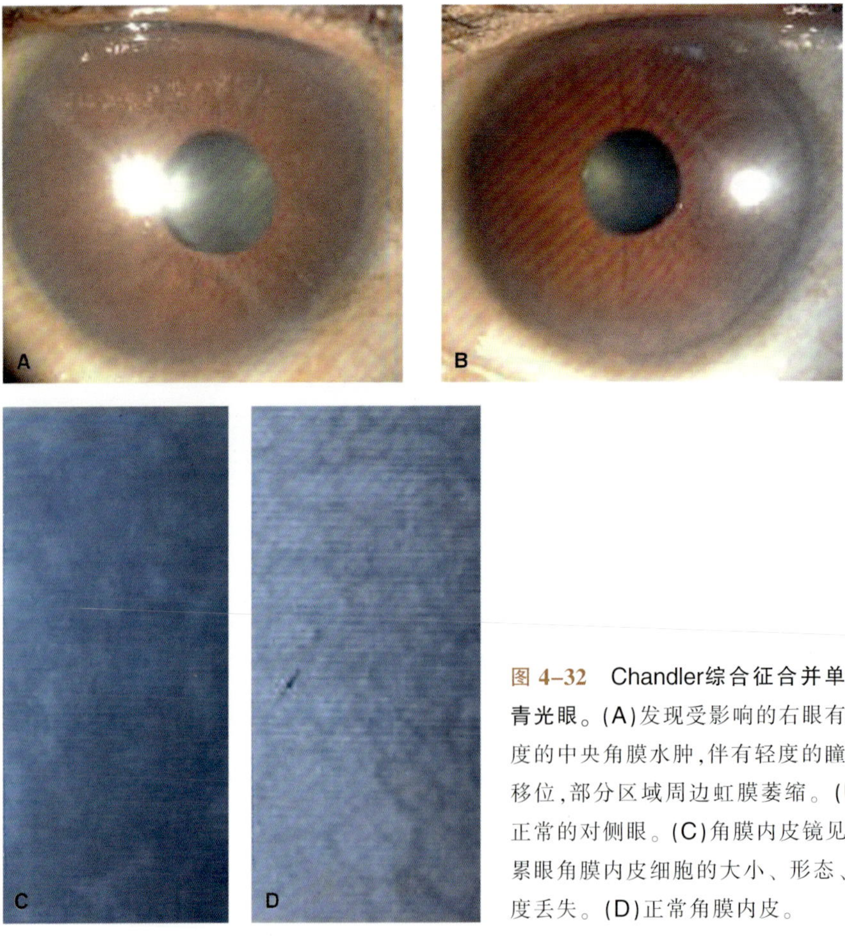

图 4-32 Chandler综合征合并单眼青光眼。(A)发现受影响的右眼有轻度的中央角膜水肿，伴有轻度的瞳孔移位，部分区域周边虹膜萎缩。(B)正常的对侧眼。(C)角膜内皮镜见受累眼角膜内皮细胞的大小、形态、密度丢失。(D)正常角膜内皮。

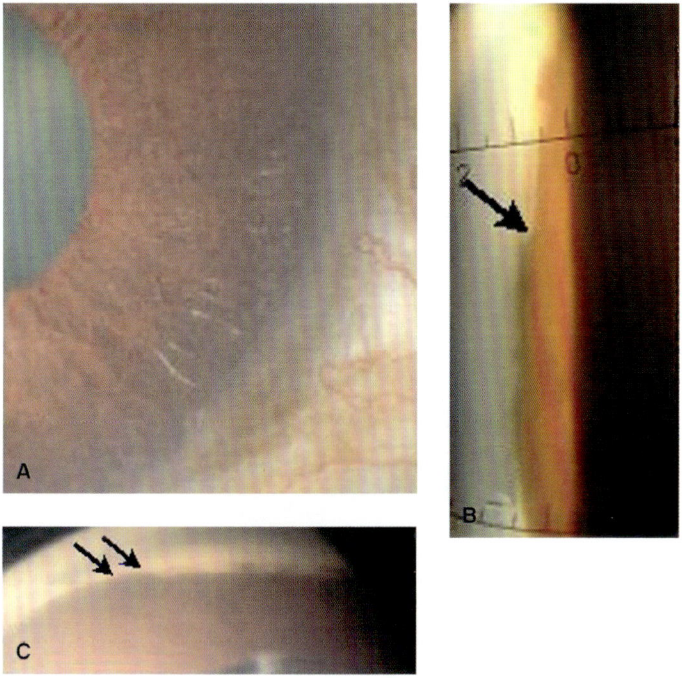

图 4–33　Chandler综合征。(A)虹膜萎缩的高倍镜图像。(B,C)虹膜萎缩对应处的周边房角粘连。

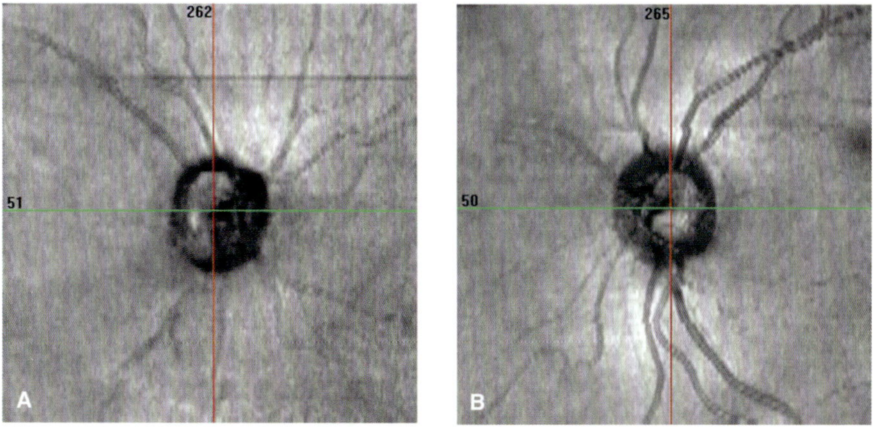

图 4–34　Chandler综合征。(A)右眼视神经显示视网膜神经纤维层(RNFL)变薄。(B)左眼视神经RNFL正常。(待续)

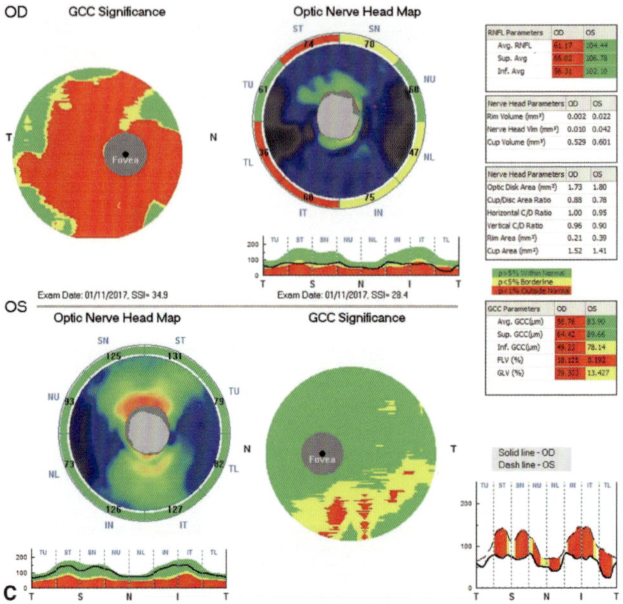

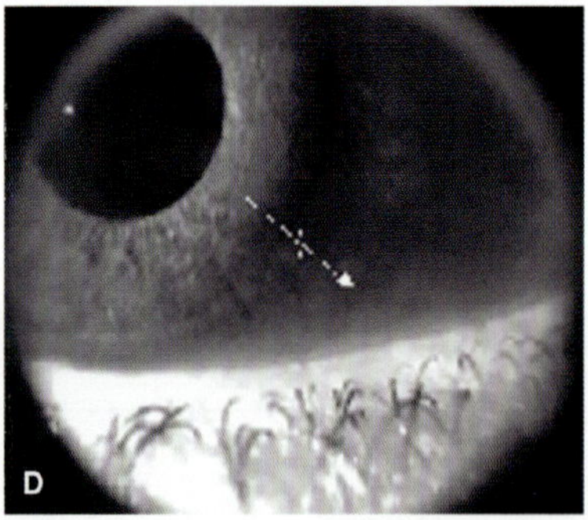

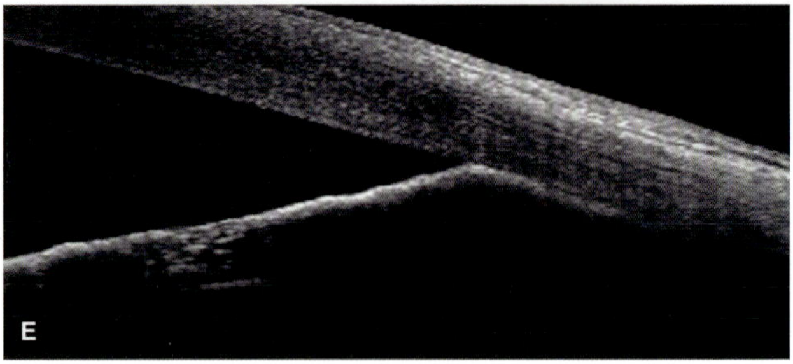

图 4-34 （续）(C)右眼下方视网膜神经纤维层缺损。(D,E)眼前节OCT所见的周边房角前粘连。(待续)

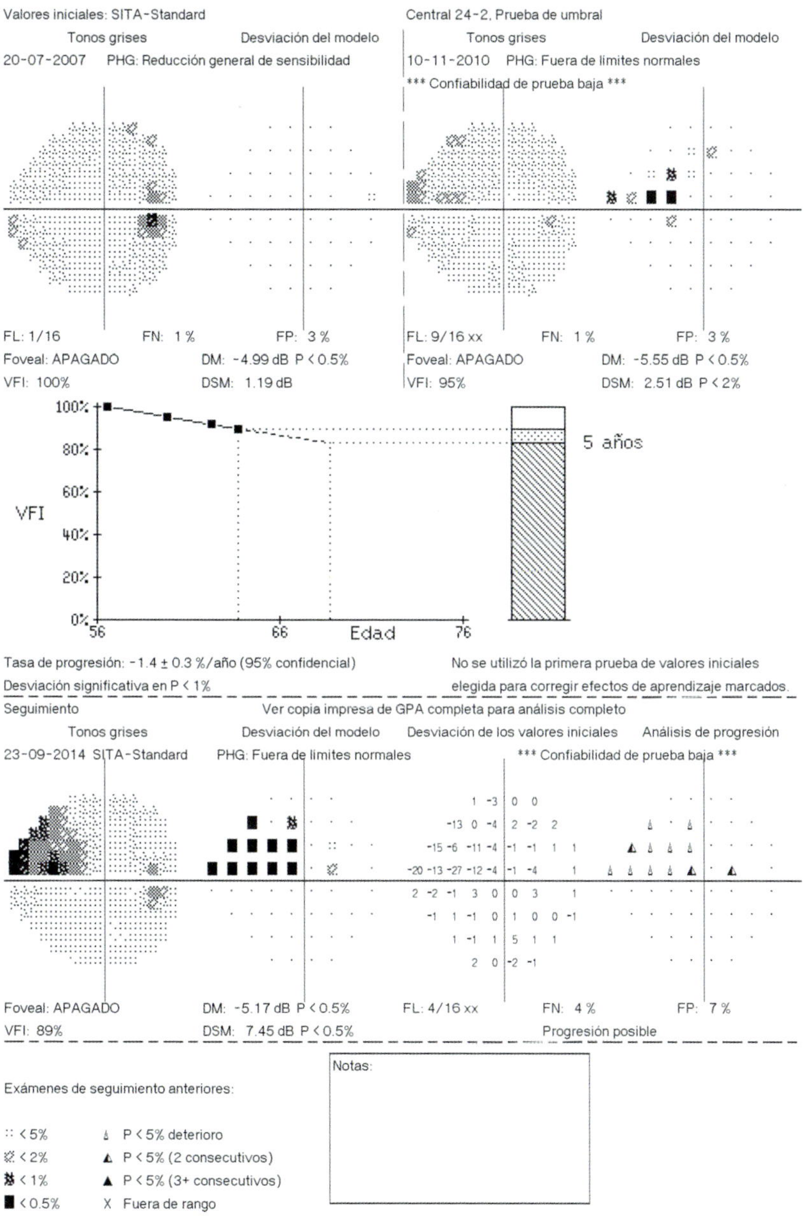

Valores iniciales: SITA-Standard
Central 24-2, Prueba de umbral
Tonos grises
Desviación del modelo
20-07-2007 PHG: Reducción general de sensibilidad
10-11-2010 PHG: Fuera de límites normales
*** Confiabilidad de prueba baja ***
FL: 1/16
FN: 1 %
FP: 3 %
Foveal: APAGADO
DM: -4.99 dB P < 0.5%
VFI: 100%
DSM: 1.19 dB
FL: 9/16 xx
FN: 1 %
FP: 3 %
Foveal: APAGADO
DM: -5.55 dB P < 0.5%
VFI: 95%
DSM: 2.51 dB P < 2%
100%
80%
60%
VFI
40%
20%
0%
56
66
Edad
76
5 años
Tasa de progresión: -1.4 ± 0.3 %/año (95% confidencial)
Desviación significativa en P < 1%
No se utilizó la primera prueba de valores iniciales elegida para corregir efectos de aprendizaje marcados.
Seguimiento
Ver copia impresa de GPA completa para análisis completo
Tonos grises
Desviación del modelo
Desviación de los valores iniciales
Análisis de progresión
23-09-2014 SITA-Standard
PHG: Fuera de límites normales
*** Confiabilidad de prueba baja ***
Foveal: APAGADO
DM: -5.17 dB P < 0.5%
FL: 4/16 xx
FN: 4 %
FP: 7 %
VFI: 89%
DSM: 7.45 dB P < 0.5%
Progresión posible
Notas:
Exámenes de seguimiento anteriores:
< 5%
< 2%
< 1%
< 0.5%
P < 5% deterioro
P < 5% (2 consecutivos)
P < 5% (3+ consecutivos)
X Fuera de rango

图 4–34 （续）

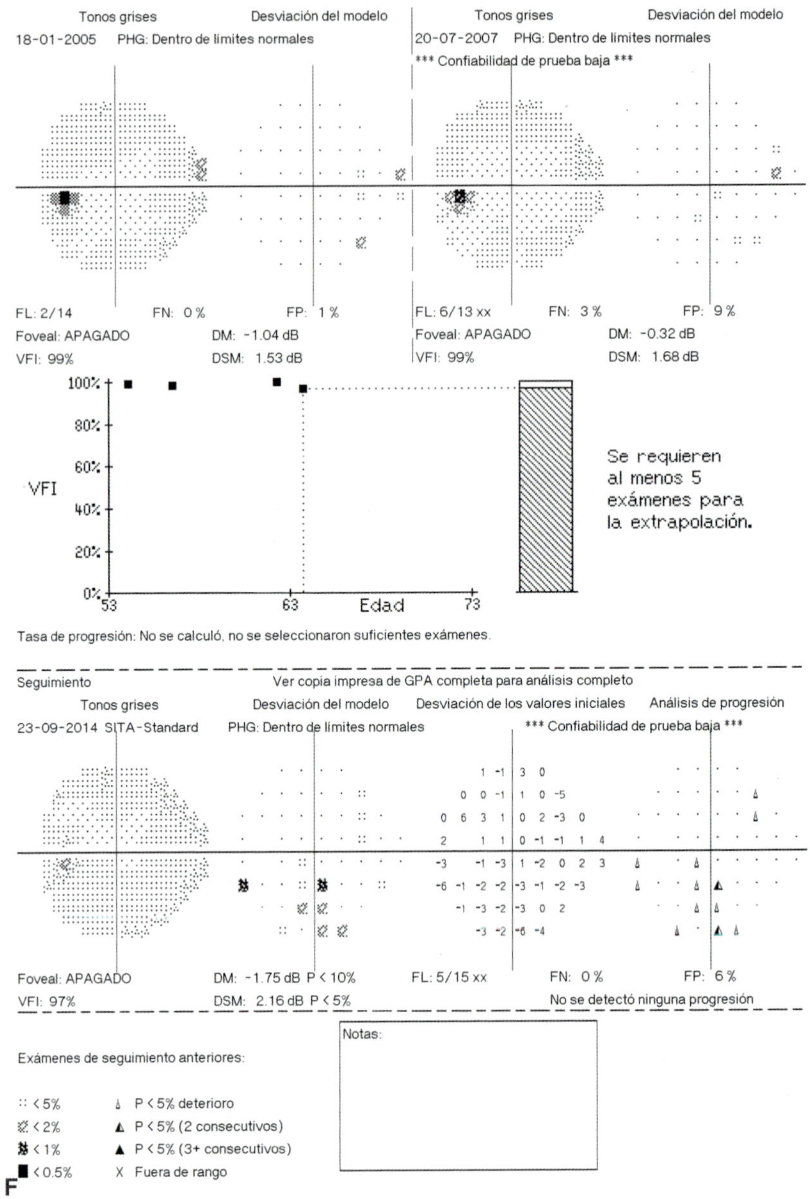

图 4-34 （续）(F)Chandler综合征患者的视野。注意鼻上方视野缺损与视神经盘沿缺损，以及OCT可见的RNFL和神经节细胞复合体的缺损一致。

前房角镜检查中的误差因素

- 进行前房角镜检查时，检查者要清楚地知道有一些步骤会影响操作的准确性。如前房角镜对巩膜施加压力过大，会增加液体向房角流动而加深前房(图 4-35)。
- 这种前房角镜压陷检查法对评价闭角型青光眼，尤其在区分虹膜贴靠关闭与真正的粘连关闭时是非常重要的。为此,推荐使用 Zeiss 房角镜。
  - 它通过对角膜的压陷,使观察者可以动态地改变虹膜的相对位置来观察对房水的机械影响,这种过程称为动态前房角镜检查,有助于区分窄角和闭角,以及确定房角关闭的危险性。过度施压会使 Descemet 膜皱褶,影响房角的观察(图 4-36)。

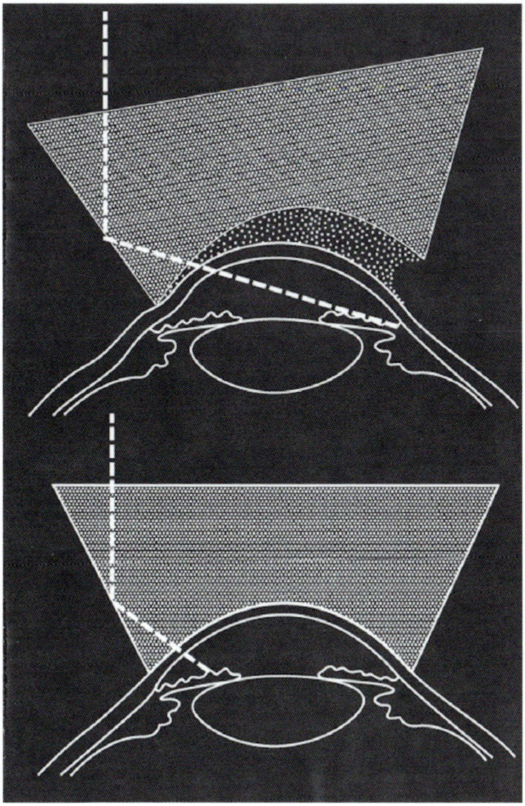

图 4-35　房角镜检查中的误差因素。对巩膜施加斜向的压力。

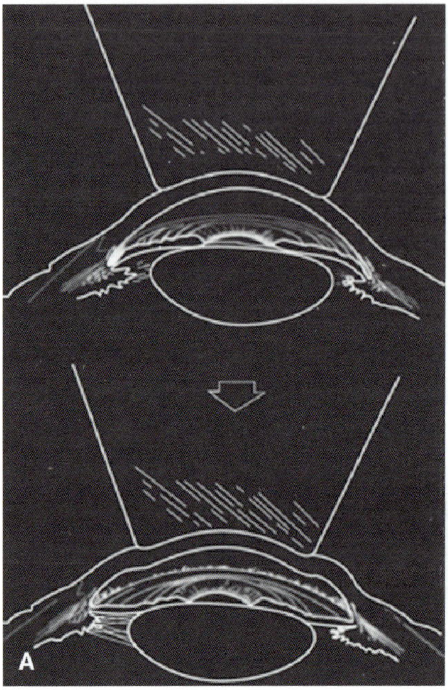

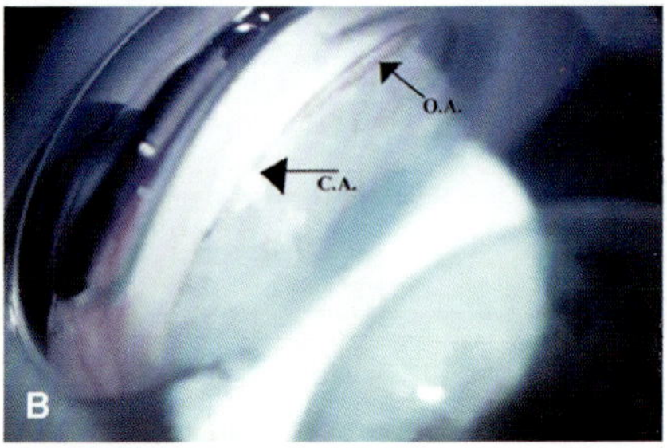

图 4-36 **动态前房角镜检查。**(A)图示动态、压迫或压陷法前房角镜检查。(B)动态前房角镜检查显示,在周边前粘连已形成(C.A.=关闭的房角)的慢性闭角型青光眼患眼中伴有窄房角,部分房角仍然开放。O.A.=开放的房角。

前房角镜在眼外伤中的应用

钝挫伤

• 当击打角膜时会形成一股突然的液体波动，因为虹膜–晶状体隔像一个瓣膜，阻止液体向后流动，该液体波动涌向房角，会损伤房角结构，产生与外伤强度相关的急性损伤(图 4–37)。

• 其中，虹膜附着处从巩膜突上分开，称为虹膜离断(图 4–38)。

房角后退

• 睫状体被劈开时发生房角后退，仅剩睫状肌纵行部覆盖在房角外壁上(图 4–39)。

睫状体脱离

• 睫状体脱离是指睫状体从巩膜上完全裂开，产生一条到脉络膜上腔的交通通路(图 4–40)。

• 以上这些类型的房角表现可见于同一患者，通常伴有前房积血。

虹膜离断

• 当虹膜附着处从巩膜突上分开时，发生虹膜离断。

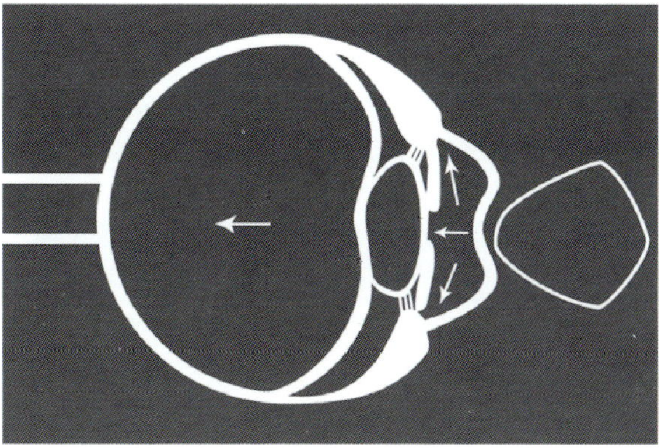

图 4–37 **钝挫伤**。眼钝挫伤的图示。箭头显示玻璃体挫伤波，可能对房角、晶状体、视网膜和视神经造成损伤。

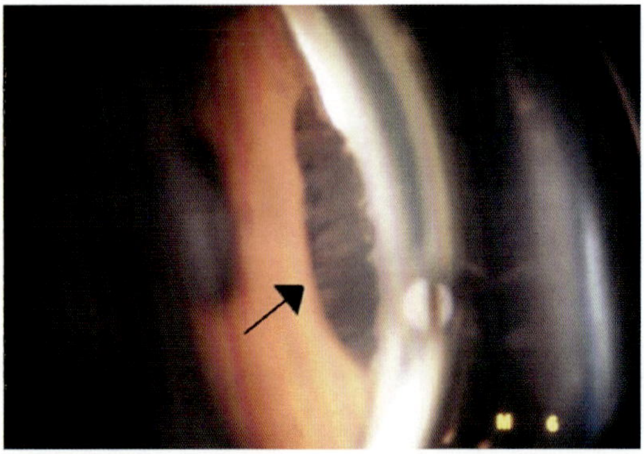

图 4-38 **虹膜离断**。虹膜根部(箭头)已经离断,暴露出下方的睫状突。

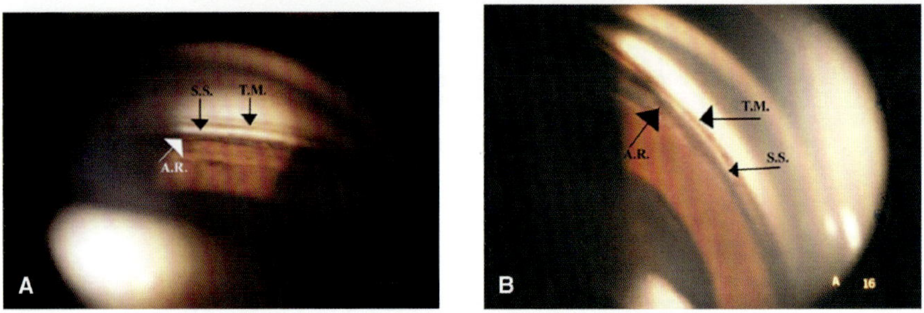

图 4-39 **外伤后房角后退**。(A)外伤后广泛的房角后退,本例看不到正常的房角附着处,可使检查者误认为房角是正常的。(B)外伤后房角后退,该例房角后退的程度很轻,可以看到后退房角和正常房角的边界。A.R.=房角后退;S.S.=巩膜突;T.M.=小梁网。

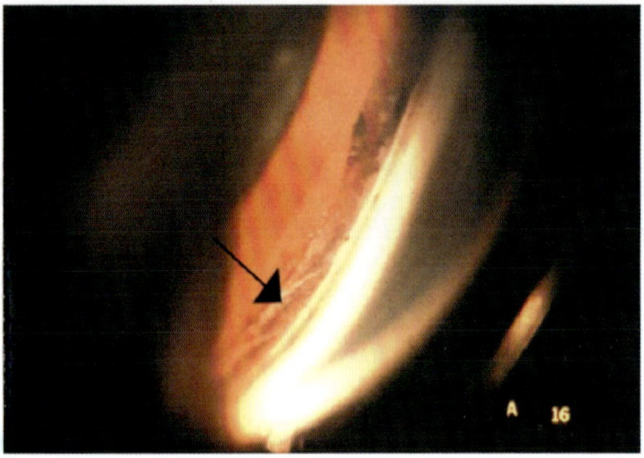

图 4-40 **睫状体脱离**。睫状体完全脱离,暴露出下方的巩膜(箭头)。

外伤性眼内异物

- 在部分外伤病例中，细小的异物通过巩膜或角膜进入前房而不容易被发现。这时进行轻柔的房角镜检查是有用的(图 4–41)。

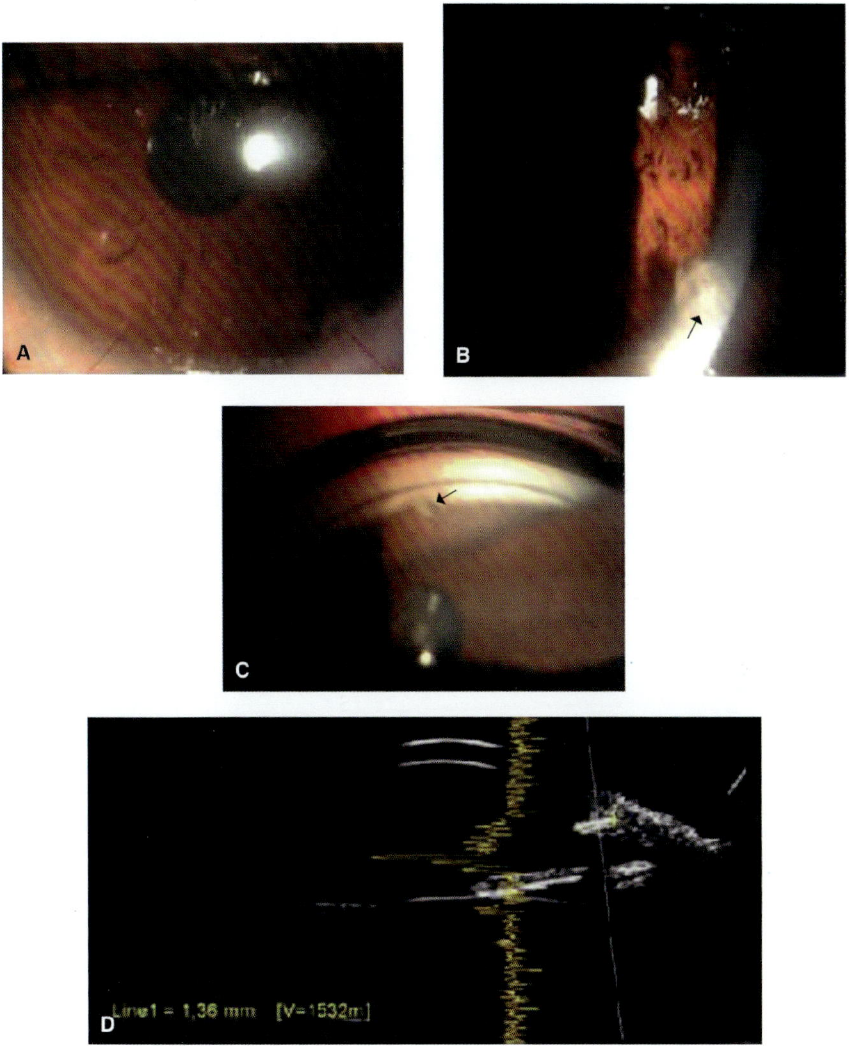

图 4–41　1例7岁患儿的眼内异物。患儿母亲注意到其左眼出现一个白点。患儿两个月前曾患过结膜炎。(A,B)前房有异物(黑色箭头)，无房闪或炎症。(C)房角镜检查显示周边房角有异物包裹(黑色箭头)。(D)超声生物显微镜(UBM)显示异物的高回声图像。(待续)

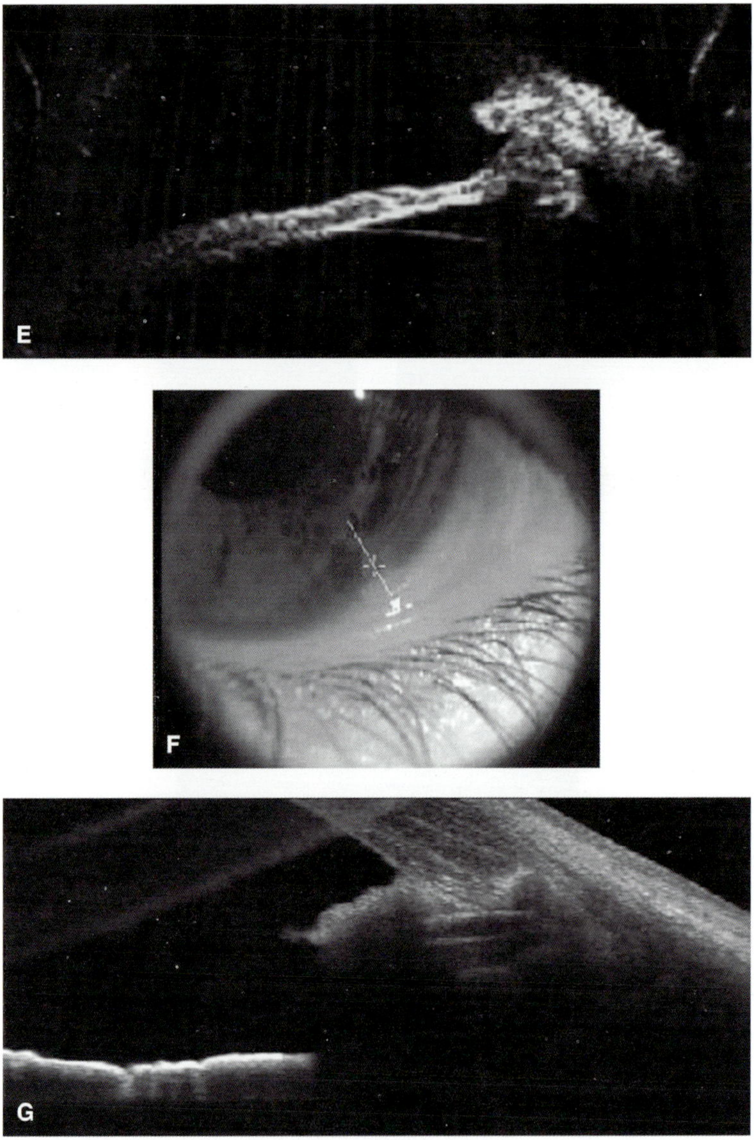

图 4-41 (续)(E)UBM显示邻近房角前粘连。(F,G)该异物的OCT图像。

术后评估

前房角镜检查对评估小梁切除术和白内障手术后的病情非常有帮助，特别是在发生并发症或滤过泡未能形成的情况下。在某些情况下，内口可能被虹膜或玻璃体堵塞。术后很长一段时间，房角检查对评估房角结构很重要(图 4–42)。

为了实施一些较新的外科技术，如微创青光眼手术，外科医生必须是可以充分评估术中房角结构和操作房角镜的专家。准确识别房角结构是必须的，如巩膜突和小梁网状结构(图 4–43)。

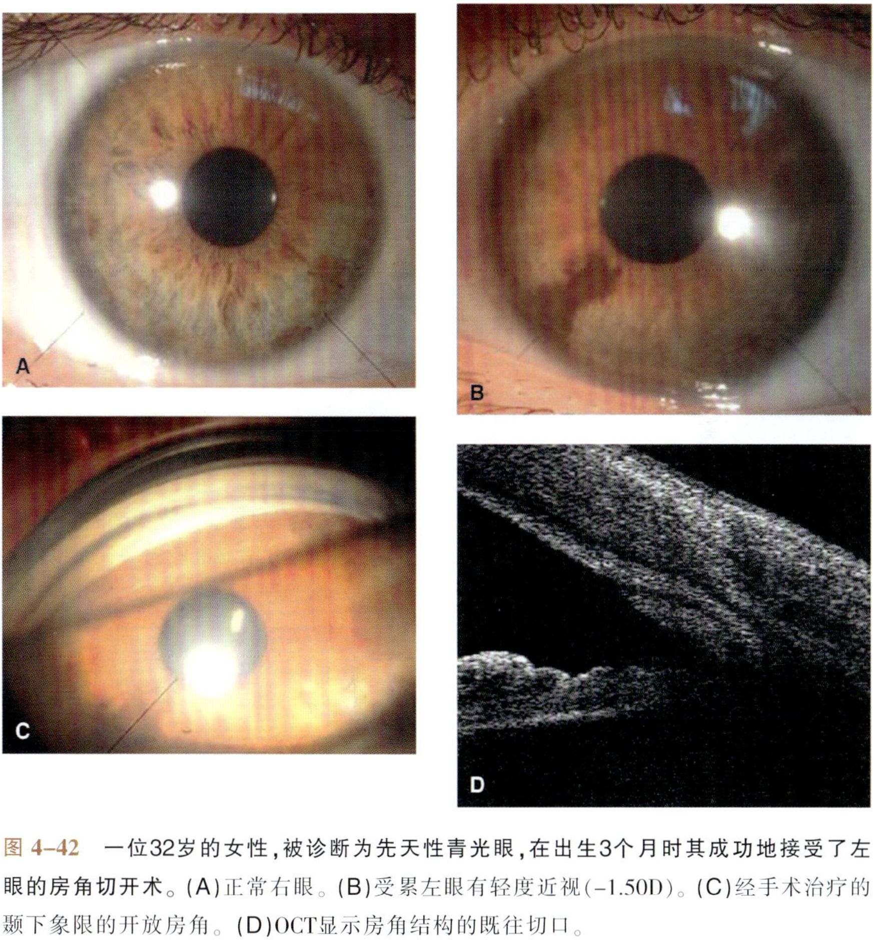

图 4–42　一位32岁的女性，被诊断为先天性青光眼，在出生3个月时其成功地接受了左眼的房角切开术。(A)正常右眼。(B)受累左眼有轻度近视(–1.50D)。(C)经手术治疗的颞下象限的开放房角。(D)OCT显示房角结构的既往切口。

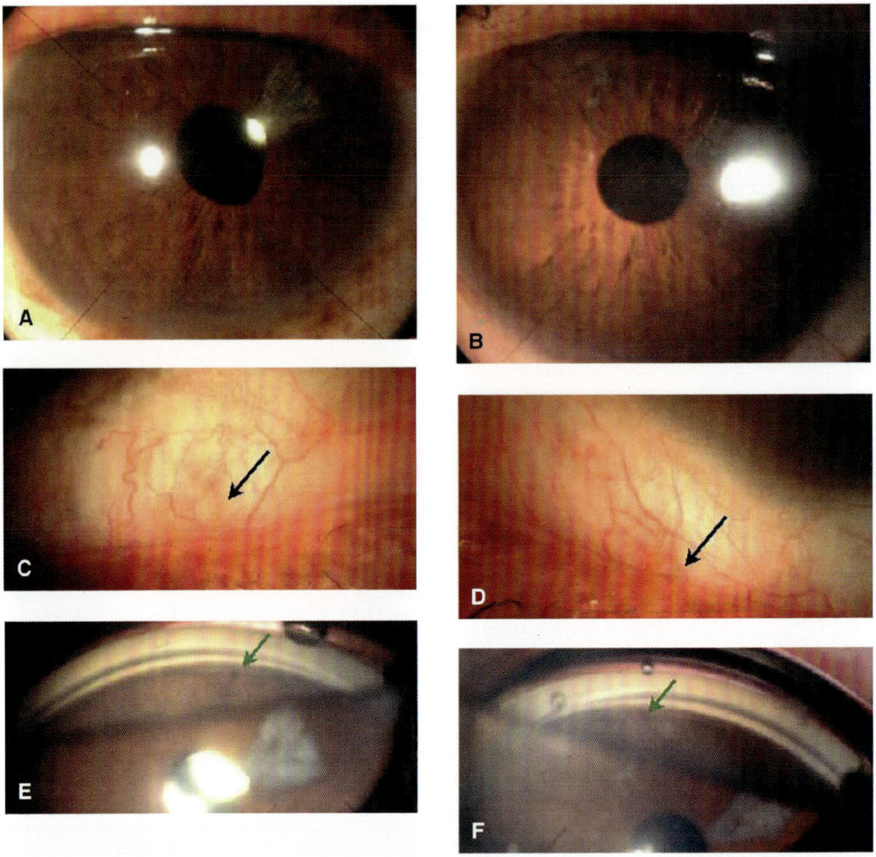

图 4-43 一例60岁的中度青光眼合并白内障患者，接受了超声乳化白内障摘除术、人工晶状体植入术和鼻上方Allergan青光眼引流装置植入术。(A)右眼瞳孔向装置入口处轻微移位。(B)左眼中央圆形瞳孔。(C,D)装置的结膜下图像(黑色箭头)。(E)植入装置时轻微的虹膜嵌顿(绿色箭头)。(F)前房内装置图像(绿色箭头)。

第5章

前段成像技术

Sung Chul(Sean) Park, Syril Dorairaj, Jeffrey M. Liebmann, Robert Ritch

引言

眼前段超声生物显微镜(UBM)在高频换能器(35~75MHz)的帮助下，能够提供具有 30~70μm 的轴向分辨率和 2~7mm 穿透深度的活体图像。运用 UBM 可以对肉眼难以观察的后房周围结构进行成像，并对其解剖学关系进行评估。

UBM 已经被用于研究眼部的正常结构，以及许多眼部疾病的发病机制和病理生理学特点，其中包括青光眼、角膜、晶状体、眼部先天性异常、眼部手术的效果以及术后并发症、眼前段创伤、眼部囊肿和肿瘤，以及葡萄膜炎。使用 UBM 的研究最初主要是定性研究，但现在定量研究越来越普遍[1]。同时 UBM 图像的三维分析还处于起步阶段。

眼前段光学相干断层扫描 (AS-OCT)使用红外光代替超声波，并传输较短波长(820~1310nm)的信号，生成比 UBM 更高分辨率的图像(轴向分辨率为 5~15μm)[2]。它可以实现非接触成像，因为空气和组织之间的折射率远小于它们之间的声阻抗。虹膜、晶体、房角之间的动态联系能够通过实时的角膜缘到角膜缘的横断面图像来评估，因为其扫描速度更快，减少了眼球运动的伪影。AS-OCT 还提供各种软件用于自动测量各种角膜和前房的参数(图 5-1)。然而，由于虹膜的后色素上皮层阻碍了光线，因此睫状体很少能成像。AS-OCT 与 UBM 类似，但是由于其本身特征，使其在前房和角膜疾病或手术(如角膜移植术)的定量分析中，显得更有价值。

这些成像装置不能代替常规的裂隙灯或前房角镜检查，而是对临床工作具有补充作用，并提供珍贵的临床研究工具。表 5-1 比较了 UBM 和AS-OCT 的特性。

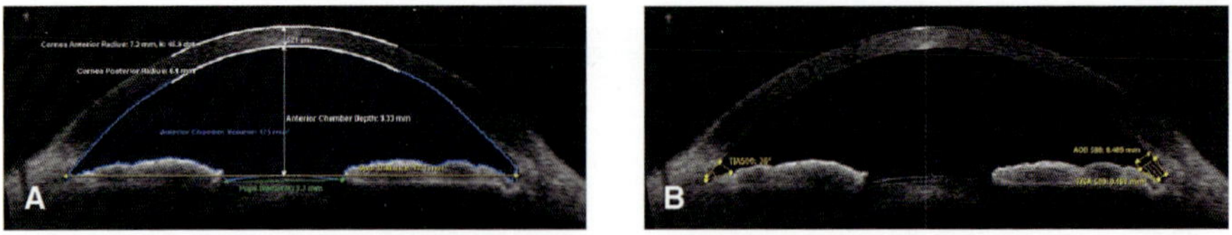

图 5-1 使用 AS-OCT 测量角膜和前房参数。角膜厚度、角膜曲率半径、前房深度和体积、瞳孔直径、巩膜突之间的距离(A),以及前房角度参数,例如,AOD500(距巩膜突500μm处房角开放距离)、TISA500(距巩膜突500μm处的小梁-虹膜间距)和TIA500(距巩膜突500μm的小梁-虹膜角度)(B)都可以使用AS-OCT测量。

表 5-1 UBM和AS-OCT的特征

	UBM	AS-OCT
信号源	超声	红外光
分辨率(μm)	30~70	15
组织穿透	可达 7mm,睫状体可视化	睫状体很少可视化
图像宽度(mm)	4~7	15~16
组织接触	是(需要流体耦合介质)	否
图像采集时间	较慢	较快
定量分析	手动	自动

闭角型青光眼

由于其能够同时成像睫状体、后房、虹膜–晶状体关系以及房角结构，因此 UBM 非常适用于研究房角关闭。已经发现，AS–OCT、UBM 和前房角镜观察的房角结构之间有显著的相关性[3,4]。当评估房角的关闭程度时，应在完全变暗的房间中进行前房角镜检查，并使用最小的光线作为狭缝光束，以避免刺激瞳孔光反射。环境光对房角结构的影响通过在明亮和黑暗的条件下实施 UBM 检查，能够被很好地表现出来(图 5–2)。

由于大部分重要的前房角度参数的测量都是基于巩膜突的识别，因此运用 UBM 或 AS–OCT 进行房角参数测量的可靠性，取决于其是否具有精确和可重复的定位。在 UBM 或 AS–OCT 图像中，巩膜突可以被看作是睫状体和巩膜内面最明显的分界点。虽然巩膜突不能用 UBM 或 AS–OCT 显示出来，但可以观察到小梁网位于巩膜突的前方，并且位于 Schwalbe 线后方(图 5–3)。

角膜和房角结构在 AS–OCT 检查时，因其非接触性质而不发生扭曲，从而避免了在前房角镜检查期间对角膜施加压力或在 UBM 检查时，角膜缘与眼杯接触引起的伪像。在房角关闭的患者中能够通过 AS–OCT 评估前房角虹膜黏附的情况[5]。使用 AS–OCT 测量的前房深度和体积，是评估个体是否发生原发性房角关闭危险性的有效参数。

房角关闭可以通过解剖结构的位置或导致虹膜与小梁网黏附的力量来源进行分类。它们可以被分为起源于虹膜(瞳孔阻滞)、睫状体(高褶虹膜)、晶状体(晶状体源性青光眼)和晶状体之后的部位(恶性青光眼)。

相对瞳孔阻滞

相对瞳孔阻滞占高加索人口房角关闭的 90%以上。在瞳孔阻滞中，房水从后房到前房产生阻力，压迫使虹膜向前(图 5–4A)，导致前部虹膜弯曲和房角变窄。整个虹膜的前凸形状可以使用 AS–OCT 成像(图 5–5)。

但是如果虹膜通过后粘连完全黏附于晶状体，可能导致绝对的瞳孔阻滞，但最常见的是功能性阻滞，称为相对瞳孔阻滞。相对瞳孔阻滞通常不引起症状。然而，相对瞳孔阻滞可以引起房角一部分闭合而不导致眼压(IOP)升高，同时周围虹膜的前粘连可逐渐形成并导致慢性房角关闭(图 5–6)。如果瞳孔阻滞变得绝对，则后房中的压力增加并且将周边虹膜向前推动以覆盖小梁网，导致房角关闭并引起 IOP 升高(急性房角关闭)(图 5–7)。

激光虹膜切开术消除了前、后房之间的压力差和解除了虹膜的前凸形态。这样就引起了眼前段解剖的几种变化。虹膜变得平坦或呈现平面的形态（图 5-4B），从而虹膜角膜角变宽。同时，虹膜晶状体接触的区域实际上是增加的，因为水流量的增加是通过虹膜切开术制造的通道而不是通过瞳孔。

高褶虹膜

在高褶虹膜中，睫状体的体积可以较大或位于前方，导致睫状沟消失，并且睫状体支撑虹膜贴附小梁网。前房通常为中等深度，虹膜表面仅略微凸起。运用氩激光实施虹膜成形术收缩并压缩周边虹膜，将其拉离小梁网（图 5-8）[6]。虽然 AS-OCT 很少能够观察到位置靠前的睫状体，但可用于证实临床怀疑的高褶虹膜形态（图 5-9）[7]。

晶状体溶解性青光眼

晶状体膨胀可能会导致前房变浅，并通过压迫虹膜和睫状体导致急性房角关闭。缩瞳治疗增加了晶状体的轴向长度，这会进一步导致前房变浅，从而使情况恶化（图 5-10）。AS-OCT 在这种情况下是有用的，因为前房深度、虹膜构型和房角结构可以一目了然地显现。

恶性青光眼

恶性（睫状体阻滞）青光眼是一种多因素疾病，其中以下结构可能发挥不同的作用：①先前的急性或慢性房角关闭；②浅前房；③晶状体前移；④因为晶状体或玻璃体阻塞导致的瞳孔阻滞；⑤悬韧带松弛；⑥睫状体前旋或肿胀，或两者都有；⑦前囊膜增厚，⑧玻璃体膨胀；⑨后房水位进入玻璃体内或后面。

UBM 显示睫状体浅层上皮脱离，在常规 B 超或临床检查中不明显。这种浅层上皮脱离下的积液似乎是睫状体前旋的原因。房水在晶状体后房产生，增加玻璃体压力，向前推晶状体和虹膜，并引起前房角关闭和前房变浅（图 5-11）。虽然不能精确地评估睫状体的形状或位置的变化，但使用 AS-OCT 可以很好地显示前移位的虹膜晶状体以及浅前房（图 5-12）。

人工晶状体眼瞳孔阻滞

白内障摘除后的前房炎症可导致虹膜和后房人工晶状体之间的后粘连，产生绝对瞳孔阻滞和房角关闭。同时，前房人工晶状体本身也可导致瞳孔阻滞（图 5-13）。

人工晶状体眼恶性青光眼

恶性青光眼可能发生在后房人工晶状体植入术后。已经提出玻璃体与虹膜和睫状体的相对移位（可能与前部玻璃体增厚有关），作为解释房水向后方转移导致的恶性青光眼的可能性机制。UBM 显示眼内晶状体明显向前移位(图 5-14)。Nd:YAG 激光玻璃体前界膜切开术可能有效。

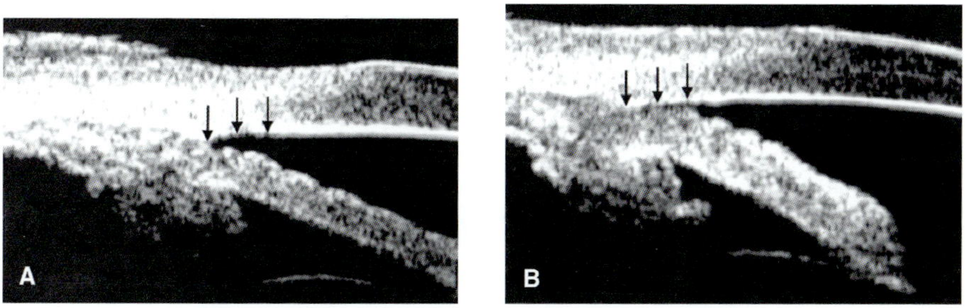

图 5-2　**环境光对房角的影响。**(A)在具备光线的条件下，房角是开放的。房水可以进入小梁网(箭头)。(B)在黑暗中，房角能够发生阻塞(箭头)。

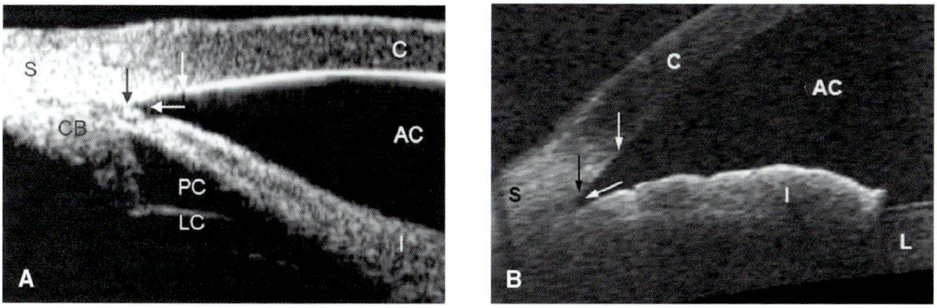

图 5-3　**正常眼球解剖。**正常眼球的UBM(A)和AS-OCT(B)显示：前房(AC)、角膜(C)、睫状体(CB)、虹膜(I)、晶状体囊膜(LC)、后房(PC)、巩膜(S)、巩膜突(黑色箭头)、Schwalbe线(垂直白色箭头)和房角隐窝(水平或斜白色箭头)。

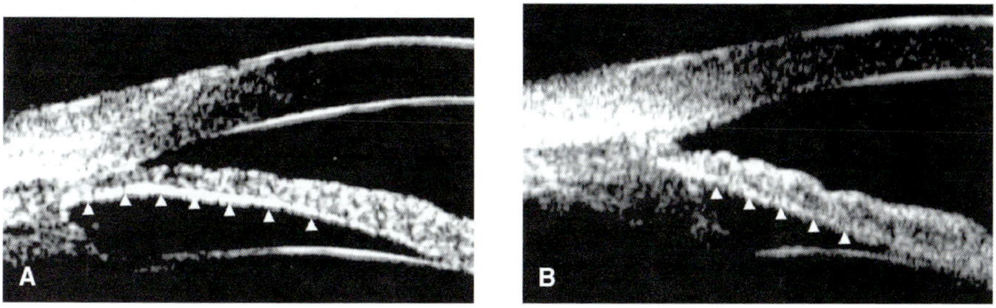

图 5-4　**激光虹膜切开术前后的虹膜构形(UBM)。**(A)之前的凸起虹膜构形(三角箭头)。(B)在具有相对瞳孔阻滞的眼中的激光虹膜切开术后的平面构形。

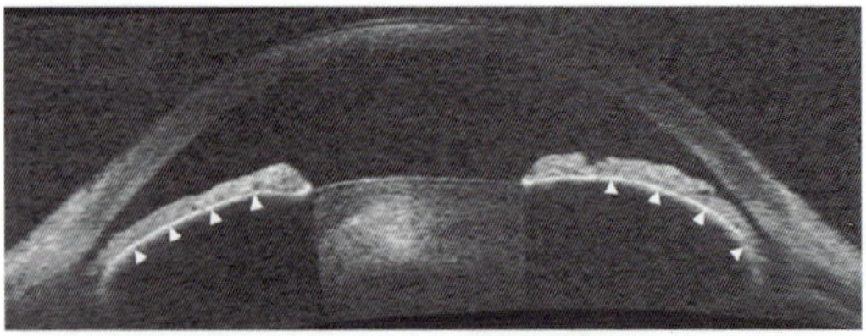

图 5-5 **虹膜构形与相对瞳孔阻滞(AS-OCT)。** 整个虹膜(三角箭头)的凸形构形在一个可视的框架内。

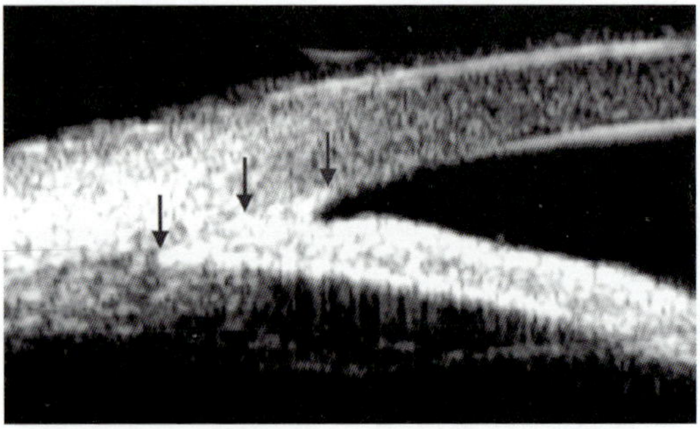

图 5-6 **外周虹膜前粘连(箭头)(UBM)。**

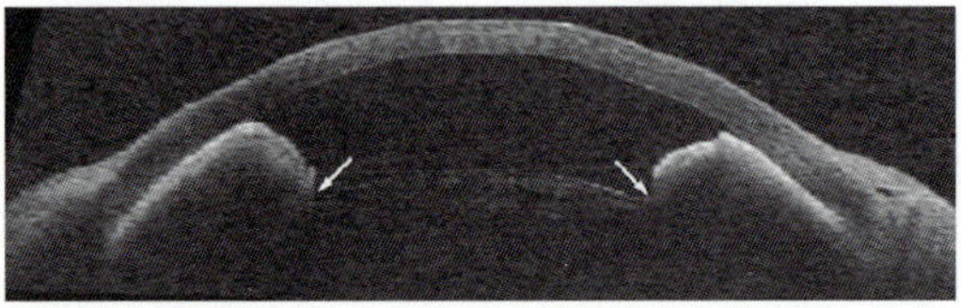

图 5-7 **具有绝对瞳孔阻滞(AS-OCT)的虹膜构形。** 360°虹膜后粘连引起绝对瞳孔阻滞,并伴明显凸起的虹膜(箭头)。

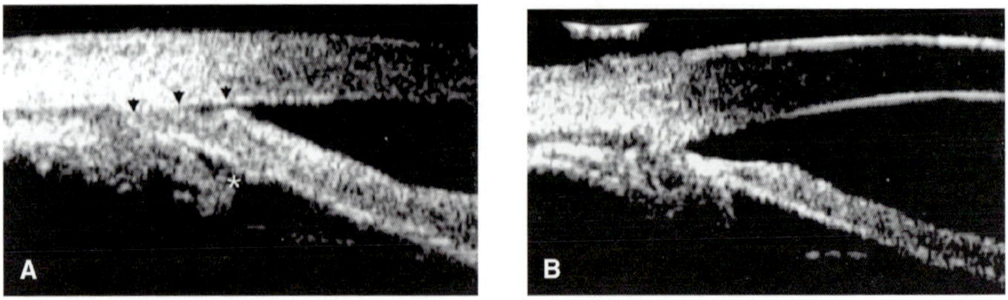

图 5-8 **高褶虹膜综合征(UBM)。(A)**在高褶虹膜综合征中,因为睫状体较大且位置靠前,激光虹膜切开后房角依然保持关闭(三角箭头)。睫状沟不存在(星号)。**(B)**在周边虹膜成形术后,虹膜黏附导致的房角关闭解除。

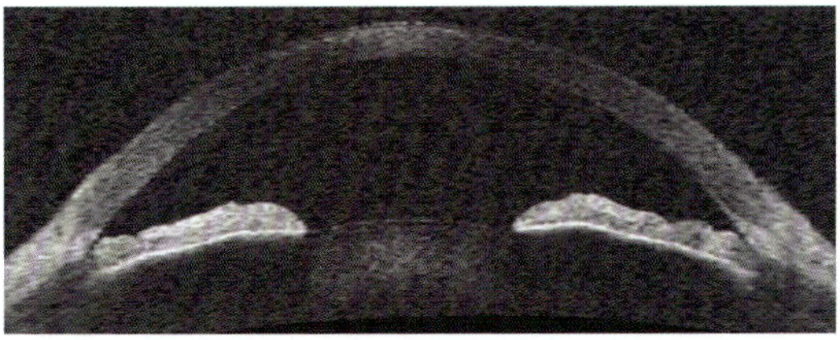

图 5-9　高褶虹膜综合征(AS-OCT)。虹膜的高褶构形是凸起的,尽管睫状体看不见。

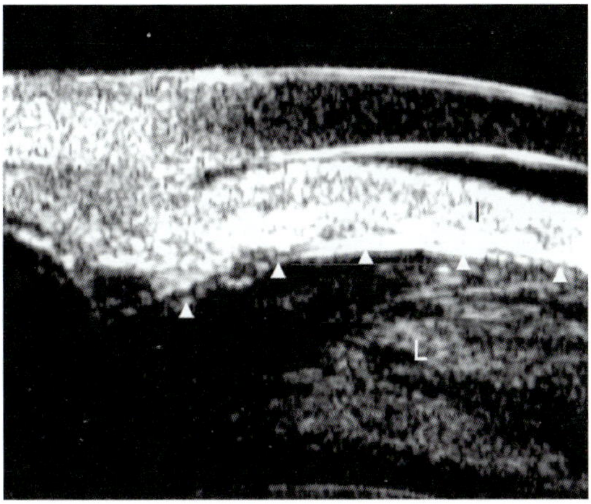

图 5-10　晶状体溶解性青光眼(UBM)。膨胀型晶状体(L和三角箭头)将虹膜(I)和睫状体推向房角。

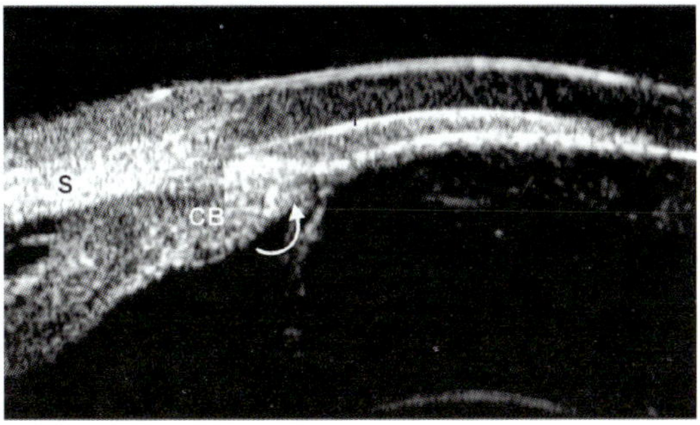

图 5-11　恶性青光眼(UBM)。恶性青光眼可能由房水流出方向错误或环状睫状体脱离引起。睫状体(CB)向前旋转(白色箭头)。房水在睫状体上腔可见。S=巩膜。

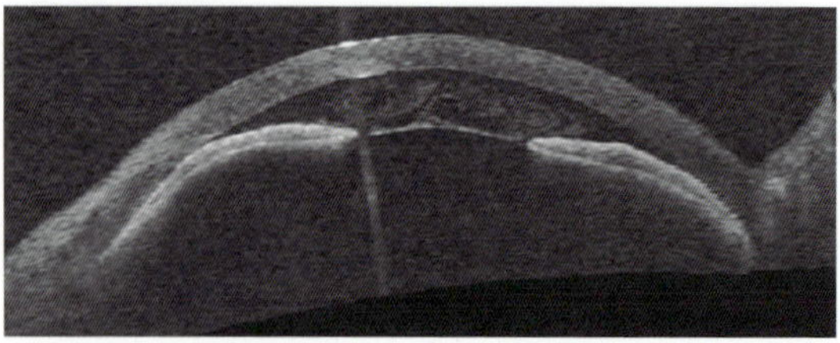

图 5-12 恶性青光眼(AS-OCT)。向前压迫虹膜和晶状体导致房角关闭与浅前房。睫状体无法显现。

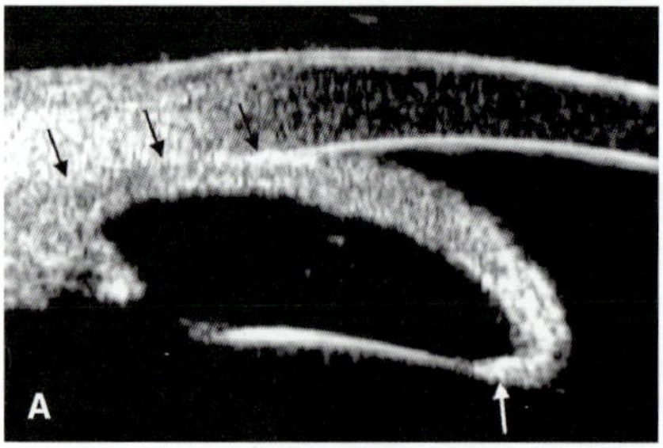

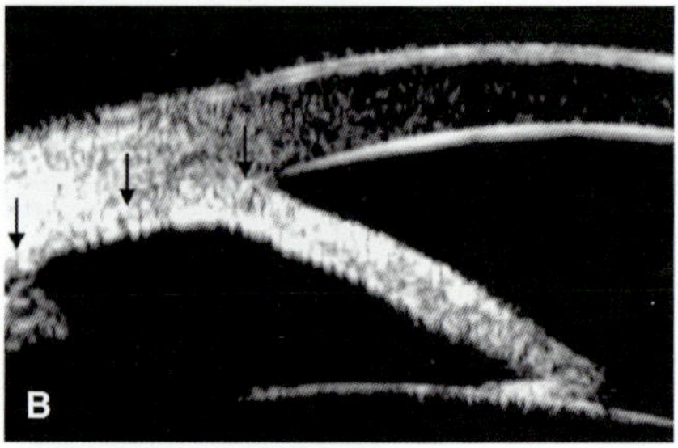

图 5-13 人工晶状体眼瞳孔阻滞。(A)该眼显示周边虹膜前粘连(黑色箭头)和人工晶状体虹膜后粘连(白色箭头),导致虹膜高压弓形。(B)在激光虹膜切开术后,虹膜弓形变平坦,而外周虹膜前粘连(黑色箭头)仍然将虹膜根部固定在小梁网上。

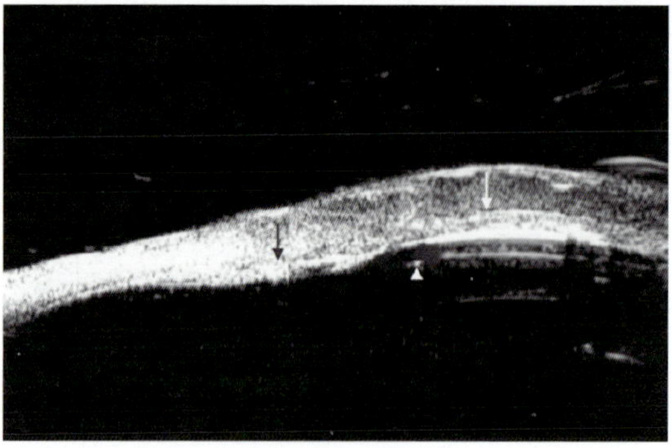

图 5-14 人工晶状体恶性青光眼。外周虹膜角膜接触导致房角关闭(白色箭头)是可见的(黑色箭头所示为巩膜突)。 在虹膜下面(三角箭头)可见接触面。

开角型青光眼

色素播散综合征和色素性青光眼

房角广泛开放。中周部虹膜特征性地呈现弓形凹陷(反向瞳孔阻滞),使虹膜与悬韧带接触,并且虹膜接触面积大于正常状态。这样异常接触导致前房中的压力大于后房中的压力。弓形凹陷因为调节而更为明显。

当停止眨眼时,虹膜呈现凸起的状态,在眨眼时立即反转,这表明眨眼的动作作为机械泵的作用将房水从后房推到前房。激光虹膜切除术消除了前房和后房之间的压差,并缓解了虹膜凹陷。虹膜变平坦,并且虹膜与晶状体的接触程度减小(图 5-15)[8]。

剥脱综合征

在临床上,剥脱物质可能最早在睫状体和悬韧带上被检测到。UBM 可以显示不同程度的悬韧带破坏(图 5-16)[9]。

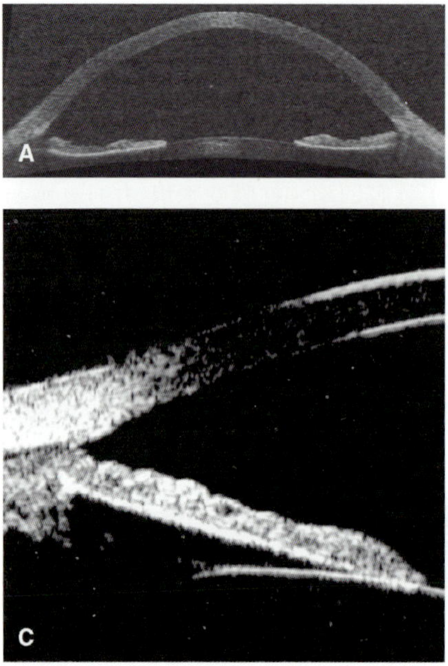

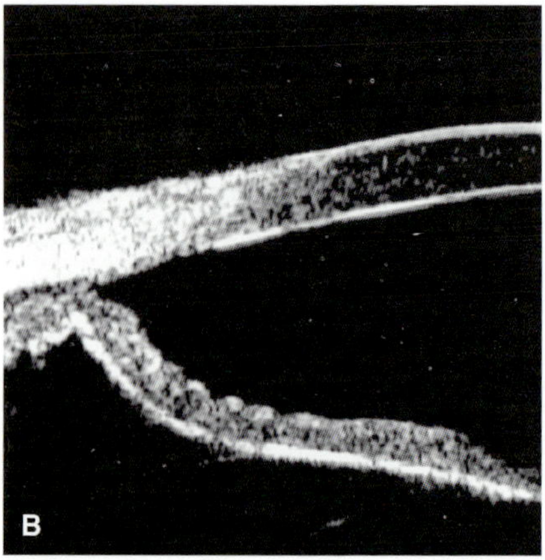

图 5-15 色素播散综合征。AS-OCT(A)和UBM(B)显示凹形虹膜构形。(C)激光虹膜切除术后的虹膜变平坦。

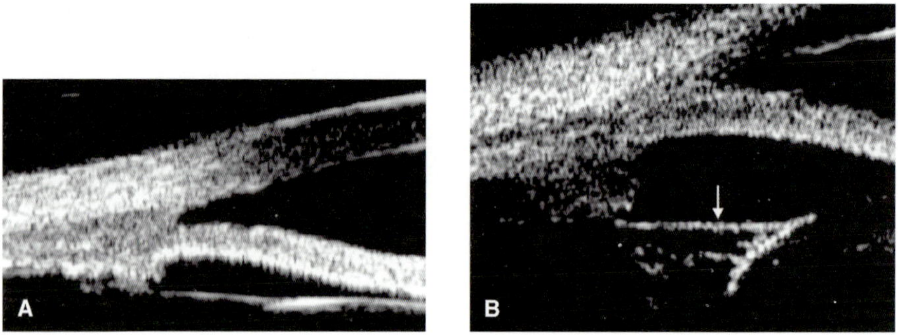

图 5-16 剥脱综合征。(A)正常悬韧带。(B)沉积的剥脱物质会在悬韧带(箭头)产生漫反射的斑状颗粒状外观。

其他情况

睫状体脱离和离断

睫状体脱离是睫状体的纵行肌肉与巩膜突的分离。在眼顿挫伤中,应注意 UBM 或 AS-OCT 评估眼部解剖结构中任何与创伤相关的变化。睫状体离断常伴有睫状体上腔渗漏(图 5-17)。

虹膜睫状体囊肿

通常囊肿类似于高褶虹膜的情况,与睫状体前移表现类似。这些囊肿容易被 UBM 诊断,但在 AS-OCT图像中分辨不清(图 5-18)。

睫状体肿瘤

UBM 可用于将瘤体与虹膜和睫状体的囊性病变区分开来。UBM 可以测量肿瘤的尺寸,并确定它们是否侵入虹膜根部和睫状体表面以及侵入程度(图 5-19)。AS-OCT 在这种情况下很少有用。

虹膜劈裂症

虹膜劈裂症是前后虹膜基质层的分离。可能发生房角关闭(图 5-20)。

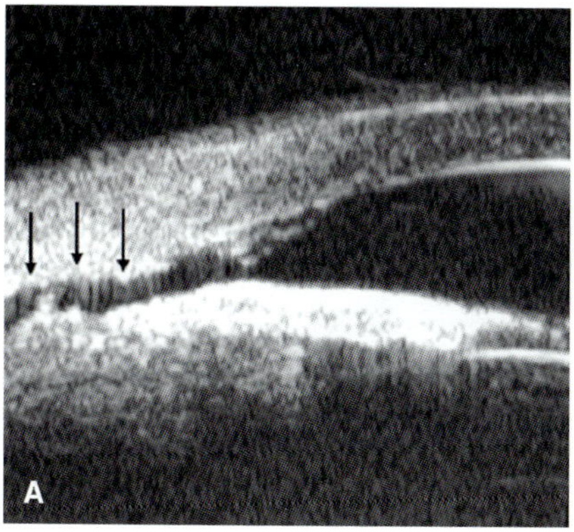

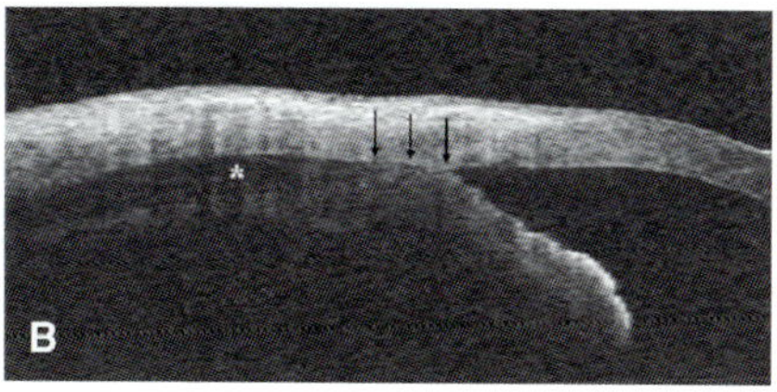

图 5-17　睫状体脱离。UBM(A)和AS-OCT(B)显示了睫状体的纵行肌肉与巩膜突(箭头)之间的分离。注意上腔渗漏(星号)。

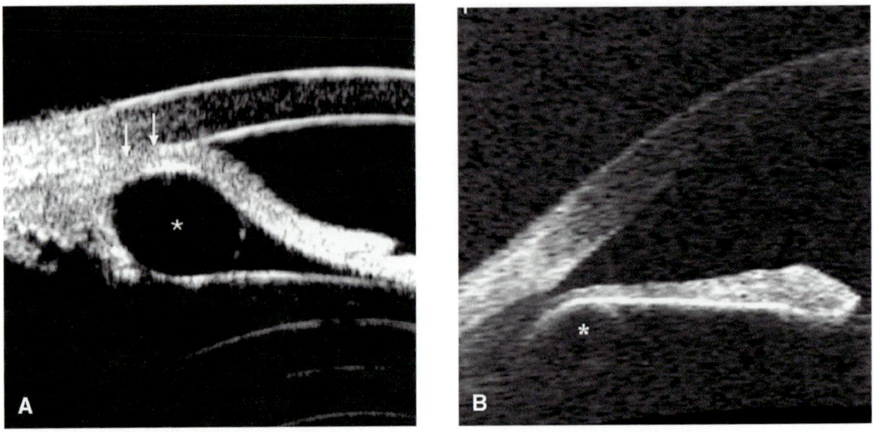

图 5-18 虹膜睫状体囊肿。UBM(A)和AS-OCT(B)图像中的虹膜睫状体囊肿(星号)的特征在于透明的囊腔。房角关闭(箭头)。

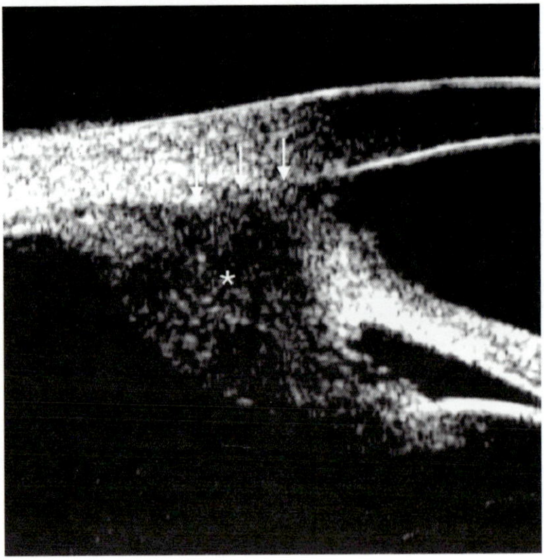

图 5-19 睫状体黑色素瘤。伴有睫状体黑色素瘤(星号)的这只眼球,房角局部关闭(箭头)。

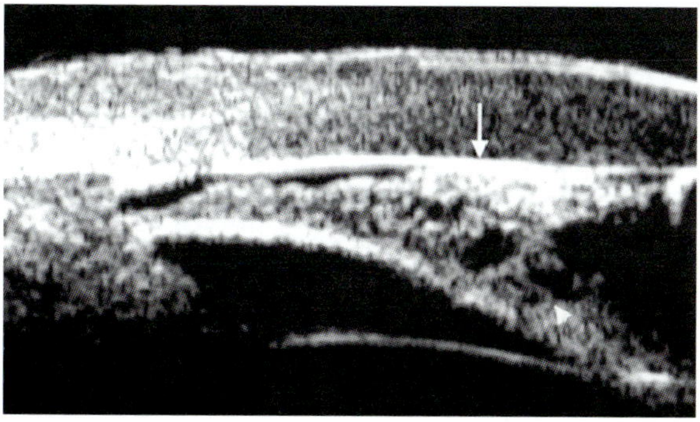

图 5-20　**虹膜劈裂症**。前后虹膜基质层的分离(三角箭头)贴附角膜并损害房水的流出(垂直箭头)。

手术和青光眼

滤过泡

成功的滤过泡有弥散、海绵状的外观。应用辅助抗代谢药物的手术后，滤过泡常常是薄壁的和囊性的。包裹性滤过泡倾向于局限性隆起，表面有或没有突出的血管。失败的滤过泡通常是扁平的并且表面可能是血管化的。然而，滤过泡的临床表现并不总是与其功能状态准确匹配。

功能性滤过泡的UBM表现为房水自前房通过滤过内口进入巩膜瓣下方，随后进入结膜下间隙内(图5-21)[10]。UBM可以帮助精确定位房水流动的阻塞部位。但是扁平滤过泡的眼球没有房水结膜下滤过的证据，并表明在巩膜下有阻塞房水的流动(图5-22)。Tenon囊肿显示厚的结膜囊壁并且Tenon囊肿可具有或没有特定的巩膜瓣(图5-23)。包裹性滤过泡可以通过针拨操作来使眼压正常。

AS-OCT的非接触性质提供了一种更安全的方法来评估滤过泡形态，而不会发生滤过泡结构的变形或感染风险，特别是术后早期[11]。由于其比UBM具有更高的分辨率，因此AS-OCT可以更详细地评估滤过泡的表层结构(图5-24)。

青光眼引流植入物

可以使用UBM或AS-OCT确定引流管的位置、引流管是否通畅以及引流房水的过程(图5-25)。UBM将特别有助于评估插入睫状沟的引流管。可以评估引流管与眼球的解剖关系，以及评估引流管在巩膜入口部位的受压状态。

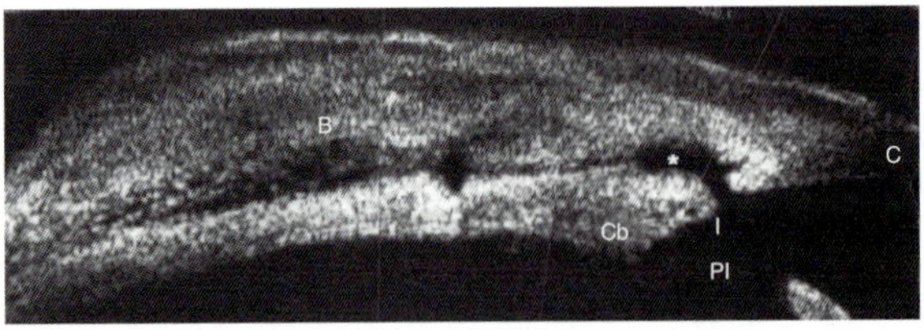

图5-21 功能性滤过泡。观察到滤过内口(I)、巩膜层间房水流出通道(星号)和巩膜瓣(S)。滤过泡(B)适度地升高，并且房水分布均匀一致。C=角膜；Cb=睫状体；PI=外周虹膜切除术。

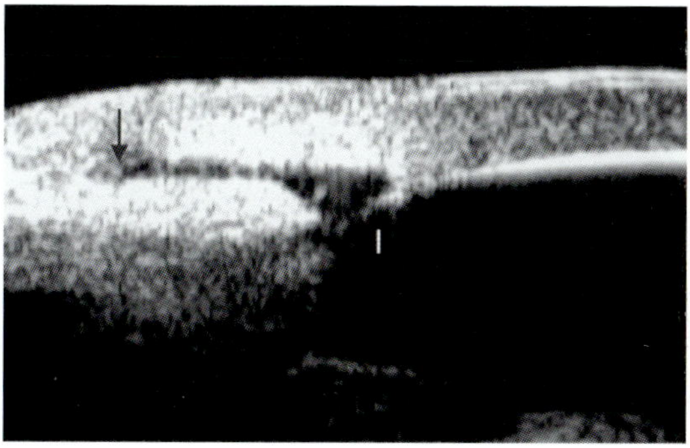

图 5-22　**无效滤过泡**。滤过内口(I)和巩膜层间房水流出通道是明显的，但是巩膜流出通道是封闭的(箭头)。

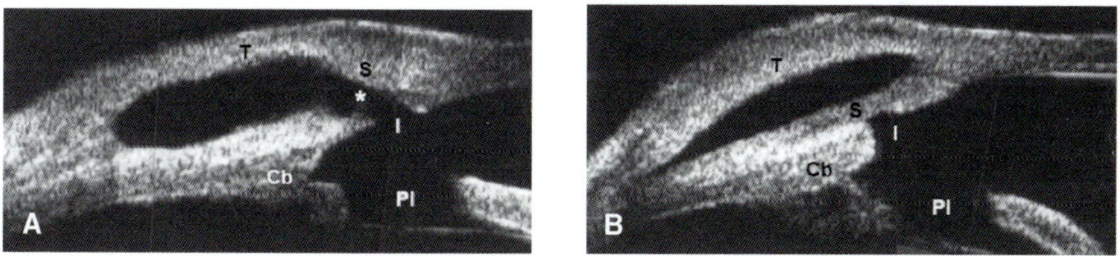

图 5-23　**滤过泡包裹**。由于成纤维细胞增殖，Tenon 囊肿壁(T)较厚。巩膜层间房水流出通道是明显的(A，星号)或封闭的(B)。Cb=睫状体；I=滤过内口；PI=外周虹膜切除术；S=巩膜瓣。

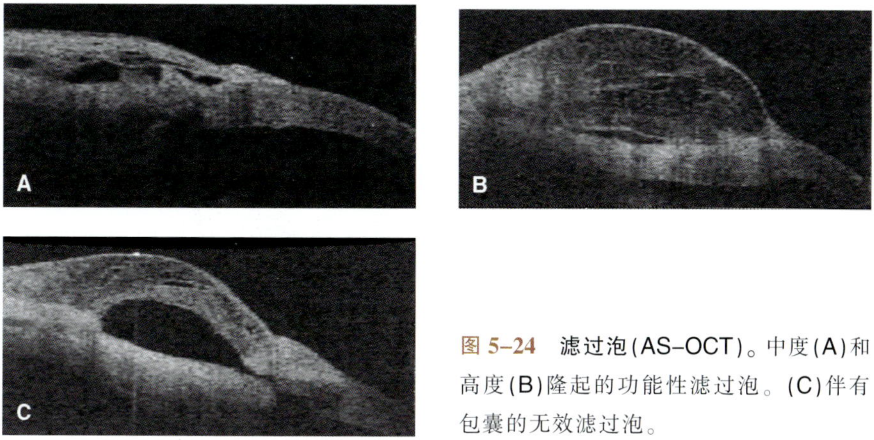

图 5-24　**滤过泡(AS-OCT)**。中度(A)和高度(B)隆起的功能性滤过泡。(C)伴有包囊的无效滤过泡。

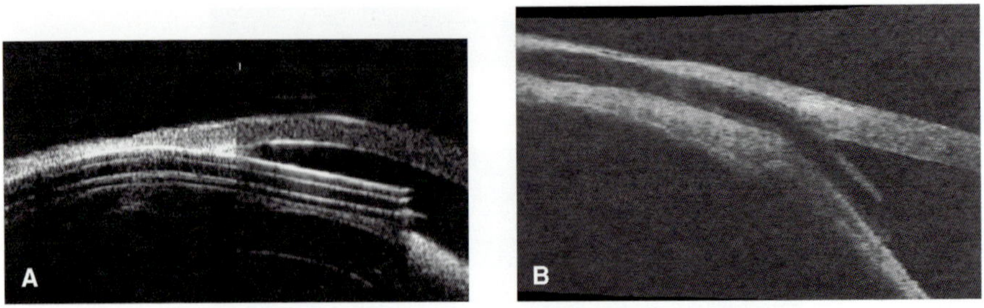

图 5-25 青光眼引流物植入。UBM(A)和 AS-OCT(B)显示了引流管通过前房的路径。

房水流出通道

常规的房水流出通道由小梁网、Schlemm 管、集液管、房水静脉丛、房水静脉和巩膜/巩膜表面静脉组成。集液管和 Schlemm 管成一夹角或者直角，围绕全眼球呈现各种形状和大小不等的集液管，数量为 20~30 个。AS-OCT 已被用于观察小梁房水流出通道的微结构[12]。这种成像方法也得到了广泛应用(图 5-26)[13]，用于评价药物的作用机制以及激光治疗[14-16]。局部使用毛果芸香碱会导致 Schlemm 管扩张，并增加其横截面积[14]，而局部使用环戊通会导致 Schlemm 管收缩，并减少其横截面积(图 5-27)[15]。原发性开角型青光眼患者选择激光小梁成形术后，Schlemm 管明显扩张，并伴随着眼压明显下降[16]。

参考文献

1. Ishikawa H, Liebmann JM, Ritch R. Quantitative assessment of the anterior segment using ultrasound biomicroscopy. *Curr Opin Ophthalmol.* 2000;11(2):133–139.
2. Radhakrishnan S, Rollins AM, Roth JE, et al. Real-time optical coherence tomography of the anterior segment at 1310 nm. *Arch Ophthalmol.* 2001;119(8):1179–1185.
3. Wirbelauer C, Karandish A, Häberle H, Pham DT. Noncontact goniometry with optical coherence tomography. *Arch Ophthalmol.* 2005;123(2):179–185.
4. Dada T, Sihota R, Gadia R, Aggarwal A, Mandal S, Gupta V. Comparison of anterior segment optical coherence tomography and ultrasound biomicroscopy for assessment of the anterior segment. *J Cataract Refract Surg.* 2007;33(5):837–840.
5. Prata TS, Dorairaj S, De Moraes CGV, Tello C, Liebmann JM, Ritch R. Indentation slit lamp-adapted optical coherence tomography technique for anterior chamber angle assessment. *Arch Ophthalmol.* 2010;128(5):646–647.
6. Ritch R. Argon laser peripheral iridoplasty: an overview. *J Glaucoma.* 1992;1:206–213.
7. Parc C, Laloum J, Bergès O. Comparison of optical coherence tomography and ultrasound biomicroscopy for detection of plateau iris. *J Fr Ophtalmol.* 2010;33(4):266.e1–266.e3.
8. Pavlin CJ, Macken P, Trope G, et al. Ultrasound biomicroscopic features of pigmentary glaucoma. *Can J Ophthalmol.* 1994;29(4):187–192.
9. Sbeity Z, Dorairaj SK, Reddy S, Tello C, Liebmann JM, Ritch R. Ultrasound biomicroscopy of zonular anatomy in unilateral exfoliation syndrome. *Acta Ophthalmol.* 2008;86:565–568.
10. Yamamoto T, Sakuma T, Kitazawa Y. An ultrasound biomicroscopic study of filtering blebs after mitomycin C trabeculectomy. *Ophthalmology.* 1995;102(12):1770–1776.
11. Leung CK, Yick DW, Kwong YY, et al. Analysis of bleb morphology after trabeculectomy with Visante anterior segment optical coherence tomography. *Br J Ophthalmol.* 2007;91(3):340–344.
12. Sarunic MV, Asrani S, Izatt JA. Imaging the ocular anterior segment with real-time, full-range Fourier-domain optical coherence tomography. *Arch Ophthalmol.* 2008;126(4):537–542.
13. Li P, Butt A, Chien JL, et al. Characteristics and variations of in vivo Schlemm's canal and collector channel microstructures in enhanced-depth imaging optical coherence tomography. *Br J Ophthalmol.* 2017;101(6):808–813.
14. Skaat A, Rosman MS, Chien JL, et al. Effect of pilocarpine hydrochloride on the Schlemm canal in healthy eyes and eyes with open-angle glaucoma. *JAMA Ophthalmol.* 2016;134(9):976–981.
15. Rosman MS, Skaat A, Chien JL, et al. Effect of cyclopentolate on in vivo Schlemm's canal microarchitecture in healthy subjects. *J Glaucoma.* 2017;26(2):133–137.
16. Skaat A, Rosman MS, Chien JL, et al. Microarchitecture of Schlemm's canal before and after selective laser trabeculoplasty. *J Glaucoma.* 2017;26(4):361–366.

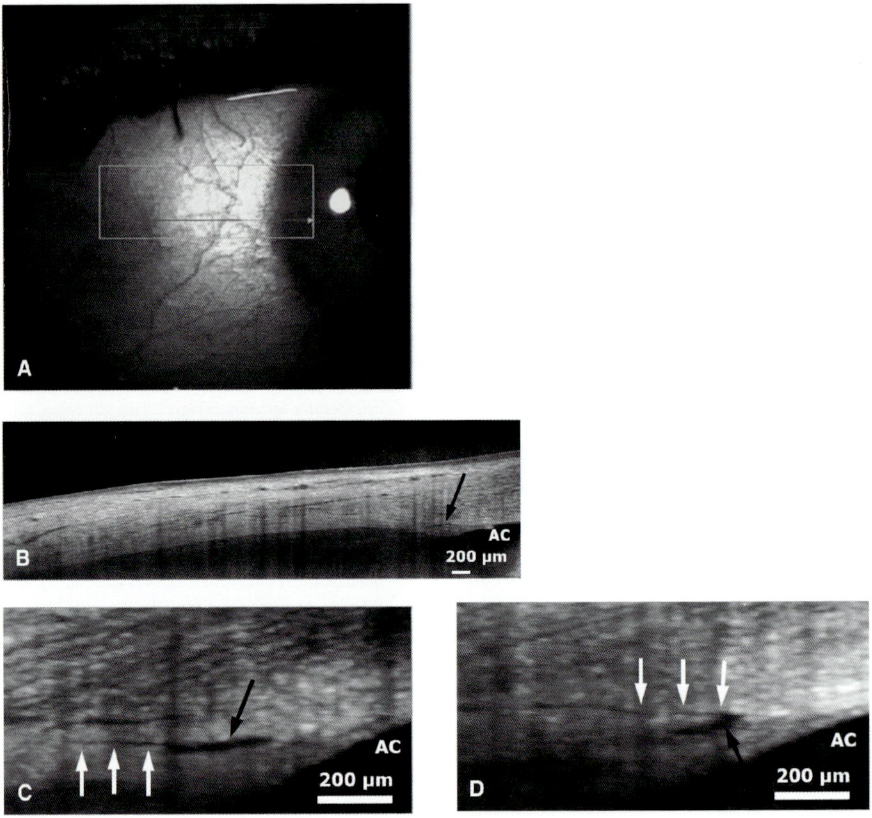

图 5-26 **增强扫描深度的频谱域OCT。**(A,B)水平增强扫描深度成像光学相干断层扫描覆盖前房(AC)、虹膜角膜角、角巩膜缘和巩膜(黑色箭头=Schlemm 管)。(C,D)Schlemm 管(黑色箭头)和集液管(白色箭头)在不同的扫描层次中清晰可见。

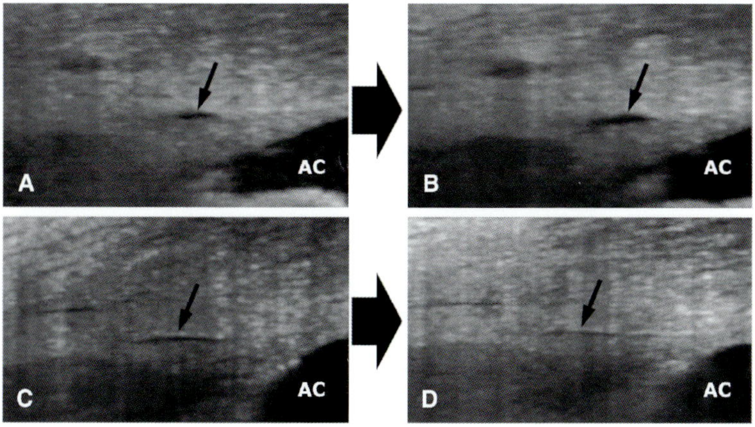

图 5-27　**增强扫描深度的频谱域 OCT**。使用 1%毛果芸香碱前(A)和 1 小时后(B),增强扫描深度的光学相干断层扫描显示,Schlemm 管扩张。使用 1%环戊通前(C)和使用后(D),增强扫描深度成像光学相干断层扫描显示,Schlemm 管收缩。AC=前房。

第 6 章

视神经成像

Thomas D. Patrianakos, Michael C. Giovingo

引言

青光眼的诊断要点为视神经乳头(ONH)的损害和(或)特征性视野的改变。虽然自动和静态视野检查法能够很好地记录青光眼所致的功能性视野缺损,但在标准化白底白字视野检测中检测到视野改变之前,多达40%的视网膜神经纤维层(RNFL)可能已丢失[1]。青光眼损害的检测则需要更高的敏感性、可重复性和精确性,从而促进了各种有关视神经乳头和视网膜神经纤维层的成像设备的发展。为了更好地利用这些新技术,医生必须熟悉检测的结果和每种检测模式的优缺点(表 6–1)。

参考文献

1. Quigley HA, Addicks EM, Green WR. Optic nerve damage in human glaucoma. *Arch Ophthalmol.* 1982;100:135.

表 6–1 各种视神经成像装置的原理及临床参数

装置	原理	测量的临床参数
立体摄影	用两个相机同时拍摄的照片或相同神经不同视角的两张独立的照片	ONH 和 RNFL 解剖的主观解读(苍白、视盘积血、视盘萎缩)
HRT	共焦扫描激光检眼镜	视盘断层
GDx	SLP/双折射	视网膜神经纤维层厚度
(TD,SD,SS)–OCT	干涉测量法	视盘断层和视网膜神经纤维层厚度

GDx,青光眼诊断;HRT,海德堡视网膜断层扫描;OCT,光学相干断层扫描;SD,光谱域;SS,扫频源;SLP,激光偏振光扫描仪;TD,时域。

立体摄影

我们可以运用彩色立体摄影来评估视神经乳头和视网膜神经纤维层随着时间的改变程度(图 6-1)。这种方法是应用最广泛的成像技术且被认为是记录青光眼视神经病变(GON)的金标准[1]。

立体摄影可以通过手动重新放置相机或使用滑架适配器(Allen 分离器)依次拍摄两张照片制作出来。另外,也可以通过采用间接检眼镜原理(Donaldson 立体眼底照相机)或双棱镜分离器的两个相机同时拍摄两张照片来制作[2]。同时进行的视神经乳头照片已证明随着时间的推移具有最佳的可重复性[2]。近来,单视盘图像随时间的交替闪烁(数字式立体视镜)也已被证明是检测青光眼视神经病变变化的灵敏方法。较新的图像处理和记录可以精确对准视神经拍摄照片,并可以通过检测血管位置、颜色和其他提示轮廓改变的变化来比较图像[3]。数字式立体视镜可能有助于优化检测结构变化的能力,并克服观察者之间的某些评估差异[4]。

视神经乳头立体摄影的优势包括能够记录无法量化的参数,如视盘积血、视盘周围萎缩和苍白,还可以允许临床医生评估可能影响功能测试的其他非青光眼方面的因素。然而,虽然立体摄影能很好地记录视神经乳头,但它们的解读是主观的。因此,随着时间的推移,临床医生会增加其结果的可变性并限制其实用性[5]。此外,屈光介质的混浊,如白内障,或是聚焦不良的照片也能干扰最佳分析。

参考文献

1. Fingeret M, Medeiros FA, Susanna R, et al. Five rules to evaluate the optic disc and retinal nerve fiber layer for glaucoma. *Optometry*. 2005;76:661–668.
2. Trobe JD, Glaser JS, Cassady J, et al. Nonglaucomatous excavation of the optic disc. *Arch Ophthalmol*. 1980;98:1046.
3. Berger JW, Patel TR, Stone RA, Herschler J, Anderson DR. Computerized stereochronoscopy and alteration flicker to detect optic nerve head contour change. *Ophthalmology*. 2000;107:1316–1320.
4. Syed ZA, Radcliffe NM, DeMorales LG. Detection of progressive glaucomatous optic neuropathy using automated alteration flicker with stereophotography. *Arch Ophthalmol*. 2011;129:512–526.
5. Takamoto T, Schwartz B. Reproducibility of photogrammetric optic disc cup measurements. *Invest Ophthalmol Vis Sci*. 1985;26:814.

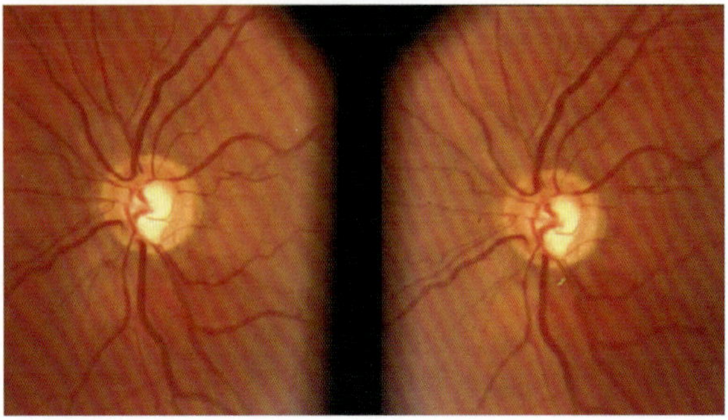

图 6-1 立体摄影使用两张同时的视盘照片。使用特殊的观看器，实现了立体视觉。立体摄影有利于评估视神经随时间的变化。(Courtesy of Tara A. Uhler, MD.)

共焦扫描激光检眼镜

海德堡视网膜断层扫描仪(HRT)是一种共焦扫描激光检眼镜，用于定量测量视神经乳头的结构(图 6–2A)。一个 670nm 的二极管激光器通过小孔对准视网膜扫描。反射的光通过第二个小孔进入探测器，此探测器根据给定点上传输最大的光强度来产生图像。一系列的 16~64 个二维(2D)激光器连续扫描,每个扫描 384×384 像素，用于创建一个三维(3D)颜色编码地形图(图 6–2B)。

技术员运用反射性图像(图 6–2C)来绘制巩膜环内缘周围的轮廓线,其被进一步分为 6 个部分。这条轮廓线是所有将来检查的标准,并用于计算一系列的参数。但是正如 Swindale 等人的描述,HRT 3.0 可以通过自动生成轮廓线来降低对技术员的依赖[1]。同时,图形分析(图 6–2D)对应反射性图像中的所有 6 个部分。

沿颞下方 6 度轮廓线区域的视网膜表面以下 50μm 的参考平面为盘沿(参考平面以上的所有结构)和杯(参考平面以下的所有结构)之间的分界面。

数据重建后,自动获得 12 个立体测量参数(图 6–2E)。依据高眼压治疗研究的单因素和多因素分析，利用 HRT 进行青光眼检测的最具预测性的参数,是独立于参考平面的参数(平均轮廓高度、边缘区域和平均杯深度)[2]。地形标准偏差用于检测图像的质量和可靠性,大于 30~40μm 的任何值被认为是不可信的。

基于比较一个年龄和种族特异性的标准化数据库,Moorfield 回归分析(图 6–2D) 采用线性分析整体和局部区段的视盘面积和盘沿面积,从而将视神经划分为“在正常范围内”“边缘”或“不在正常范围内”。

在 HRT 上可以由事件或趋势类型分析软件来评估青光眼视神经病变的进展。地形变化分析(图 6–3)是一种事件类型分析,其集中于分析后续图像和基线图像的表面高度测量值之间的差异。在反射性图像顶部的颜色编码叠加突显视神经变化的一致性,其中红色代表统计上的显著恶化的区域。趋势类型分析通过评估一个立体测量指标(如盘沿面积随着时间的变化率)来记录进展。

一些研究已经证实 HRT 能区分正常眼和青光眼,特异性范围为 75%~95%,敏感性范围为 51%~97%[3–5]。至少需要结合三次扫描的结果才能增强其可重复性[3]。

HRT 的优势之一是公司承诺确保旧软件仍与新机器兼容,从而对个体而言具有较长期的一系列数据。其他优势包括可以通过未散瞳的瞳孔获取良好的图像质量，以及通过使用青光眼变化概率分析或地形变化分析软件比较连续扫描来评估青光眼的进展的能力[7,8]。旧版 HRT 2.0 模型的一个缺点是描述盘沿需要依赖操作者来操作，另外一个局限性是关于用来计算许多参数的标准参考平面可能无法准确地代表所有个体视网膜神经纤维层的真实厚度。新版 HRT 3.0 模型已经解决了这些问题。此外，HRT 3.0 软件包含一个更大的种族特性标准化数据库[9]。

参考文献

1. Swindale NV, Stjepanovic G, Chin A, Mikelberg FS. Automated analysis of normal and glaucomatous optic nerve head topography images. *Invest Ophthalmol Vis Sci.* 2000;41:1730–1742.
2. Zangwill LM, Weinreb RN, Beiser JA, et al. Baseline topographic optic disc measurements associated with the development of primary open-angle glaucoma: The Confocal Scanning Laser Ophthalmoscopy Ancillary Study to the Ocular Hypertension Treatment Study. *Arch Ophthalmol.* 2005;123(9):1188–1197.
3. Harasymowycz PJ, Papamatheakis DG, Fansi AK, Gresset J, Lesk MR. Validity of screening for glaucomatous optic nerve damage using confocal scanning laser ophthalmoscopy (Heidelberg Retina Tomograph II) in high-risk populations: A pilot study. *Ophthalmology.* 2007;112:2164–2171.
4. Reus NJ, deGraaf M, Lemij HG. Accuracy of GDx VCC, HRT I and clinical assessment of stereoscopic optic nerve head photographs for diagnosing glaucoma. *Br J Ophthalmol.* 2007;91:313.
5. Miglior S, Guareschi M, Albe E, Gomarasca S, Vavassori M, Orzalesi N. Detection of glaucomatous visual field changes using the Moorfields regression analysis of the Heidelberg retina tomography. *Am J Ophthalmol.* 2003;136:26–33.
6. Weinreb RN, Lusky M, Morsman D. Effect of repetitive imaging on topographic measurements of the optic nerve head. *Arch Ophthalmol.* 1993;111:636–638.
7. Chauhan BC, Blanchard JW, LeBlanc RP. Technique for detecting serial topographic changes in the optic disc and peripapillary retina using scanning laser tomography. *Invest Ophthalmol Vis Sci.* 2000;41:775–782.
8. Bowd C, Balasubramanian M, Weinreb RN. Performance of confocal scanning laser tomography Topographic Change Analysis (TCA) for assessing glaucomatous progression. *Invest Ophthalmol Vis Sci.* 2009;50:691–701.
9. Maslin JS, Mansouri K, Dorairaj SK. HRT for the diagnosis and detection of glaucoma progression. *Open Ophthalmol J.* 2015:58–67.

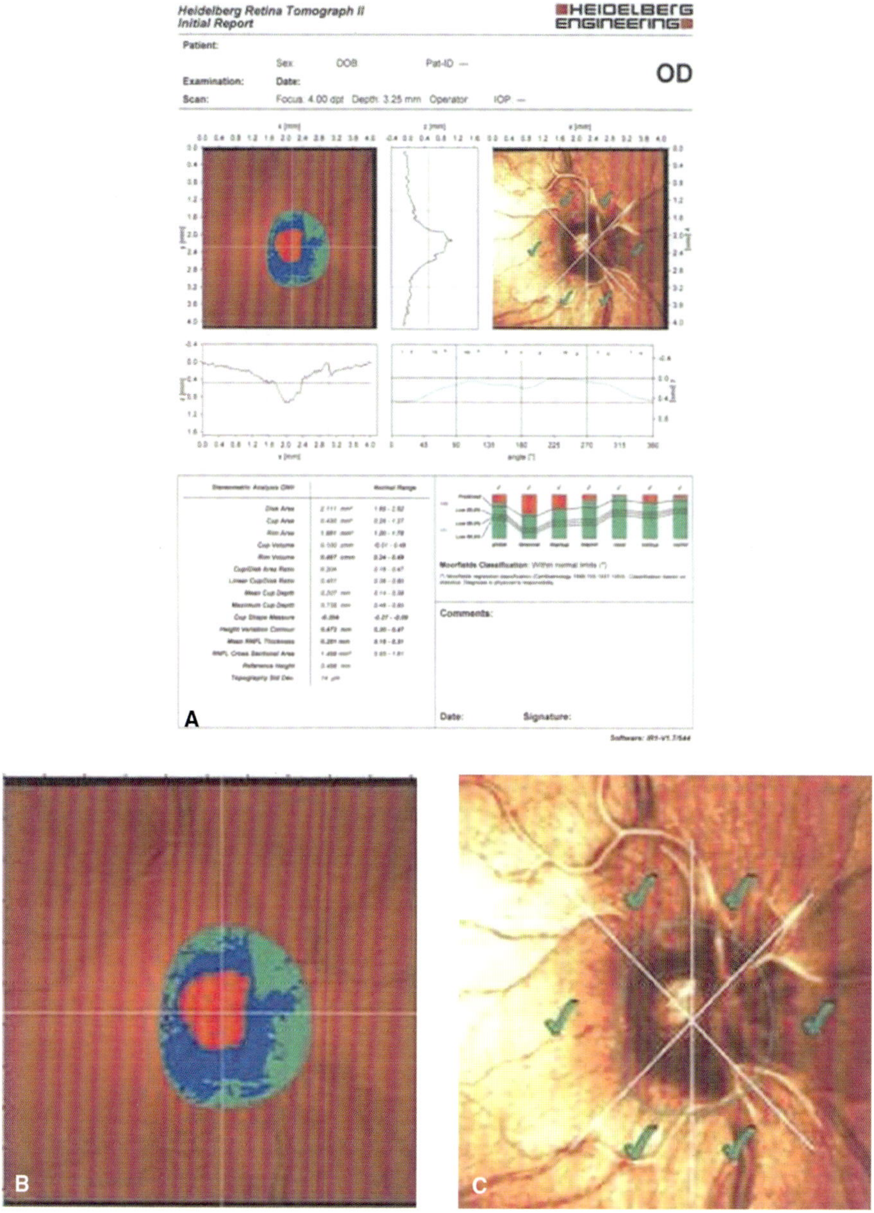

图 6-2　**海德堡视网膜断层扫描仪**。(A)正常视神经的海德堡视网膜断层扫描。(B)正常视神经的彩色编码地形图。(C)在轮廓线内反射性图像分成 6 个部分。(待续)

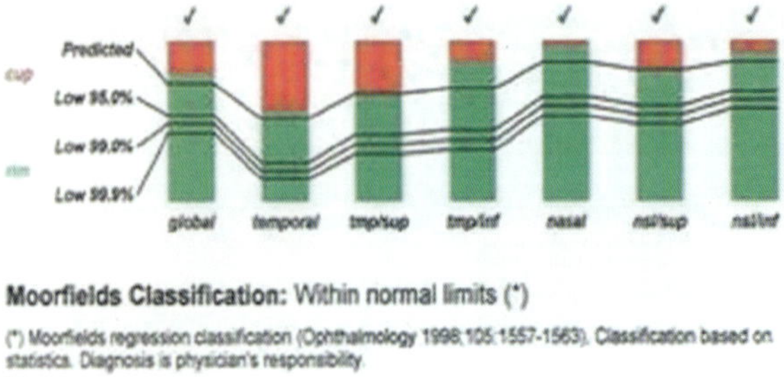

D

E

结构分析 ONH	正常范围	
视盘面积	2.111 mm^2	1.69~2.82
视杯面积	0.430 mm^2	0.26~1.27
盘沿面积	1.681 mm^2	1.20~1.78
视杯体积	0.100 cmm	0.01~0.49
盘沿体积	0.487 cmm	0.27~0.49
杯盘面积比	0.204	0.16~0.47
线性视盘面积比	0.451	0.36~0.80
平均视杯深度	0.207 mm	0.14~0.38
最大视杯深度	0.735 mm	0.46~0.90
视杯形态测量	-0.304	-0.27~-0.09
不同轮廓的高度	0.472 mm	0.30~0.47
平均视网膜神经纤维层厚度	0.291 mm	0.18~0.31
视网膜神经纤维横截面面积	1.499 mm^2	0.95~1.61
参照高度	0.486 mm	
图形的标准差	14 μm	

图 6-2 （续）(D)通过 Moorfield 回归分析分类法图形分析反射性图像中对应的所有 6 个部分。(E)结构分析参数提示地形标准差<40μm 的精确扫描。(Courtesy of David Hillman, MD.)

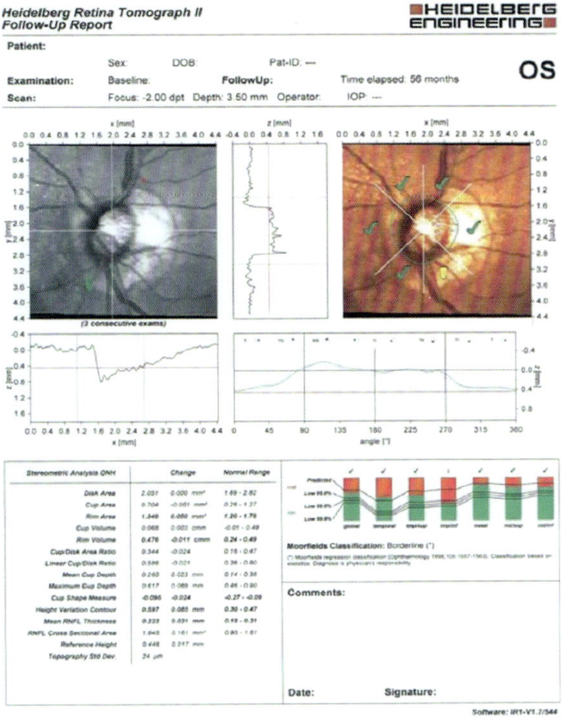

图 6-3　海德堡视网膜断层扫描进展分析通过地形分析反射性图像中代表显著恶化的红色/黄色区域来提示青光眼视神经病变的恶化。某些结构参数随着时间改变的趋势分析又可记录视神经乳头病变的恶化。(Courtesy of David Hillman, MD.)

扫描激光偏光仪

青光眼诊断(GDx)测试(Laser Diagnostics Technologies,San Diego,CA)是典型的扫描激光偏振测量(SLP),其使用神经纤维层的双折射性质来测量其厚度。780nm的二极管激光器对有序排列的视神经乳头的轴突和微管进行扫描。当光通过神经纤维层时,其经历了称为偏振的极化变化。极化的变化程度与RNFL的厚度成比例,并由内置椭偏仪检测。然后将这些变化转换为神经纤维层厚度测量的地形图,并通过GDx软件给出数值[1]。然而,在个体的视神经乳头周围,所有的双折射不是恒定的,因此,视神经乳头值有可能被错误地报告。另外,眼部组织中大量的双折射会影响神经纤维层的实际值。较新的GDx模型包含可变角膜补偿器(GDx-VCC,Zeiss Meditec,Dublin,CA)(图6-4A),消除了由角膜造成的延迟。然而,这种补偿是基于黄斑区作为内部的参考,因而可以被黄斑病变影响。在最新版本的仪器使用中,具有低信噪比的眼部个性化前段补偿器称为增强型角膜补偿器(ECC)[2]。

操作者可以根据眼底图像(图6-4B)手动定义视神经乳头值。基于照明图案,大小为0.4mm宽(内径2.4mm;外径3.2mm)的计算圆能够在视盘周围自动对准,并突出显示RNFL测量的区域。测试的图像质量和可靠性可以通过眼底图像的外观来量化。即使照明充分,但是同一时间良好的聚焦以及恰好视盘/椭圆位于扫描中心,对于扫描的可靠性也是至关重要的。另外,扫描的每只眼睛都会有相应的分配质量数或q值(刻度为0~10;10=完美扫描),可以用于评估测试结果的质量。一般来说,q值≥7的任何结果都可以接受。

RNFL厚度图(图6-4C)是对应于RNFL的厚度而进行颜色编码的图像。明亮的红色或黄色表示RNFL厚的区域,通常在上下级的沙漏分布中可见。蓝色表示RNFL薄的区域,通常在鼻侧和颞侧看到。GON的特征在于增加视神经乳头的上/下部分的蓝色。

偏差图(图6-4D)显示了神经纤维层缺陷在整个厚度地图上的位置和幅度,以及它们与种族和年龄偏离相匹配的规范数据库。这些图像是颜色编码的,而且是根据正常概率的分配而具有相对统计学意义的图像。

根据TSNIT(颞,上,鼻,下,颞)图(图6-4E)绘出患者的RNFL调制曲线,并将其叠加在标准RNFL调制曲线上。正常的RNFL调制曲线应遵循正弦曲线图案(上、下部双峰),曲线扁平化则表示与青光眼一致的RNFL损失。

计算出的表示RNFL厚度的实际数值,同时以TSNIT参数表示(图

6-4F)。这些值也是颜色编码的,并根据正态概率分布具有相对统计学意义。研究表明,神经纤维层指标(NFI)是与青光眼最为相关的指标[3]。这个指标是建立在整个 RNFL 厚度上的,它代表[范围为 1(正常)至 100(青光眼)]全局值。≥50 高度提示青光眼。然而,这个数字不能是诊断青光眼的唯一决定因素,因为只有局灶性 RNFL 缺损时,NFI 可以在正常范围内。在这种情况下,偏差图会显示以颜色编码来表示局部的损伤。其他重要参数包括较低的标准化视神经乳头面积和 TSNIT 平均值,两者均与青光眼检测高度相关[4]。

GDx 的进展使用引导式进展分析进行记录(图 6-5)。该结果分析技术将后续扫描的延迟模式与基线进行比较,并评估个体患者与匹配群体相比所观察到的变异性。

GDx-VCC 已被证明具有良好的诊断准确性,总体敏感性范围为 80%~92%,特异性为 66%~98%[5-7]。

GDx 的优势包括一个大型的种族和年龄相匹配的规范数据库,以及通过散大的瞳孔获得快速测量 RNFL 数据的能力。较旧的 GDx 设备具有一定的限制,已经通过较新的 VCC 得到改善,具备了固定的角膜修复能力。然而,研究已经发现,即使使用 VCC,非典型双折射模式也可能产生伪影,以补偿眼前节较弱的信噪比[8]。希望最新的 ECC 模式可以纠正以前设备的缺点。

参考文献

1. Sehi M, Guaqueta DC, Feuer WJ, et al. Scanning laser polarimetry with variable and enhanced corneal compensation in normal and glaucomatous eyes. *Am J Ophthalmol.* 2007;143:272–279.
2. Medeiros FA, Bowd C, Zangwill LM, et al. Detection of glaucoma using scanning laser polarimetry with enhanced corneal compensation. *Invest Ophthalmol Vis Sci.* 2007;48:3146–3153.
3. Medeiros FA, Zangwill LM, Bowd C, et al. Comparison of the GDx VCC scanning laser polarimeter, HRT II confocal scanning laser ophthalmoscope, and stratus OCT optical coherence tomograph for the detection of glaucoma. *Arch Ophthalmol.* 2004;122:827–837.
4. Funaki S, Shirakashi M, Yaoeda K, et al. Specificity and sensitivity of glaucoma detection in the Japanese population using scanning laser polarimetry. *Br J Ophthalmol.* 2002;86:70–74.
5. Colen TP, Lemij HG. Sensitivity and specificity of GDx: Clinical judgment of scanning laser polarimetric analysis of standard printouts versus the number. *J Glaucoma.* 2003;12:129–133.
6. Poinoosawmy D, Tan JCH, Bunce C, et al. The ability of the GDX nerve fiber analyser neural network to diagnose glaucoma. *Graefes Arch Clin Exp Ophthalmol.* 2001;239:122–127.
7. Medeiros FA, Zangwill LM, Bowd C, et al. Use of progressive glaucomatous optic disc changes as the reference standard for evaluation of diagnostic tests in glaucoma. *Am J Opthalmol.* 2005;139:1010–1018.
8. Bagga H, Greenfield DS, Feuer WJ, et al. Quantitative assessment of atypical birefringence images using scanning laser polarimetry with variable corneal compensation. *Am J Ophthalmol.* 2005;139:437–446.

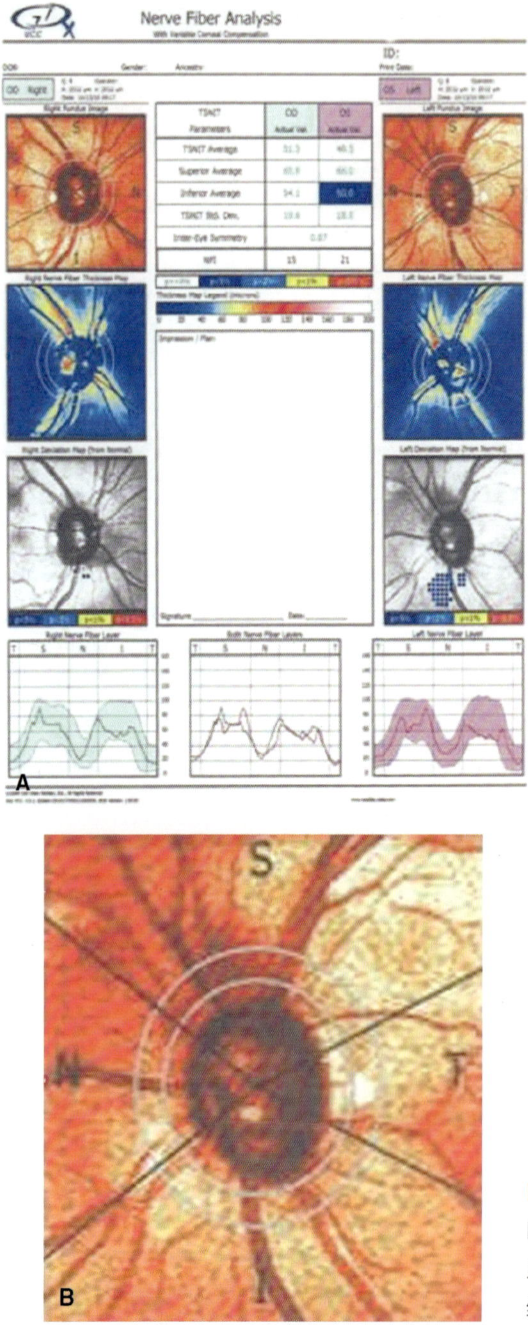

图 6-4 (A)GDx伴有VCC显示左眼疑有轻微的RNFL损失的青光眼患者。(B)眼底图像与计算圆。(待续)

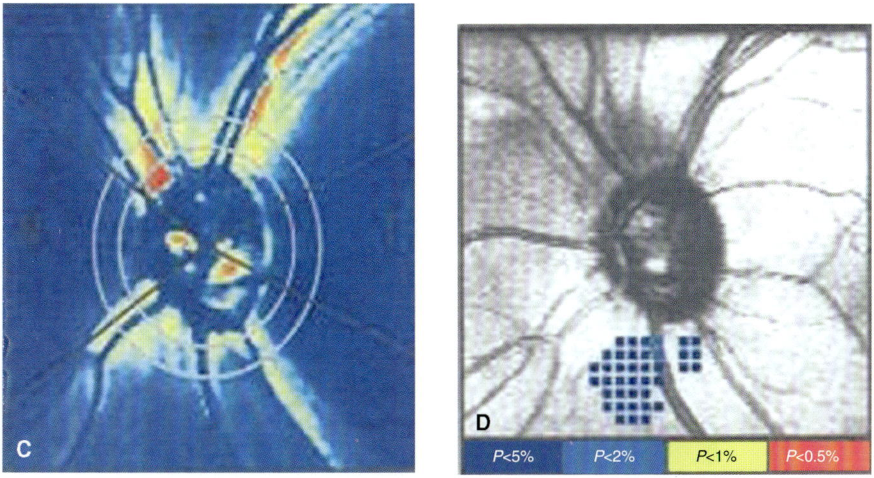

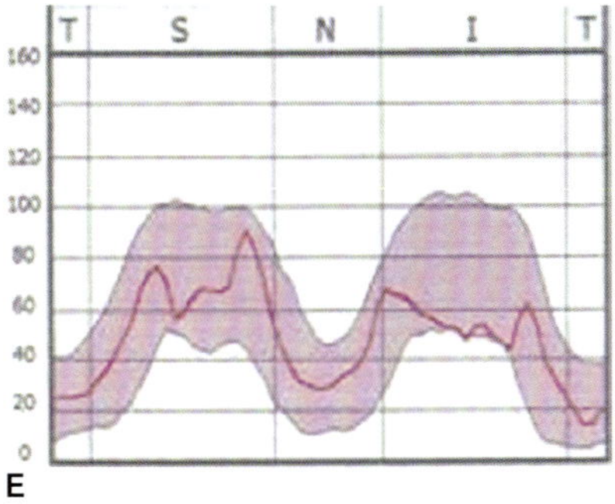

TSNIT 参数	OD 实际数值	OS 实际数值
TSNIT 平均值	51.3	49.3
上方平均值	65.9	66.0
下方平均值	54.1	50.1
TSNIT 标准差	19.6	18.5
双眼对称性	0.87	
神经纤维指标	15	21

P≥5%	P<5%	P<2%	P<1%	P<0.5%

F

图 6-4　(续)(C)RNFL厚度图显示出明亮的红色或黄色颜色，通常表示在上下级的沙漏分布中显示的厚RNFL的区域。(D)具有颜色编码区域的偏差图表示RNFL与种族和年龄偏离相匹配的规范性数据库。(E)TSNIT图显示，与标准RNFL调节曲线相叠加的在标准曲线下方一点的RNFL变薄。(F)TSNIT参数是颜色编码的，并根据正态概率分布具有相对统计学意义。

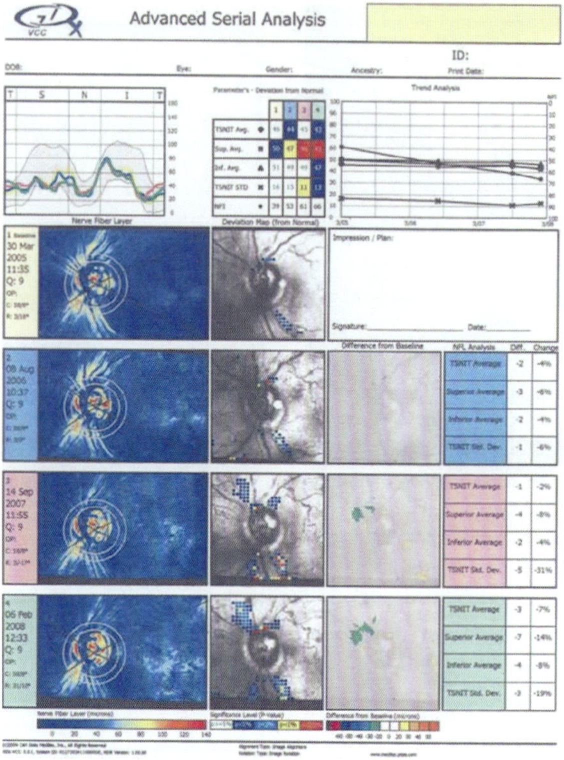

图 6–5 使用GDx进展和趋势指导分析技术进行GON的进展分析，将后续扫描的结果与基线扫描的结果进行比较。偏差图显示上下RNFL的局部变薄，进一步通过颜色编码来进行示例，其显示与基线扫描结果相比的差异。TSNIT参数也表明，随着时间的推移，NFI值增加和RNFL值降低证明青光眼的病情恶化。

光学相干断层扫描

光学相干断层扫描(OCT)可提供视网膜和 ONH 的高分辨率实时横断面成像。它将低相干性的近红外 810nm 二极管激光器分成两个臂,一个光束瞄准视网膜,另一个瞄准视镜。来自视网膜的反射光的回波时间有不同的延迟以及强度,产生可以由光电检测器分析的干涉图像。由于来自各层组织成分的反射时间延迟的不同,从而在图像中显示出视网膜层的差异。

OCT 在神经纤维层的分析设备中是独一无二的,因为它包含用于评估视神经和视网膜病理变化的各种定量分析方案。监测青光眼可以通过 RNFL 分析、ONH 分析和黄斑厚度分析扫描来检测。然而,研究表明,RNFL 分析提供了正常眼和青光眼之间的最佳区别[1,2]。目前有 3 种主要的 OCT 类型:时域 OCT(TD-OCT)、光谱域 OCT(SD-OCT)和扫频 OCT(SS-OCT)(表 6-2)。

TD-OCT 是第一个商用的 OCT。Carl Zeiss Meditec(Dublin,CA)制作的一种最常用的 TD-OCT,即第三代 Stratus OCT。它以每秒 400 次轴向扫描的平均速率进行扫描,并提供 10μm 轴向图像分辨率。视盘周围 RNFL 分析扫描(图 6-6)包含以 ONH 为中心、直径为 3.4mm 的 3 个同心圆的扫描。

在视网膜内外边界观察到的反射率特征变化通过计算机算法自动转换为定量 NFL 厚度数据。TSNIT 图像提供了患者的 NFL 厚度(黑线)与年龄相关的标准化数据库的比较。这进一步显示为 12 个时钟段的圆形图,每个部分 30 度,并进行颜色编码以匹配标准化数据库。然后在表格数据部分中列出了各种测量值,其中对青光眼最重要的参数是 Smax/Imax(上/下象限的最大厚度)、Smax/Tavg 或 Imax/Tavg(上/下象限的最大厚度/颞侧象限平均厚度)、Smax、Imax 和 Tavg[2,3]。最后,应对 ANH 的扫描图像和视频图像进行评估,以确定测试的准确性。一般来说,≥7 的信号强度被认为是可接受的。TD-OCT 已被证明在检测 GON 方面具有良好的准确性,总体敏感性为 61%~84%,特异性为 85%~100%[4,5]。

最近,SD-OCT 已成为最常用的 OCT,因为其具备更好的轴向分辨率以及较高的扫描速度。在实施宽带光源后,SD-OCT 系统提高了组织轴向分辨率,范围为 10~2μm[6]。在频域中,通过检测信号源中的反向散射信号,采集速度得到了显著提高。这意味着通过反向散射收集特定位置的深度信息可以在没有参考系下进行[7]。更高的速度和更高的分辨率扫描可以创建 3D 数据集,并可确保扫描地点相同。而且已证明在参数相似时,TD-OCT 和 SD-OCT 相比较,辨别青光眼的能力无明显区别[8]。与常规 TD-OCT 相比,在 3D 状态下使用标记可确保 SD-OCT 扫描是始终放在同一位置的[9]。

当前,有几种市售 SD-OCT 产品,每种产品都有自己的独特优势。两种最常用的 SD-OCT 是 Cirrus OCT(Carl Zeiss Meditec)和 Spectralis OCT(海德堡工程公司)。第四代 Cirrus OCT 是 SD-OCT, 其具有 5μm 的轴向分辨率和 27kHz 的 A 波扫描采集速率。ONH 和 RNFL 分析扫描 (图 6-7)可以评估和测量 ONH 及 RNFL 相关信息。SD-OCT 扫描以 ONH 为中心的 6mm×6mm 立方体区域。各层组织反射率的变化用于检测 RNFL 和视网膜色素上皮(RPE)的前表面。然后,将这些变化标记用于测量视盘解剖结构的所有特性。几项研究表明, 最高性能的 ONH 参数, 如 C/D 比和完整的盘沿面积, 具有与最佳 RNFL 参数相当的诊断精度[10-12]。黄斑厚度分析扫描(图 6-8)通过立方体扫描检测黄斑的 RNFL 和 RPE。创建一张颜色编码地图,可以显示黄斑特定区域的视网膜厚度。获得的图像提供了视网膜各层组织结构的信息。

频域 OCT 在成像能力方面与早期应用光学的 OCT 非常相似(图 6-9)。频域 OCT 的其他功能还包括眼部跟踪、荧光素血管造影、吲哚菁绿血管造影和自发荧光。而且,还将 OCT 的轴向分辨率增加到 4μm,这有助于获得更高分辨率的照片。通过绘制与年龄增长相关的 RNFL 厚度曲线, 两种类型的 SD-OCT 都包含趋势分析的评估软件(图 6-10)。Cirrus SD-OCT 还可以基于事实来指导分析比较 RNFL 厚度的基线扫描模式,并提示变薄处潜在的损失(黄色)或可能的损失(红色)。

OCT 进展的最新技术是 SS-OCT。该技术通过将大范围的窄带激光扫描达到宽的视觉光谱来获得实时编码的光谱信息。该技术还可以用光电探测器检测到反向散射强度, 因此信号没有随深度增加而下降。而且,通过更长的波长还可以获得更强的穿透力,允许通过更密集的介质进行成像,并且更好地对解剖结构进行描绘(图 6-11)[13]。SS-OCT 在青光眼中的临床应用尚处于研究阶段,但它显示出了希望,因为与以前的技术相比,其能够提供更高质量的图像。

相对其他影像学设备,OCT 的额外优势还包括它的前段成像能力。目前的技术允许分析房角结构/虹膜结构(图 6-12)和角膜厚度(图 6-13)。

参考文献

1. Medeiros FA, Zangwill LM, Bowd C, et al. Evaluation of retinal nerve fiber layer, optic nerve head, and macular thickness measurements for glaucoma detection using optical coherence tomography. *Am J Ophthalomol.* 2005;139:44–55.
2. Wollstein G, Ishikawa H, Wang J, Beaton SA, Schuman JS. Comparison of three optical coherence tomography scanning areas for detection of glaucomatous damage. *Am J Ophthalmol.* 2005;139:39–43.
3. Bourne RR, Medeiros FA, Bowd C, Jahanbakhsh K, Zangwill LM, Weinreb RN. Comparability of retinal nerve fiber layer thickness measurements of optical coherence tomography instruments. *Invest Ophthalmol Vis Sci.* 2005;46:1280–1285.
4. Chang RT, O'Rese KJ, Dudenz DL, et al. Sensitivity and specificity of time-domain versus spectral-domain optical coherence tomography in diagnosing early to moderate glaucoma. *Ophthalmology.* 2009;116:2294–2299.
5. Budenz DL, Michael A, Katz J, et al. Sensitivity and specificity of the Stratus OCT for perimetric glaucoma. *Ophthalmology.* 2005;112:3–9.
6. Drexler W, Morgner U, Ghanta RK, Kartner FX, Schuman JS, Fujimoto JG. Ultrahigh-resolution ophthalmic optical coherence tomography. *Nat Med.* 2001;7:502–507.
7. Gabriele ML, Wollstein G, Schuman JS, et al. Optical coherence tomography: history current status and laboratory work. *Invest Ophthalmol Vis Sci.* 2011;52(5):2425–2436.
8. Schuman JS. Spectral domain optical coherence tomography for glaucoma (an AOS thesis). *Trans Am Ophthalmol Soc.* 2008;106:426–458.
9. Kim JS, Ishikawa H, Sung KR. Retinal nerve fibre layer thickness measurement reproducibility improved with spectral domain optical coherence tomography. *Br J Ophthalmol.* 2009;93:1057–1063.
10. Leung CK, Chan WM, Hui YL, et al. Analysis of retinal nerve fiber layer and optic nerve head in glaucoma with different reference plane offsets, using optical coherence tomography. *Invest Ophthalmol Vis Sci.* 2005;46:891–899.
11. Leung CK, Chan WM, Hui YL, et al. Comparison of macular and peripapillary measurements for the detection of glaucoma: An optical coherence tomography study. *Ophthalmology.* 2005;112:391–400.
12. Manassakorn A, Nouri-Mahdavi K, Caprioli J, et al. Comparison of retinal nerve fiber layer thickness and optic disc algorithms with optical coherence tomography to detect glaucoma. *Am J Ophthalmol.* 2006;141:105–115.
13. Zhang J, Rao B, Chen Z. Swept source based Fourier domain functional optical coherence tomography. *Conf Proc IEEE Eng Med Biol Soc.* 2005;7:7230–7233.

表 6-2　TD-OCT、SD-OCT及SS-OCT设备的比较

	光源	优点	缺点
TD-OCT	宽频带	在时域中以更便宜的成本获取强度信息	移动参考镜限制采集率 扫描之间存在差异
SD-OCT	宽频带	比 TD-OCT 具有更高的敏感性(3D 数据集) 更高的扫描速度和轴向分辨率	摄像头所探测的信号随着深度衰减
SS-OCT	广泛的窄带扫描	与 SD-OCT 优点相同，具有更高的扫描速度和分辨率 信号没有随着深度下降，可能提高了前节 OCT 图像质量	光源成本增加，不适合商用

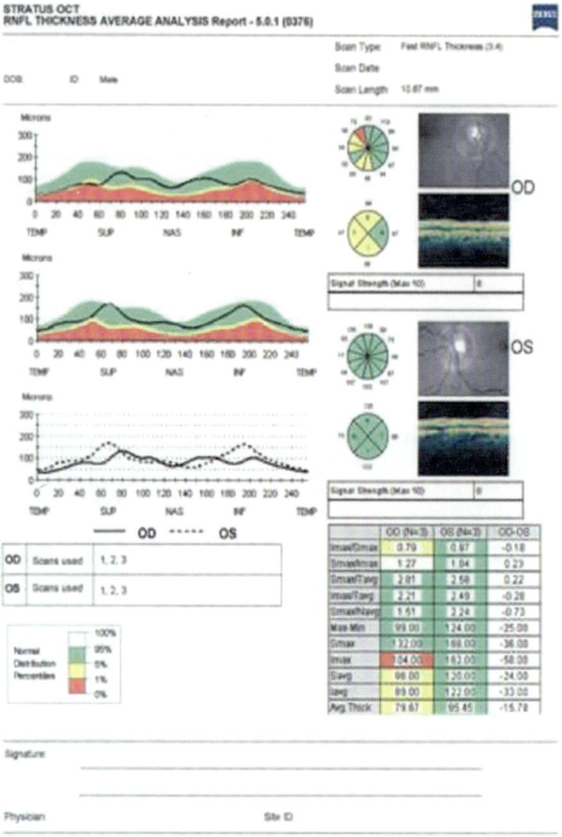

图 6-6 Stratus TD-OCT RNFL分析扫描显示,RNFL变薄与右眼青光眼进展一致，左眼正常。

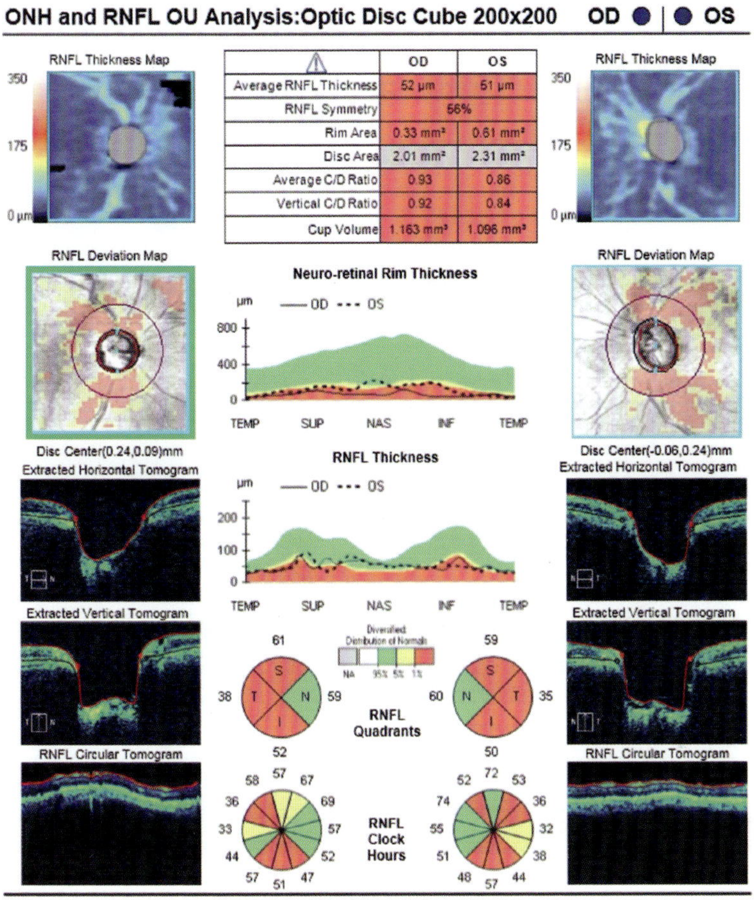

图 6-7　进展期青光眼患者的视盘和RNFL Cirrus SD-OCT成像扫描显示，其两眼的上方和下方RNFL典型变薄。

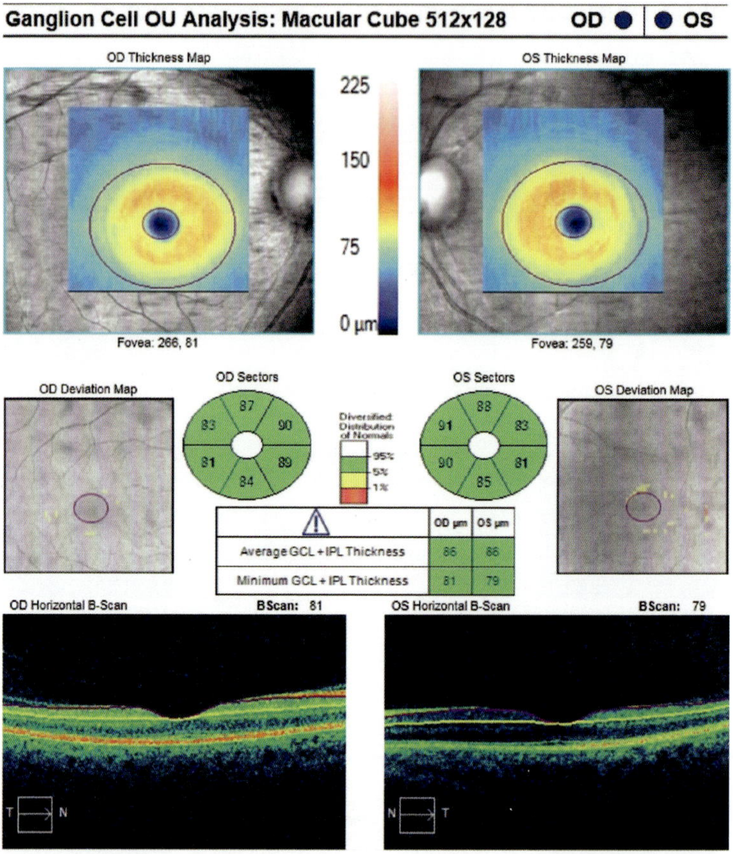

图 6-8 Cirrus SD-OCT黄斑厚度分析扫描显示黄斑的RNFL和RPE(神经节细胞分析)。

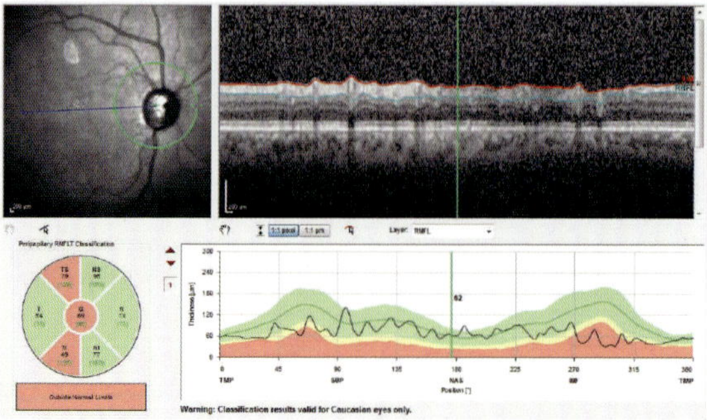

图 6-9 频域SD-OCT 分析视网膜神经纤维层,显示生理性健康的视神经伴杯盘比增大。

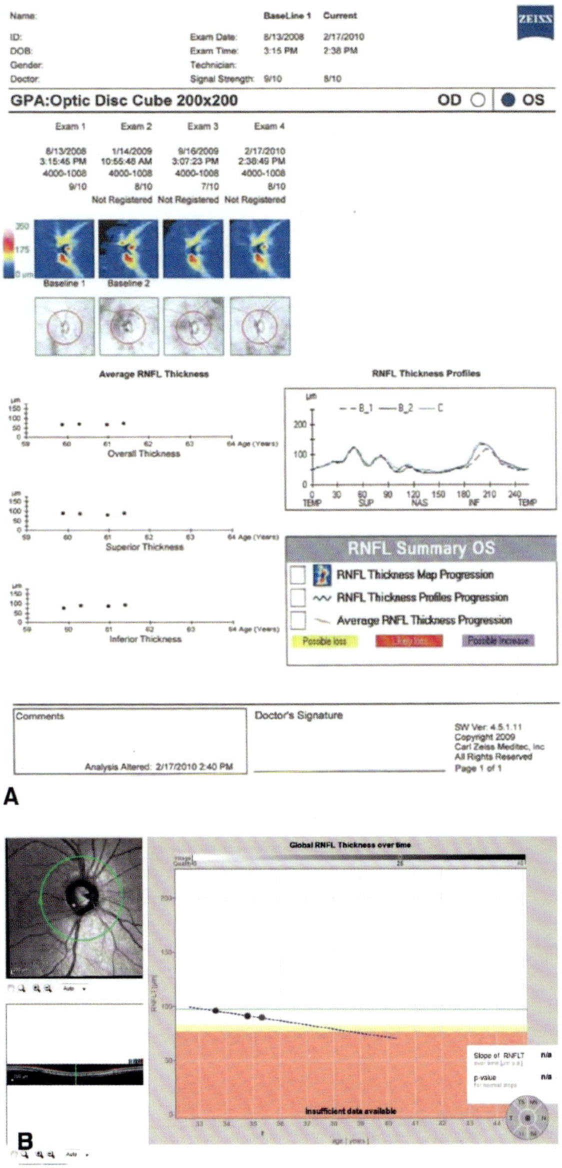

图 6-10 (A)Cirrus SD-OCT进展分析软件基于趋势分析显示，随着时间的推移并没有RNFL进展(变薄)的证据。(B)SD-OCT进展分析显示,随着时间的推移,整体视网膜神经纤维层消失,表明青光眼恶化。

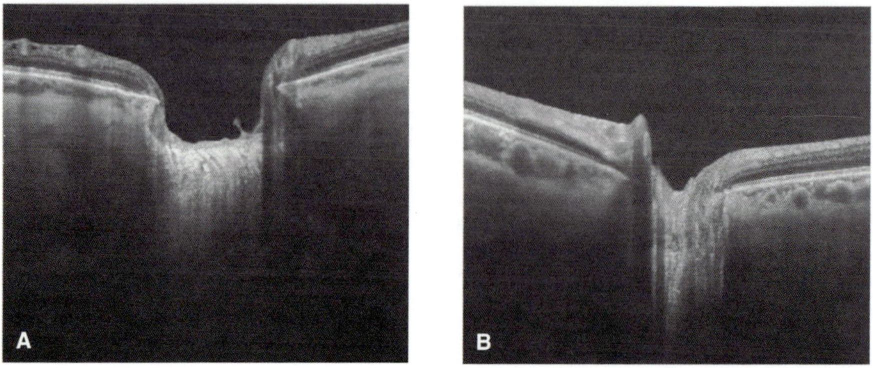

图 6-11 扫频OCT。应用扫频OCT扫描青光眼视神经。(Courtesy of Louis Pasquale, MD and Lucy Shen, MD.)

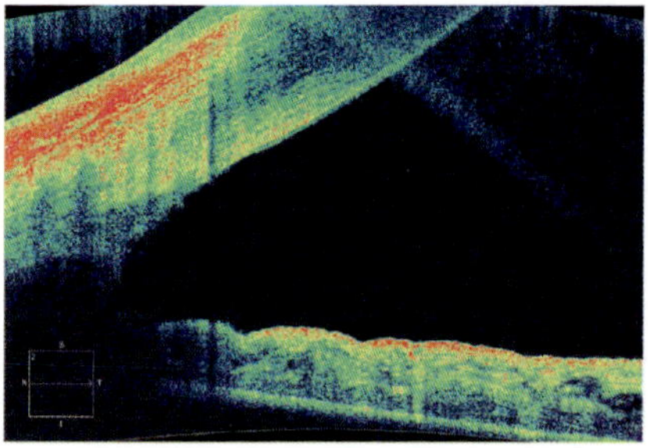

图 6-12 眼前节OCT显示前房角。

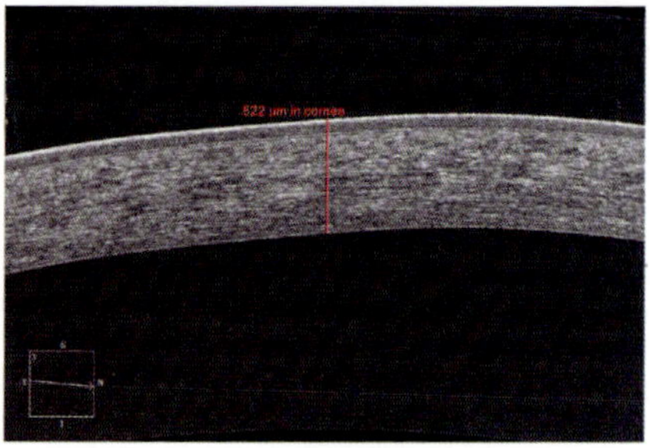

图 6-13 OCT测量角膜厚度。

第7章

青光眼影像学检查：视神经乳头、盘沿和黄斑区

Zinaria Y.W. Liu, Fabio Lavinsky, Gadi Wollstein, Kimberly V. Miller, Joel S. Schuman

引言

青光眼是全球范围内导致不可逆性失明的主要眼病。据估计，到2040年，青光眼的患病人数将超过1.1亿[1]，该病可能发生在任何年龄段，但尤其高发于40岁以上人群。眼压升高是青光眼最重要的发病风险因素，但是高眼压对于发生青光眼性损害不是必需的。青光眼性视神经病变的结构损害包括不可逆转的视网膜神经节细胞损失，临床上表现为视神经乳头(ONH)凹陷和视网膜神经纤维层(RNFL)的局部或弥散性缺损。由于青光眼的损害是不可逆的，但在很大程度上是可以预防的，因此早期准确的诊断和进展检测很重要。

参考文献

1. Tham YC, Li X, Wong TY, Quigley HA, Aung T, Cheng CY. Global prevalence of glaucoma and projections of glaucoma burden through 2040: a systematic review and meta-analysis.. *Ophthalmology*. 2014;121:2081–2090.

功能检测

视神经和神经纤维层的评估包括对其结构和功能的检查。青光眼的视网膜神经节细胞损失在结构上导致 RNFL 和视神经缺损，在功能上导致视野变化，可以通过自动视野检查和电生理学测试来评估。青光眼视野缺损包括鼻侧阶梯、弓形缺损、旁中心暗点，以及较罕见的颞侧视野缺损（图 7-1）。与青光眼有关的视野缺损最常见的位置是在通常称为 Bjerrum 的弧形区域内，该区域从生理盲点延伸到正中缝。

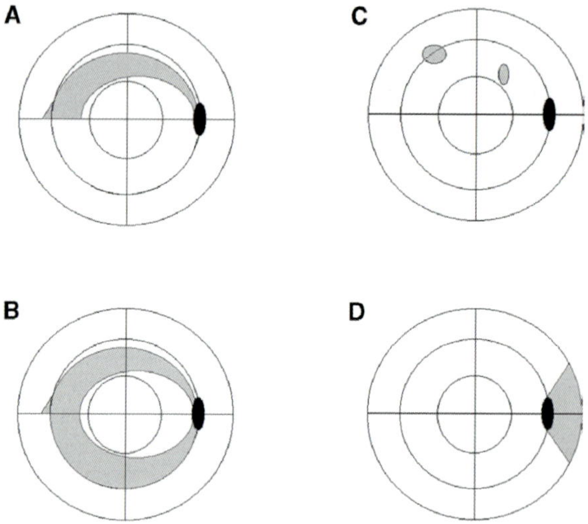

图 7-1 视野缺损。(A)Bjerrum 区内的弓形缺损。(B)上下弓形缺损。(C)旁中心暗点。(D)颞侧楔形缺损。(Adapted with permission from Epstein DL. *Chandler and Grant's Glaucoma*. 4th ed. Baltimore, MD: Williams & Wilkins; 1997.)

自动视野检查法

标准自动视野检查法(SAP)采用静态刺激,即通过大小固定、光强度变化的视标短时间作用于特定位点,同时记录在每一位点患者对光刺激的反应。Humphrey 视野分析仪 24–2 标准无色全阈值检查使用的是白色背景照明下的白光刺激，其他的自动视野仪也采用的是同样程序。标准无色自动视野检查和临床检查一直是青光眼随访的金标准。但是，这种自动视野检查策略耗时过长,经常导致患者疲劳和出错,短期和长期波动差异很大。自动视野检查法的发展前景着重于减少检测时间，以及提高青光眼早期视野缺损检出率。SAP 提供了全局索引，如平均偏差、模式标准偏差和视野指数,通常用于诊断和监视疾病的进展。青光眼半侧视野检测结果是一个用于比较水平中线上方和下方视野指定区域的参数[1](图 7–2)。目前大多数自动视野计中均有这一参数。

最常用的阈值检测策略是瑞典交互式阈值运算策略(SITA；图 7–3 和图 7–4)。SITA 使用从整个程序中获得的信息来确定相邻点的阈值策略。同早期的检测策略相比,SITA 在不降低可靠性的同时缩短了测试时间[2,3]。

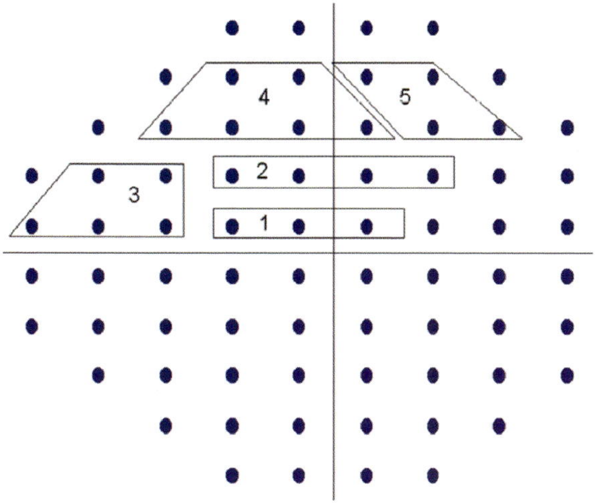

图 7–2　**青光眼半侧视野检测**。在青光眼半侧视野检测中,水平线上方每一视野区域,同水平线下镜面对应的相同区域做对比。数字1~5代表GHT区域。(Adapted with permission from Epstein DL. *Chandler and Grant's Glaucoma*. 4th ed. Baltimore, MD：Williams & Wilkins; 1997.)

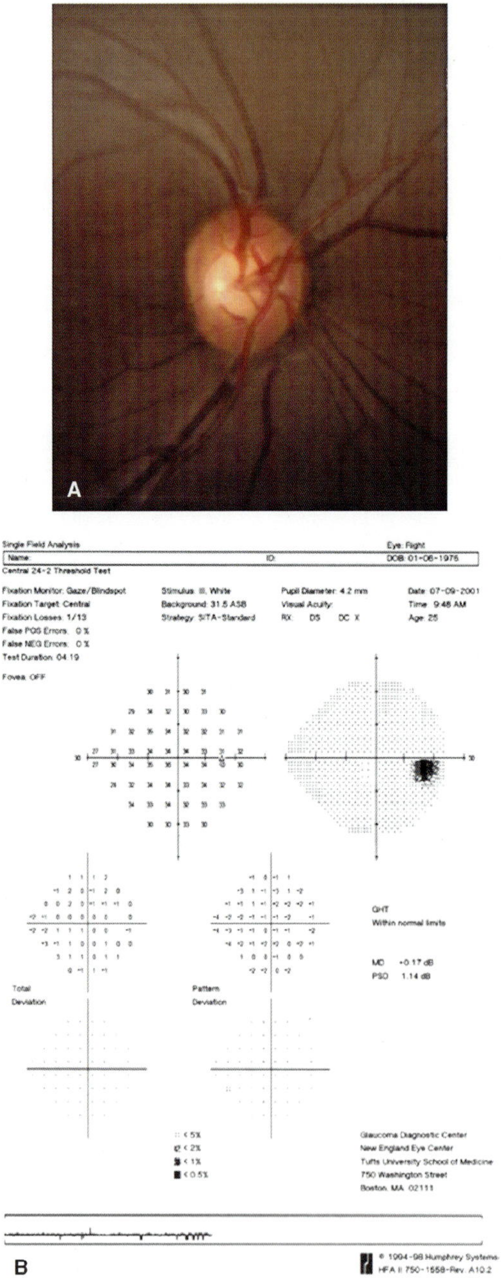

图 7–3 正常眼。(A)正常视盘图像。(B)正常SITA视野。

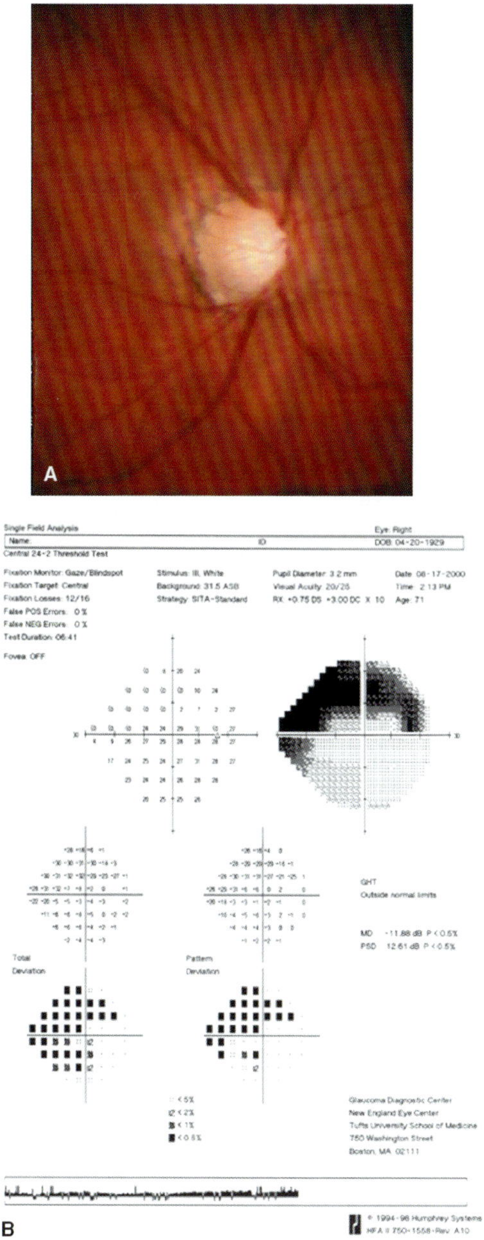

图 7-4　青光眼。(A)青光眼患者的视盘图像。(B)SITA视野显示上方弓形暗点及下方鼻侧阶梯。

参考文献

1. Asman P, Heijl A. Glaucoma hemifield test. Automated visual field evaluation. *Arch Ophthalmol*. 1992;110:812–819.
2. Bengtsson B, Olsson J, Heijl A, Rootzen H. A new generation of algorithms for computerized threshold perimetry, SITA. *Acta Ophthalmol Scand*. 1997;75:368–375.
3. Bengtsson B, Heijl A, Olsson J. Evaluation of a new threshold visual field strategy, SITA, in normal subjects. Swedish interactive thresholding algorithm. *Acta Ophthalmol Scand*. 1998;76:165–169.

青光眼进展分析

指导性进展分析(GPA)是 Humphrey 视野报告中可用的进展分析技术[1,2]。GPA 包括事件分析和趋势分析，并以此识别进展(图 7–5)。同其基线测试水平相比，当某个点的变化值超出数据库中的总体变化时，事件分析将其识别为有进展。趋势分析使用线性回归来确定每次随访的斜率是否超过无进展率。当变化发生在同一位置的连续两次测试中时，GPA 标记为“疑似进展”。如果在 3 个连续的测试中检测到变化，则标记为“极可能进展”。

何时应用指导性进展分析

- GPA 可用于对青光眼和可疑青光眼的受试者进行纵向评估。

局限性

- 超出 GPA 分析软件检测范围的视野受损位点用“ x”标识。这些点不会用于分析中，并且如果进展在“ x”标记的点处发生，则 GPA 将不会证明这一点有进展。

参考文献

1. Bengtsson B, Heijl A. A visual field index for calculation of glaucoma rate of progression. *Am J Ophthalmol*. 2008;145:343–353.
2. De Moraes CG, Liebmann JM, Levin LA. Detection and measurement of clinically meaningful visual field progression in clinical trials for glaucoma. *Prog Retin Eye Res*. 2017;56:107–147.

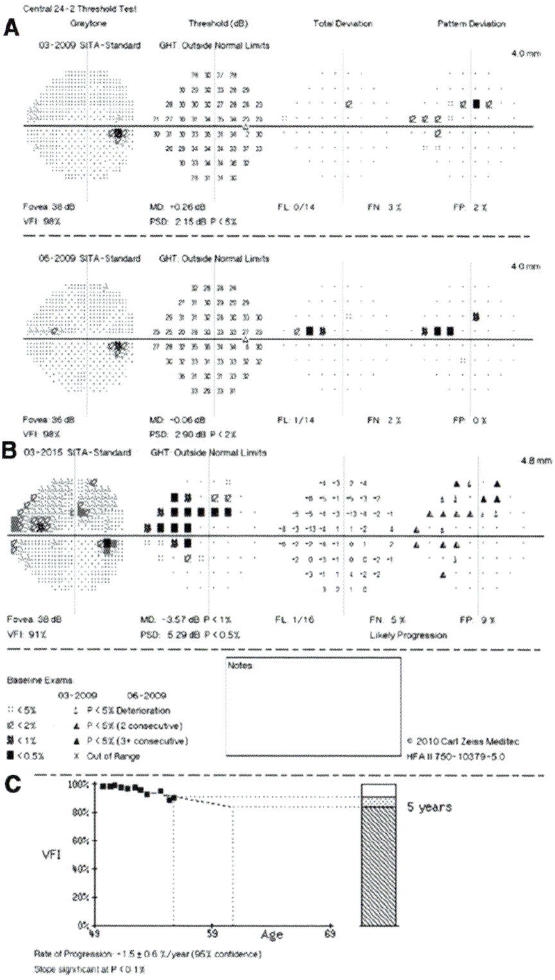

图 7-5　青光眼患者最后一次随访检查(B)同基线检查(A)对比，GPA提示“极可能进展”。(C)趋势分析呈现明显的随时间发展的进展斜率以及预计进展。

电生理学检测

青光眼的功能评估容易受到重要限制，如主观性和明显的变异性。电生理学检测消除了大多数这些缺点，并且提供了客观的检测。例如，图像视网膜电图等设备可以评估神经节细胞层和视网膜内层的功能；视网膜电图可评估视网膜功能，视觉诱发电位可评估整个视觉通路[1-3](图 7-6 和图 7-7)。青光眼主要是局部损伤的疾病。因此，评估视网膜特定区域的多焦点电生理学检测更能同视网膜的结构评估相对应。迄今为止，尽管电生理学检测具有潜在的高诊断率，但仍然没有将其纳入青光眼的标准临床操作中[4]。

参考文献

1. Hood DC. Objective measurement of visual function in glaucoma. *Curr Opin Ophthalmol*. 2003;14:78–82.
2. Parisi V, Manni G, Centofanti M, et al. Correlation between optical coherence tomography, pattern electroretinogram and visual evoked potentials in open-angle glaucoma. *Ophthalmology*. 2001;108:905–912.
3. Bach M, Poloscheck CM. Electrophysiology and glaucoma: current status and future challenges. *Cell Tissue Res*. 2013;353:287–296.
4. Lucy KA, Wollstein G. Structural and functional evaluations for the early detection of glaucoma. *Expert Rev Ophthalmol*. 2016;11:367–376.

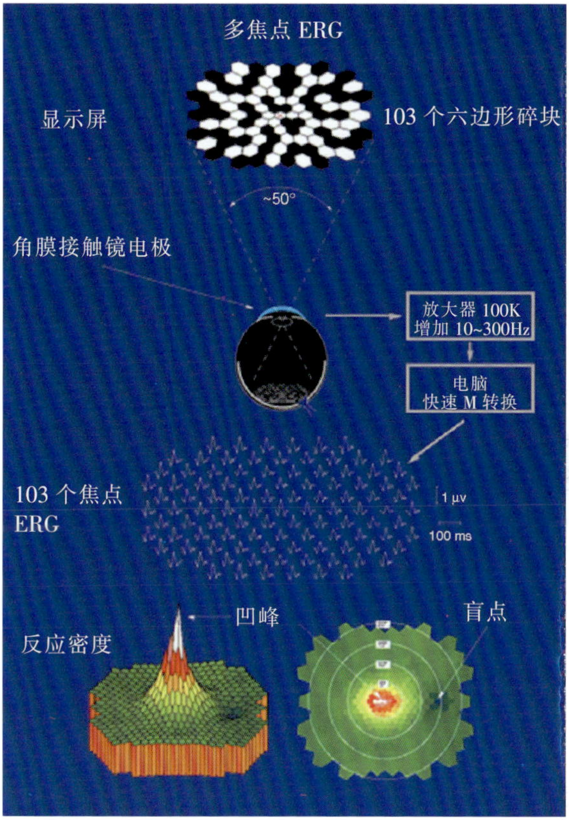

图 7-6　多焦视网膜电图(mfERG)。mfERG的示意图显示刺激阵列、响应轨迹阵列以及三维图和二维图。(Courtesy of Erich Sutter, PhD, Electro-Diagnostic Imaging, San Mateo, CA.)

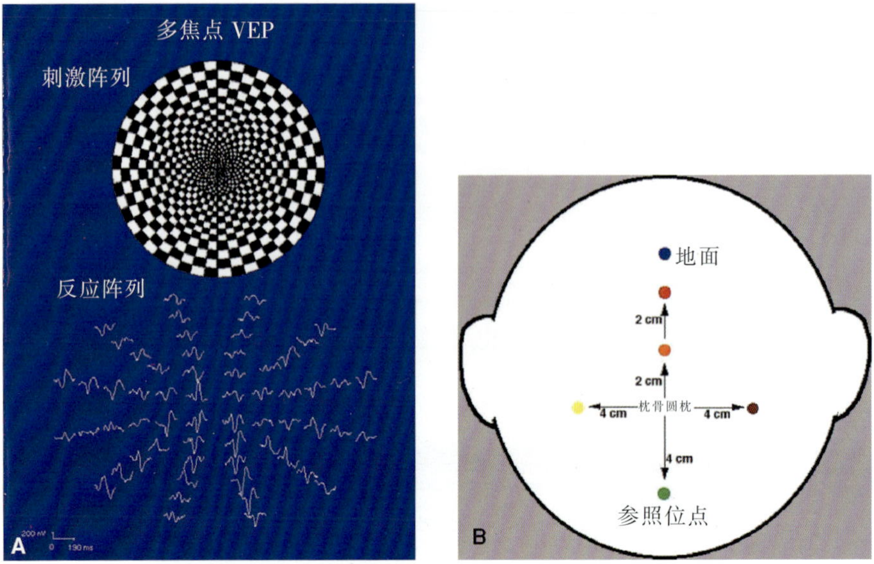

图 7-7 多焦视觉诱发电位(mfVEP)。(A)正常mfVEP的刺激和反应阵列。(B)离子上方和侧面的电极放置图。(Courtesy of Erich Sutter, PhD, Electro-Diagnostic Imaging, San Mateo, CA.)

结构检测

青光眼的结构性评估包括评估视神经乳头凹陷、视网膜神经纤维层缺损和包括测量神经节细胞层/内丛状层在内的黄斑厚度。先进眼球成像技术的不断发展，提供了评估视神经和视网膜结构的无创的、客观的技术和新的参数，有助于青光眼患者的临床决策和管理。

照相

视盘立体照相是后极部最常见的成像方法之一。这种方法可以记录视盘及其周围区域，以进行主观评估以及评估其随时间而发生的变化。青光眼的特征表现为神经组织的丢失、盘沿整体或局部变薄、相应的视杯变大。还可以表现出血管的变化，包括周围血管的裸露以及血管破裂出血。在青光眼中还可以看到 α(色素沉着不足和过度色素沉着的周围区域)和 β(更靠近视网膜色素上皮和脉络膜毛细血管的视盘萎缩区域)区域的视盘周围萎缩。视网膜神经纤维层照相比视盘照相更困难，并且其使用频率更低，因此可以在患者检查后再对视网膜神经纤维层进行扩展评估。与青光眼有关的特征性视网膜异常包括局灶性和弥漫性视网膜神经纤维层变薄。青光眼的视网膜神经纤维层丢失与视野异常相关。

立体照相工作原理

- 立体图像可以使用连续或同时照相技术产生。
- 连续立体摄影使用相机操纵杆的手动移位来捕获两个连续的图像。
- 同步立体摄影一次曝光即可捕获瞬时立体图像，从而根据所使用的系统，在一帧或两帧上生成两幅图像的分割帧图像(图 7–8)。
- 几种常规的智能手机应用程序还可以获取视神经乳头图像。
- 可以使用专用的观看装置来立体观看图像。

何时应用立体照相

- 立体照相应该用于评估和记录青光眼患者以及疑似青光眼患者。

局限性

- 立体照相仅提供定性评估，无法提供评估视神经的定量系统。

RNFL 照相工作原理

- RNFL 由神经节细胞的轴突、神经胶质细胞和星状细胞组成。神经节细胞的轴突按照有组织的排列方式汇入视盘(图 7–9)。
- 采用无赤光、蓝光或绿光最容易观察 RNFL。绿色或蓝色波长的光被视网膜色素上皮和脉络膜组织高度吸收，同时轴突束可反射光线而呈现出银色条纹状(图 7–10 和图 7–11)。

何时应用 RNFL 照相

• RNFL 检查可用于区分疑似青光眼和真正的青光眼损害。

• RNFL 缺损早于视盘和视野改变。因此,将 RNFL 表现与视野中假定缺失的相应区域相关联是证明结构功能损害的一种客观方法。

局限性

• 屈光介质混浊,如白内障、图像聚焦不佳以及对比敏感度差(因为眼底色素色淡)均可造成 NFL 的评估或者拍照困难。

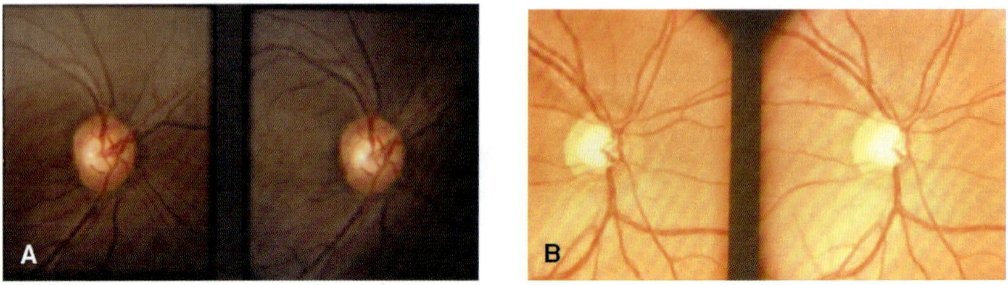

图 7-8 立体照相。(A)正常眼。(B)视盘立体照相,鼻上方可见NFL缺损。

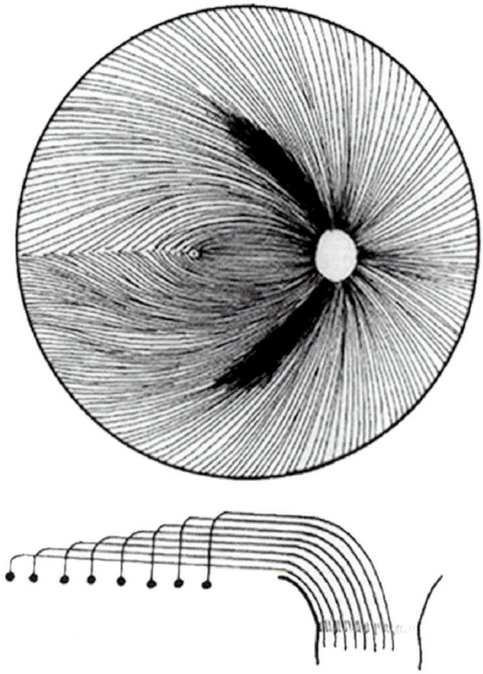

图 7-9 NFL描绘图表。下方所绘图案为NFL的地形图,远处的神经节细胞轴突投射至视盘盘沿的周边区域。(Reprinted with permission from Schuman JS. *Imaging in Glaucoma*. Thorofare, NJ: SLACK; 1997.)

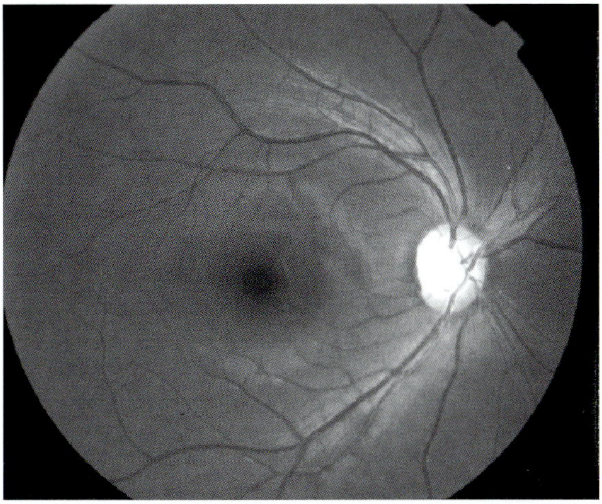

图 7-10　NFL照片，正常眼。

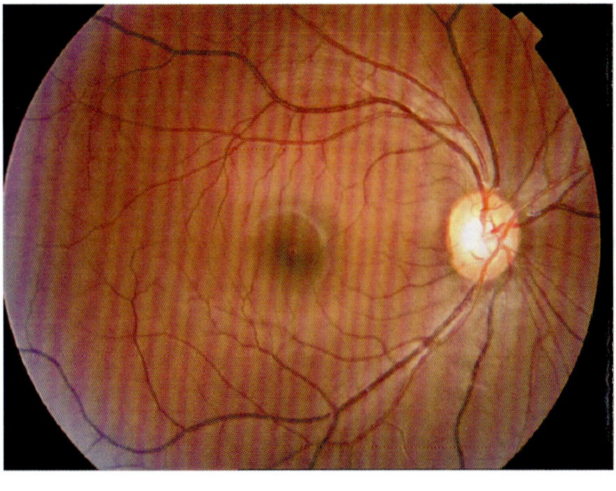

图 7-11　彩色NFL照片，正常眼。

共聚焦激光扫描检眼镜

共聚焦激光扫描检眼镜(CSLO)是一种可以实时获取、分析视盘三维解剖结构图像的检查方法。

CSLO 的工作原理

- 海德堡视网膜断层扫描仪(HRT; Heidelberg, Germany)是目前唯一一款商用 CSLO。
- 采用基于点光源照明和点光源检测的共焦扫描系统。在这个系统中，光源一次只照亮视网膜或 ONH 上的一个点，小孔只允许来自照明区域的光线通过，而散射光和失焦的组织平面的光线则不允许通过。因此，不在焦平面的区域不会被照亮，最终获得的图像具有很高的对比度。
- HRT 使用 670nm 的半导体激光扫描眼球后段。从连续焦平面上获取的一系列光学截面组成最终的三维图像。获取的信息通过地形图像和反射率图像展现。
- 光学横向分辨率约为 10μm，而轴向分辨率约为 300μm。
- Moorfield 回归分析(MRA)与青光眼概率评分。MRA 是将获得的数据与全球各部门 ONH 标准化参数进行比较，从而得出有助于识别青光眼结构异常的标准化数据分析报告(图 7-12)[1]。青光眼概率评分分析 ONH 的测量值，其优点是具有独立于操作员绘制的等高线[2]。
- 共聚焦激光扫描地形图变化分析能够标记出两次基线扫描之间的变异性的位置(图 7-13)。

何时应用 CSLO

- 在检测青光眼和跟踪青光眼进展方面，CSLO 具有很高应用价值。

局限性

- 在生成定量分析前，用户需要自定义 ONH 阈值，从而增加了测量的可变性。但是，设定的等高线可以自动与所有后续测试对齐，从而减少纵向分析来源的可变性。
- 软件需要一个自动定义的参考平面来计算多个 ONH 参数。这个参考平面可能会随着时间的推移而变化，特别是在地形图有变化的青光眼受试者中。这种变化增加了识别变化的不确定性。
- 软件无法区分血管组织和神经视网膜组织，而且往往高估了边缘的大小，给人一种更健康的 ONH 假象。

参考文献

1. Wollstein G, Garway-Heath DF, Hitchings RA. Identification of early glaucoma cases with the scanning laser ophthalmoscope. *Ophthalmology*. 1998;105:1557–1563.
2. Alencar LM, Bowd C, Weinreb RN, et al. Comparison of HRT-3 glaucoma probability score and subjective stereophotograph assessment for prediction of progression in glaucoma. *Invest Ophthalmol Vis Sci*. 2008;49:1898–1906.
3. Mikelberg F, Wijsman K, Schulzer M. Reproducibility of topographic parameters obtained with the Heidelberg retina tomograph. *J Glaucoma*. 1993;2:101–103.

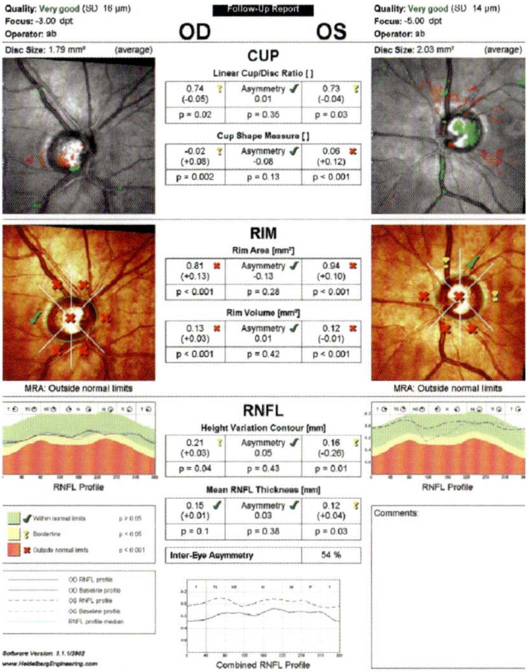

图 7-12　青光眼的MRA分析报告。报告的上部分描述信号强度和视盘大小。MRA结果中的红色“×”、黄色“！”和绿色“√”标记分别对应提示“异常”“边界”和“正常范围内”。视神经轮廓用绿色圆圈表示。

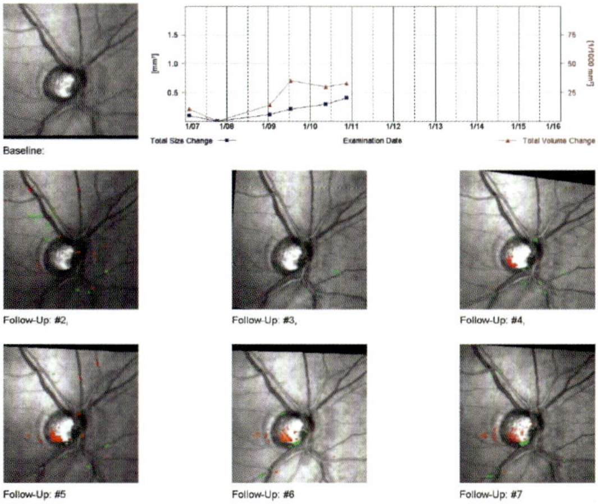

图 7-13　地形图变化分析。视神经颞下边缘红色信号面积的增大表示进展。

光学相干断层扫描

光学相干断层扫描(OCT)是一种非侵入性检查技术,能够提供感兴趣区域的实时、高分辨率的“光学活检”截面图像[1]。OCT技术在稳步发展,目前美国食品药品管理局(FDA)批准的在美国商用的OCT是频域OCT(SD-OCT)。视盘周围RNFL是诊断和监测青光眼最常用的OCT参数。其他被证明对青光眼治疗有用的参数包括黄斑神经节细胞、内网状层和ONH参数,例如,盘沿面积、最小盘沿宽度(Bruch膜开口和ONH表面之间的最小距离)、视杯体积和杯盘(C/D)比[2,3]。包括蔡司OCT等多种设备,其内嵌的操作软件支持进行ONH和黄斑的进展性分析[4]。

OCT的工作原理

- SD-OCT使用的是一种宽带光源,其将近红外光投射到眼内和固定的参照臂上。来自扫描区域的深度分辨信息被编码为来自眼内的背向反射光的幅度和延迟。使用低相干性原理将该信息与来自参照臂的相应信息匹配,以解析组织结构。商用SD-OCT的轴向分辨率为5~7μm,横向分辨率约为20μm。扫描速度为25 000~100 000次/秒。扫描深度约为2mm(图7-14)。商用OCT设备提供视网膜和ONH区域的自动分析图(图7-15至图7-18)。
- SS-OCT(扫频OCT)是一种可用于临床的最新的OCT技术,目前已在多个国家使用,但尚未在美国获得批准。该技术使用了短腔扫描激光器(中心波长1050nm),具有更快的扫描速度(超过100 000次/秒的轴向扫描)和更强组织穿透性,可以对视网膜深层结构进行详细的可视化,如筛板和脉络膜(图7-19和图7-20)[5]。
- 用于青光眼治疗的常见扫描模式包括视盘周围扫描,以及以ONH或黄斑为中心的放射状或光栅扫描。
- 这种分割可实现对眼部结构的高重复性量化分析[6]。OCT分析中包含的参数已被证明可以高敏感性地检测青光眼损害。SD-OCT软件还能够提供不同设备之间基于趋势和检查的疾病进展分析(图7-21和图7-22)。
- OCT血管造影(OCTA)是最近推出的OCT技术的一种演进,它可在不使用对比剂的情况下可视化不同水平的血管。OCTA可显示与RNFL灌注有关的乳头周围放射状毛细血管网。到目前为止,这个系统在青光眼实践中的应用,如量化微血管结构已经获得令人鼓舞的初步结果(图7-23)[7,8]。
- 目前正处于研究中的附加OCT系统包括偏振敏感OCT(通过探测光的偏振变化,生成具有组织特定特征的图像);可见光OCT(使用宽带光源，可以实现体内血氧测定和光谱测量);自适应光学系统(它使用波前传感和可变形反射镜来校正眼球的光学像差,提高横向分辨率)。自适应光学器件可以与扫描激光检眼镜或OCT 结合使用,有助于提升局部结构的可视化,例如筛板的微结构(孔和束)和 RNFL 束(图 7-24)[9]。

何时应用 OCT

• OCT 可用来评估视网膜组织结构与视功能之间的联系,特别是在青光眼的检测与随访中起重要作用。一些 OCT 设备的检测报告中包括 ONH 和黄斑扫描的图像,可实现与视野检查的对应关系。其结构和功能上的异常会对临床医生做出正确判断帮助巨大。

局限性

• OCT 是一种光学检查方式[10],屈光介质及血管内的血液流动会影响 OCT 图像的质量，从而影响检查结果。屈光介质会减少光学的透入,并且可能会限制 OCT 对组织的分辨能力。血液的流动会掩盖其后组织的 OCT 信号,从而形成阴影。这些影响都可能会干扰检查仪器对视网膜的自动分割,从而影响筛板等细微结构的显示。

参考文献

1. Huang D, Swanson EA, Lin CP, et al. Optical coherence tomography. *Science*. 1991;254:1178–1181.
2. Tan O, Chopra V, Lu AT, et al. Detection of macular ganglion cell loss in glaucoma by Fourier-domain optical coherence tomography. *Ophthalmology*. 2009;116:2305–2314.
3. Dong ZM, Wollstein G, Schuman JS. Clinical utility of optical coherence tomography in glaucoma. *Invest Ophthalmol Vis Sci*. 2016;57:OCT556–OCT567.
4. Leung CK. Diagnosing glaucoma progression with optical coherence tomography. *Curr Opin Ophthalmol*. 2014;25:104–111.
5. Kostanyan T, Wollstein G, Schuman JS. New developments in optical coherence tomography. *Curr Opin Ophthalmol*. 2015;26:110–115.
6. Schuman JS. Spectral domain optical coherence tomography for glaucoma (an AOS thesis). *Trans Am Ophthalmol Soc*. 2008;106:426–458.
7. Liu L, Jia L, Takusagawa HL, et al. Optical coherence tomography angiography of the peripapillary retina in glaucoma. *JAMA Ophthalmol*. 2015;133:1045–1052.
8. Mase T, Ishibazawa A, Nagaoka T, et al. Radial peripapillary capillar network visualized using wide-field montage optical coherence tomography angiography. *Invest Ophthalmol Vis Sci*. 2016;57:OCT504–OCT510.
9. Dong ZM, Wollstein G, Wang B, Schuman JS. Adaptive optics optical coherence tomography in glaucoma. *Prog Retin Eye Res*. 2017;57:76–88.
10. Swanson EA, Izatt JA, Hee MR, et al. In vivo retinal imaging by optical coherence tomography. *Opt Lett*. 1993;18:1864–1866.

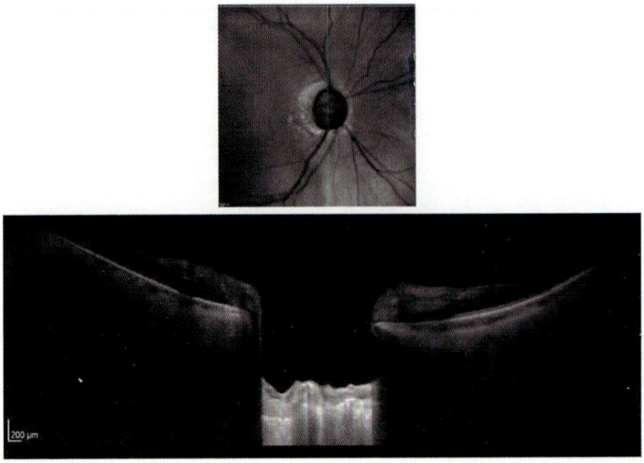

图 7-14 频域光学相干断层深度增强扫描。通过视神经乳头的垂直横截面，可以明显地观察到视杯及包括筛板和筛板前组织在内的深部视神经乳头结构。

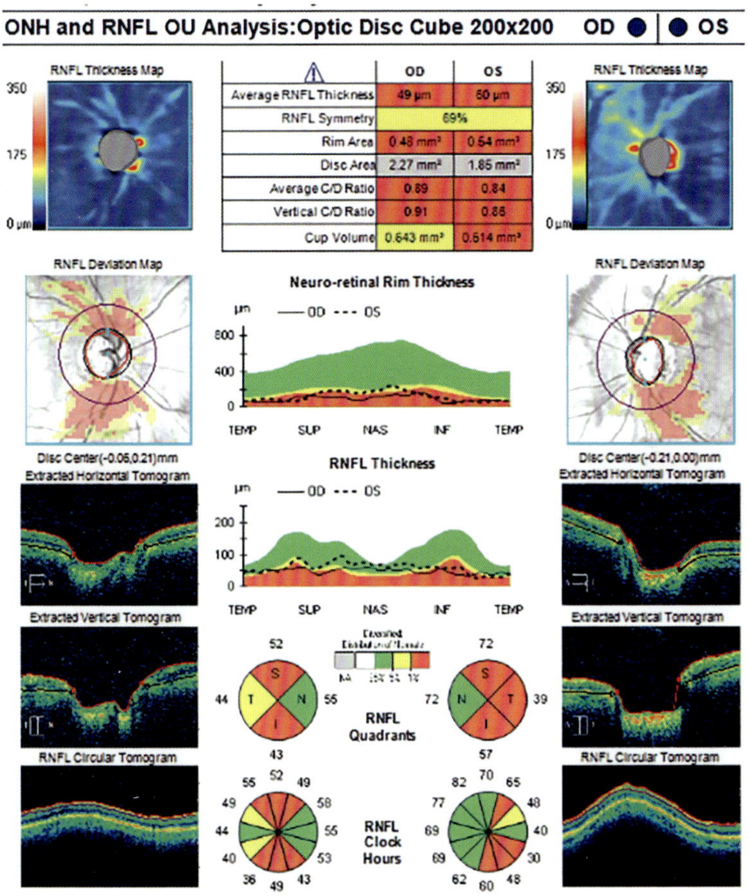

图 7-15　**频域光学相干断层视盘扫描报告**。双眼均出现晚期青光眼损害的表现，并且RNFL明显变薄。神经边缘面积、平均和垂直杯/盘比及视杯容积均超出正常范围。INF=下方；NAS=鼻侧；OU=双眼；SUP=上方。

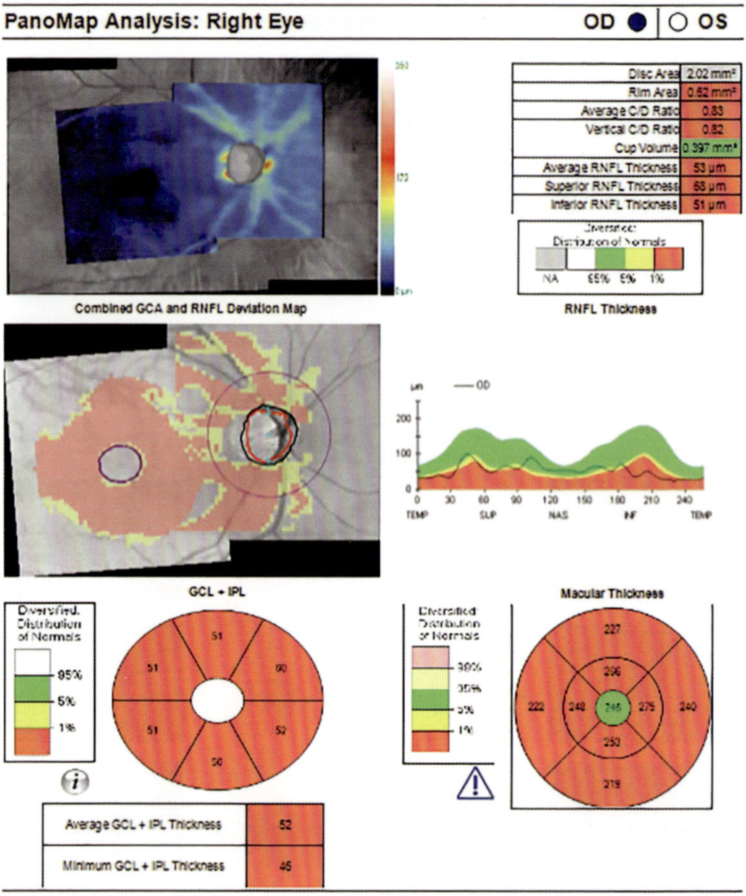

图 7-16 频域光学相干断层扫描PanoMap报告。该报告提供了视神经乳头周围区域RNFL偏差图的拼图和黄斑神经节细胞-内部丛状层厚度图的拼图。该患者表现出晚期青光眼乳头周围和黄斑区域损伤。GCA=神经节细胞;IPL=内丛状层。

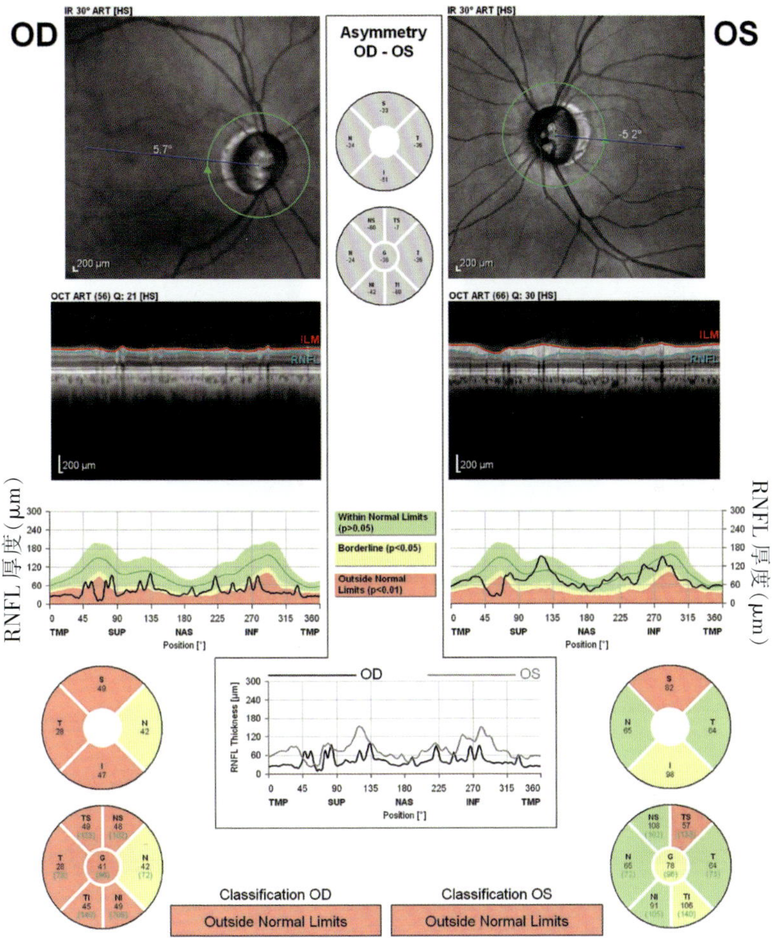

图 7-17　**频域光学相干断层扫描,青光眼扫描。**OCT报告中可见右眼乳头周围RNFL被广泛损害,并且左眼上方RNFL局灶性缺损。INF=下方;NAS=鼻侧;OU=双眼;SUP=上方;TEMP=颞侧。

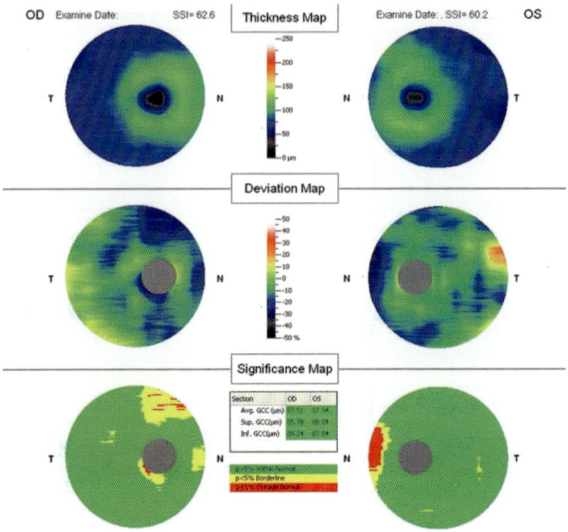

图 7-18 **频域光学相干断层扫描，青光眼扫描**。OCT报告显示患有青光眼疾病的右眼，其鼻上方出现黄斑神经节细胞复合物的局灶性变薄。

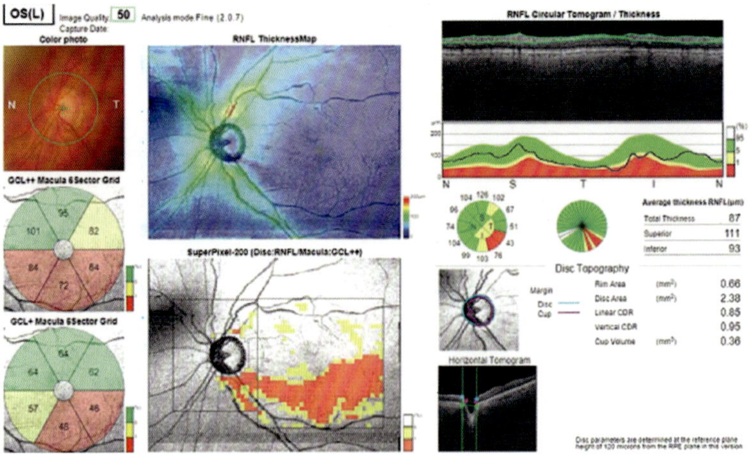

图 7-19 **扫频光学相干断层扫描的青光眼报告**。颞下可见从视盘边缘延伸至黄斑区的楔形缺损。视神经照相(左上方)显视盘下方盘沿变窄。(Courtesy of Prof. D. Lavinsky, MD.)

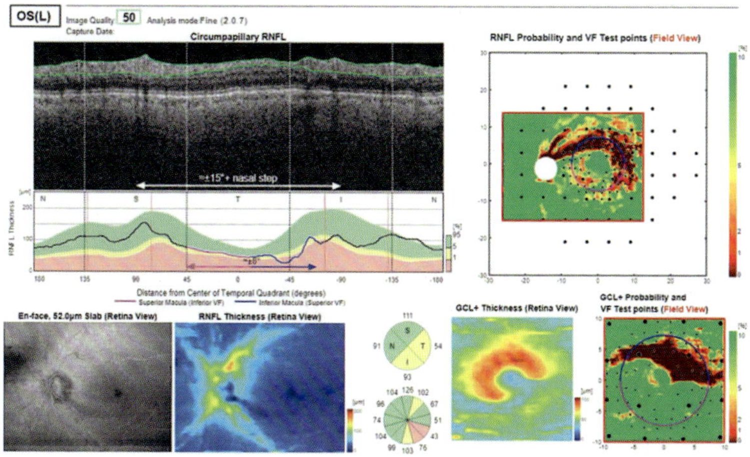

图 7-20　扫频光学相干断层扫描的青光眼报告。厚度图经过旋转与视野检查图中的点重叠，以突出显示可能出现视野异常(右上和右下)的位置。GCL=神经节细胞层；SS=扫频源；VF=视野。(Courtesy of Prof. D. Lavinsky, MD.)

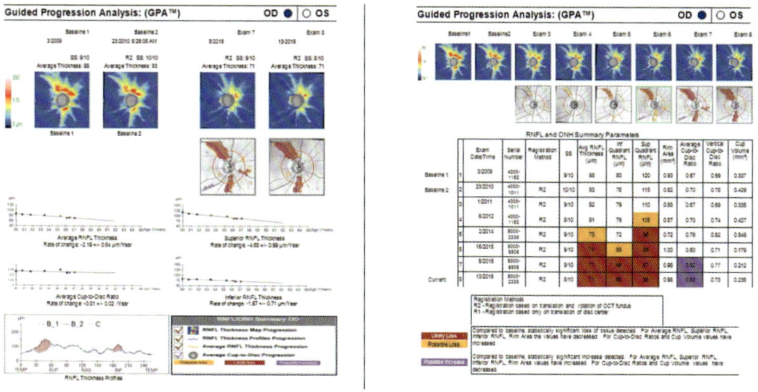

图 7-21　视神经乳头的进展分析报告。视盘上方和下方RNFL的楔形缺陷均逐渐明显。趋势分析和事件分析均显示可能出现青光眼进展。报告的第二页(右)显示了每次随访RNFL厚度的偏差图以及ONH参数测量值。

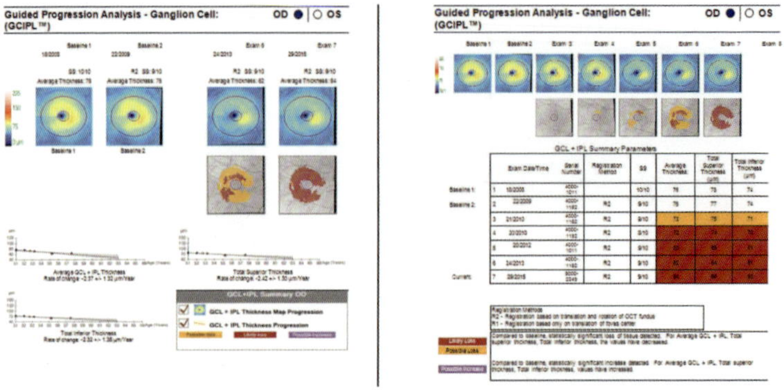

图 7-22 黄斑神经节细胞-内部丛状层(GCIPL)的进展分析。可见黄斑区平均GCIPL厚度、黄斑上方GCIPL厚度及黄斑下方GCIPL厚度呈现下降趋势。报告的第二页(右)为每次随访的偏差图和黄斑参数测量值。

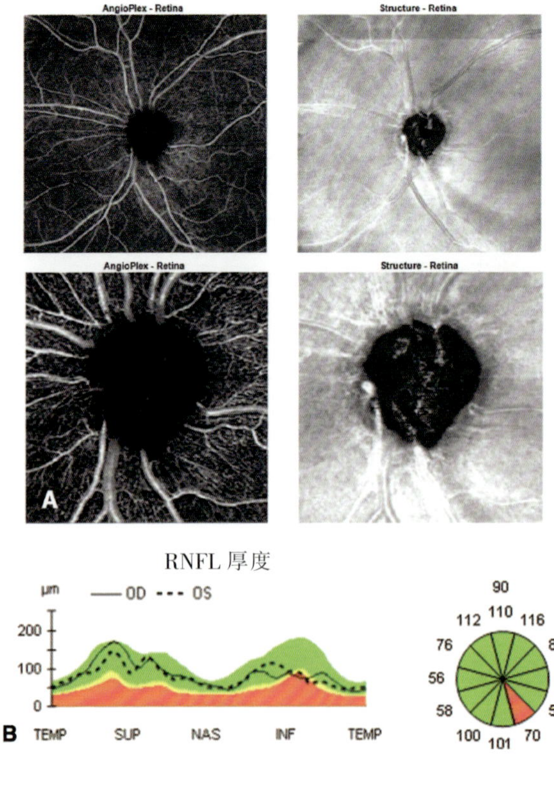

图 7-23 光学相干断层扫描血管造影和相对应的视网膜厚度报告。(左)血管造影图，颞下楔形血管减少。(右)相应区域RNFL厚度明显变薄。(待续)

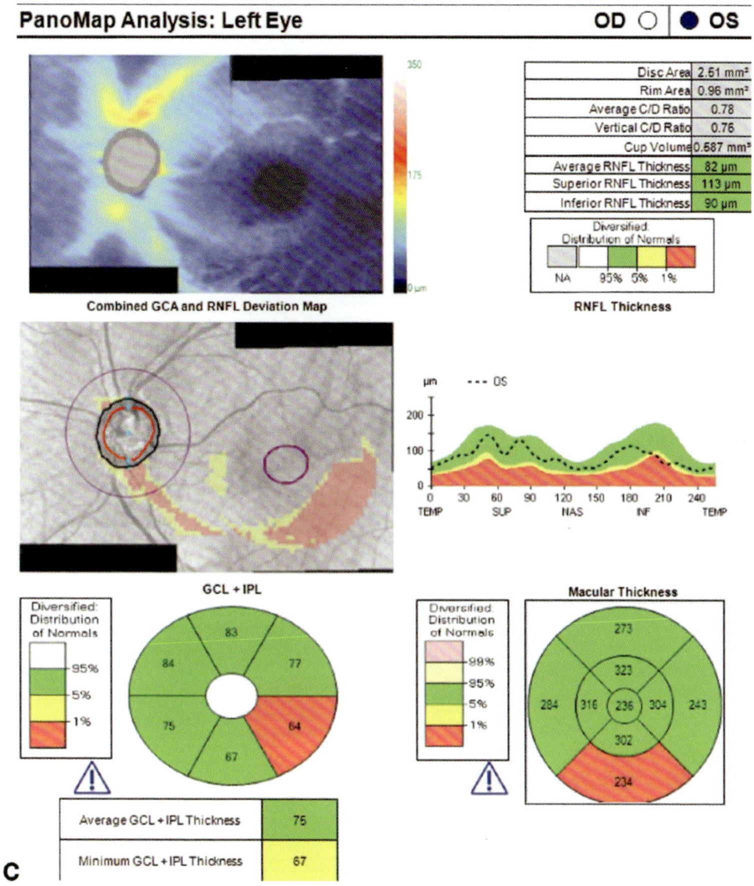

C

图 7-23　（续）（C）PanoMap报告显示受影响区域扩大至黄斑区。

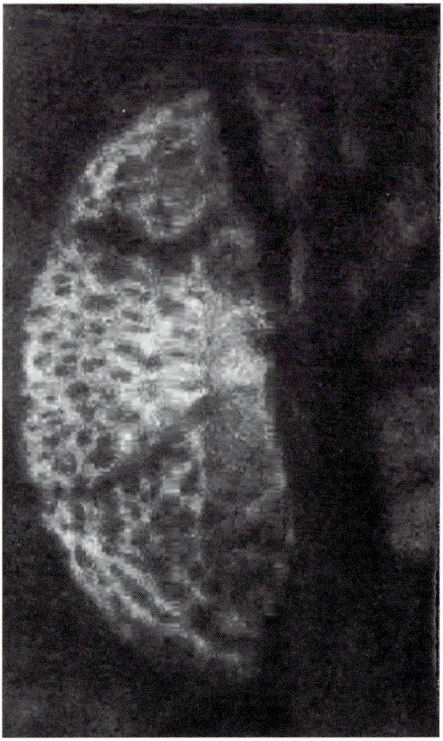

图 7-24 **自适应光学频域光学相干断层扫描。**自适应光学技术的引入提高了OCT图像的横向分辨率,从而可以显示筛板网状微结构。

第 8 章

心理物理学检查

Douglas J. Rhee, Tara A. Uhler, L. Jay Katz

引言

本章的目的是描述具有代表性的青光眼视野损害类型，而不是详细论述视野检查。有一些文章和图集专门针对视野检查及其结果进行了扩展讲解。

心理物理学检查广义上是指对眼视力的主观检查。青光眼患者的临床检查包括通过视野来评估患眼的周边视力情况。因为青光眼的病理生理变化在视野检查中表现为周边视力的损害早于中心视力的损害，所以评估患者的视野对青光眼的诊断和治疗有一定帮助。需要注意的是，周边视力的"周边"并不一定指远周边。事实上，大多数青光眼性视野缺损发生在旁中心区（固视点 24°范围内）。我们所指的周边是指中心固视点以外的区域(如超过中心 5°~10°)。

对比敏感度并不是青光眼患者的常规检查项目。青光眼早期，即眼压升高但无视神经损害期间可能已有对比敏感度的变化。对比敏感度与青光眼患者的视力问题息息相关(图 8-1A)。Pelli Robson 的图表是最常用的(图 8-1B,C)，随后其他图表也逐渐被发现。在检测过程中，标准化的照明设备至关重要。

青光眼一般不影响患者的原色觉，直到疾病的晚期。即使是只有岛状视野的患者，其在原色觉测试中也只是有轻度的色觉障碍。为此，我们正在使用更精细的颜色描述技术，以使早期青光眼患者的视觉损害可以在蓝黄色轴(SWAP)试验中被发现。

参考书目

Anderson AJ, Sainer MJ. A control experiment for studies that show improved visual sensitivity with intraocular pressure lowering in glaucoma. *Ophthalmology.* 2014;121:2028–2032.

Anderson DR, Patella VM. *Automated Static Perimetry*. 2nd ed. St. Louis, MO: Mosby; 1999.

Aulhorn E, Harms H. Early visual field defects in glaucoma. In: Leydhecker W, ed. Glaucoma Symposium, Tutzing Castle, August 1966, held in Connection with the 20th International Congress of Ophthalmology, Munich. Basel, Switzerland: S. Karger; 1967:151–186.

Bambo MP, Ferrandez B, Guerri N, et al. Evaluation of contrast sensitivity, chromatic vision, and reading ability in patients with primary open-angle glaucoma. *J Ophthalmol*. 2016;2016:7074016.

Budenz DL. *Atlas of Visual Fields*. Philadelphia, PA: Lippincott-Raven; 1997.

Drance SM, Wheeler C, Patullo M. The use of static perimetry in the early detection of glaucoma. *Can J Ophthalmol*. 1967;2:249–258.

Ekici F, Loh R, Waisbourd M, et al. Relationships between measures of the ability to perform vision-related activities, vision-related quality of life, and clinical findings in patients with glaucoma. *JAMA Ophthalmol*. 2015;1333:1377–1385.

Fatehi N, Nowroozizadeh S, Henry S, Coleman AL, Caprioli J, Nouri-Mahdavi K. Association of structural and functional measures with contrast sensitivity in glaucoma. *Am J Ophthalmol*. 2017;178:129–139.

Harwerth RS, Carter-Dawson L, Shen F, et al. Ganglion cell losses underlying visual field defects from experimental glaucoma. *Invest Ophthalmol Vis Sci*. 1999;40:2242–2250.

Heijl A. Automatic perimetry in glaucoma visual field screening. A clinical study. *Graefes Arch Clin Exp Ophthalmol*. 1976;200:21–37.

Heijl A, Lundqvist L. The location of earliest glaucomatous visual field defected documented by automatic perimetry. *Doc Ophthalmol Proceed Series*. 1983;35:153–158.

Katz J, Tielsch JM, Quigley HA, et al. Automated perimetry detects visual field loss before manual Goldmann perimetry. *Ophthalmology*. 1995;102:21–26.

Lynn JR. Examination of the visual field in glaucoma. *Invest Ophthalmol*. 1969;8:76–84.

Nuzzi R, Bellan A, Boles-Careenini B. Glaucoma, lighting and color vision. An investigation into their relationship. *Ophthlamologica*. 1997;211:25–31.

Quigley HA, Dunlelberger GR, Green WR. Retinal ganglion cell atrophy correlated with automated perimetry in human eyes with glaucoma. *Am J Ophthalmol*. 1989;107:453–464.

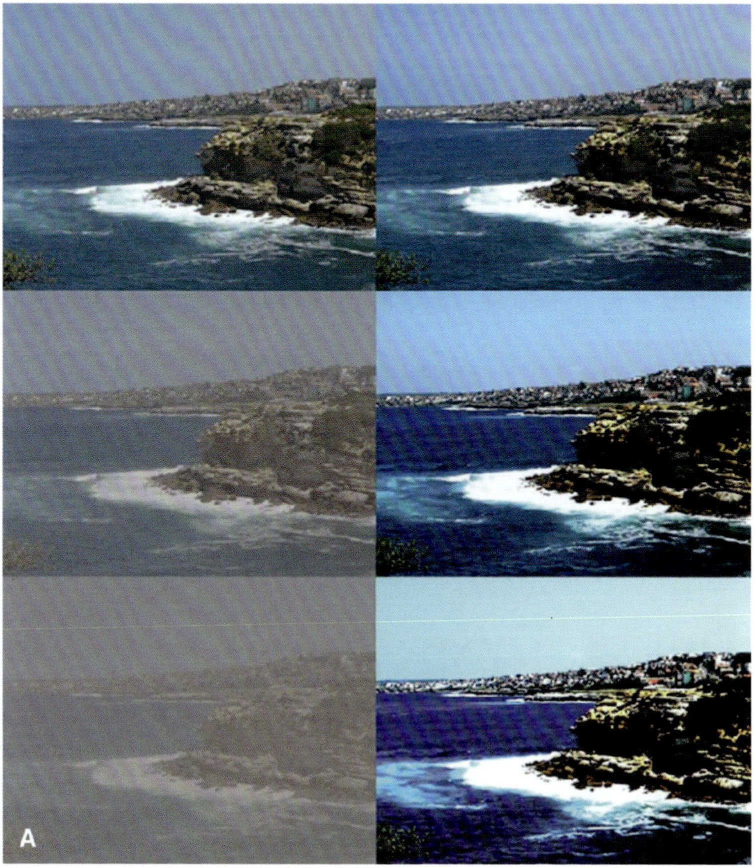

图 8-1　**对比敏感度。**(A)Photoshop模拟对比度下降。左上角是未经处理的原始图片。左侧中间图片对比度下降50%,左下方图片对比度下降75%。右上方图片对比度升高25%,右侧中间图片对比度升高50%，右下方图片对比度升高75%。(Figure from: https://commons.wikimedia.org/w/index.php?curid=750555.)(待续)

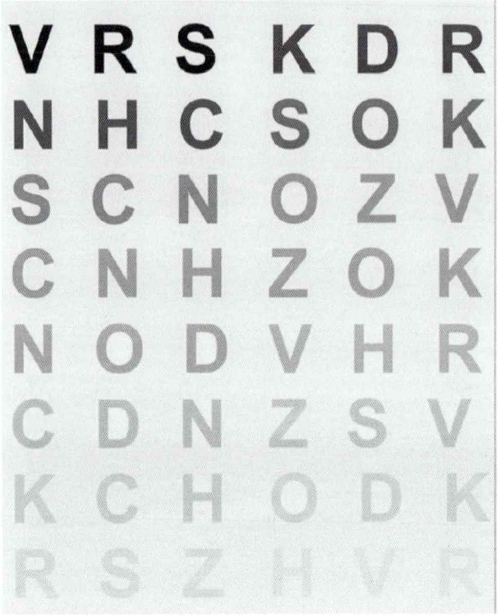

B

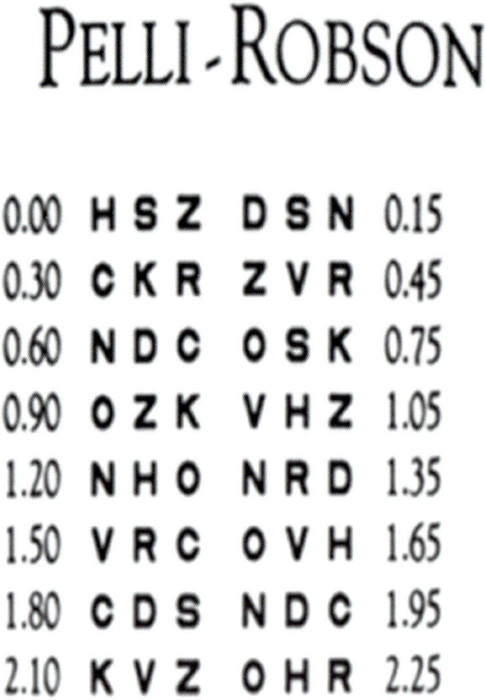

C

图 8-1 （续）(B)Pelli Robson的对比敏感度表中，每三个字母从左到右，从上到下对比度逐渐降低。测试距离为1m，照明亮度为85cd/mm²。测试的分数按照最微弱的三联字母记录，三联字母中的至少两个字母被正确识别。该三联字母的logCS值由记分板上的数字提供。(C)图示示例字母（不同于图A）没有逐渐变淡，并且三联字母旁标有对数值。大体上，正常的对比度能够看到6~7行（12~14个三联字母），中度缺失可以看到4~5行，严重缺失只能看到2~3行，更严重缺失只能看到1行。

检查目的

诊断

• 作为可疑青光眼初步检查的一部分，自动单色视野检查是评估青光眼视神经损害的一项重要检查。视野异常对整个视路(从视网膜到枕叶)的病变有定位价值，青光眼性的视野缺损是典型的定位于视神经的损害。

• 有一点很重要，所谓的视神经性视野改变并不能单独地诊断为青光眼，必须同时有特征性视神经表现(见第 6 章)和病史。

• 其他情况，如眼压、前房角镜表现及眼前段情况有助于特定类型青光眼的分类。所有视神经病变（如前部缺血性视神经病变、压迫性视神经病变等)都表现为“视神经”性视野改变。

• 同时也很重要的一点是，缺乏视神经性视野改变的证据并不能完全排除青光眼的诊断。虽然在 2002 年就已明确自动无色静态视野(AASVF)检查是评估视神经功能的金标准，但它检测神经节细胞丢失的敏感性阈值仍然有限。临床病理以及实验证据显示，用 AASVF 可检测的最早视野缺损相当于 40%的神经节细胞丢失。

处理

• AASVF 和连续视神经评价仍然是检测青光眼的金标准。

• 目标眼压(或靶眼压)是指我们通过改变眼的生理以防止视神经进一步损害的治疗范围。然而，靶眼压的确定是经验性的。AASVF 和连续视神经评价是判断靶眼压对保护视神经是否有效的方法。

检查说明

• 视野检查是用来确定视野中特定区域的视觉阈值。视觉阈值是指在视野特定区域所能感知的最低光强度，又称为视网膜敏感度。

• 这一概念与刺激视网膜感光细胞或局部视网膜的最低光能量水平不同，视野检查依赖于患者主观判断。视觉阈值受制于人的认知和视网膜的光反应能力，因此称为心理物理学检查。

• 视觉阈值在黄斑中心凹处最高，故称为视野的中心。视野越向周边延伸，敏感性越低。由此形成的三维图像称为“视丘”(图 8-2)，一只眼的视野范围为上方 60°，鼻侧 60°，下方 75°，颞侧 100°。

• 有两种主要的视野检查方法：静态和动态(图 8-3)。

- 历史上首先出现的是各种形式的动态视野计，它们主要都是手动操作。简单来说，就是将已知大小和强度的光标从外周不可见的视野范围逐渐移向中心视野。当移动到可被感知的范围时，即为该点的视觉阈值。用不同大小和强度的光标重复同样的操作即可描绘出视丘的地形图。Goldmann视野计可描绘出整个视野（图8–4）。

■ 静态视野检查是在固定部位呈现出不同大小和强度的视标。尽管有多种方法可以测视觉阈值，但大多数都遵循以下基本原则。

▸ 检查者首先呈现出较高强度的视标，并逐步降低视标的强度直到不能被检查者感知；然后，通过将视标的强度逐渐增加直到患者再次感知来复测。该视标的强度即为视野的视觉阈值。通常，静态视野检测是自动的，在白色背景上呈现白色视标，因此称为自动无色静态视野（AASVF）检查。

▸ 有许多生产自动无色静态视野计的厂家，其中就包括Humphrey（Allergan，Irvine，CA）、Octopus（图8–5）及Dicon。

● 现已出现多种不同算法的视野检查，如全阈值、FASTPAC、STATPAC以及瑞士交互式阈值算法（SITA）等。这些方法的区别在于检查时间的长短不同及视野缺损的深度稍有差异。

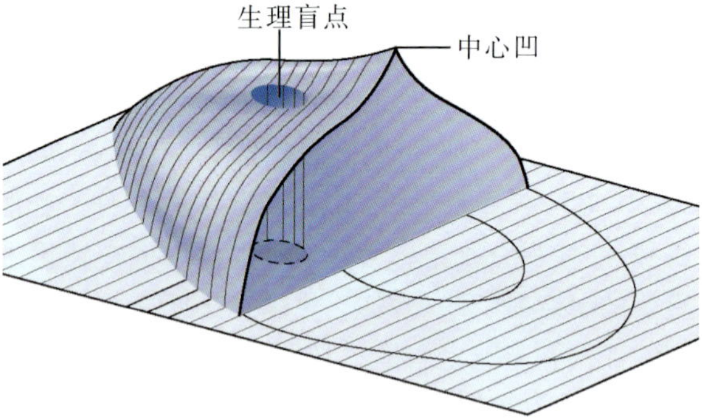

图8–2 **视丘**。正常眼视野中不同区域视觉阈值的三维图形。（From Haley MJ，ed. *The Field Analyzer Primer*. 2nd ed. SanLeandro，CA：Humphrey Instruments；1987：4. Fig. 1.）

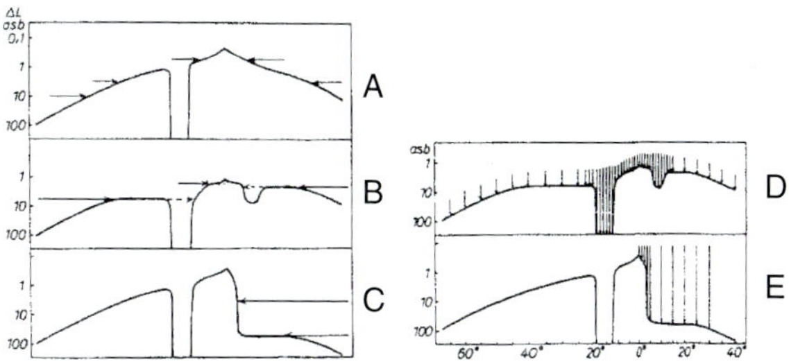

图 8–3　静态与动态视野检查方法的比较。与动态视野检查方法相比，静态视野检查方法能更好地显示斜率和暗点。(A)尽管在正常视野中，动态视野检查方法可以很好地展现出递增的斜率及异常暗点的缺失，但在视野缺损的发现上，其不如静态视野检查方法精准。(B)如果检查对象适合该区域的检测，则颞侧扁平的斜率可以在40°和12°之间任何一点产生反应。有报道，鼻侧最佳选择的动态检查可以在25°和7°之间的任何部位，但会错过7°和12°之间的相对暗点。(C)如果斜率很陡，在少数挑选好的检查对象中动态视野检查方法通常可以检测出缺损，但由于选择常常是随意的，可能就不能显示斜率的实际陡峭度。静态视野检查方法可以很好地阐明图D中的扁平斜率及图E中的两种斜率。(From Leydhecker W. *Glaucoma Symposium, Tutzing Castle, August 1966, held in Connection with the 20th International Congress of Ophthalmology, Munich*. Basel, Switzerland: S. Karger; 1967:151 186. With permission from S. Karger AG, Basel, Switzerland.)

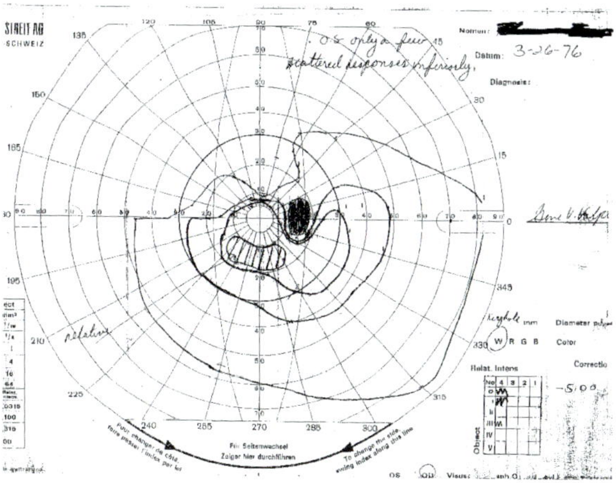

图 8–4　Goldmann视野检查。右眼的Goldmann视野检查显示鼻上方阶梯和弓形缺损。

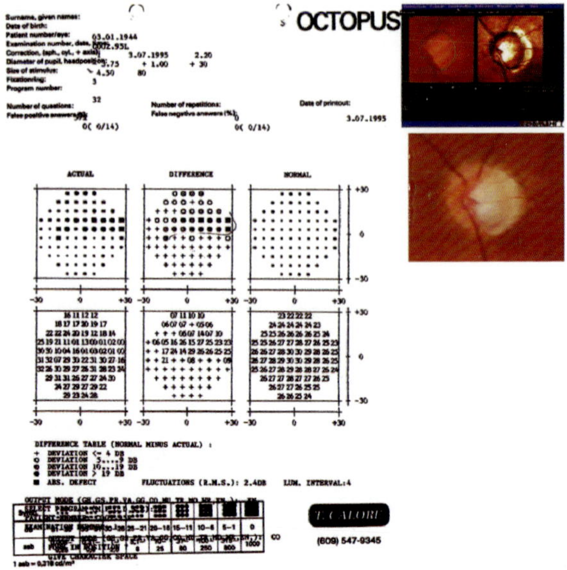

图 8-5 Octopus AASVF检查与对应的视神经眼底照相及海德堡视网膜断层扫描。

青光眼患者常见的视神经视野

- 青光眼性视野缺损的解剖定位是视神经，病损在筛板内。在视野检查时，因为 RNFL 的走行特点，视野缺损表现有一定的特异性。RNFL 主要由神经节细胞的轴突组成，其汇聚到视神经后投射到外侧膝状体(图 8-6)。
- 位于视盘鼻侧的神经节细胞轴突直接进入视盘，该部分视神经纤维受损会产生视野的颞侧楔形缺损(图 8-7)。
  - 位于视神经颞侧的神经节细胞轴突弓形进入视神经，将黄斑中心凹和视盘的连线定义为水平缝，位于水平缝上方的神经纤维呈向上的弓形到达视神经颞上方。
  - 位于水平缝下方的神经纤维则呈向下的弓形到达视神经的颞下方。
- 视神经颞侧神经纤维受损会产生视野鼻侧阶梯和弓形缺损。
  - 鼻侧阶梯(图 8-8 和图 8-9)的来源不仅是由于视野缺损的鼻侧定位，还与水平的缺损相关。水平缝是这一表现的解剖学基础。
  - 弓形缺损因其缺损的形状而得名(图 8-10)。鼻侧阶梯和弓形缺损较颞侧缺损更常见。
  - 随着青光眼的进展，在一只眼中可以看见多种视野缺损改变(图 8-11 和图 8-12)。

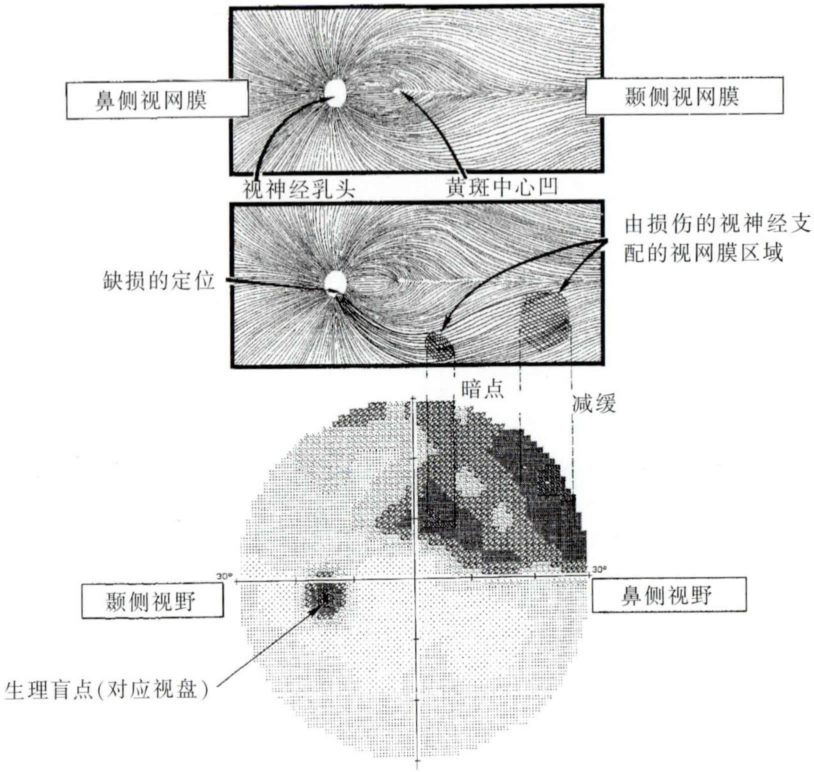

图 8-6 神经纤维束的青光眼性损害和相应视野定位。左眼视盘下极的损害可以导致如图所示的视野缺损。(From Anderson DR, Patella VM. *Automated Static Perimetry*. 2nd ed. St. Louis, Mo: Mosby; 1999: 51. Fig. 4-4.)

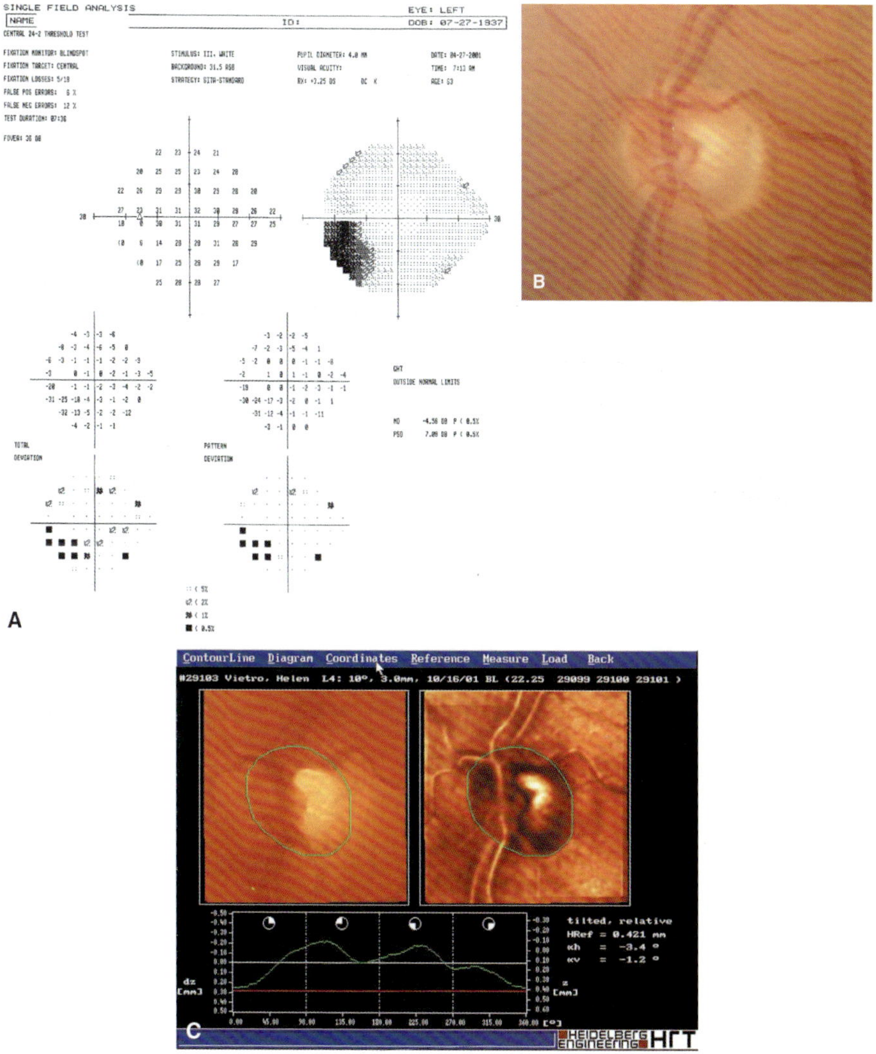

图 8-7　**颞侧楔形缺损。**(A)Humphrey AASVF 检查。(B)相应的视神经眼底图片显示鼻侧变薄。(C)相应的海德堡视网膜断层扫描。

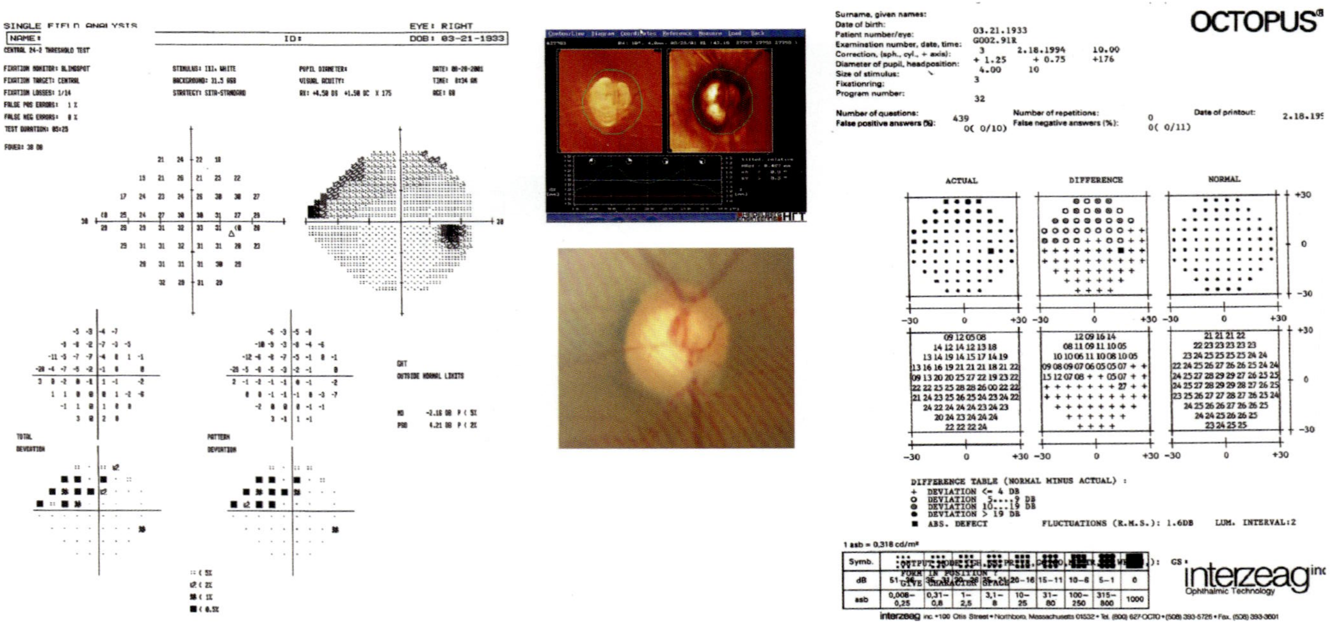

图 8-8 早期鼻上方视野阶梯缺损。该患者进行了Humphrey和Octopus AASVF检查，相应的视神经图片及HRT扫描也证实早期下方变薄。虽然Humphrey和Octopus 视野检查相隔多年，但由于该患者的疾病没有临床进展，因此两份视野检查结果可以进行大致比较。

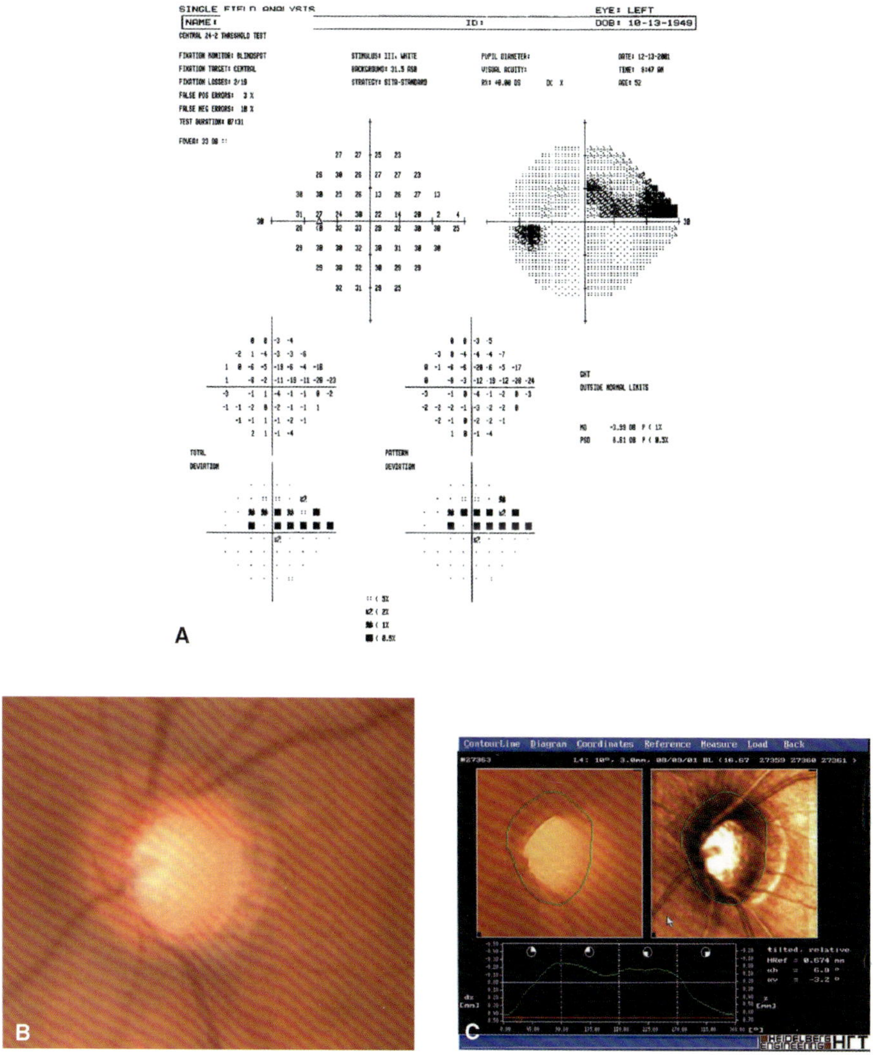

图 8–9　进展的鼻上方阶梯缺损。(A)Humphrey AASVF检查。(B)相应的视神经图片进一步显示颞下方变薄。(C)相应的海德堡视网膜断层扫描。

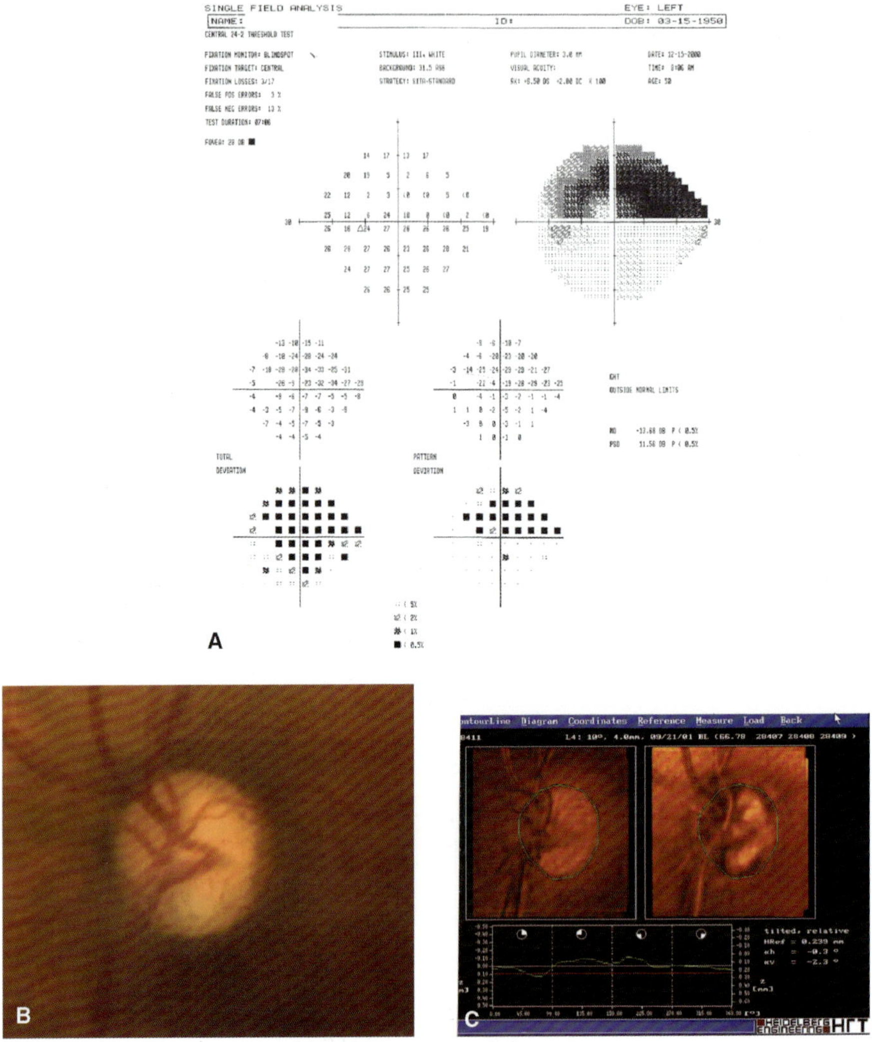

图 8–10　弓形缺损。(A)Humphrey AASVF检查。(B)相应的视神经图片进一步显示鼻侧变薄。(C)相应的海德堡视网膜断层扫描。

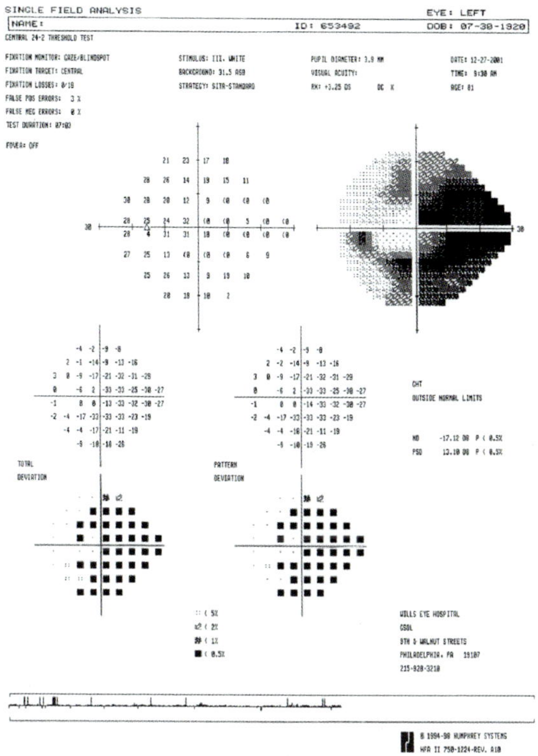

图 8-11　Humphrey AASVF检查显示合并的多种缺损。上方和下方鼻侧阶梯，伴有上方和下方弓形缺损，其中下方的弓形缺损较上方明显。

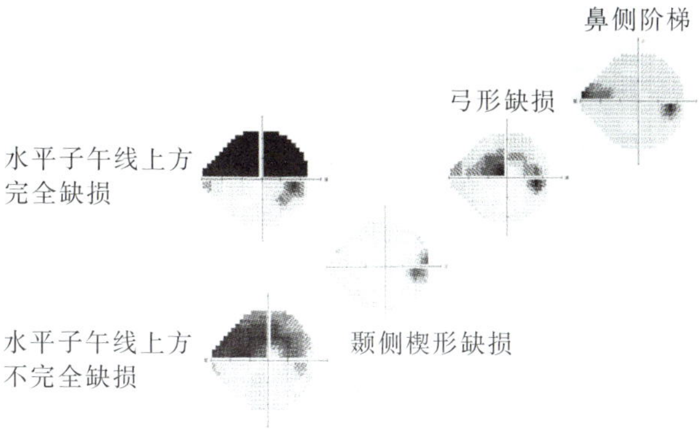

图 8-12　不同类型的青光眼性视野缺损对应的视网膜神经纤维层。

新的心理物理学检查：倍频视野检查和短波自动化视野检查

- 倍频视野检查(FDP)和SWAP都可以反映神经节细胞亚细胞群的功能。
- FDP反映的是神经节细胞中M细胞的功能，M细胞主要投射到外侧膝状体大细胞层中；而SWAP的检查目标为对蓝色视标刺激敏感的蓝-黄双层神经节细胞，该细胞主要投射到外侧膝状体小细胞层内。
- 这两种检查能敏感地检测到神经节细胞亚细胞群功能储备的下降(图8-13至图8-15)。

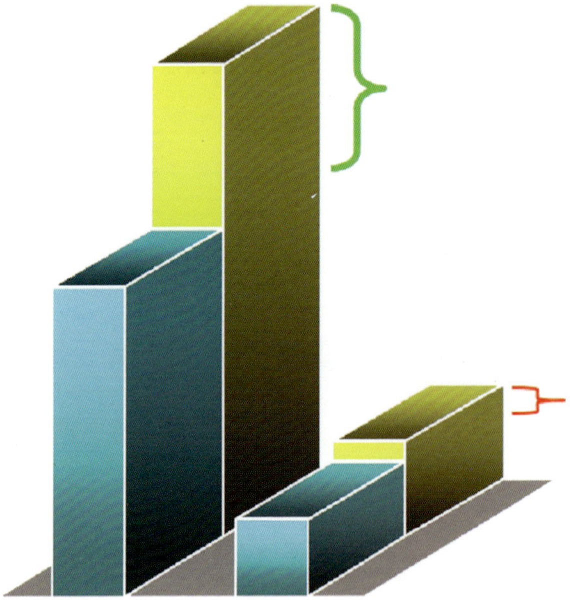

图8-13 功能储备示意图。黄色条形图表示完全未损坏神经节细胞数。蓝色条形图代表可能发生功能障碍的神经节细胞的水平。因此，红色和绿色括号表示的差异代表功能储备。

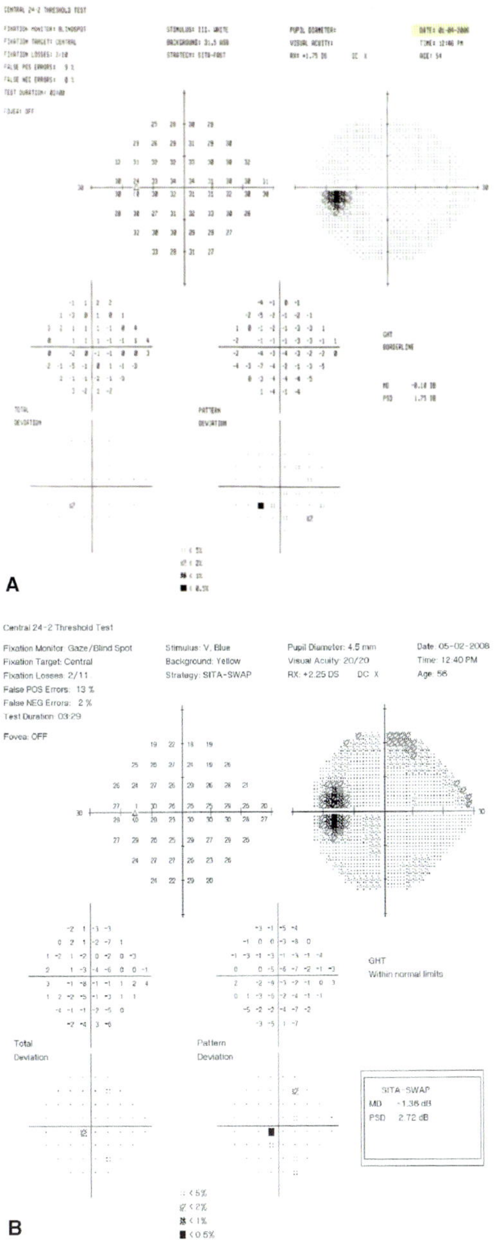

图 8-14　同一患者24-2检查方式的视野。(A)Humphrey 视野计用SITA-FAST分析。(B) 24-2 SITA SWAP。(待续)

LEFT EYE

Test Duration: 04:24 min

Threshold (dB)

30	34	33	31
33	38	36	36
	36		
33	41	37	39
34	35	34	33

Deviation

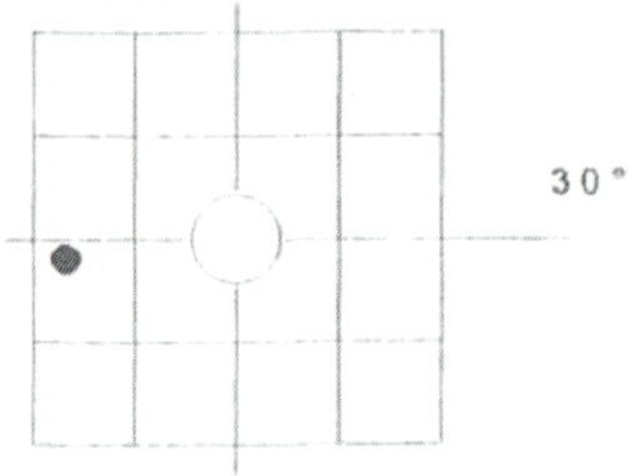

MD +2.56 dB
PSD +3.19 dB

FIXATION ERRS: 0/6
FALSE POS ERRS: 0/6
FALSE NEG ERRS: 0/3

Probability Symbols
P >= 5%
P < 5%
P < 2%
P < 1%
P < 0.5%
C

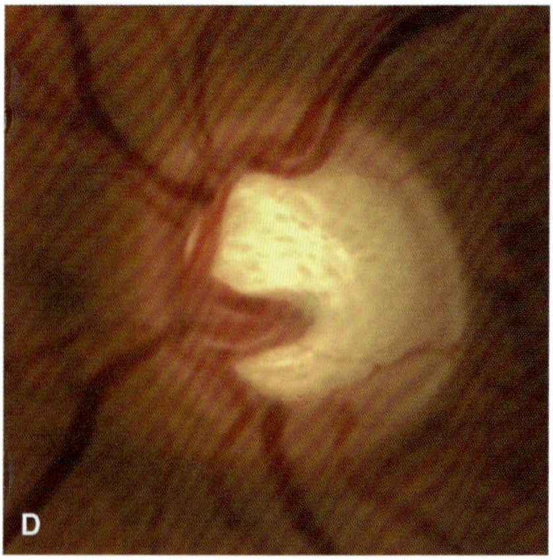

图 8-14 (续)(C)24-2 FDP。(D)相关的视神经眼底图片。

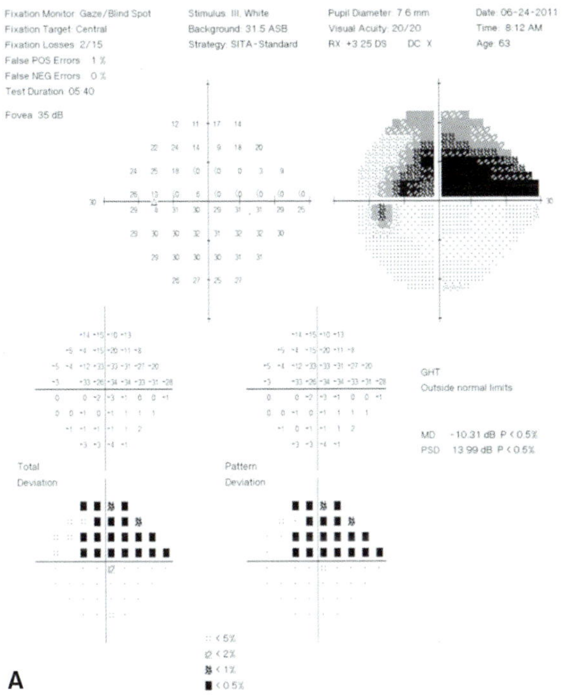

图 8–15　Humphrey视野和FDP异常的病例。(A)相应的弓形缺损。(待续)

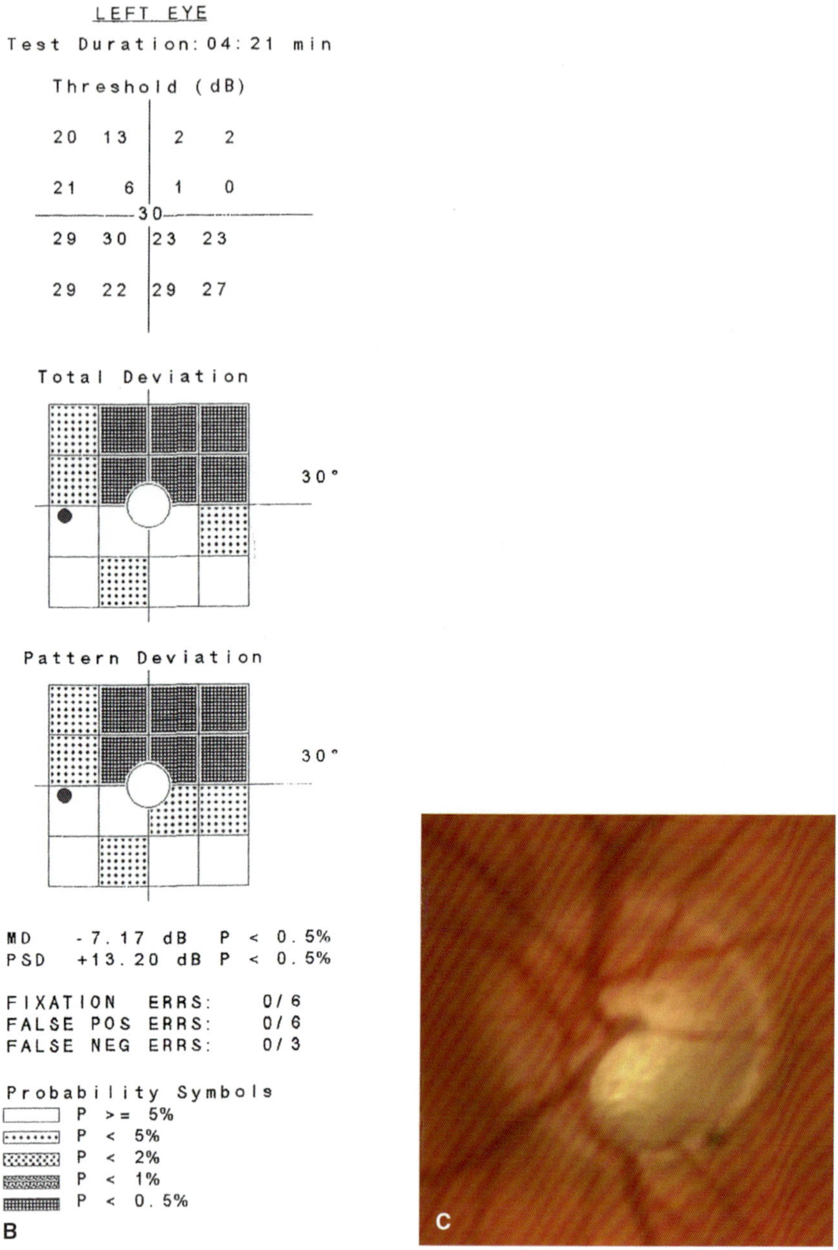

图 8-15 (续)(B)FDP视野。(C)相应的视神经眼底图片。

第 9 章

青光眼血流量

Brent Siesky, Alon Harris, Katie Hutchins, Josh Gross

引言

青光眼是一种多因素影响的进行性视神经病变，许多人都被证实受血管影响。许多横断和纵向研究已确定，低眼灌注压 [根据血压–眼压 (IOP)计算]是青光眼患病率、发病率和进展的一个独立危险因素。青光眼的重要解剖血管床包括球后血管、视盘周围脉络膜、层前和层内视神经乳头和视网膜神经纤维层(RNFL)浅层毛细血管丛。最近的纵向研究已将血管因素确定为预测开角型青光眼(OAG)进展的因素。此外,与欧洲人相比,非洲患者的眼血管健康可能是 OAG 病理生理学中更具影响的因素。

眼部血流成像技术的进步提高了对眼部血流动力学的认识，并有助于描述其在青光眼病理生理学中的作用。历史上,对青光眼的眼部和视神经血流量的评估提出了许多挑战,因此,许多技术都集中在超声、激光或其他原理所能触及的血管区域。必须承认,没有任何一种技术能够评估所有重要的血管床。本文介绍并讨论了临床有效和新出现的眼血流测量技术(图 9–1)。

参考书目

Abegao Pinto L, Willekens K, Van Keer K, et al. Ocular blood flow in glaucoma—the Leuven Eye Study. *Acta Ophthalmol*. 2016;94(6):592–598.

Costa VP, Harris A, Anderson D, et al. Ocular perfusion pressure in glaucoma. *Acta Ophthalmol*. 2014;92(4):e252–e266.

Kanakamedala P, Harris A, Siesky B, et al. Optic nerve head morphology in glaucoma patients of African descent is strongly correlated to retinal blood flow. *Br J Ophthalmol*. 2014;98(11):1551–1554.

Moore NA, Harris A, Wentz S, et al. Baseline retrobulbar blood flow is associated with both functional and structural glaucomatous progression after 4 years. *Br J Ophthalmol*. 2017;101(3):305–308.

Siesky B, Harris A, Carr J, et al. Reductions in retrobulbar and retinal capillary blood flow strongly correlate with changes in optic nerve head and retinal morphology over 4 years in open-angle glaucoma patients of African descent compared with patients of European descent. *J Glaucoma*. 2016;25(9):750–757.

Tobe LA, Harris A, Hussain RM, et al. The role of retrobulbar and retinal circulation on optic nerve head and retinal nerve fibre layer structure in patients with open-angle glaucoma over an 18-month period. *Br J Ophthalmol*. 2015;99(5):609–612.

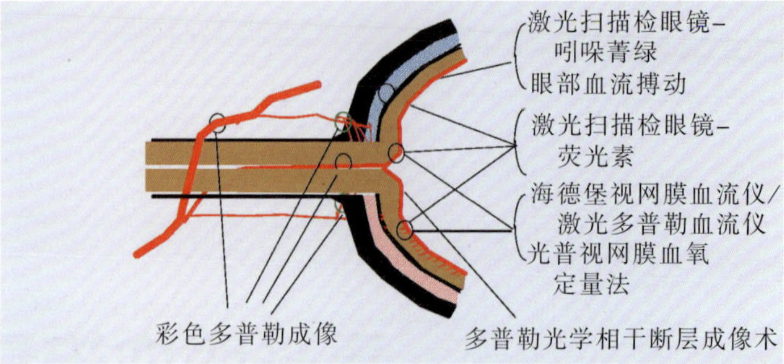

图9-1 用于测量血流动力学的仪器。特定眼组织中血流动力学的不同技术测量。此外，光学相干断层扫描血管成像(OCTA)和光谱视网膜血氧定量法等新兴技术分别测量了视神经内部和周围的毛细血管密度以及视网膜血管中的氧含量。

光学相干断层扫描血管成像

目的

- 评估视网膜、视神经和脉络膜的血流动力学。

描述

光学相干断层扫描血管成像（OCTA）是建立在现有 OCT 技术的基础上发展起来的一项新型无创的成像技术，有望提供高度专业化的视神经血管成像结果。OCTA 利用随后反射的红外光束的振幅差异来分析横截面结构信息，并计算视网膜和脉络膜的血流量（无量纲单位），从而在 3~4 秒内提供视网膜和视神经中的血管密度百分比。分频增幅谱去相干血管成像（SSADA）和光学微血管成像（OMAG）两种方法在研究中已广泛使用，并可在市场上用于临床。SSADA 利用红外激光的反射幅度来查找连续 B 扫描之间的去相干性（图 9–2）。OMAG 使用 Hilbert 变换来评估静态或动态的散射光反射。这些测量用于生成具有分割血管层（图 9–3）的视盘血管系统的高分辨率三维图像（冠状面 18μm），包括深入筛板（2~3mm 穿透深度）并提供同时测量的结构和血管评估。

- 专门的血管成像 SSADA 可减少因眼球运动、高信噪比和血管连续性而产生的伪影，并可根据密度和流量指数对血管进行量化。OMAG 可以获得高敏感性的毛细血管图像，并可以检测出慢至 4μm/s³ 的血流。
- 与视网膜神经纤维层厚度测量相比，血管密度（%）在区分健康受试者和青光眼受试者方面，具有相似的诊断准确性（图 9–4）。
- 目前对青光眼患者的横断面研究显示，较低的视盘周围血管密度与视野缺损之间存在相关性，并且视野缺损与血管密度缺损的相关性比与视网膜神经纤维层变薄的相关性更强（图 9–5）。
- 目前的局限性包括由来自较大的和上方的中央视网膜血管的阴影干扰，很难对视盘深部血管进行成像。视盘的血流指数可能包括视网膜微血管，很难区分血管减少是由组织丢失还是局部缺血导致的，不能评估血管渗漏，也没有进行青光眼进展的纵向研究，因此，预后能力未知。
- 它不能全面评估青光眼的所有重要血管床。因此，血管减少可能是上游血流减少的结果。

参考书目

Koustenis A, Harris A, Gross J, et al. Optical coherence tomography angiography: an overview of the technology and an assessment of applications for clinical research. *Br J Ophthalmol*. 2017;101(1):16–20.

Yarmohammadi A, Zangwill LM, Diniz-Filho A, et al. Optical coherence tomography angiography vessel density in healthy, glaucoma suspects, and glaucoma eyes. *Invest Ophthalmol Vis Sci*. 2016;57(9):OCT451–OCT459.

Yarmohammadi A, Zangwill LM, Diniz-Filho A, et al. Relationship between optical coherence tomography angiography vessel density and severity of visual field loss in glaucoma. *Ophthalmology*. 2016;123(12):2498–2508.

Zhang A, Zhang Q, Chen CL, et al. Methods and algorithms for optical coherence tomography-based angiography: a review and comparison. *J Biomed Opt*. 2015;20(10):100901.

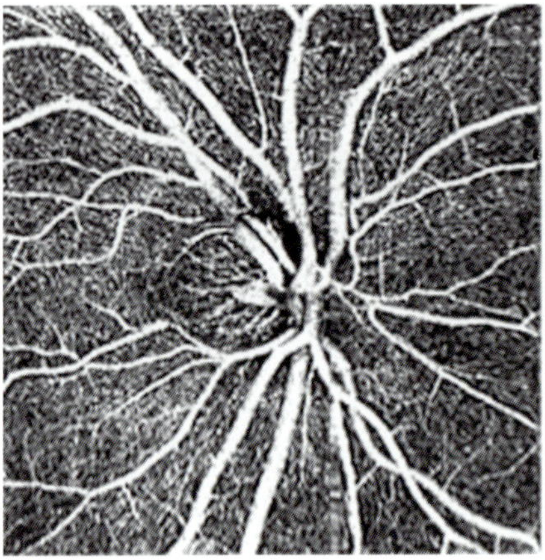

图 9–2 OCTA。健康受试者的分频增幅谱去相干血管成像。(Courtesy of Optovue Inc., Fremont, CA.)

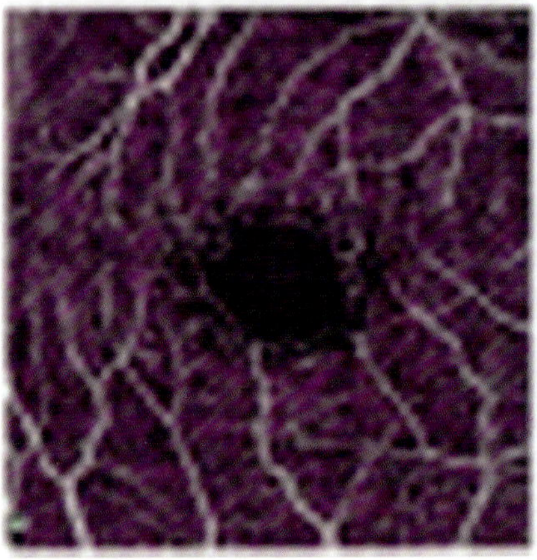

图 9–3 OCTA。分频增幅谱去相干血管成像显示不同着色，可快速识别视网膜层次。白色，浅表毛细血管丛。紫色，深层毛细血管丛。(Courtesy of Optovue Inc., Fremont, CA.)

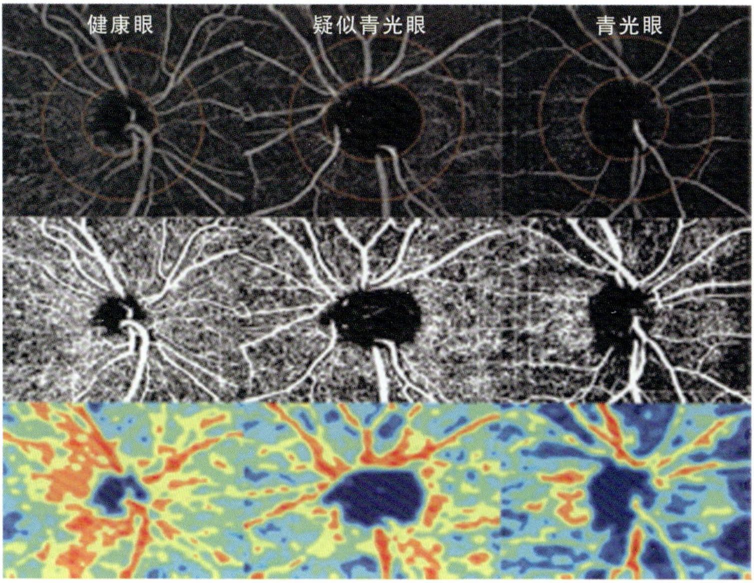

图 9-4　OCTA。血管密度与视网膜神经纤维层测量在区分健康眼和青光眼方面有相似的诊断准确性。(From Yarmohammadi A, Zangwill LM, Diniz-Filho A, et al. Optical coherence tomography angiography vessel density in healthy, glaucoma suspects, and glaucoma eyes. *Invest Ophthalmol Vis Sci*. 2016; 57(9): OCT451–OCT49.)

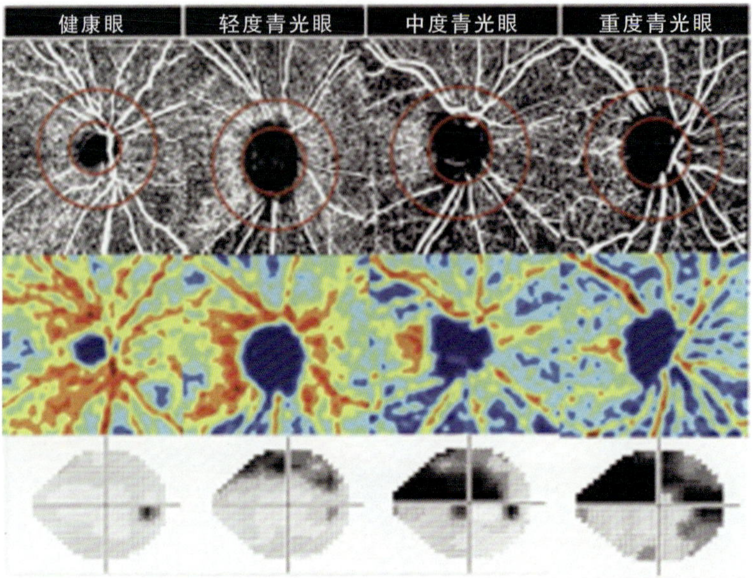

图 9-5 OCTA。青光眼疾病严重程度与相应的视野：在健康对照和青光眼患者中，用OCTA测量的血管密度与视野结果之间的相关性。不同疾病严重程度的青光眼患者具有进行性的盘周毛细血管缺损，对应更大的相对视野丧失。这证明了结构变化和功能变化之间的关系。（Yarmohammadi A，Zangwill LM，Diniz-Filho A，et al. Relationship between optical coherence tomography angiography vessel density and severity of visual field loss in glaucoma. *Ophthalmology*. 2016；123（12）：2498–2508.）

光谱视网膜血氧定量法

目的

- 评估视网膜和视神经乳头中的氧张力。

描述

测量眼血流量的目的是推断有关组织代谢状态和可能的缺血性影响。然而,视网膜血氧定量法是一项具有高度可重复性的技术,它通过测量视网膜血管中的光吸收情况和计算血氧饱和度来评估眼部组织的代谢状态,从而了解缺血对视网膜细胞病理生理的真正影响。这种方法执行标准数字化的眼底照片,并记录和过滤四个等效图像以分离特定频率。我们感兴趣的频率包括氧合血红蛋白和去氧血红蛋白反射相同的频率,以及与脱氧血红蛋白相比,氧合血红蛋白反射最大的频率。随后,使用沿着血管反射光路径的方法来确定视网膜血管的光密度或光吸收率。用两个图像的光密度之比来确定血氧饱和度(图 9–6)。

- 研究表明,与健康个体相比,青光眼(开角型,正常眼压)患者的视网膜静脉中 SO_2 基线平均值较高,动静脉中 SO_2 差异减小。
- 在青光眼患者中,发现盘沿面积、RNFL 厚度以及视野缺损的恶化与视网膜静脉中 SO_2 增加和动静脉中 SO_2 差异减少之间存在相关性。
- 非洲青光眼患者的静脉血氧饱和度高于欧洲青光眼患者(图 9–7)。
- 目前的局限性包括缺乏纵向研究,因而限制了对青光眼转化和进展中氧利用的理解。

参考书目

Abegao Pinto L, Willekens K. Van Keer K, et al. Ocular blood flow in glaucoma—the Leuven Eye Study. *Acta Ophthalmol*. 2016;94(6):592–598.

Goharian I, Iverson SM, Ruiz RC, Kishor K, Greenfield DS, Sehi M. Reproducibility of retinal oxygen saturation in normal and treated glaucomatous eyes. *Br J Ophthalmol*. 2015;99(3):318–322.

Ramm L, Jentsch S, Peters S, Augsten R, Hammer M. Investigation of blood flow regulation and oxygen saturation of the retinal vessels in primary open-angle glaucoma. *Graefes Arch Clin Exp Ophthalmol*. 2014;252(11):1803–1810.

Siesky BA, Harris A, Racette L, et al. *Retinal Oximetry in Primary Open-Angle Glaucoma: Differences in Patients of African and European Descent* [Abstract 4471]. Rockville, MD: Association for Research in Vision and Ophthalmology; 2013.

Tobe LA, Harris A, Scroeder A, et al. Retinal oxygen saturation and metabolism: how does it pertain to glaucoma? An update on the application of retinal oximetry in glaucoma. *Eur J Ophthalmol*. 2013;23(4):465–472.

Vandewalle E, Abegao Pinto L, Olafsdottir OB, et al. Oximetry in glaucoma: correlation of metabolic change with structural and functional damage. *Acta Ophthalmol*. 2014;92(2):105–110.

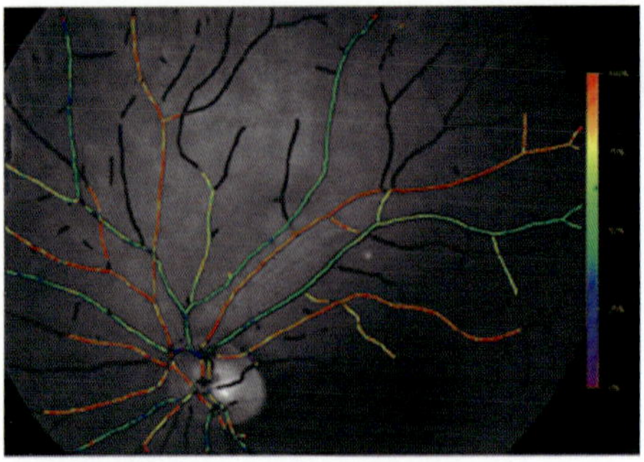

图 9–6 **光谱视网膜血氧定量法**。健康个体的视网膜动脉(红色)和静脉(绿色)的正常血氧饱和度。(Courtesy of Glaucoma Research and Diagnostic Center.)

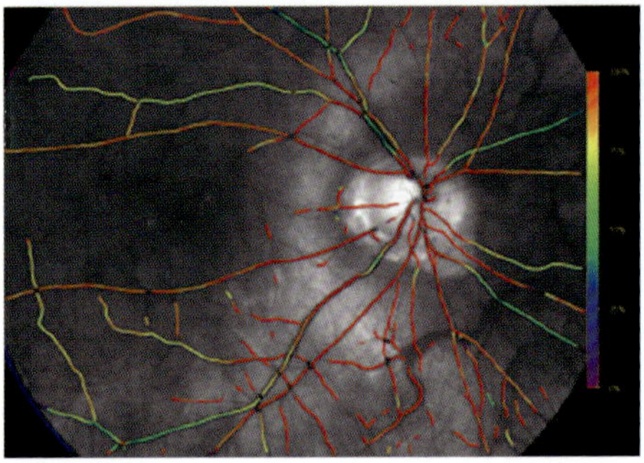

图 9–7 **光谱视网膜血氧定量法**。非洲青光眼患者的视网膜静脉血氧饱和度升高。(Courtesy of Glaucoma Research and Diagnostic Center.)

多普勒光学相干断层扫描

目的

- 评估视网膜血管的血流容积。

描述

- 这种方法是将运动红细胞反射光的多普勒频移测量与光学相干断层扫描(OCT)相结合,以测量绝对单位血流容积。
- OCT 获取特定血管的横截面图像,多普勒分析提供血管内的血流速度。结合面积和速度计算出该血管中的血流量。通过分析每条主要血管中的血流量,可以确定整个视网膜血流量以及单个象限或半侧视网膜中的血流量。
- 对青光眼患者的研究表明,整个视网膜血流量减少与疾病进展和视野丧失有关。
- 这种方法的主要优点是它以绝对单位测量视网膜血流量,并且是无创的。局限性包括对解剖伪影(如眼球运动)的敏感性,但还没有得到充分的验证。

参考书目

Mohindroo C, Ichhpujani P, Kumar S. Current imaging modalities for assessing ocular blood flow in glaucoma. *J Curr Glaucoma Pract*. 2016;10(3):104–112.

Wang Y, Lu A, Gil-Flamer J, Tan O, Izatt JA, Huang D. Measurement of total blood flow in the normal human retina using Doppler Fourier-domain optical coherence tomography. *Br J Ophthalmol*. 2009;93:634–637.

共聚焦扫描激光多普勒血流仪

目的

• 对视网膜、视神经乳头和脉络膜中毛细血管的灌注进行评估。

描述

• 共聚焦扫描激光多普勒血流仪(CSLDF)使用红外激光评估视网膜毛细血管血流量。通过将激光多普勒设备与扫描激光断层扫描仪相结合，CSLDF增强了系统在检测视网膜毛细血管时排除脉络膜血流的能力。

• 海德堡视网膜血流仪(HRF)是一种常用的CSLDF设备(图9-8)，它使用790 nm激光扫描视网膜目标区域内的每个像素。通过这种方法，应用多普勒频移光谱中的频率(代表血细胞的速度)和每个频率处的信号振幅(代表每种速度下血细胞的比例)来计算血流容积(图9-9)。

• 研究表明，青光眼患者的视神经乳头内及其周围的血流速度较低。此外，最近的一项研究发现，非洲青光眼患者的视网膜血流量与结构变化之间存在着很强的相关性。

• CSLDF的一个重要局限性是血流容积的测量单位是相对的而不是绝对的。此外，这些成像系统已不再投入商业生产。

参考书目

Logan JF, Rankin SJ, Jackson AJ. Retinal blood flow measurements and neuroretinal rim damage in glaucoma. *Br J Ophthalmol*. 2004;88(8):1049–1054.

Siesky B, Harris A, Carr J, et al. Reductions in retrobulbar and retinal capillary blood flow strongly correlate with changes in optic nerve head and retinal morphology over 4 years in open-angle glaucoma patients of African descent compared with patients of European descent. *J Glaucoma*. 2016;25(9):750–757.

Zion IB, Harris A, Moore D, et al. Interobserver repeatability of Heidelberg retinal flowmetry using pixel-by-pixel analysis. *J Glaucoma*. 2009;18:280–283.

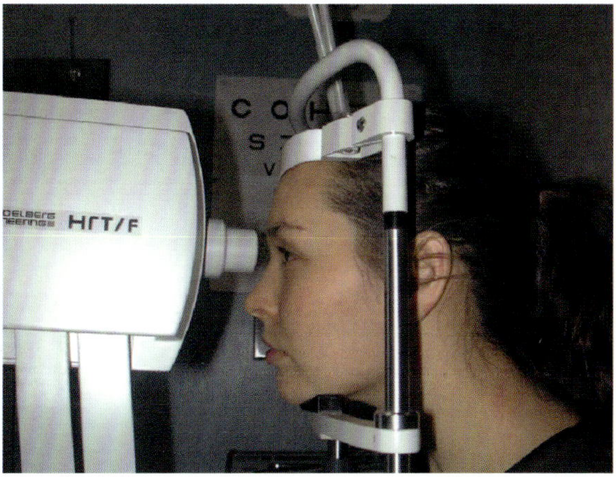

图 9-8　**海德堡视网膜血流仪(HRF)**。HRF将激光多普勒仪与扫描激光断层扫描仪相结合,以测量视网膜毛细血管的血流量、速度和体积。

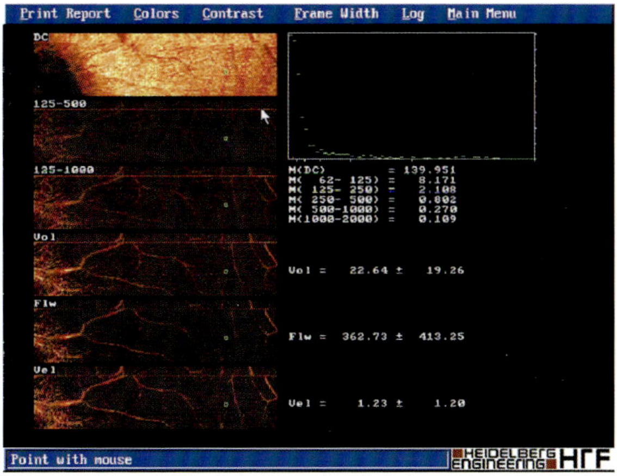

图 9-9　HRF。用流动的血细胞产生的多普勒频移频率的振幅来创建一个视盘旁视网膜和视神经乳头的流动图。

扫描激光检眼镜血管造影术

扫描激光检眼镜血管造影术建立在荧光素血管造影术的基础上，使用低功率氩激光束比传统的摄影或视频血管造影术能更好地穿透混浊晶状体和角膜(图9–10)。根据注入染料的性质选择的激光频率被染料反射并离开瞳孔,检测器实时测量反射光的强度,然后离线分析以获取如动静脉血流通过(AVP)时间和平均染料速度的测量值。

荧光素扫描激光检眼镜血管造影术

目的

- 评估视网膜血流动力学。

描述

- 高清晰度可以将上方和下方视网膜中独立的视网膜血管分隔开来(图9–11)。AVP表示染料在视网膜动脉中第一次出现和在相应静脉中出现之间的时间量,可以将测量定位到特定的视网膜象限，并且已经证实它对视网膜血流的微小变化非常敏感(图9–12)。平均染料速度通过测量染料在同一视网膜动脉的两个位置之间移动的时间来评估血液流经视网膜大血管的平均速度。

吲哚菁绿扫描激光检眼镜血管造影术

目的

- 评估脉络膜血流动力学。

描述

- 与荧光素染料相比，使用吲哚菁绿(ICG)染料结合高穿透激光束频率可以使脉络膜血管显像最佳(图9–13)。ICG对血浆蛋白有强亲和力,可以减少染料从脉络膜血管渗漏到周围组织。
- 区域稀释分析(图9–14)检测视盘和黄斑6个区域的亮度，并确定达到预定亮度(10%和63%)所需的时间。然后相互比较这6个领域,以确定它们的相对亮度。所有的数据都通过一个相同的光学系统收集且所有6个区域都是同时拍摄的,所以,这样进行相互比较是合理的。

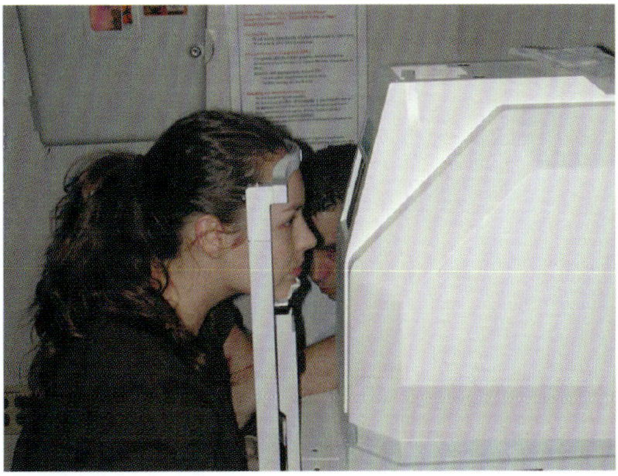

图 9-10 扫描激光检眼镜(SLO)血管造影。SLO可以使用荧光素和吲哚菁绿染料分析视网膜或脉络膜血管。

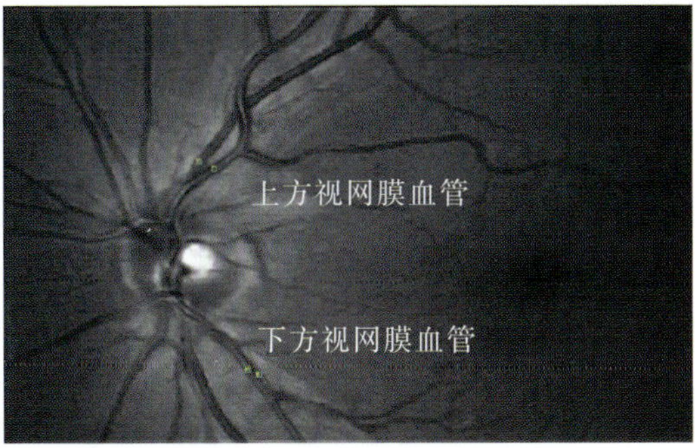

图 9-11 荧光素SLO血管造影。荧光素SLO血管造影提供视网膜血管高清晰度的显像。

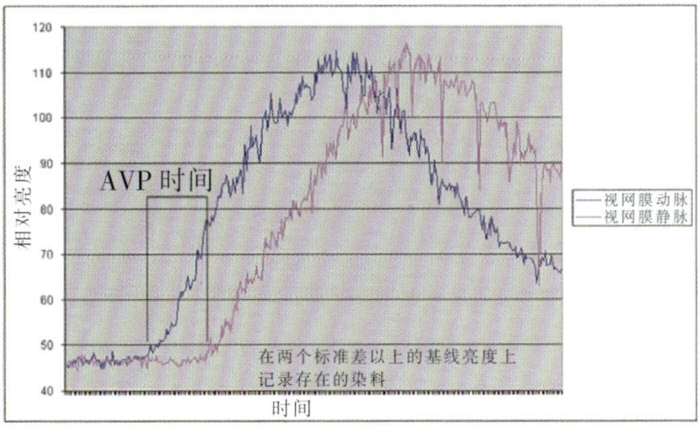

图 9-12 AVP时间。AVP时间等于染料到达独立的视网膜动脉与邻近的视网膜静脉之间的时间差异。

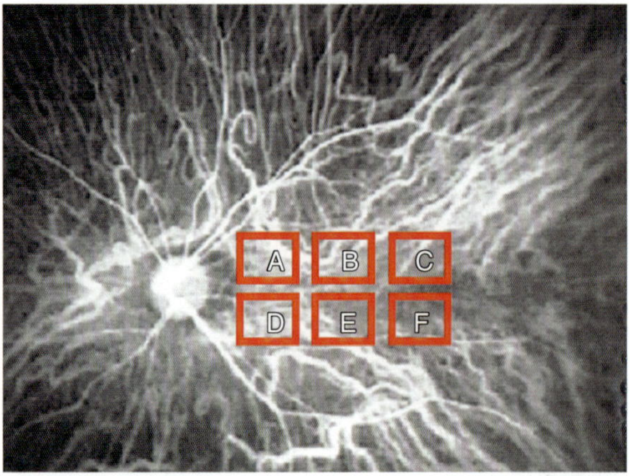

图 9-13 吲哚菁绿SLO血管造影。吲哚菁绿SLO血管造影分析的脉络膜6个区域：邻近视盘的2个区域，以及黄斑周围的4个区域。A=视盘颞上方毛细血管区域；B=黄斑鼻上方；C=黄斑颞上方；D=视盘颞下方毛细血管区域；E=黄斑鼻下方；F=黄斑颞下方。

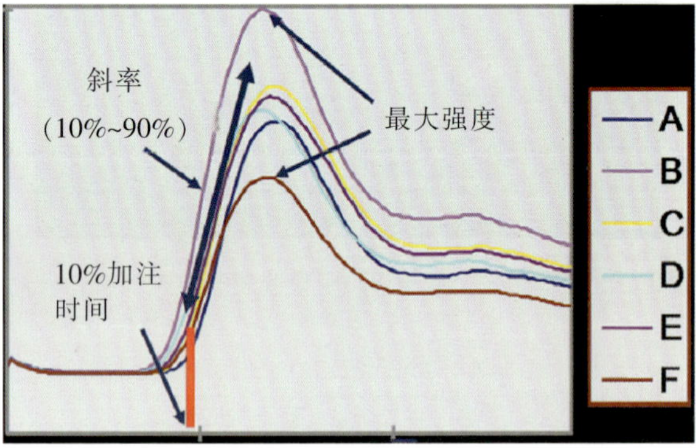

图 9-14 区域稀释分析。区域稀释分析检测1个区域的亮度，并确定达到预定亮度(10%和63%)所需的时间。其还可以比较6个区域之间的相对亮度。

彩色多普勒成像

目的

• 评估球后血管特别是眼动脉、视网膜中央动脉、鼻侧和颞侧睫状后短动脉。

描述

• 彩色多普勒成像(CDI)是一种结合二维结构超声成像(B 超)和叠加彩色编码多普勒来测量血流速度的无创超声技术。对患者采用半靠位并用多功能探针进行检测(图 9-15)。以速度和时间绘制成曲线图，其中波峰和波谷分别为收缩期峰值流速(PSV)和舒张末期流速(EDV)(图 9-16)。Pourcelot 阻力指数(RI)是下游阻力的测量值，计算公式为 PSV-EDV/PSV。

• 目前已证实了 CDI 的可靠性和可重复性，几项纵向研究显示其参数对青光眼进展的预测作用，特别是在非洲患者中。

• CDI 的局限性包括由于缺乏血管直径数据而无法评估血流量容积。

参考书目

Ehrlich R, Harris A, Siesky BA, et al. Repeatability of retrobulbar blood flow velocity measured using color Doppler imaging in the Indianapolis glaucoma progression study. *J Glaucoma*. 2011;20(9):540–547.

Moore NA, Harris A, Wentz S, et al. Baseline retrobulbar blood flow is associated with both functional and structural glaucomatous progression after 4 years. *Br J Ophthalmol*. 2017;101(3):305–308.

Siesky B, Harris A, Carr J, et al. Reductions in retrobulbar and retinal capillary blood flow strongly correlate with changes in optic nerve head and retinal morphology over 4 years in open-angle glaucoma patients of African descent compared with patients of European descent. *J Glaucoma*. 2016;25(9):750–757.

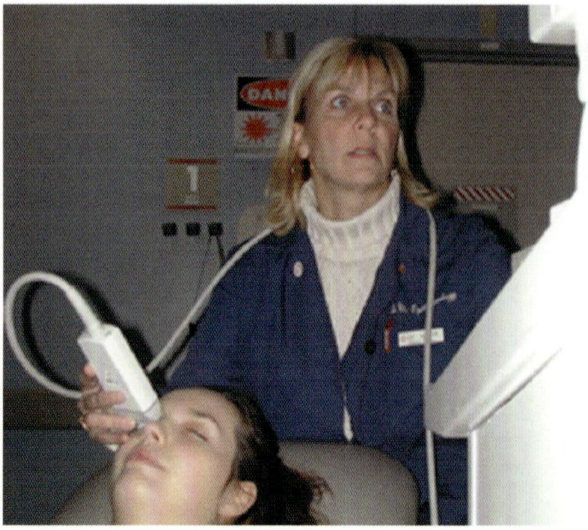

图 9–15 CDI。CDI是通过将探头放在涂有耦合凝胶的闭合的眼球上方进行操作的。

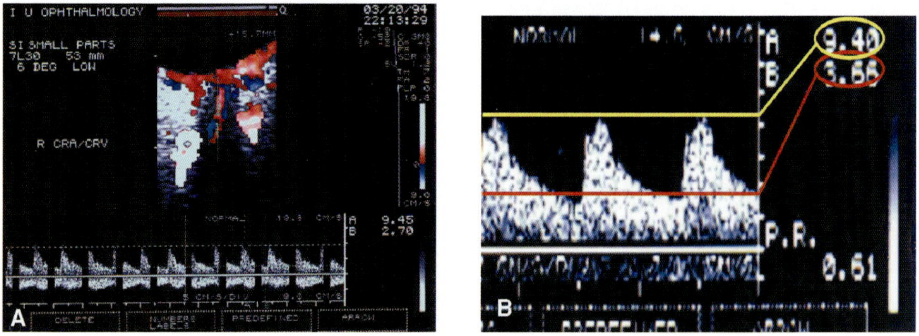

图 9–16 CDI。(A)可通过CDI选择特定的球后血管。包括眼动脉、视网膜中央动脉和鼻侧及颞侧睫状后动脉。(B)收缩期峰值流速(PSV)和舒张末期流速(EDV)分别代表速度图中的波峰和波谷,Pourcelot RI可以通过PSV–EDV/PSV计算出来。

眼脉动的检测（眼部血流搏动）

目的

- 评估脉络膜血流量。

描述

- 眼部血流搏动是一种非影像学检查方法,可测量眼脉冲幅度(眼压峰谷值),并提供眼眶总脉冲的估计值,(未经证实)可用于估计脉络膜血流量。

参考书目

Zion IB, Harris A, Siesky B, et al. Pulsatile ocular blood flow: Relationship with flow velocities in vessels supplying the retina and choroid. *Br J Ophthalmol.* 2007;91:882–884.

公开

本章内容没有利益冲突。Alon Harris 博士想透露，他因担任顾问而从 AdOM、SHIRE 和 CIPLA 获得报酬。Harris 博士还持有 AdOM、Nano Retina 和 Oxymap 的所有权权益。以上列出的所有关系均符合印第安纳大学对外活动政策。

第 2 部分

临床综合征

第10章

引言

Douglas J. Rhee

青光眼主要分为两种类型：原发性和继发性。原发性青光眼是指导致房水流出阻力增加和眼压升高的原因不明的青光眼，而继发性青光眼是指眼部其他病变或全身疾病等明确病因导致的眼压升高和房水流出阻力增加的青光眼。

在美国，原发性开角型青光眼是最常见的类型，约占青光眼总数的2/3。这种特定的疾病综合征可能是多种尚未被区别开的，各自独立的病理生理过程的最后共同阶段。随着对遗传学和病理生理学的认识逐渐加深，预计我们最终能区别那些有着相同特征性视神经和视野缺损的不同病症。

目前，我们认为青光眼导致的病理及功能损害主要是由相对眼压升高和视网膜神经节细胞轴突在巩膜筛板处对压力高度敏感这两个因素共同作用的结果。例如，①儿童在正常状态下从来没有单纯的高眼压症(经过角膜厚度校正后的眼压——诱发的测量伪影)；②降低眼压也会减缓低眼压性青光眼患者的视神经和视野损害进展。

自20世纪50年代末以来，人们已经了解到所有高眼压青光眼的主要病理生理机制都是房水排出受到抑制。原发性开角型青光眼的病理生理机制是近小管部(TM)细胞外基质的改变和积聚；其他机制目前尚不清楚，如近小管部细胞和组织的刚性增加以及小梁网细胞数量减少。到目前为止，还没有在葡萄膜巩膜流出通路或房水高分泌的病理改变方面有重要发现。随着分子生物学和遗传学研究不断深入，我们对原发性青光眼的病理生理分子机制也在不断改进。

继发性开角型青光眼的病理生理机制仍与引流系统有关，如假性剥落物质在近小管部的沉积(即假性剥脱性青光眼)、小梁网细胞丢失导致小梁网融合(即色素性和房角开放的炎症相关的青光眼)等。激素性青光眼通过几种不同的机制导致近小管部异常细胞外基质的积聚。

这部分的章节中包括一些具有代表性的图片，简要描述下列几种主要的青光眼：

- 先天性青光眼。
- 原发性开角型青光眼。
- 继发性开角型青光眼。
- 炎症性青光眼。
- 晶状体相关性青光眼。
- 葡萄膜炎性青光眼。
- 原发性闭角型青光眼。
- 继发性闭角型青光眼。

第11章

儿童青光眼（先天性青光眼）

Oscar V. Beaujon-Balbi, Oscar Beaujon-Rubin, Claudia L. Pabon, Douglas J. Rhee

引言

2013年世界青光眼学会对儿童青光眼的定义达成共识，将儿童青光眼定义为一类与眼压相关的眼内损伤。儿童青光眼是一组以眼房水引流系统发育异常为特征的疾病，它包括：

- 先天性青光眼，即前房角先天发育异常，不伴有其他眼病或全身异常。
- 伴有其他眼病或全身异常的发育性青光眼。
- 儿童的继发性青光眼，即其他眼病引起的房水引流系统的损伤。

儿童青光眼有几种不同的分类方法，最常用的是Shaffer-Weiss和Hoskin的解剖学分类法，前者把先天性青光眼分为三种主要类型：

- 原发性先天性青光眼(PCG)。
- 伴有先天异常的青光眼。
- 继发性儿童青光眼。

后者是以临床检查中发现的实际发育异常来分类，同样分为三个类型：

- 单纯的小梁发育异常，不伴虹膜或角膜异常。
- 虹膜小梁发育不良，包括房角和虹膜异常。
- 角膜小梁发育不良，常伴有虹膜异常。

确定解剖的异常对确定合适的治疗方案和预后因素有很大帮助。根据2013年世界青光眼协会达成的共识，儿童青光眼分为原发性和继发性两类。继发性儿童青光眼又进一步分为非获得性(出生时就有)和获得性(出生后获得)。非获得性儿童青光眼再依据体征主要出现在眼部或全身进行分类。

原发性先天性青光眼

原发性先天性青光眼(PCG)是婴幼儿青光眼中最常见的一类青光眼，占先天性青光眼病例的50%，主要以小梁网发育异常不伴其他眼病或全身异常为特征，75%的PCG为双眼发病。

流行病学

- PCG的发病率在存活婴儿中占1/5 000~1/10 000，80%的病例在1岁以前发病，大约40%的病例在出生时发病，70%的病例在1~6个月内发病。
- 该病男性多见(70%男性，30%女性)，90%的病例为散发，无家族史。
- 虽然曾被认为是常染色体隐性遗传，且外显率不同，但目前认为大多数病例属于多因素遗传，同时伴有非遗传性因素(如环境因素)。

病史

- 溢泪、畏光、眼睑痉挛是本病的三大典型症状。
- 通常，先天性青光眼的患儿喜欢待在光线暗的地方，不喜欢待在光线强的地方。保育员可能会发现患儿眼泪过多。
- 在单侧患病的儿童中，通常母亲会发现患儿双眼大小不对称，或涉及眼球增大(受累眼)或涉及眼球变小(正常眼)(图11-1)。

临床检查

初步评估通常在诊室进行，患儿可能至少有一种症状，如畏光、流泪、眼睑痉挛，有时眼球增大或牛眼为主诉。医师可以根据患儿年龄评估视力，如出生时光刺激瞳孔收缩，3个月大时可以固视。通过裂隙灯全面地检查眼部情况，评估角膜透明度、前房结构、虹膜和晶状体情况。可以在诊室用Tono-Pen电子眼压计测量眼压。近期，回弹式眼压计，因为测量时不需要使用局部麻醉眼药滴剂也被广泛用于儿童眼压的测量(图11-2)。

如果可能，可以通过超声测量眼轴长度来评估青光眼，如果眼轴长度大于相应年龄正常范围的上限时，则青光眼可作为一个潜在的因素。不能够在诊室中进行全面青光眼评估的患儿，只能在麻醉下进行检查，眼科医师最好能在初次麻醉检查完成后直接进行青光眼手术治疗(图11-3)。

- 足月新生儿正常角膜直径为10~10.5mm，2岁时增加到成人的直径为11.5~12mm。婴儿中如果角膜直径大于12mm者，即提示先天性青光眼的发生。
- 用卡尺在角膜水平子午线测量角膜，其他体征包括角膜雾状混浊、角膜后弹力层破裂(Haab纹)、前房深、眼压大于21mmHg、虹膜基质发育不良，前房角镜仅仅发现小梁发育不全,以及杯盘比扩大。Haab 纹可以是一条或多条,通常为水平方向分布或与角膜缘呈同心圆状分布(图 11-4 和图 11-5)。

- 视神经的评估是青光眼诊断和进展评价中很重要的一部分。婴幼儿比年龄较大的儿童或成人更容易出现青光眼性视盘的改变,且这种改变所需要的眼压也更低。杯盘比大于 0.3 在正常婴幼儿中极其罕见,须高度怀疑青光眼。视神经杯不对称,尤其是相差大于 0.2 者,也须考虑青光眼。青光眼性视盘改变通常呈圆形且在中央,也可呈椭圆形(图 11-6)。眼压降至正常后,可以观察到青光眼视神经杯盘比逆转现象。
- 前房角检查对于青光眼的诊断及治疗是必要的。房角发育异常主要表现为两种方式:①扁平虹膜附着,即虹膜直接附着于小梁网或在小梁网前附着并且虹膜突越过巩膜突(图 11-7A);②后凹性虹膜附着,即虹膜在小梁网后,并被一层致密的异常组织所覆盖(图 11-7B)。为了对比,图 11-8 显示的是正常婴儿的前房角镜图像。
- 眼压升高导致眼球迅速增大,3 岁以下儿童角膜渐进性扩张。随着角膜不断增大、牵拉导致角膜后弹力层破裂,角膜上皮和基质水肿,角膜呈雾状混浊。虹膜被牵拉致虹膜基质变薄。视神经通过的巩膜管也因为眼压升高而扩大,这导致杯盘比迅速扩大,但随着眼压正常,视神经杯也迅速恢复。
    - 这种增大的杯盘比的明显逆转一般不会见于成年人,而发生在婴幼儿可能是与婴幼儿视盘内结缔组织弹性较大有关。如果眼压无法控制,将会发展成牛眼(图 11-1 和图 11-9)。

鉴别诊断

- 引起角膜改变的其他原因包括大角膜、代谢性疾病、角膜营养不良、产伤及角膜炎。
- 当发生鼻泪管阻塞、泪囊炎及虹膜炎时,可有畏光或溢泪。
- 类似青光眼性改变的视神经异常包括视盘小凹、视盘缺损、视神经发育不全。

治疗

- 对先天性青光眼的治疗始终是手术,药物治疗可用于术前短期内控制眼压。
- 先天性青光眼的手术可以选择不同的小梁切开手术方式。
    - 前房角切开术要求角膜透明,可以看清房角。
    - 外路小梁切除术则不要求角膜透明。
- 前房角切开术使用的是用前房角切开刀及直接前房角镜,一般来说,首选 Barkan 前房角镜。术中用前房角切开刀穿过透明角膜在小梁网表面致密的异常组织切割 90°~180°(图 11-10

和图 11-11)。

- 另外,改良的 Swan-Jacob 房角镜可以同 MVR 刀、Wheeler 刀,甚至 30 号针头同时使用,这种改良的平叶刀片不仅可以减轻角膜变形程度,而且可以使角膜手术切口更易愈合(图 11-12)。

- 小梁切开术适用于角膜混浊不透明的病例,先制作一个巩膜瓣然后找到 Schlemm 管,用小梁切开刀(图 11-13)或缝线(通常是聚丙烯)穿过 Schlemm 管切开小梁网(Lynch 步骤)。最近开始采用新引入的带光源的微导管(i-Cath, iScience)代替缝线,其优点是可以持续观察导管头部辨别其位置(图 11-14)。目前,黏小管成形术是近年来出现的一种新的抗青光眼手术技术,我们首先制作 1/2 厚度的 3mm×3mm 大小的板层巩膜瓣,然后在其下方制作 2mm 深的巩膜瓣,分离深层巩膜瓣至透明角膜,找到 Sclemm 管注入黏粘弹剂扩张 Sclemm 管开口,然后将带导光纤维的微导管插入 Sclemm 管前行 360°,再将其拉出以切割周围的小梁网(图 11-15)。完成后切除深层皮瓣,缝合第一个巩膜瓣,手术结束。(图 11-15 和图 11-16)。

- 对于未发现 Schlemm 管的病例,可以行小梁切除术,也可以选择安装有阀或无阀的青光眼引流装置(图 11-17)。

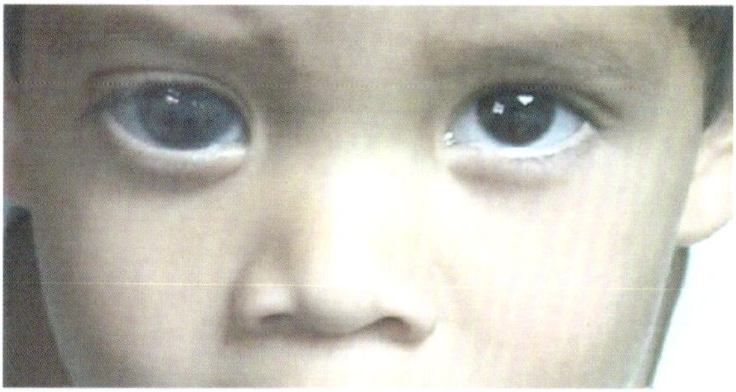

图 11-1　**单侧原发性先天性青光眼。**照片显示角膜雾状混浊及牛眼。

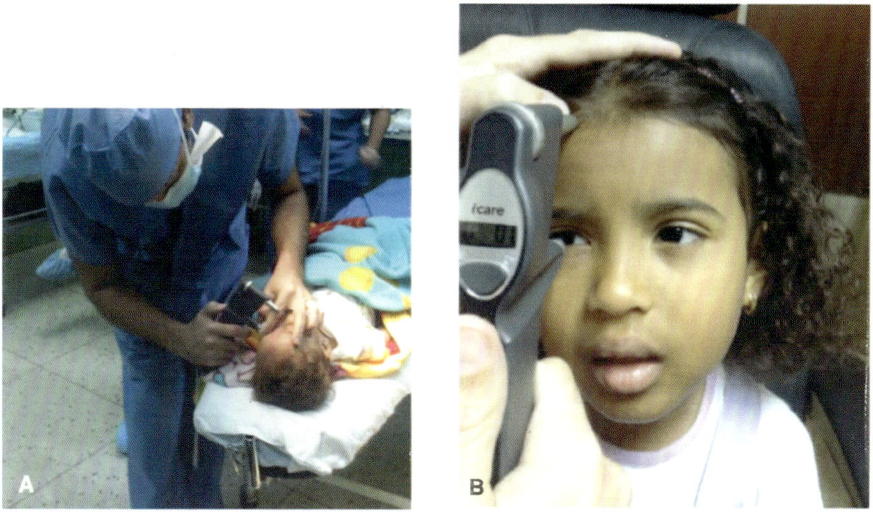

图 11-2　**回弹式眼压测量法。**(A)全身麻醉药诱导时的回弹式眼压测量。(B)在办公室使用回弹式眼压计。

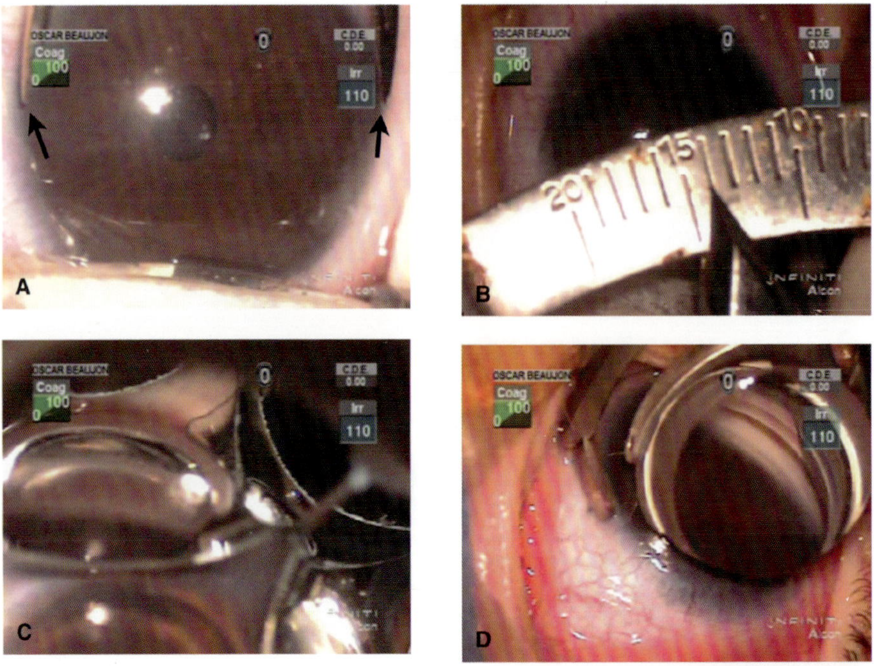

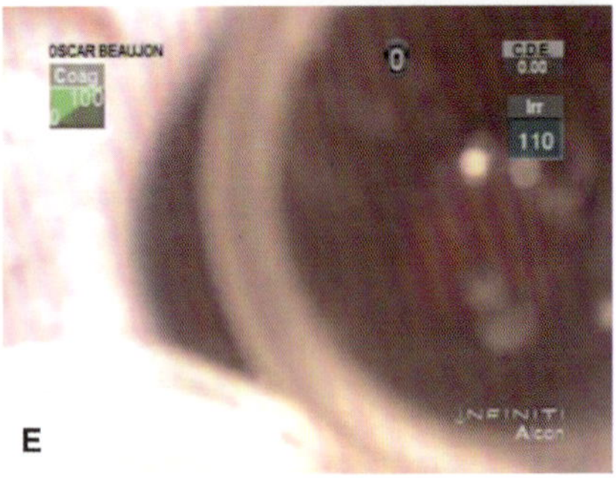

图 11-3 麻醉后的评估。(A,B)用卡尺测量角膜直径(黑色箭头表示卡尺的尖端)。(C)四面镜的前房角镜检查。(D)用Transcend Volk Goniolens(TVG)外科房角镜进行前房角检查。(E)利用直接检眼镜、前置镜和手术室显微镜观察视盘和视网膜。

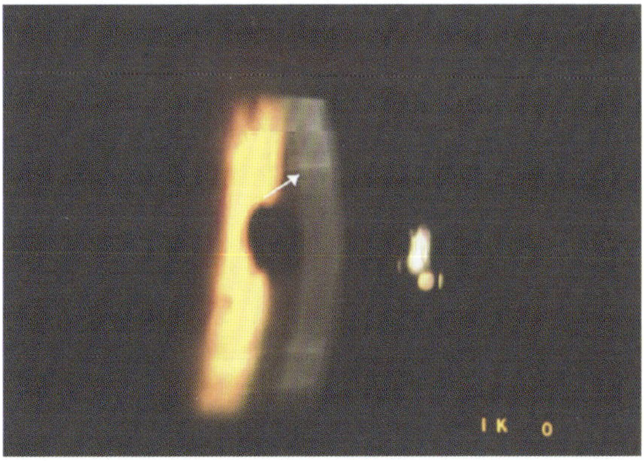

图 11-4　Haab纹。箭头指示角膜后弹力层破裂。

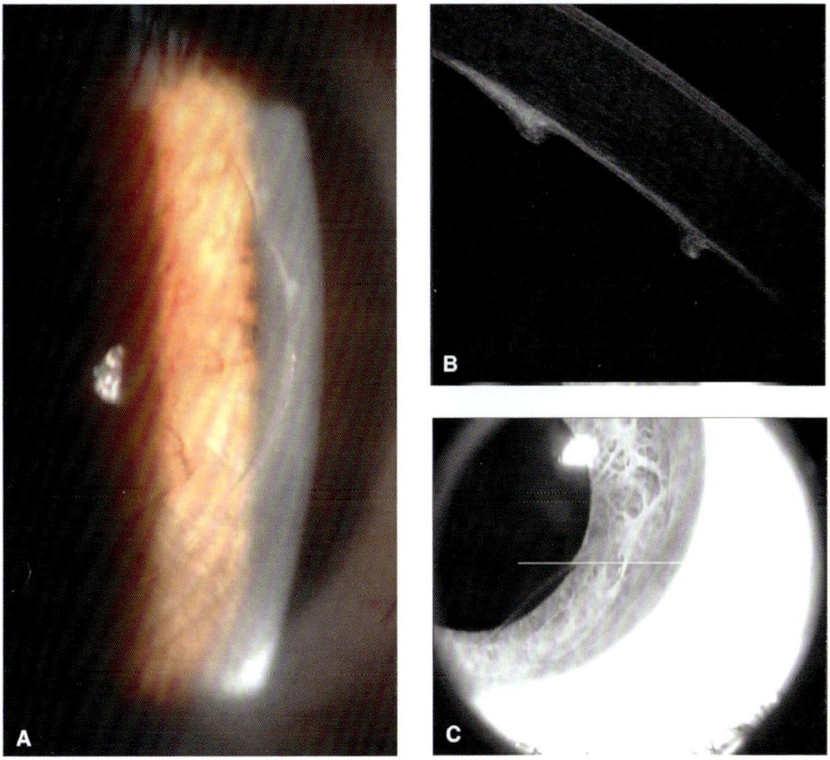

图 11-5　Haab纹。(A)集中在角膜周边的 Haab 纹。(B)OCT 中两处后弹力层破裂纹。(C)B 图中所示的两处 Haab 纹横截面面积。

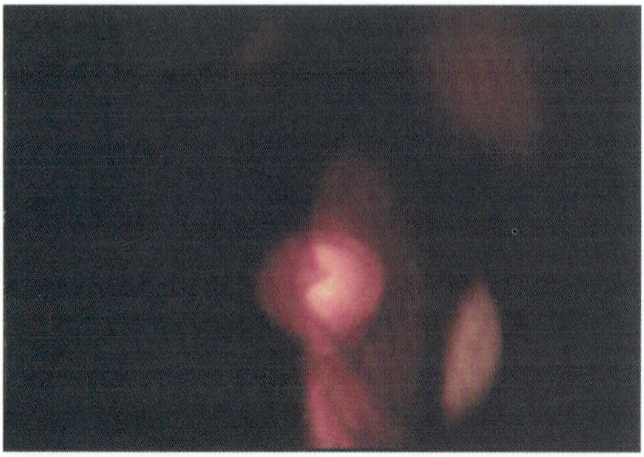

图 11-6 **圆形扩大的视杯。**先天性青光眼中的圆形扩大的视杯。

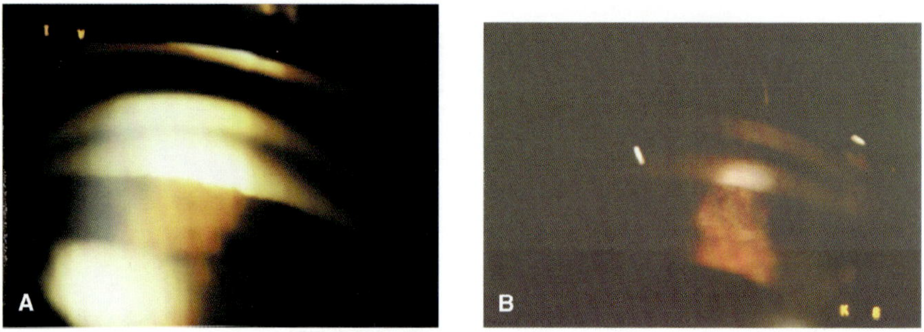

图 11-7 **前房角镜检查。**(A)虹膜扁平附着。(B)虹膜后凹性附着。

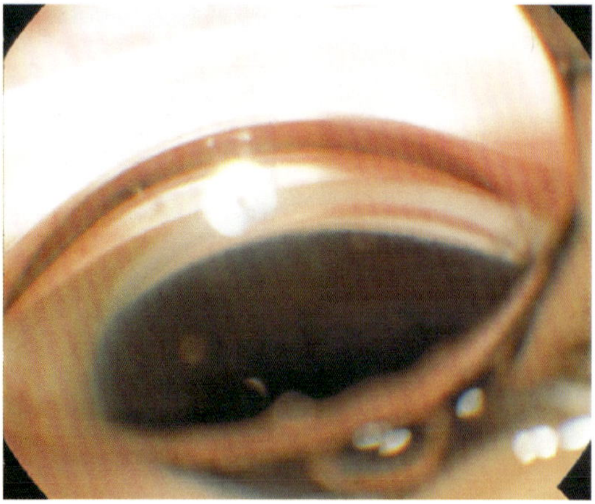

图 11-8 **前房角镜检查。**正常婴儿的前房角,色素较少。

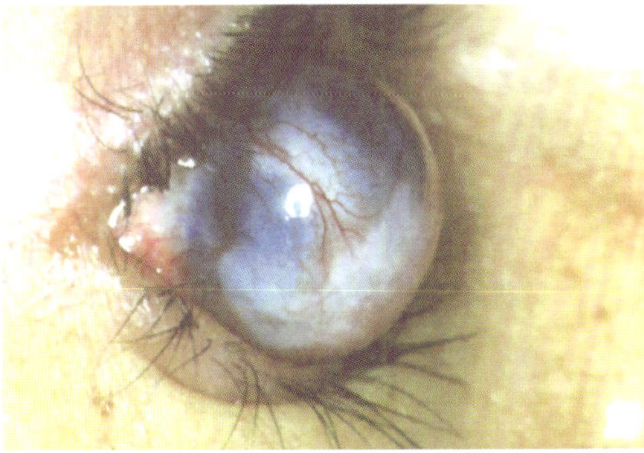

图 11-9 **牛眼。**极端牛眼伴角膜、巩膜变薄。

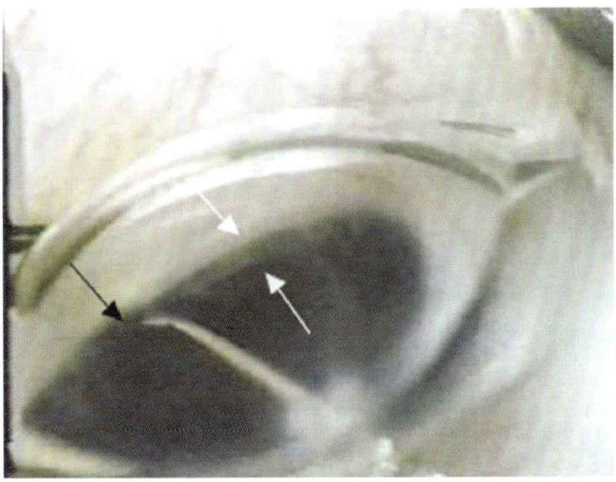

图 11-10 **前房角切开术中的先天性青光眼。**注意小梁网手术切口切开处(白色箭头)和未切开处(黑色箭头)房角结构的不同。

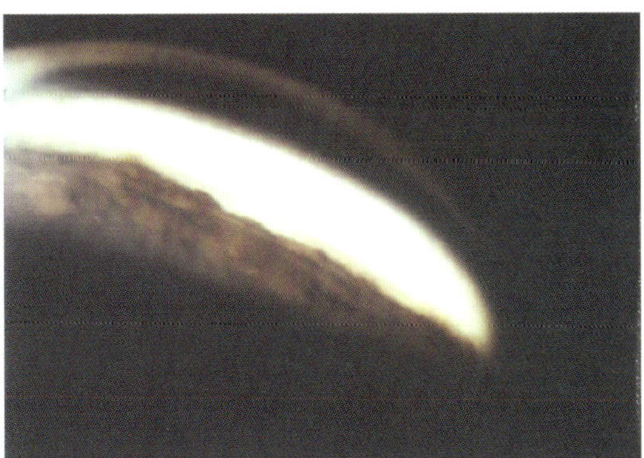

图 11-11 **房角的表观。**前房角切开术后的房角表观。

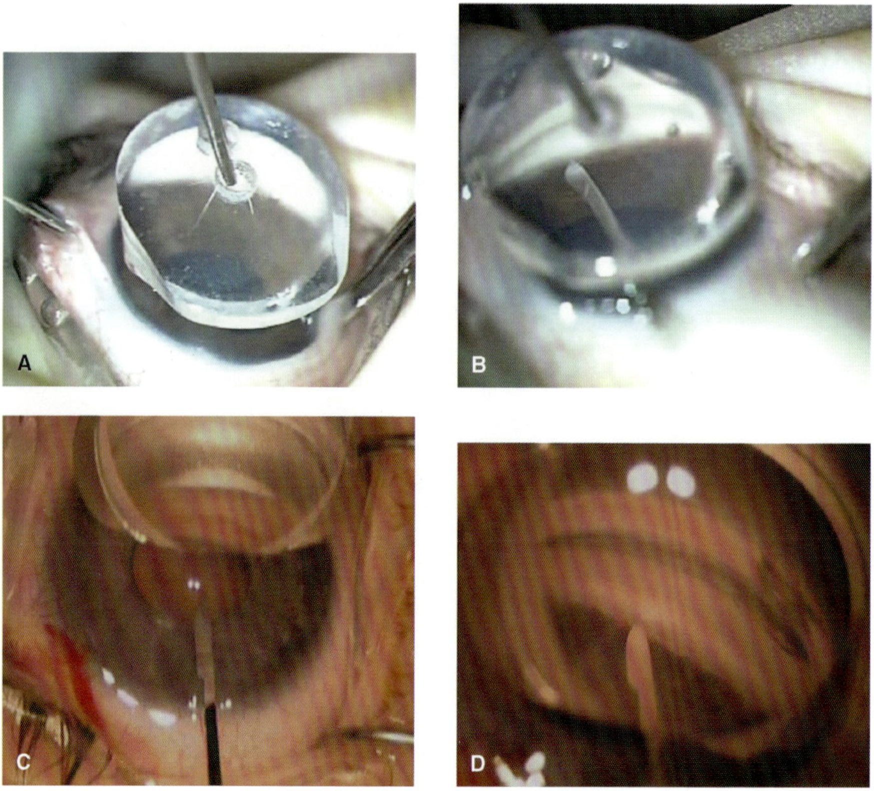

图 11-12 前房角切开术的过程。(A,B)显示的是传统前房角切开术,首先需要用锁定齿钳固定上、下直肌,然后再使用Barkan前房角镜、前房角切开刀进行手术,这项技术依赖于助手固定固定钳及患者眼球转动使得医师获得更为开阔的手术视野。(C,D)显示的是改良后的手术方法,不需要使用Swan镜头和前房角切开刀。

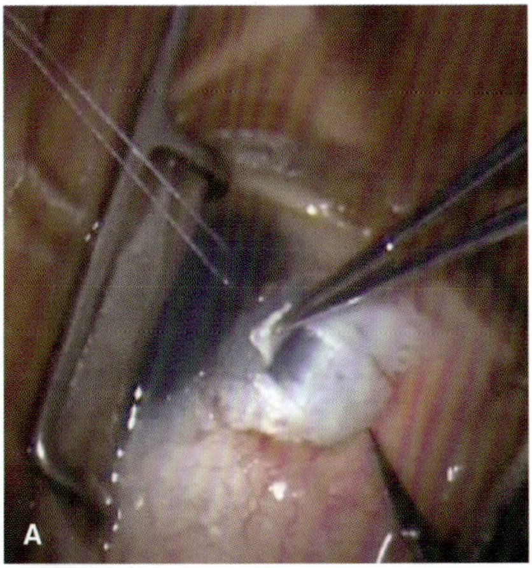

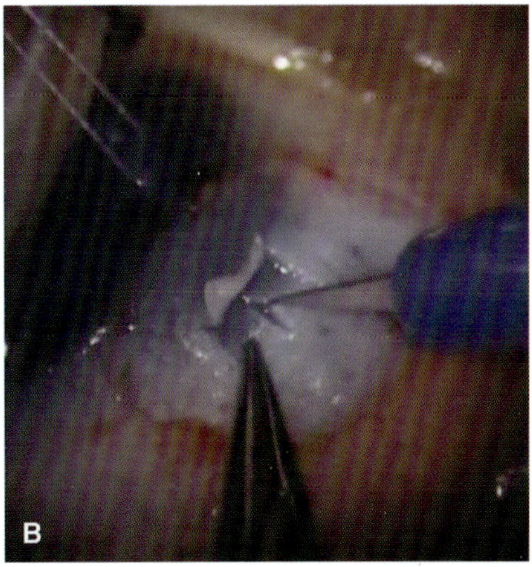

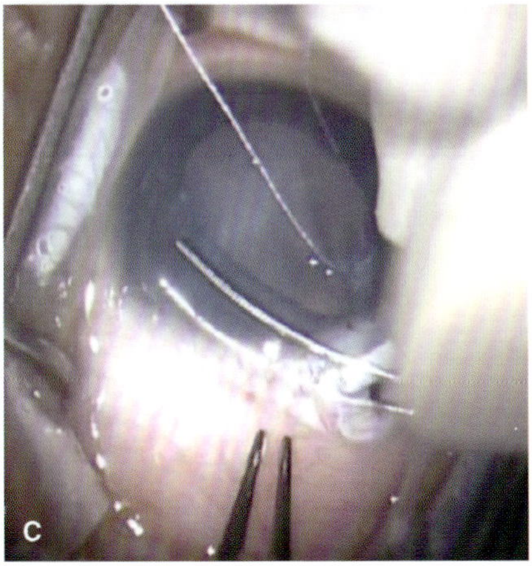

图 11-13　**机械式小梁切除术。**(A)做一个厚的瓣膜。(B)大幅削减Schlemm管。(C) Harms 小梁切开刀通过Schlemm管,然后轻轻地进入前房,实现与前房的沟通。

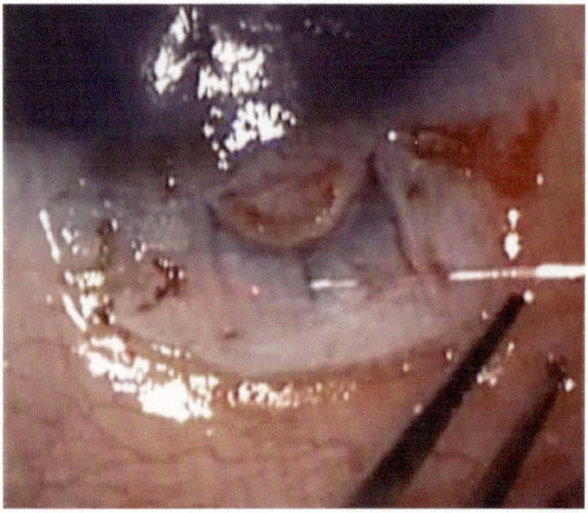

图 11-14 **使用iTrack缝线进行小梁切除术。**红色光源有助于确定导管位置。

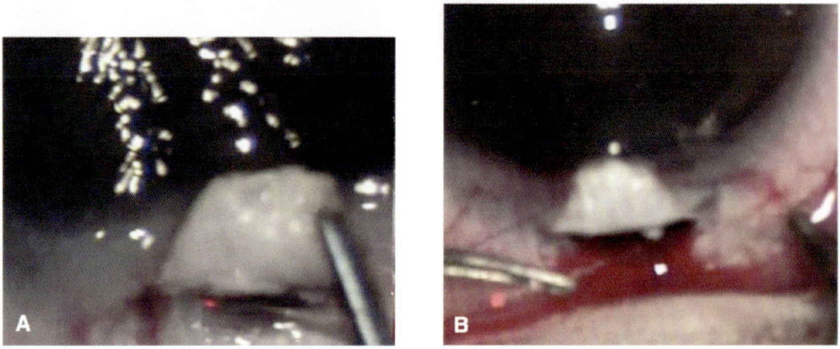

图 11-15 **360°小梁切开术。**(A)切除深层巩膜瓣后,Schlemm 管被黏弹剂扩张,并引入照明纤维导管。(B)将微导管从两端拉出,360°切除小梁网。

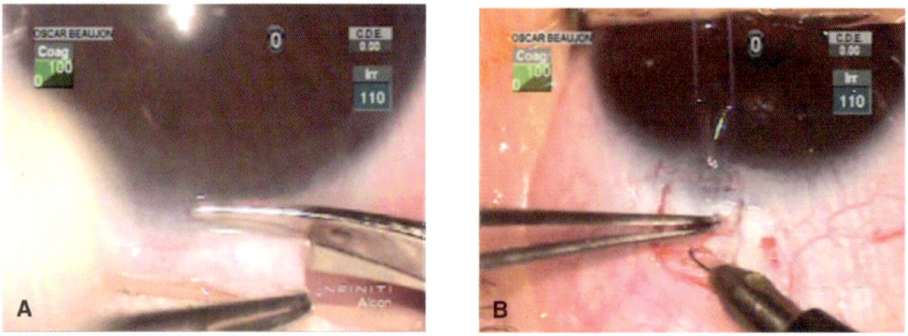

图 11-16 **360°小梁切开术。**(A)结膜切口。(B)1/2 厚度的 3mm×3mm 大小的板层巩膜瓣。(待续)

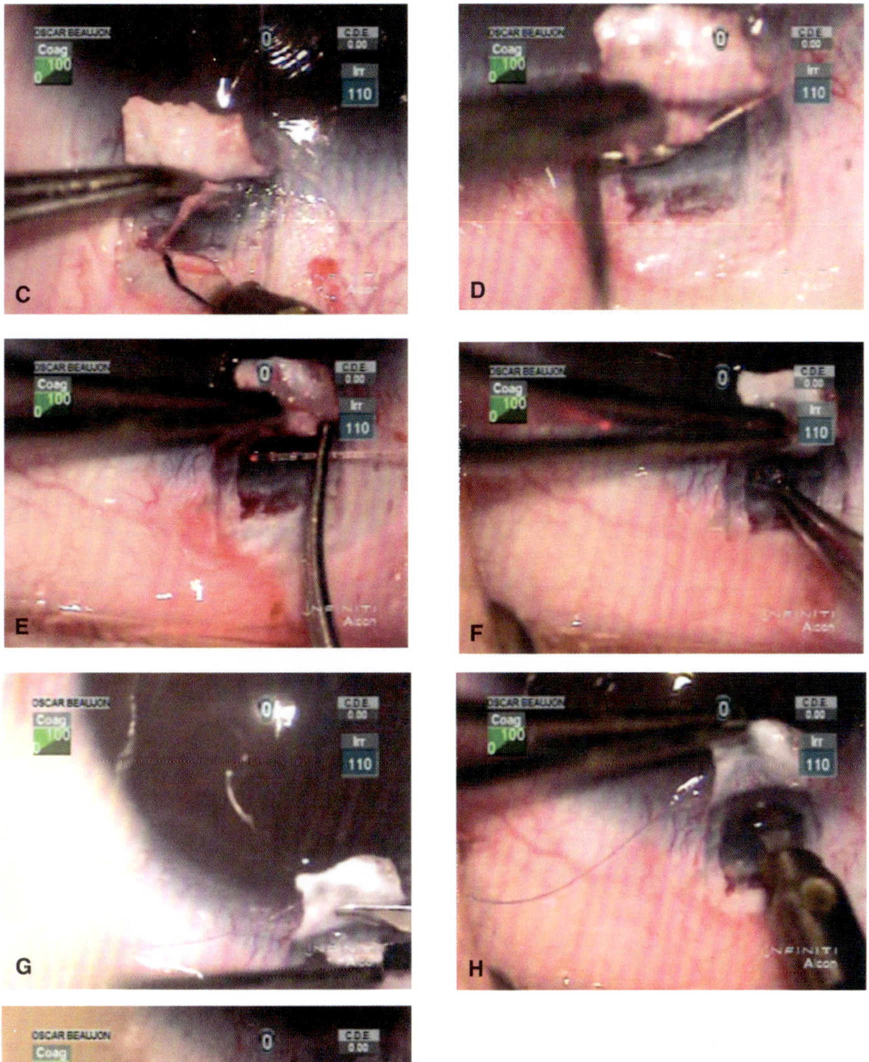

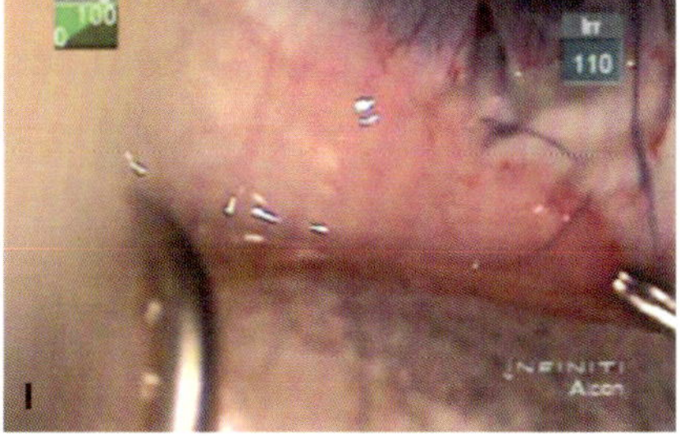

图 11-16 (续)(C)制作 2mm 深的巩膜瓣。(D)对 Schlemm 管注入黏弹剂扩张 Schlemm 管开口。(E,F)带顶部发光的微导管插入 Sclemm 管前行 360°。(G)切除深层巩膜瓣。(H)1mm 角膜切口。(I)缝合巩膜瓣。

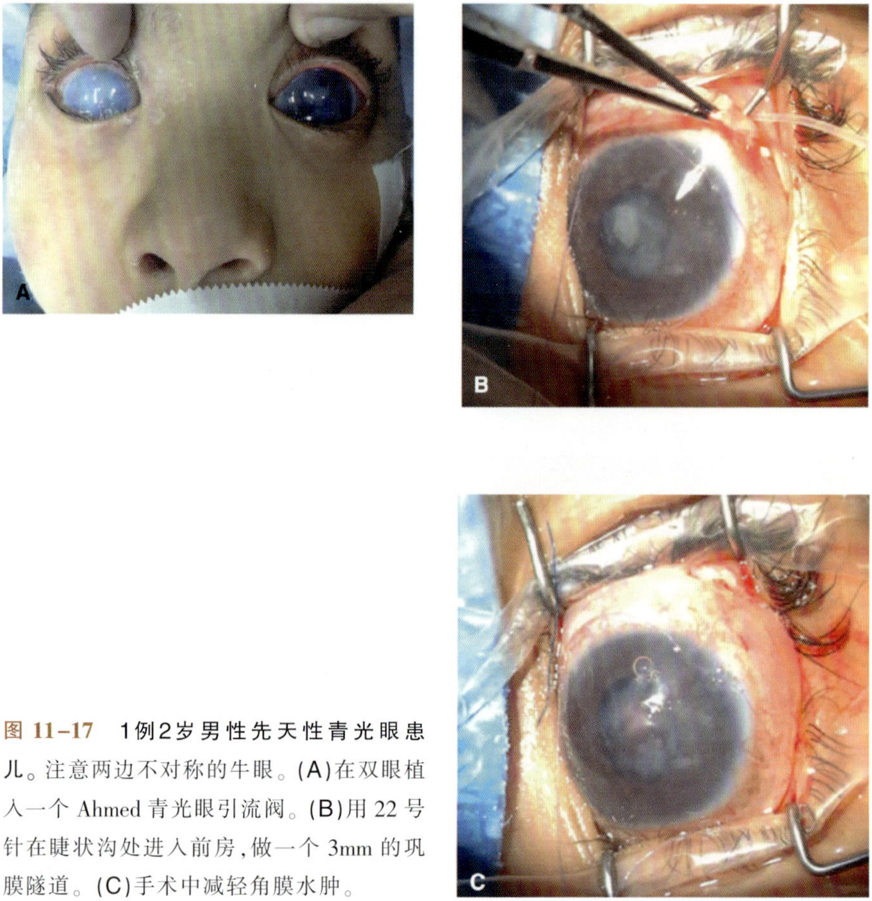

图 11-17 1例2岁男性先天性青光眼患儿。注意两边不对称的牛眼。(A)在双眼植入一个 Ahmed 青光眼引流阀。(B)用 22 号针在睫状沟处进入前房,做一个 3mm 的巩膜隧道。(C)手术中减轻角膜水肿。

伴其他先天异常的青光眼

先天性无虹膜

- 先天性无虹膜是一种以先天性双眼虹膜不同程度缺失为主要特征的疾病，但房角检查通常可以见到不同程度的虹膜退化残留(图 11-18)。
- 有 2/3 的病例呈高外显率的显性遗传,20%的病例伴发 Wilms 瘤(肾细胞瘤)。
- 研究发现患者 11 号染色体的短臂缺失与 Wilms 瘤和散发的无虹膜症是相关的。
- 无虹膜症往往并发黄斑中心凹和视神经的发育不良，常导致患者视力较差,其他相关的眼病包括角膜病、白内障(60%~80%)和晶状体异位(图 11-19)。畏光、眼球震颤、视力下降和斜视是无虹膜症的常见表现。进行性角膜混浊和角膜血管翳常呈环形,出现在角膜周边部(图 11-20)。
- 无虹膜通常在青少年时期并发青光眼，这可能是由小梁发育不良或残余虹膜造成进行性小梁网粘连所致。如果青光眼发生在婴儿时期,可行前房角切开术或小梁切除术。
- 早期行前房角切开术可以阻止残余虹膜进行性粘连在小梁网上。
- 在年龄较大的儿童患者中,首先考虑药物治疗以控制眼压,任何形式的手术均有可能损伤没有虹膜保护的晶状体及悬韧带,而且滤过性手术增加了玻璃体嵌顿的危险。一些不能控制的晚期青光眼患者须行睫状体破坏性手术。

Axenfeld 异常

- Axenfeld 异常以周边角膜、前房角和虹膜异常为特征。周边角膜的改变是出现明显增粗的 Schwalbe 线,又称“后胚胎环”,可有虹膜条索附着于后胚胎环和前部虹膜基质发育不良。
- 常双眼发病，为常染色体显性遗传(图 11-21)。
- 50%的患者伴发青光眼称为 Axenfeld 综合征。如在婴儿期发病,前房角切开术和小梁切除术通常均有效,如发病较晚,首先考虑药物治疗,必要时可行滤过性手术。

Rieger 异常

- Rieger 异常代表更严重的房角发育不良。除了临床上观察到的 Axenfeld 异常外，还可见明显的虹膜发育不良,伴多瞳及瞳孔异位。
- 通常双眼发病，为常染色体显性遗传,也有散发病例。
- 一半以上的患者可伴发青光眼,这种通常需要手术治疗。

Rieger 综合征

- 如果 Rieger 异常伴发全身发育异常，则称之为 Rieger 综合征。
- 最常见的全身表现为牙齿和颌面骨发育异常。牙齿异常包括牙冠减小(小牙)、牙齿数目减少但排列均匀和局部牙齿缺失(通常是上颌骨前的切牙)(图 11-22 和图 11-23)。
- 由于这些疾病都存在相似的前房角异常，因此被认为是一组发育异常性疾病，称之为前房角裂综合征或角膜虹膜中胚叶发育不全，也可称为 Axenfeld-Rieger 综合征。

Peters 异常

- Peters 异常是前房发育异常的一种疾病。临床特征为角膜白斑伴角膜后基质缺失，也被称为 Von Hippel 角膜溃疡，虹膜粘连至白斑边缘部，晶状体也可以前粘连，同时伴有角膜内皮损伤。
- Peters 异常多为双眼发病，常伴青光眼和白内障。
- 这类病例需要角膜移植联合白内障摘除，通常可提高视力，可通过小梁切除术或植入青光眼引流装置来控制眼压(图 11-24 和图 11-25)。

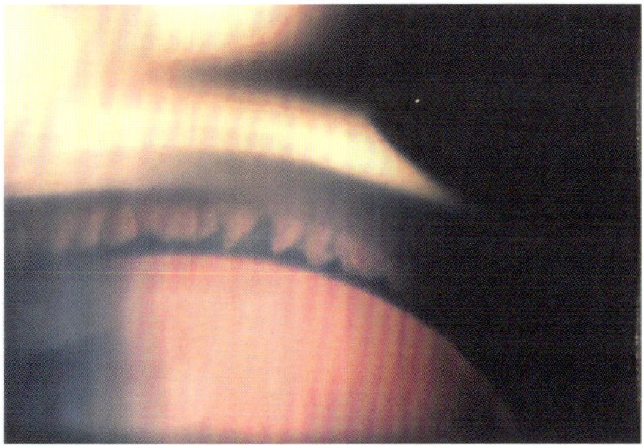

图 11-18　无虹膜。前房角镜图像显示残余虹膜及其下方的睫状体。

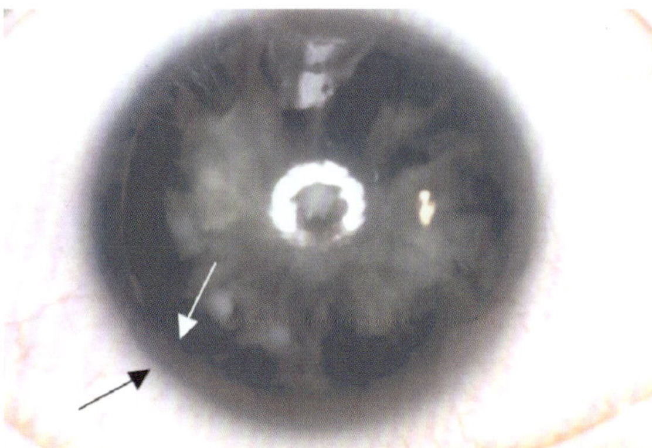

图 11-19　无虹膜及白内障。箭头示残余虹膜。

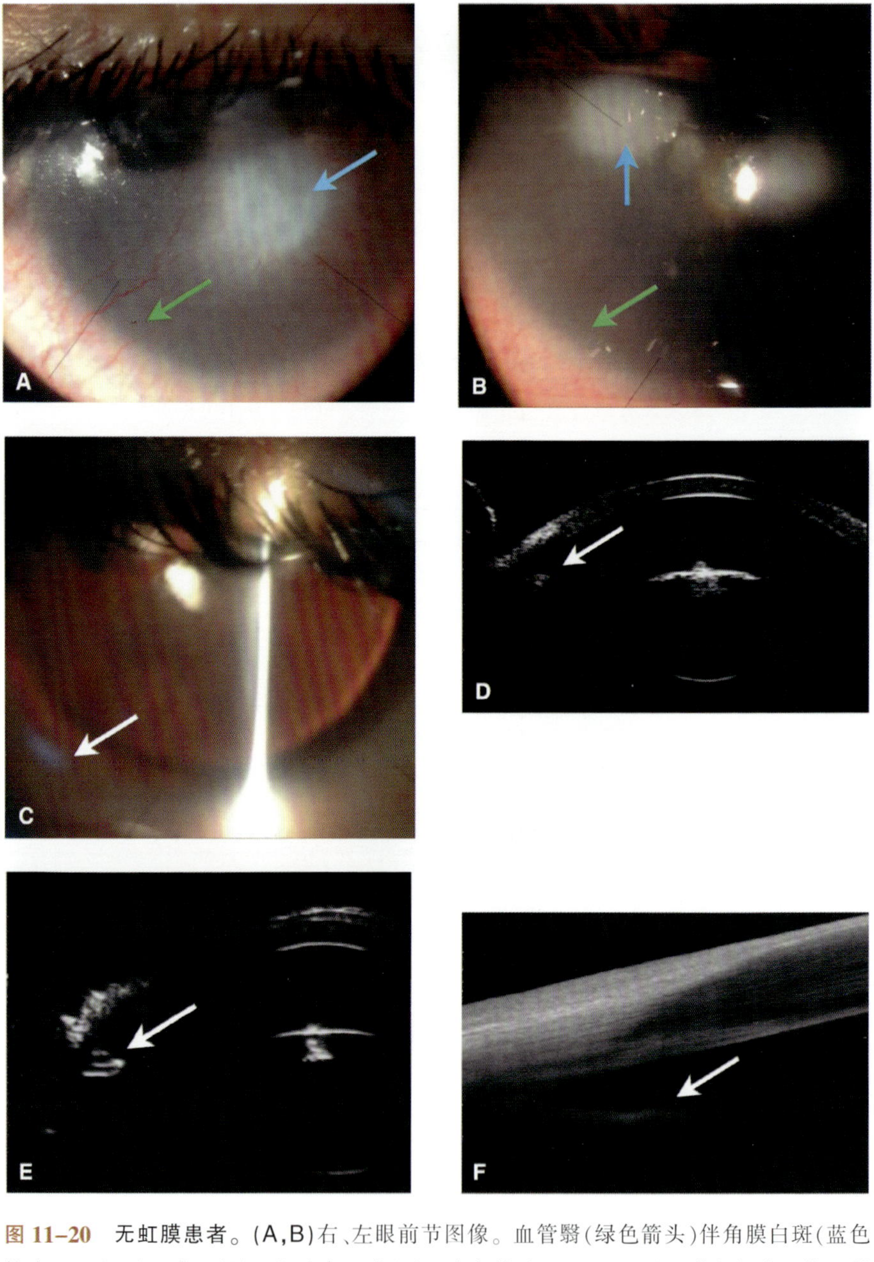

图 11-20 无虹膜患者。(A,B)右、左眼前节图像。血管翳(绿色箭头)伴角膜白斑(蓝色箭头)。(C)无虹膜,可见一些残余虹膜组织(白色箭头)。(D,E)无虹膜在超声生物显微镜和OCT(F)中的图像。(D)前极性白内障。(F)虹膜残余。

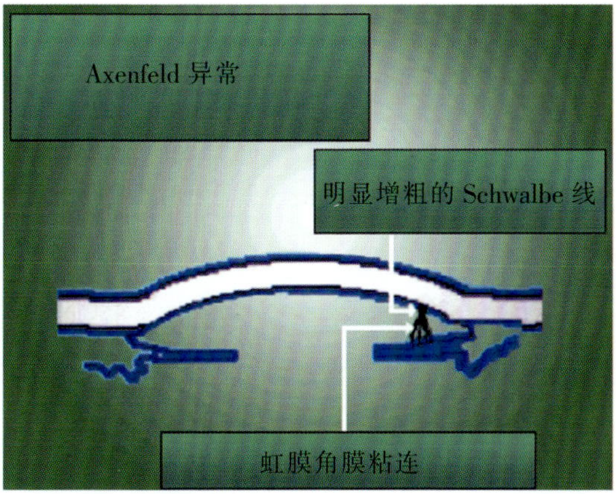

图 11-21　Axenfeld异常示意图。

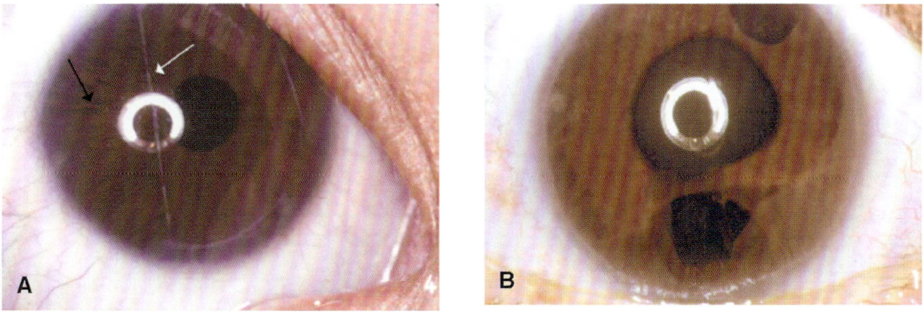

图 11-22　Rieger综合征。(A)明显的前胚胎环(白色箭头)和虹膜发育不良(黑色箭头)。(B)A图患者的母亲,显示明显的前胚胎环、瞳孔异位和多瞳。

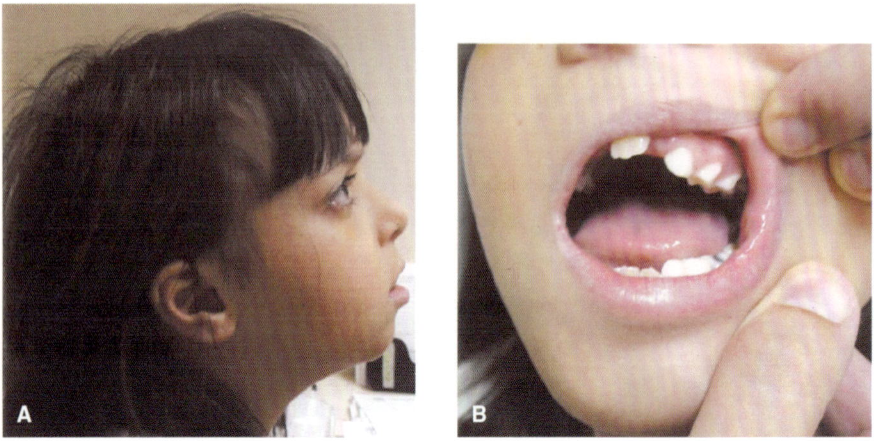

图 11-23 Rieger综合征。(A)面部异常,面颊骨发育不良。(B)牙齿异常、小牙、缺牙。(Courtesy of Dr. Adael Soares, Escola Paulista de Medicina, UNIFESP, São Paulo, Brazil.)

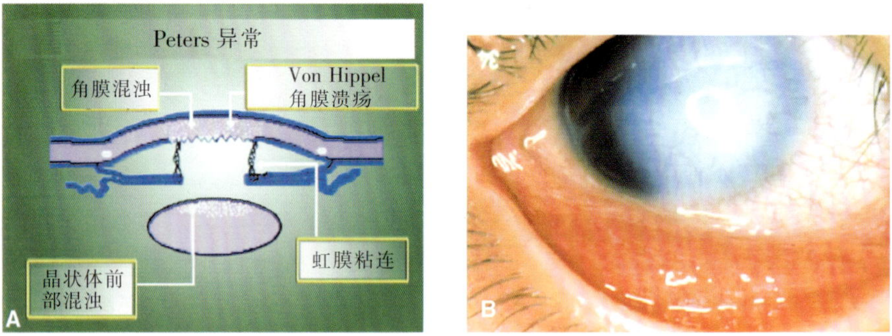

图 11-24 Peters异常。(A)示意图。(B)角膜白斑伴角膜血管翳。

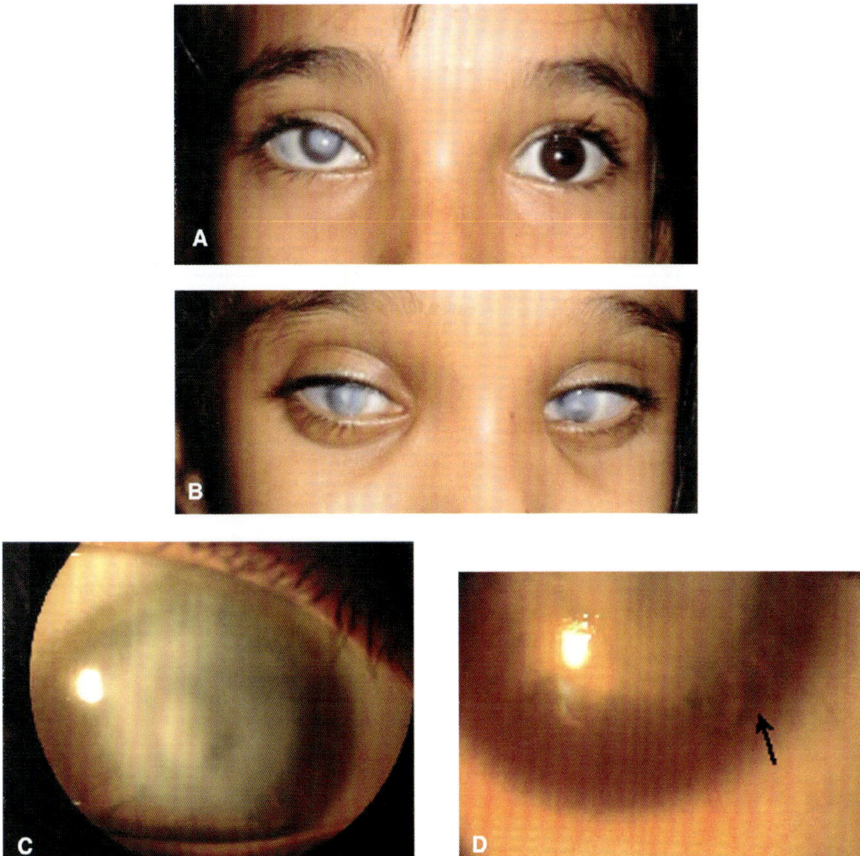

图 11-25　**异卵双胞胎姐妹出现的Peters异常。**(A)单眼角膜出现病变。(B)双眼全角膜混浊。(C)中央角膜混浊,周边角膜相对透明。(D)周边可见虹膜异常。C 图和 D 图的异常表现为 A 图中发病眼的症状。

马方综合征

• 马方综合征的特点是肌肉骨骼异常，如蜘蛛指（趾）、身材高大、肢体细长、关节过度伸展、脊柱侧凸、心血管疾病以及眼部疾病。

• 15% 为散发病例，通常为高外显率常染色体显性遗传（图 11–26）。

• 眼部病变主要有晶状体异位、球形晶状体、大角膜、近视、圆锥角膜、虹膜发育不良、视网膜脱离及青光眼（图 11–27）。晶状体悬韧带非常脆弱，易于断裂，导致晶状体向上移位（晶状体也可脱位至瞳孔区或前房，引起晶状体源性青光眼）。

• 马方综合征也可发生开角型青光眼，常在青少年时期发病，与前房角先天异常有关。致密的虹膜突跨过房角隐窝，附着于巩膜突前，虹膜组织可呈现凹陷的形态。

• 通常青光眼发生在青少年时期，首选药物治疗。

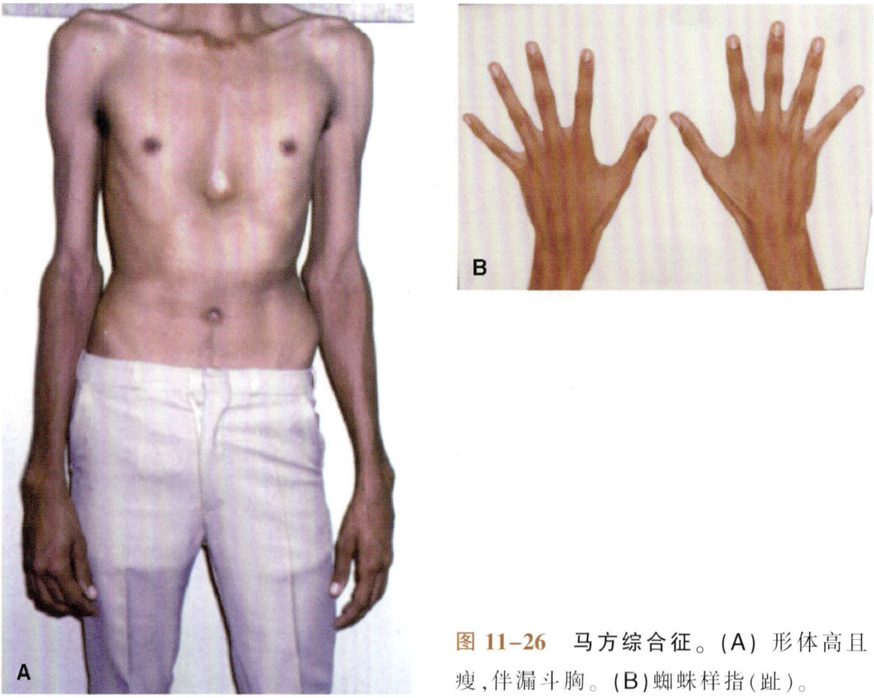

图 11–26　马方综合征。(A) 形体高且瘦，伴漏斗胸。(B) 蜘蛛样指（趾）。

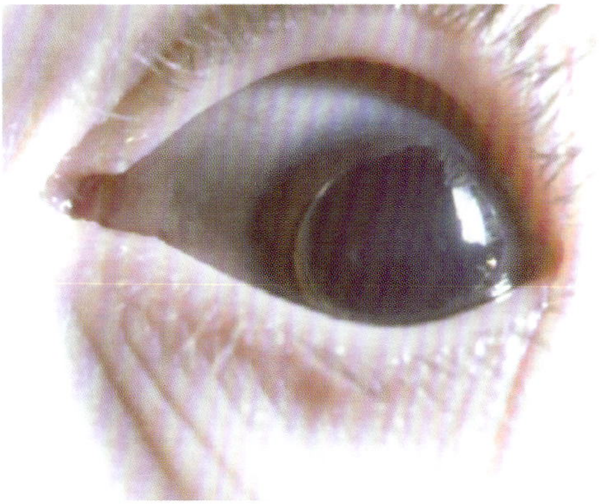

图 11–27　**马方综合征。**晶状体前脱位。本图中晶状体向前脱位。

球形晶状体

- 本病可单独发生，为常染色体隐性或显性遗传，也可伴发 Weill-Marchesani 综合征。本综合征临床特征为身材矮小、短指(趾)、短头和球形晶状体。
- 晶状体较小、呈球形，可向前移位，从而引起瞳孔阻滞性青光眼(图11-28)。
- 这类闭角型青光眼的治疗包括扩瞳剂、虹膜切除术或晶状体摘除术。
- 通常青光眼发生在青少年时期。

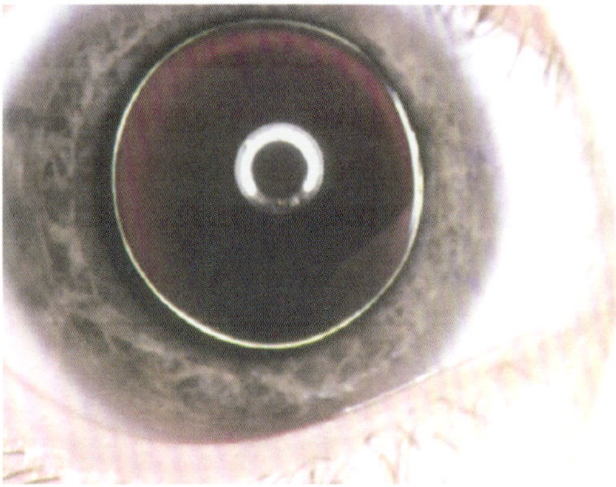

图 11-28 **球形晶状体**。通过散大的瞳孔可见小的圆形的晶状体。

Sturge-Weber综合征（脑三叉神经血管瘤病）

- 本病特征为面部沿三叉神经分布的血管瘤，通常为单侧，也可为双侧，结膜、表层巩膜及脉络膜血管瘤为常见异常。弥漫性葡萄膜受累可呈现“番茄酱”眼底。
- 本病的遗传学模式不明。
- 当同侧面部血管瘤累及眼睑和结膜时，青光眼发生率较高。
- 青光眼可发生在婴幼儿和青少年时期。如发生在婴幼儿时期，青光眼与孤立性小梁形成有关，前房角切开术效果较好。如果发生在青少年时期，则可能与动静脉瘘引起的巩膜静脉压升高有关。
- 对于此类患者，首先选择药物治疗，如果药物治疗无效可行小梁切除术。
- 而滤过性手术术中眼压的骤降会增加脉络膜出血，进而导致浅前房或无前房的危险，其原因可能是当眼压降到低于动脉压时，会导致脉络膜液体渗漏进入周围的组织(图 11-29 和图 11-30)。

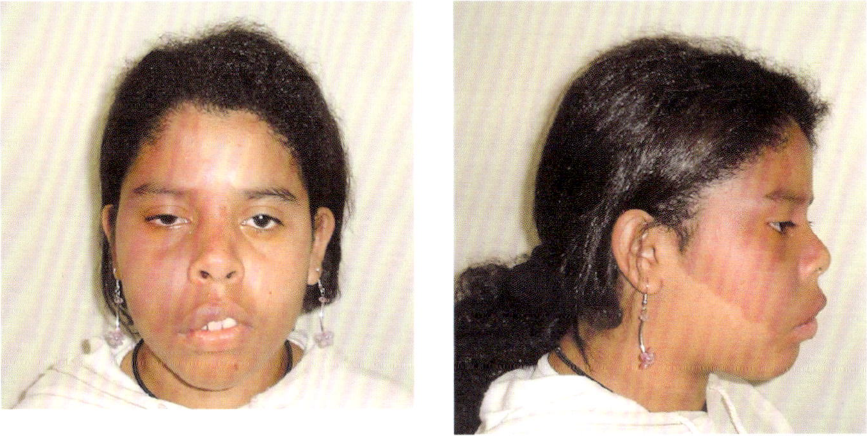

图 11-29　Sturge-Weber综合征。单侧额部和面部分布。(Courtesy of Dr. Claudia Pabon Bejarano, Escola Paulista de Medicina, UNIFESP, São Paulo, Brazil.)

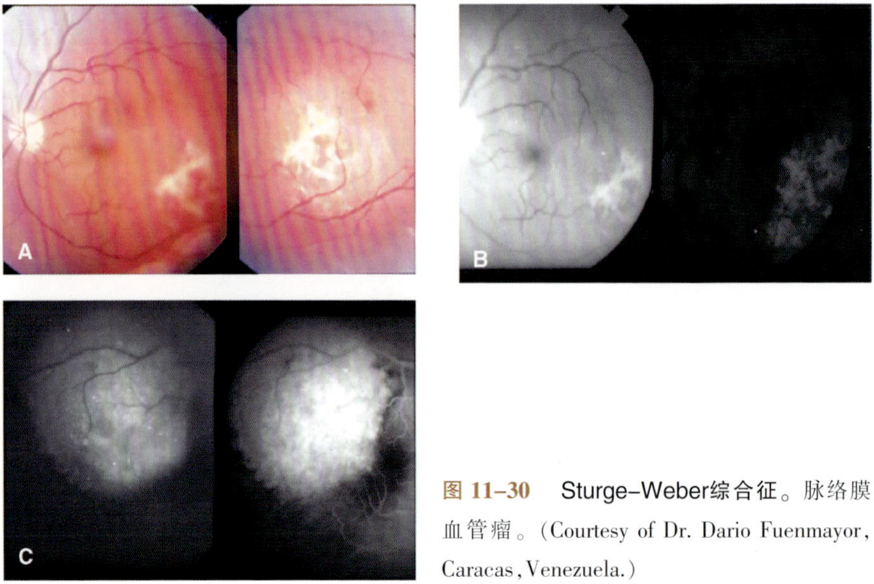

图 11-30 Sturge-Weber综合征。脉络膜血管瘤。(Courtesy of Dr. Dario Fuenmayor, Caracas, Venezuela.)

神经纤维瘤(Von Recklinghausen病和双侧听神经瘤)

- 神经纤维瘤病为累及神经外胚叶系统的遗传性疾病,表现为皮肤、眼部和神经系统的错构瘤。本病主要累及来源于神经嵴的组织, 特别是感觉神经、神经膜细胞(施万细胞)及黑色素细胞。
- 神经纤维瘤有两种类型:NF1,即经典的 Von Recklinghausen 病;NF2,即双侧听神经瘤病。
- NF1 为最常见的类型, 包括浅褐色皮肤斑点和皮肤纤维瘤, 虹膜错构瘤(Lisch 结节),以及视神经胶质瘤(图 11-31)。NF1 发病率约为 0.05%,患病率为 1/30 000。遗传模式为完全外显的常染色体显性遗传。
- NF2 相对少见,患病率约为 1/50 000。
- 累及皮肤的表现为浅褐色斑点,可在全身的任何部位出现颜色较深的斑点,并随年龄增加而增加;以及多发性神经纤维瘤, 即神经结缔组织的良性肿瘤,可以从很小、孤立结节状,直至巨大宽基底的软组织肿块。
- 眼部表现有:
  - 虹膜错构瘤,临床表现为双眼、突起、表面光滑的半球形病灶。
  - 上眼睑丛状神经纤维瘤,临床表现为睑缘增厚伴上睑下垂, 呈 S 样变形。
  - 视网膜肿瘤,最常见为星形细胞错构瘤。
  - 视神经胶质瘤,25%的患者可表现为单眼视力下降或斜视。
- 同侧青光眼偶见, 通常伴有上睑丛状神经纤维瘤。

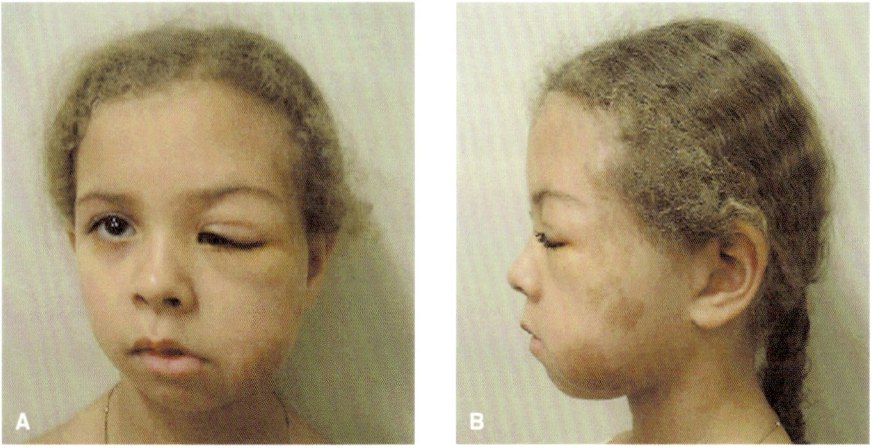

图 11-31 **神经纤维瘤**。浅褐色斑点和上睑丛状神经纤维瘤。(Courtesy of Dr. Claudia Pabon Bejarano, Escola Paulista de Medicina, UNIFESP, São Paulo, Brazil.)

先天性角膜葡萄肿

• 先天性角膜葡萄肿是罕见的，通常单侧发病，严重者的角膜突出超过眼睑，其病因可归结为在宫内患儿已发生角膜炎。典型的表现为患儿出生时角膜中央进行性混浊，随患儿体重、身高的增加，出现角膜血管化，继发性角质化(图 11-32)。组织学上，角膜可见角质化的复层鳞状上皮，由于继发性闭角型青光眼，基质高度血管化，角膜后弹力层和角膜内皮细胞缺失，葡萄膜组织粘连。通常后段正常。继发性青光眼可以通过放置青光眼引流装置来控制眼压，而角膜病变可以尝试穿透性角膜移植术来恢复角膜结构和透明度。

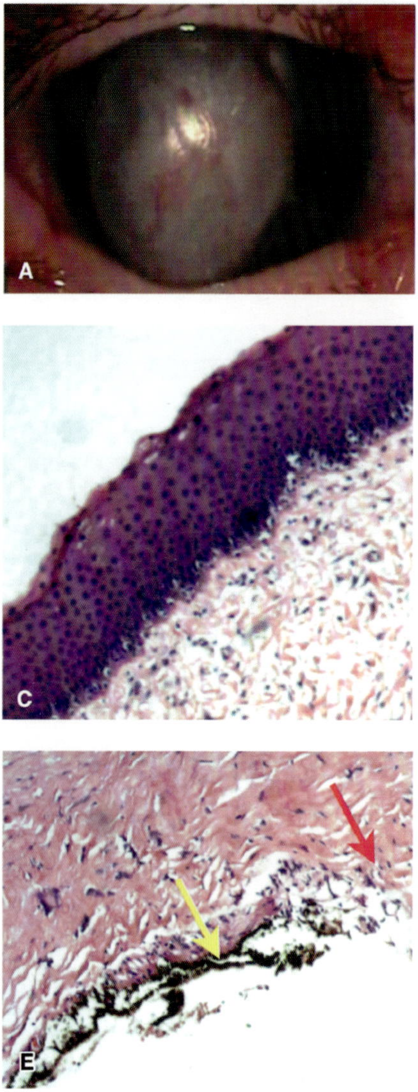

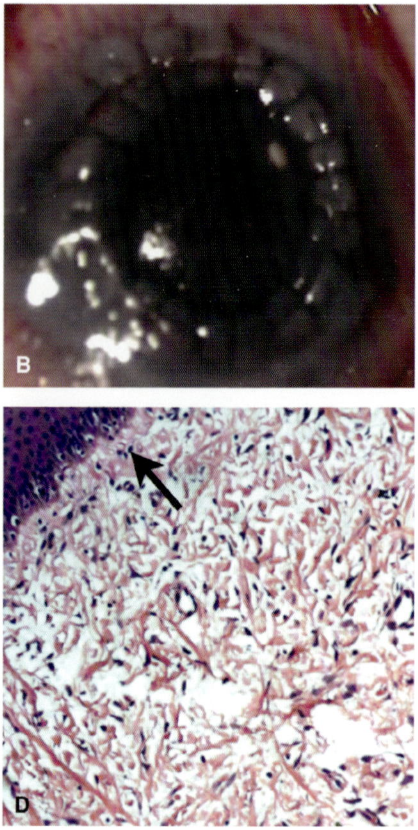

图 11-32 先天性角膜葡萄肿。(A)角膜膨大伴血管化。(B)角膜移植术。(C)复层鳞状上皮细胞。(D)前弹力层不规则(黑色箭头),基质层血管化和炎症改变。(E)虹膜和葡萄膜组织黏附在后角膜(黄色箭头),无角膜后弹力层和内皮层(红色箭头)。

角膜巩膜化

• 角膜巩膜化是一种罕见的先天性疾病,通常是双侧发病,是一种非进行性、非炎症性的疾病,往往表现为全部或部分角膜巩膜化,其病因不明,大多数病例是散发的。临床可见病变角膜的颜色为巩膜样改变以及角膜血管化;在某些情况下,整个角膜都会受累,这通常与角膜本身有关,也可能与青光眼和前段发育异常有关。治疗的重点是控制青光眼,双眼发病可尝试穿透性角膜移植术,但通常预后较差(图 11-33)。

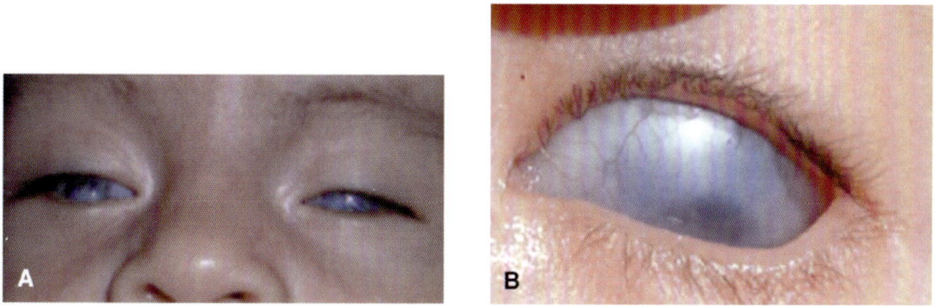

图 11-33　角膜巩膜化。(A)双眼角膜巩膜化。(B)角膜周边血管化。(Courtesy of Dr. Pedro Mattar UOCA, Caracas, Venezuela.)

晶状体异位和晶状体-瞳孔异位

• 晶状体异位是一种晶状体移位，可能是先天性的、发育性的或后天形成的。晶状体可半脱位至前房或瞳孔移位，可引起瞳孔阻塞和闭角型青光眼。它通常伴有全身系统发育异常，如马方综合征、同型半胱氨酸尿、无虹膜及先天性青光眼。单纯性晶状体异位，多为常染色体显性方式遗传，少数为常染色体隐性遗传，表现为瞳孔异常，可能与晶状体-瞳孔异位有关，表现为晶状体和瞳孔向相反的方向移位，瞳孔呈卵圆形且不规则，偏离正常位置，通常为双侧但不对称（图11-34）。

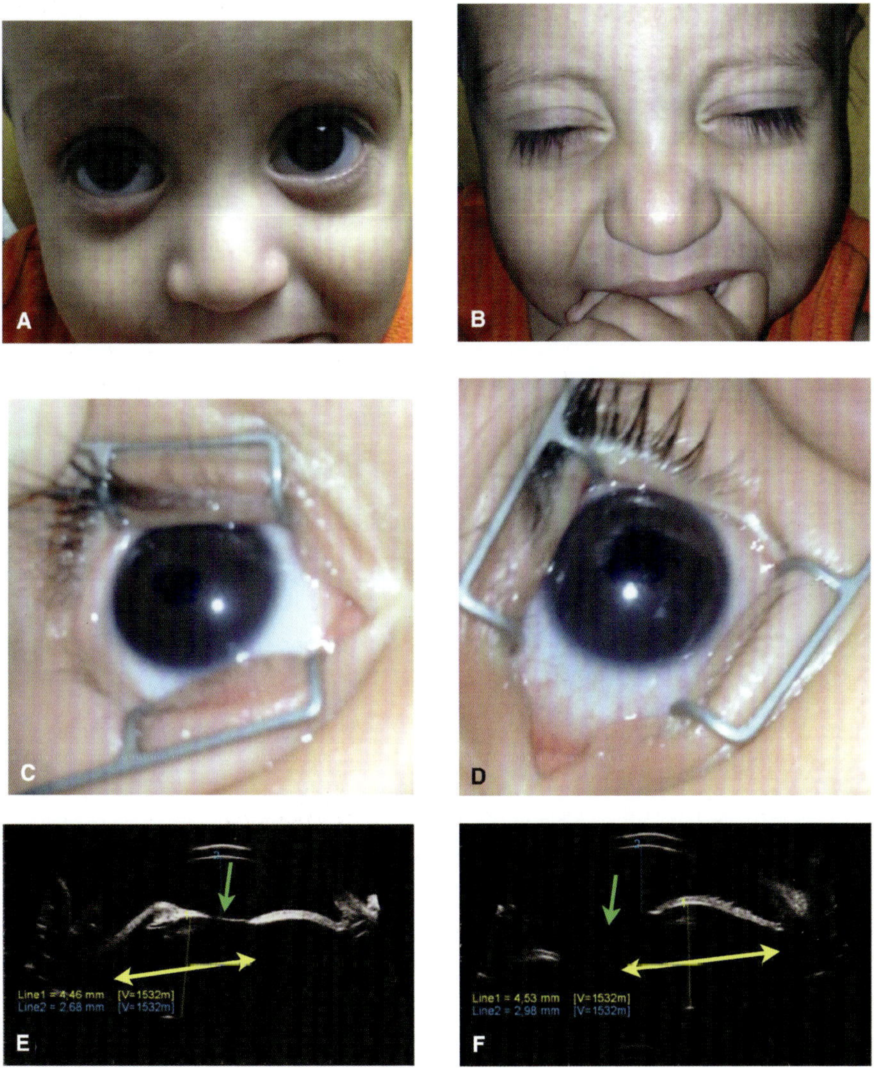

图 11-34　**1岁男童,瞳孔异位。**(A)注视相机。(B)开闪光灯时畏光。双眼瞳孔分别向颞上方移位(C,D)。UBM 右眼(E)和 UBM 左眼(F),双眼晶状体(双端黄色箭头)和瞳孔(绿色箭头)向相反方向错位。UBM=活体超声生物显微镜检查。

第12章

原发性开角型青光眼

George L. Spaeth, Daniel Lee

引言

目前,青光眼是世界上首位不可逆性致盲眼病，其表现形式多种多样。它是一组因眼压或其他因素导致特征性视神经萎缩和视野缺损的复杂性视神经疾病。通常将青光眼分为原发性和继发性青光眼。原发性开角型青光眼(POAG)本质上是一种排除性诊断，即在进行细致临床检查后，仍无法确定眼压升高造成视神经损害的原因。但在有些情况下可以明确原因,如炎症、创伤或新生血管,这种情况通常被归类为继发性青光眼,可以针对病因治疗。青光眼也可以按前房角的形态结构进行分类,闭角型青光眼是由虹膜与小梁网粘连导致房水外引流障碍引起眼压升高,而开角型青光眼是房水可以畅通无阻地到达小梁网。此外,原发性开角型青光眼也可以根据发病年龄进一步分类，出生或出生后不久发病的称为先天性青光眼；在婴幼儿时期以后,40岁之前发病的为青少年型青光眼;40岁以后发病的称之为成人型开角型青光眼。婴幼儿型的青光眼作为一类独立的类型,在本书的其他章节中讨论(见第11章)。

定义

青光眼这个词的定义自首次出现于古希腊后，它的定义已发生了巨大的变化，以至于对于不同的人有不同的意义。至今,这个定义仍在演变,因此,人们在交流过程中出现了疑惑,图12-1大致显示了这些变化的时间表。

直到19世纪末,青光眼的定义仍然基于它的临床症状,如失明、疼痛。统计学的发展、眼压计等的应用使青光眼被简单定义为“偏离正常值”,即眼压高于21mmHg(1mmHg≈0.133kPa)(大于平均值两个标准差)或眼压高于24mmHg(高于平均值 3 个标准差)。

20 世纪 60 年代的大量研究证明大约只有 5%的眼压高于 21mmHg 的人最终发生真正的视神经损害及视野缺损。另一研究表明，拥有特征性的青光眼性视神经改变和视野缺损的病例中，约 1/3 患者的眼压处于正常范围,这两次研究迫使人们重新思考青光眼的定义。很多学者开始使用“低眼压性青光眼”或者“正常眼压性青光眼”或者“高眼压性青光眼”等名称。人们越来越关注青光眼的视神经病变，反而忽略了闭角型青光眼由眼压升高引起的一些典型改变。这就导致了一种不合理的情况,例如,一例眼压高达 80mmHg 并伴有剧烈眼痛的患者,只被考虑为“房角关闭”,而不被认为患有“闭角型青光眼”。近年来,又有学者将青光眼分为眼压依赖性和非眼压依赖性两种类型。然而可以肯定的是,不管眼压是否正常,有些因素可以增加或者减轻眼组织被眼压损害的敏感性，但这些因素到底是单独作用还是共同作用,即使眼压处于正常范围或低于正常范围,都不受眼压影响,目前尚不清楚。

在图 12-1 中,青光眼定义为“导致特征性损伤的过程至少部分与眼压有关”。由于几乎所有出现在早期和中期青光眼的症状和体征同样可以在非青光眼人群中出现。例如,对于杯盘比为 0.5,虽然这能反映一个重要的青光眼性改变，但它同样可以出现在一些没有青光眼的人中。此外,对于眼压位于 25mmHg 的人群,也不能明确青光眼的诊断。因此，识别只在或几乎只在青光眼中出现的特征性改变非常重要(图 12-2)。

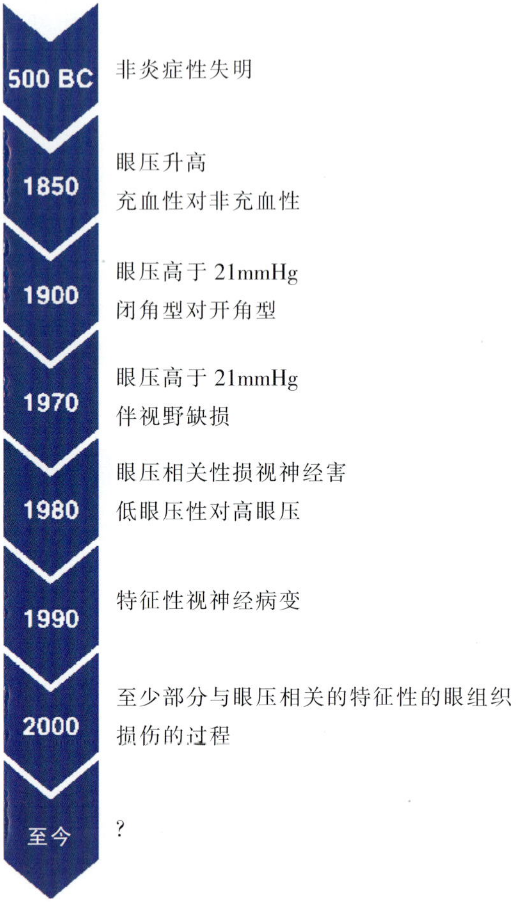
500 BC
非炎症性失明
1850
眼压升高
充血性对非充血性
1900
眼压高于 21mmHg
闭角型对开角型
1970
眼压高于 21mmHg
伴视野缺损
1980
眼压相关性损视神经害
低眼压性对高眼压
1990
特征性视神经病变
2000
至少部分与眼压相关的特征性的眼组织
损伤的过程
至今
?

图 12–1 青光眼的定义。随时间发展而发生的变化。

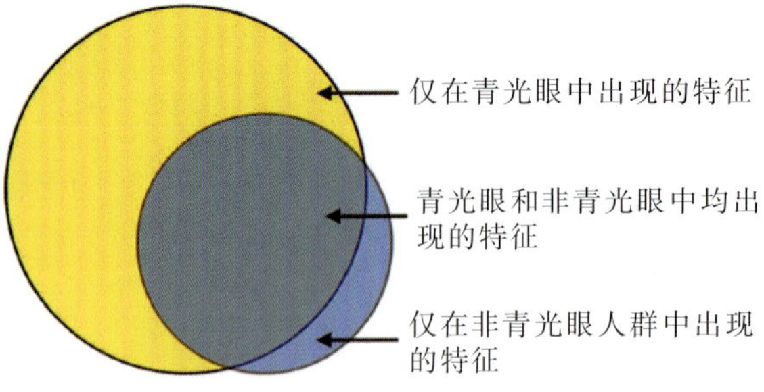

图 12–2 青光眼和非青光眼中均能出现的特征。

流行病学

青光眼可发生于各年龄阶段，各人群和各地区，对于青光眼患者状况的评估差异较大。这种差异与青光眼的不同定义、不同的检查方法以及与青光眼相关性不大的原发性开角型青光眼(POAG)症状的不同表达有关。

先天性青光眼是非常少见的。大部分青少年型青光眼是由遗传因素造成的，比先天性开角型青光眼多见，但仍罕见。

大多数青光眼患者年龄在 60 岁以上，并且随着年龄增长，患病率增加。

统计青光眼导致失明的数量是非常困难的。由于青光眼的定义不同而使青光眼的患病率不同，但青光眼的发病率在年龄大的人群中明显升高，这一点尤其体现在非洲裔美国人中。80 岁以上的非洲裔美国人的青光眼患病率可能高于 20%。

世界范围内，青光眼的患者数约为每年 250 万。由 POAG 而导致失明的人数约 300 万。在美国，大约有 10 万人因患青光眼而双目失明。

病理生理学

青光眼的特点是眼组织尤其是视神经和视网膜神经纤维层的损害。

图 12-3 描述了导致眼组织损害的两种可能途径。起始因素为高眼压或正常眼压，造成机械性损伤，引起进一步损害，也描述了与由眼压造成的与结构损害相关的一些其他因素。

毒性物质和自身免疫机制造成视网膜神经节细胞的损害及最终死亡，从而导致组织缺失以及结构的损害，这些因素可能进一步加重与眼压相关的损害。视盘血流的异常自动调节也可能在青光眼性视神经病变中起到一定的作用。

所有 POAG 的最后通路均为视网膜神经节细胞的死亡，有时为坏死，但通常为凋亡。神经节细胞的死亡，可能会导致视网膜视神经和脑组织更进一步的损害。反馈机制使原本简单的过程变得非常复杂。例如，“结构改变”本身易导致细胞损害。表 12-1 显示的是参与这一串联过程的可能因素。

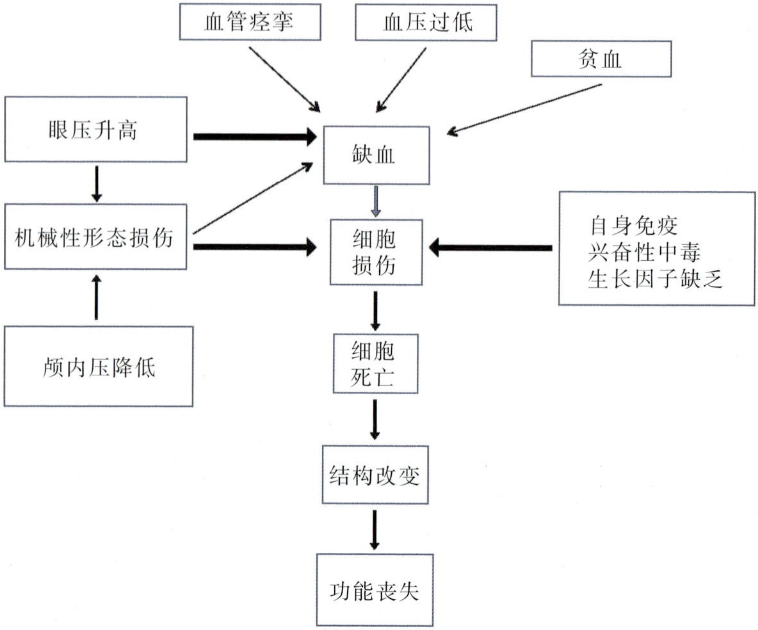

图 12–3 青光眼中组织损伤的发病机制。

表 12-1　参与青光眼性眼组织损害发展的因素

机械性损伤
筛板、血管、角膜内皮细胞等的牵拉
异常的胶质细胞、神经元、结缔组织
代谢物质的剥夺
眼压对神经元、结缔组织和血管的直接压迫
缺乏神经营养因子
继发于轴浆流的机械性阻断
遗传因素
神经生长因子不足
缺血和缺氧
视网膜和脉络膜血管的自身调节异常
灌注减少
急性/慢性
原发性/继发性
氧输送异常
自身免疫机制
保护措施缺陷
氧化亚氮合成酶不足或被抑制
热休克蛋白异常
对视网膜神经节细胞和其他组织的毒性作用
谷氨酶
遗传易感化
视神经结构异常
大筛孔
大巩膜管道
异常结缔组织
异常血管
小梁网异常
细胞外间质通透性降低
内皮细胞异常
分子生物学方面异常

病史

一份完整的病史是 POAG 检查中最重要的一部分,尽管该病早期症状较轻,但病史仍是检查的一部分,因为它能帮助医患之间建立良好的医患关系,而后者在青光眼的诊治中是非常必要的。另外,细致的病史常揭示疾病的某些症状,特别是在病程相对早期或中期,如黑暗中视物困难、轻微的眼痛、视力下降等。并且,采集病史还有利于我们了解青光眼的危险因素,更重要的是了解青光眼致盲的危险因素(表 12–2 和表 12–3)。

正常眼压性青光眼被认为与各种血管因素有关(如偏头痛、低血压、睡眠呼吸暂停),对于怀疑有此类型青光眼的患者,应当重点关注这一方面的问题。采集病史时最基本的一个问题是“您怎么了?”,医师必须着重“您”这个字。青光眼是让人心理有负担的疾病。有时患者仅因为被告知有青光眼,生活质量就受到影响。将眼压与青光眼相关联有一个较长的过程。医师应当在每一个合适的时机向患者表明他们与患者共同关心患者的健康,而不仅仅是眼压。对健康状况的评估需要一份详尽的、富有同情心的病史。

表 12–2 青光眼发展的危险因素

遗传因素	
青光眼性视力丧失的阳性家庭史	
青光眼相关基因的识别	
眼压(mmHg)	
	最终发展为青光眼的可能性
>21	5%
>24	10%
>27	50%
>39	90%
年龄(岁)	
*	青光眼患病率
<40	低
40~60	1%
60~80	2%
>80	4%
血管因素	
偏头痛	
血管痉挛性疾病	
雷诺病	
低血压	
高血压	
近视	
肥胖	

* 表示适用于白种人和亚洲人,非洲人中患病率约高 4 倍。

表 12-3　青光眼患者致盲的危险因素

能够致盲的疾病进程*
治疗的缺乏
地理上
经济上
无法获得治疗
缺乏自我护理能力
智力限制
情感障碍
社会经济能力的丧失

*POAG 的严重程度各不相同,一些患者即使不治疗也不会恶化,一些患者即使治疗也可能很快失明。

体格检查

对可疑POAG患者的临床检查与常规检查的侧重点不同。重要的一项检查是是否存在相对传入性瞳孔障碍(APD)。APD可能出现在视野缺损之前。另外，相对传入性瞳孔障碍的出现提示视神经受损，这就需要进一步研究以发现造成损害的原因。APD是每一个青光眼患者进行完整检查的一部分。

外眼和裂隙灯检查

对青光眼患者进行裂隙灯检查与普通检查唯一不同的是医师需要仔细检查滴眼液可能引起的局部不良反应(图12-4)，以及可能与青光眼相关的体征，如Krukenberg梭。

前房角镜检查

对青光眼患者需要进行前房角镜检查，检查者须仔细检查有无色素播散综合征、剥脱综合征和房角后退的表现。患者须每年复查前房角镜检查，因为起初的深前房可能随着年龄的增加慢慢变浅，最终导致慢性(在极少数病例可能为急性）房角关闭。因缩瞳剂可使前房明显变浅，因此，前房角镜检查应该在应用缩瞳剂之后或在浓度变化之后再进行。Spaeth前房角镜分级系统提供了一种快速的、可以定量的方便临床使用的描述及记录法（见第3章)。

后极部

POAG主要是一种视神经疾病，因此，仔细观察视神经是检查可疑青光眼及随访患者不可或缺的一部分。在对POAG的诊断中，视神经的评估是最重要的一部分。在青光眼的随访中，视盘的形态是第二重要的方面，详细的病史是最重要的。

检查视盘最好在瞳孔放大的状态下进行，此时，可以在裂隙灯下用60D或66D前置镜立体地观察视盘。最好在Haag-Streit 900系列裂隙灯上用裂隙，高放大倍数(1.6倍或16倍)。检查者通过此方法观察视盘的形态，也可以测量视盘的大小。测量视盘高度时，调整光带宽度，使其与视盘水平宽度一致(图12-5)。然后调整裂隙灯光带的垂直高度，使其与视盘的垂直径度完全一致。读出裂隙灯上的刻度并做出校正后，可得到视盘垂直径。Volk和Nikon前置镜的校正系数有所不同，近似值是：60D的为刻度乘以0.9，66D无须校正，90D的为刻度乘以1.3。正常的视盘垂直径为1.5~1.9mm。

下一步检查用直接检眼镜，检眼镜的光斑调整为投射到视网膜上的光斑直径1.3mm。在一些Welch-Allyn检眼镜中此为中等大小的光斑，而在另一些Welch-Allyn检眼镜中此为最小光斑。检查者根据所使用的检眼镜判断光斑的大小。可以通过检眼镜把光斑投射到视神经附近的视网膜上，注意光束相对于先前确定的视神经高度的高度。一旦明确直接检眼镜光斑的大小，就可以用直接检眼镜来相对准确的测量视神经大小。在近视或远视屈光度超过 5D 的患眼中，用检眼镜观察时视盘的大小将会被放大或缩小。

视神经检查最好使用直接检眼镜，患者和检查者均为坐姿。检查者的头部应避免遮挡患者的另一眼，因另一眼必须保持固视，从而保证检查者可以仔细地观察被检眼。检查者首先重点观察视盘的 6 点钟和 12 点钟位置：盘沿宽度是多少？是否存在获得性小凹和视盘积血？是否有视盘旁萎缩？血管是否移位、迂曲、充盈、变窄或有“刺刀征”。还需要评估 1、3、5、7、9 及 11 点钟位置的盘沿宽度。这样可以得到盘沿与视盘的比值，即在某一轴线上盘沿宽度与视盘直径的比值，最大为 0.5。

图 12-6 中 1 点钟位置的盘沿与视盘的比值为 0.2，3 点钟为 0.1，5 点钟为 0，7 点钟为 0.25，9 点钟为 0.2，11 点钟为 0.25。图 12-7A 显示的视盘盘沿较窄，但遵循 Jonas ISNT 规律，即在健康视盘中，盘沿宽度因位置不同而不同。正常视盘通常下方最宽，其次为上方，接着是鼻侧，然后，是颞侧最窄。例如，图 12-7B 中显示的视盘，有大的视杯，但遵循 ISNT 规律，没有视野缺损。这些标准只是粗略的参考，并不能以此定义正常或病理状态。盘沿的宽度也反映了视盘的形状，视盘通常是垂直的椭圆形。图 12-8 显示的杯盘比相对小，但下方盘沿与视盘比为 0。杯盘比会误导我们，因此不提倡使用。图 12-9 显示 2 个不同大小的视盘。图 12-9A 显示的视盘较小，最大直径约为 1.2mm，图 12-9B 显示的视盘较大，直径约为 2.2mm。检查者可能会被图中视杯的相对大小所误导，错误地认为 B 图中的视盘不如 A 图中的正常，但事实却相反。

在所有正常视盘中，盘沿面积相对恒定。但在大视盘中，盘沿面积占更大的的面积（面积是半径的平方）。结果导致大的正常视盘盘沿，比小的正常视盘盘沿要窄。图 12-9B 中盘沿面积实际比图 12-9A 中的大。可据图 12-10 中所描述的系统来给视盘分期，从而评估视神经的健康程度。

在年轻患者中，或青光眼性视神经损害相对为早期的患者，特别为 0~3 期患者（见青光眼分期表），对视神经纤维层的观察是有益的。检查者选用直接检眼镜中的无赤光，聚焦在视网膜表面，观察视神经纤维层的走行。图 12-11 所示，凹陷提示存在视神经纤维层的缺损，然而在大部分患者中，视盘的形态比神经纤维层能提供更有价值的线索。

视盘的形态应对称，如果存在不对称，至少有一眼为异常，除非是如图12-9中所示的视盘大小不一致。图12-12显示了1例单眼视神经损害患者的左右眼。

检查者需要检查是否存在视盘获得性小凹。这些局限性缺损紧邻盘沿的外缘，在视盘的颞上或颞下，是青光眼性损害的特征。检查者还需要特别注意视网膜上是否存在穿过盘沿的出血，这样的出血可能提示青光眼的病程未得到控制。然而，这样的出血也可能有另一些病因，例如，抗凝治疗或玻璃体后脱离。它并不是青光眼病程控制不好的有效指标。视盘积血在正常眼压性青光眼中更为常见。有关视盘的更多描述见第5章。

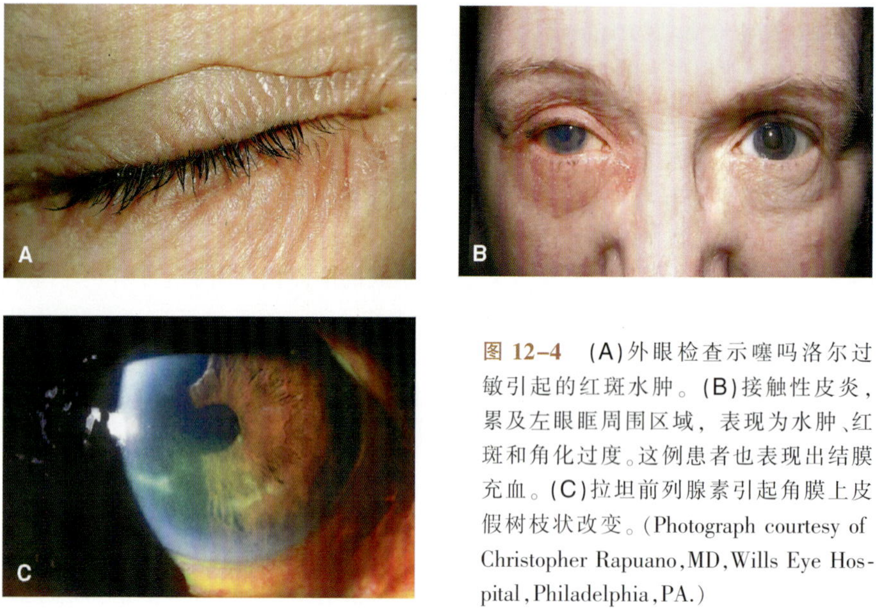

图 12-4 (A)外眼检查示噻吗洛尔过敏引起的红斑水肿。(B)接触性皮炎，累及左眼眶周围区域，表现为水肿、红斑和角化过度。这例患者也表现出结膜充血。(C)拉坦前列腺素引起角膜上皮假树枝状改变。(Photograph courtesy of Christopher Rapuano, MD, Wills Eye Hospital, Philadelphia, PA.)

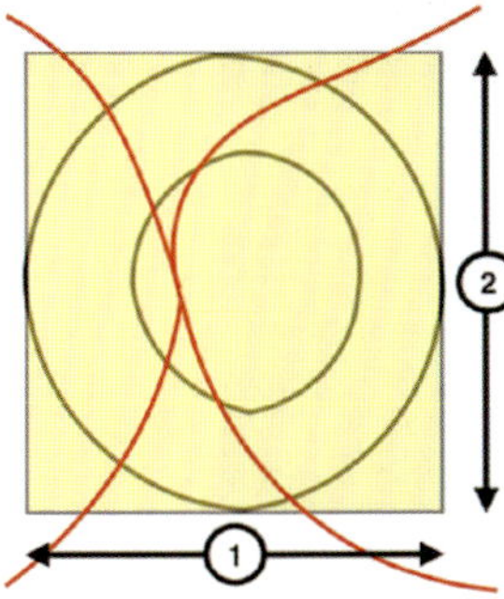

1.调宽光线至视神经宽度

2.调窄光线的垂直宽度以匹配视神经的高度

3.读出裂隙灯上的刻度

4.使用校正因子

图 12-5　测量视盘垂直径的方法。

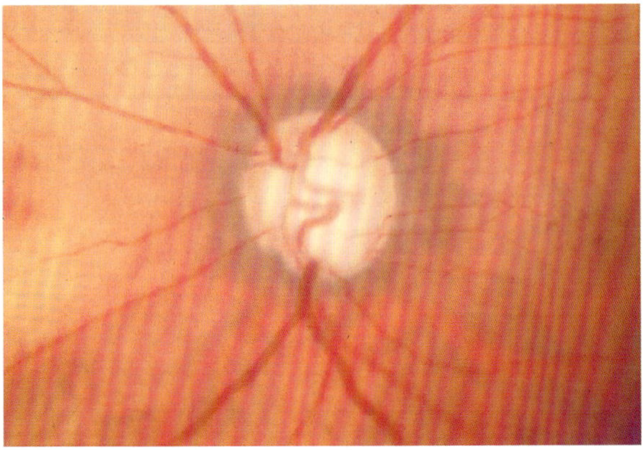

图 12-6　左眼视神经图像,显示约5点钟位置有获得性小凹。

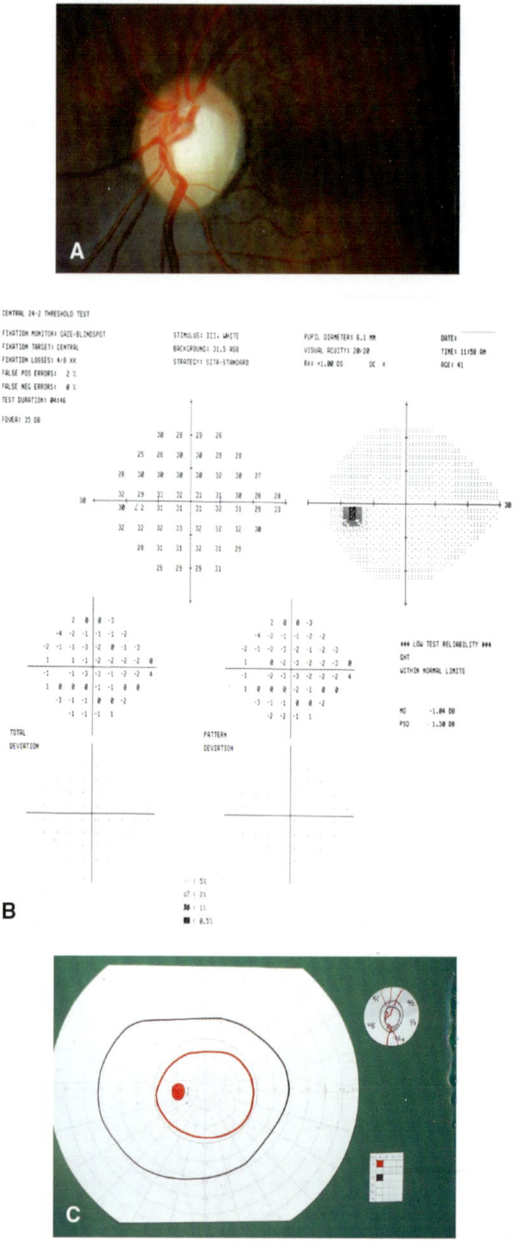

图 12-7 Jonas ISNT 规律。(A)窄盘沿视盘，遵循Jonas ISNT规则。(B)相应的Goldmann视野无异常。(C)相应的Humphrey视野无异常。

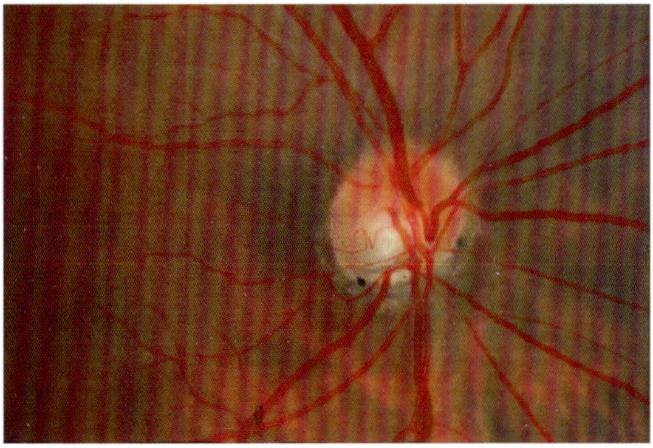

图 12-8　小杯盘比。相对小杯盘比的视盘，但下方盘沿与视盘的比为0。

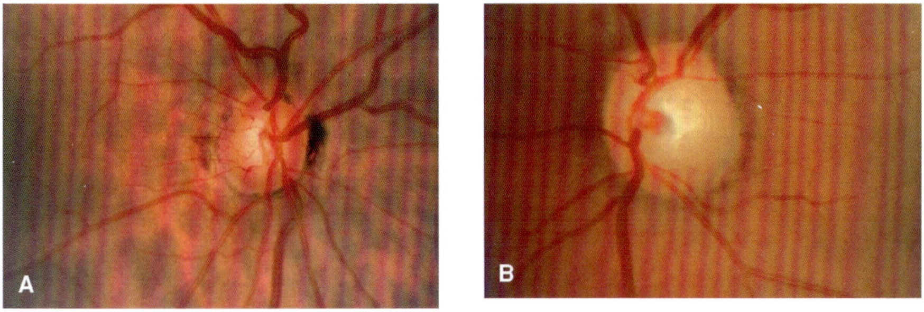

图 12-9　2个不同大小的视盘。(A)直径约为1.2mm的小视盘。(B)直径约为2.2mm的大视盘。

	盘沿最窄的宽度(盘沿/视盘)					举例	
视盘损害程度分级	小视盘<1.5mm	中等大小视盘1.5~2.0mm	大视盘>2.0mm	视盘损害程度分级	1.25mm视神经	1.75mm视神经	2.25mm视神经
1	≥0.5	≥0.4	≥0.3	0a			
2	0.4~0.49	0.3~0.39	0.2~0.29	0b			
3	0.3~0.39	0.2~0.29	0.1~0.19	1			
4	0.2~0.29	0.1~0.19	<0.1	2			
5	0.1~0.19	<0.1	0~45°无盘沿	3			
6	<0.1	0~45°无盘沿	46°~90°无盘沿	4			
7	<45°无盘沿	46°~90°无盘沿	91°~180°无盘沿	5			
8	46°~90°无盘沿	91°~180°无盘沿	181°~270°无盘沿	6			
9	91°~180°无盘沿	181°~270°无盘沿	>270°无盘沿	7a			
10	>180°无盘沿	>270°无盘沿		7b			

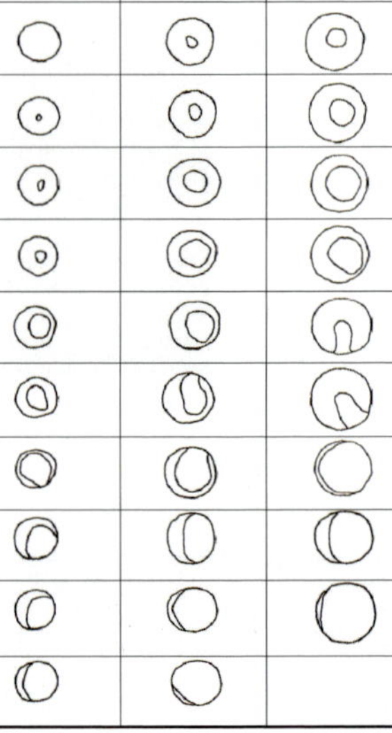

图 12–10 视盘损害程度分级。视盘损害程度分级(DDLS)是根据盘沿在最薄处的宽度来定义的,是一种定量和简化视盘病变的方法,它用于量化视盘的健康程度,尤其当与青光眼相关时。

DDLS是基于视盘的以下2个特点来分级的:①视盘盘沿的宽度;②视盘的大小。DDLS分为1~10级,1级为最正常,10级为病变最严重。盘沿的宽度用测量盘沿与视盘的比来描述。但是,最宽的盘沿其盘沿/视盘的比为0.5,最窄为0。

首先,测量视盘的大小,并且将其分为小视盘、中等视盘、大视盘、超大视盘。直径<1.5mm为小视盘,1.5~2mm为中等视盘,2~3mm为大视盘,>3mm为超大视盘。视盘大小可以通过裂隙灯轻松测量,或最好用直接检眼镜光斑来测量。其次,对于中等大小的视盘找到盘沿最窄处的位置(注明:“薄”形容不恰当,因为薄描述的是组织的厚度,而不是它的宽度),最窄盘沿为0,最宽盘沿为0.5,当盘沿宽度在0.4~0.5,它为1级;0.3~0.4为2级;0.2~0.3为3级;0.1~0.2为4级;<0.1但>0为5级。5级是一个模棱两可的区域,它可以是正常的,但通常它是病理性的而且伴有视野缺损。DDLS也依赖视盘的大小,所以盘沿的宽度必须由视盘大小来校正。小视盘中,DDLS系数需增加1个单位。大视盘中需减去1个单位。超大视盘中,需减去2个单位。但是,中等大小视盘中,盘沿与视盘比为0.25,DDLS分级为3级;小视盘中为4级;大视盘中为2级;超大视盘中为1级。

对于一些盘沿完全丢失的青光眼患者,用圆周上盘沿丢失的量来决定DDLS。如果,盘沿丢失的数量小于45°,DDLS为6级;45°~90°为7级;90°~180°为8级;180°~270°为9级;所有盘沿完全丢失,为10级。并且,所有数据适用于中等大小视盘,考虑到一个有约30°范围盘沿丢失的有缺口的视盘,在中等大小视盘中,DDLS为6级;在小视盘中,分级为7级;在大视盘中,分级为5级;超大视盘中,分级为4级。视盘DDLS为6级或以上的均为异常。

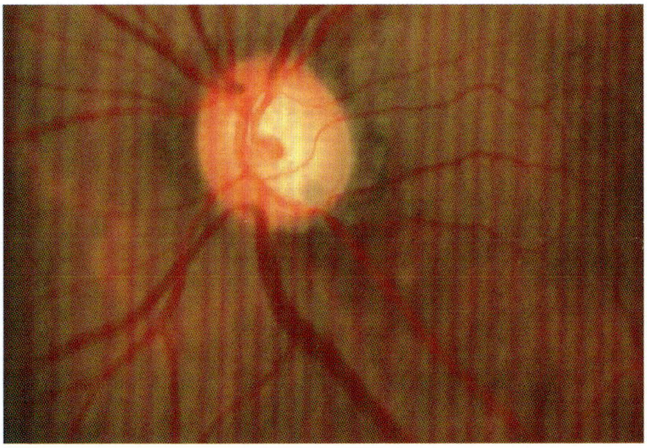

图 12–11　视盘颞下切迹和颞下神经纤维层缺损。

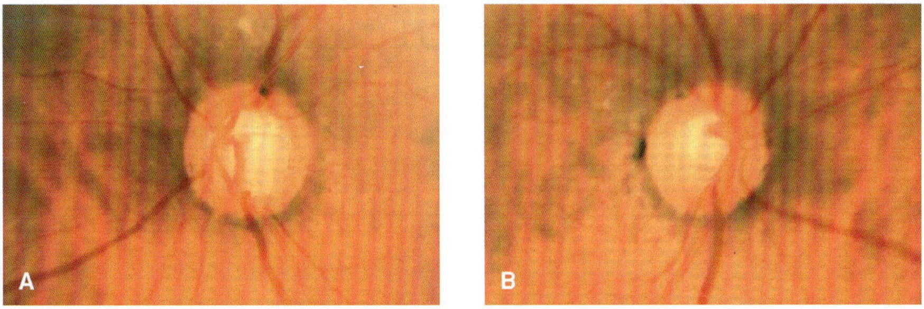

图 12–12　**单眼青光眼。**(A,B)青光眼引起的单眼视神经损害。青光眼引起单侧视神经损害的患者的右眼和左眼；右眼下方盘沿组织缺失。

特殊检查

视神经检查补充了视野的评估。理论上,视野缺失应伴随着解剖结构上的变化,单眼静态自动视野检查已成为诊断和监测青光眼病变的首选方法,它包括 Humphrey 视野计和Octpus 视野计2种不同的方法。操作平台、应用程序和参数设置应在随访过程中与随后的视野保持一致。对随访进展的建立是有困难的,尤其是晚期的视野病变。当遇到这种情况时,需根据患者的主观症状评估功能。Esterman 视野计是评估由青光眼导致的整体功能丧失水平的有效方法,有关视野的详细描述见第7章。

关于正常眼压性青光眼中观察到的视野缺损形式的文献仍存在争议。我们和一些其他学者发现正常眼压性青光眼视野缺损比眼压较高的 POAG 患者更密集且更靠近中央,但一些其他学者观察后则发现2组患者间没有差别。

视盘(ONH)和视神经纤维层(RNFL)的成像模式试图提供客观和准确的定量数据。希望未来这些技术能用于观察早期青光眼发展中神经节细胞的丢失。虽然软件技术持续发展演变,还没有一种模式在随着时间推移的进展变化上表现出明显的优势。每一项技术有它的优点、缺点和数据方面的细微差别,需要充分理解这些才能解释每种技术提供的数据。同视野检查一样,ONH/RNFL 成像技术用于联合视神经的检查,关于成像技术的详细讨论见第19章。

治疗

如前所述,青光眼是导致视盘特征性改变的过程。在 POAG 中这一过程通常较慢。正常眼压性青光眼进程似乎更多变,或者说存在更少的线性改变。已证实,40%的神经节细胞轴突在视野检查中发现功能性缺失前就已经死亡。最理想的是,在青光眼进程中确认神经节细胞凋亡但未发生功能性损失前采取干预措施。不幸的是,目前没有一项有效的干预措施出现。对原发性开角型青光眼的恰当处理,要求权衡以下几个方面:①不进行干预而出现了视功能丧失或疼痛的风险;②干预的益处(延缓或者阻止视功能恶化甚至改善);③干预本身可能带来的危险(表12-4 和表12-5)。

青光眼的进展是无形的,只能通过病变过程中的效应而察觉,因此,需要依靠检查和辅助测试来建立随时间变化的病程。对 POAG 的治疗目的是维持和改善患者的健康状况,医患双方都希望在有生之年视功能不再恶化。医师需要判断患者是否存在发生视功能损伤的可能性。由此决定是否

表 12-4 治疗的风险和益处

不干预的风险	干预的风险	干预的好处
疼痛	局部副作用	提高需要动手用眼活动的能力
视力丧失	疼痛	稳定需要用眼活动的能力
轻微	红眼	延缓需要用眼能力下降的速度
中度	白内障	
完全	感染	
	出血	
	过敏	
	异常闪光	
	色素沉着	
	其他	
	系统性副作用	
	疲劳	
	莫名的不适	
	心血管系统变化	
	神经系统变化	
	心理变化	
	肺部变化等	
	费用	
	不方便	
	难堪	
	生活质量下降	

需要开始治疗，是否需要改变治疗方案。在做决定前，医师需明确以下 4 点：①患者的青光眼分期；②此期青光眼出现进展的可能性；③青光眼将持续多久；④社会经济学因素。关于这些问题，图 12-13 会提供非常有用的帮助。青光眼的分期可由图 12-10 所示的视盘损害分级来决定。发生进展的可能性根据病史和视神经的随访情况来决定。青光眼持续损害的可能时间由患者的预期寿命来决定。

降低眼压可降低青光眼患者疾病的进展率，到目前为止，降低眼压是唯一被证实对青光眼患者有益的治疗方法。在美国，青光眼的治疗方法通常由局部药物治疗、激光小梁成形术，最终发展为有创手术。由于存在相对的风险，手术通常保留给那些对其他措施无效的患者（表 12-6 和表 12-7）。

几乎没有什么证据支持这种治疗方法。治疗方案应针对个人量身定制，要考虑患者的年龄、用药途径等因素，以及疾病的分期和恶化的概率等因素。重要的是要记住，所有的青光眼干预措施都有风险。虽然药物治疗普遍安全，但药物治疗可能引起局部的和偶然的危及生命的全身不良反应的风险。此外，药物治疗需要遵守每日的时间表。由于患者使用的药物增加，患者维持这个日常计划的依从性降

表12-5 不干预而出现视力丧失的危险性

低危险性	
	视神经正常
	无青光眼性视力丧失的家族史
	较好的自我保健
	有能力得到较好的治疗
	预期寿命小于10年
	眼压低于15mmHg
	无剥脱综合征和色素播散综合征
	心血管系统正常
中度风险:介于低危和高危之间	
高危险性	
	视神经受损
	有青光眼阳性家族史或有青光眼易感基因
	自我保健较差
	较难得到治疗
	期望寿命大于15年
	眼压大于30mmHg
	剥脱综合征
	心血管系统状况较差

表12-6 降眼压治疗带来的好处*

如眼压下降大于30%,非常有益
如眼压下降15%~30%,可能有用
如眼压下降小于15%,没有好处

*在某些病例中,眼压稳定即有益处。

低。因此，药物治疗依从性差的风险也应当被考虑。在我们的实践中,对于POAG、色素性青光眼和剥脱性青

表12-7 各种治疗中的降压幅度及出现不良反应的可能性

一般降眼压治疗	
药物治疗	约15%(0~50%)
氩激光小梁成形术	约20%(0~50%)
滤过性手术	约40%(0~80%)
治疗出现不良反应的可能性	
药物治疗	约30%
氩激光小梁成形术	几乎没有
选择性小梁激光成形术	很少,但有一些永久致残
滤过性手术	约60%

*最终术后眼压越低，手术引起不良反应的可能性越大。这种不良反应的发生率因手术类型、病情严重程度及术者的能力和判断有关。

光眼的患者，采用激光小梁成形术作为我们的一线治疗方案。

目前青光眼手术的金标准仍然是小梁切除术（部分保留性的滤过手术)。尽管技术上有了显著的改进,但这种手术仍然存在导致严重并发症的风险,导致视力下降、甚至视力丧失。其他手术包括引流管(青光眼引流装置)和一种新兴的微型或微创青光眼手术(MIGS)。前者的优势和缺点已经很明显,MIGS手术方式则是为了实现小梁切除术监测到的眼压降低效果，同时避免与此手术相关的并发症而开发的。需要指出的是，没有一种

MIGS 手术方式被证实能达到这个目的,并且手术并发症的风险似乎与疗效紧密伴随。更进一步的研究可能提供证据来支持采用这些技术中的一种或更多。对新的手术选择的持续追求,凸显了对目前医学屈光患者治疗的改进的必要性。

为阻止病情恶化,稳定病情,或得到改善,需降低眼压。靶眼压是指能阻止进一步损害的眼压水平。图 12-14 显示了能达到靶眼压的一种方法,然而,需要牢记的是靶眼压只是治疗中一个粗略的指导原则，唯一有效能证明 POAG 病情得到控制的方法是维持视神经和(或)视野的稳定。如果眼压高于计算所得的靶眼压，而视神经和视野稳定，那么就不必为了达到靶眼压而更积极地降眼压。相反，如果达到了靶眼压，但视神经和视野继续恶化,那么靶眼压太高,或除青光眼外还有其他疾病使病情进展，或者视神经已严重受损，以至于无论眼压降低到如何水平,青光眼病程都会进展。

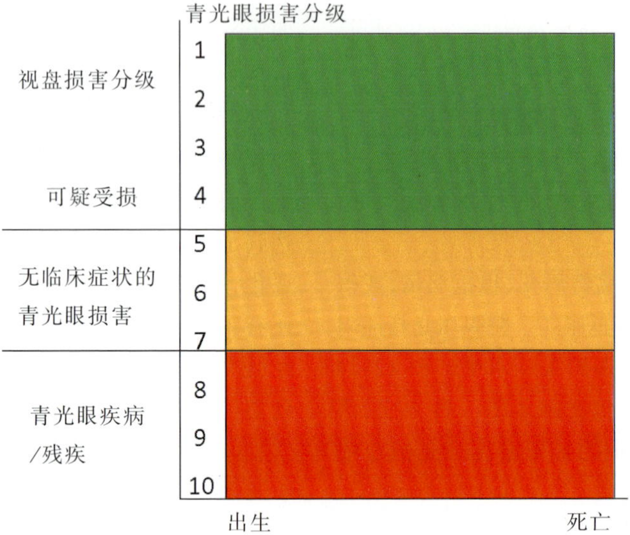

图 12-13 **青光眼图和图解。**青光眼图表是判断和理解每位患者青光眼临床进程的方法。

绿色区域：当视盘损害分级(DDLS)为2、3或4级时，直至出现视野损害之前，不能确定视神经有没有受到损害。也有可能是早期DDLS较小的患者，突然出现DDLS变大，则这种情况可提示病情恶化。这种情况下，患者仍然没有视野丢失，决定是否需要采取治疗取决于以下4个因素，患者的青光眼分级；此期青光眼出现进展的可能性；青光眼将持续多久；社会经济学因素。有效的措施是持续观察病情变化的趋势，例如，视野或者视盘损失的可能性。一方面，如果进展足够快，患者在有生之年会进入红色区域，那么治疗变得非常必要。另一方面，如果进展很慢以致患者有生之年不会被划入红色区域，那么采取治疗并不合理。

黄色区域：当患者位于黄色区域(DDLS为5~7级)，视盘已明确受到损害，但患者没有临床症状。尽管无任何临床症状，但患眼不同于正常眼是肯定的。没有人直接从这些范围开始DDLS评分，因为这时患者的视神经损伤已经很显著了。在这种情况下，患者很可能需要治疗，但也非个个如此，例如，患者可能在过去受到损害，然后现在变得稳定了。或者，一个人的预期寿命可能非常短了即使现在没有得到治疗，他/她也不会从黄色区域移动到红色区域。往往这样的情况就不需要处理。

红色区域：当患者已处于红色区域，其生活质量下降，或从事日常生活活动的技术或能力受损(DDLS为8、9或10级)，他们已经残疾。任何损害的增加会导致患者病情恶化，因此，目标是防止任何加重的情况发生，对于已经有残疾的患者来说，余生不再是考虑因素。在这种情况下，没有理由不给患者进行治疗，除非在没有治疗的情况下，其疾病损害可以完全稳定。

IOP*-[IOP*/100×IOP*]-D-E=目标眼压

注:IOP*=与视盘或视野损害进展有关的已知的眼压值或最高眼压。

D=0 如果 DDLS 小于 5

D=1 如果 DDLS=6~8

D=2 如果 DDLS 大于 8

E=0 如果预期寿命低于 10 年

E=1 如果预期寿命为 11~20 年

E=2 如果预期寿命大于 20 年

图 12-14 评估目标眼压的方法。

青光眼治疗的概念方法

所有青光眼的共同特点是眼压高到足以损害视神经。需要强调的是，足够高的压力并不是压力升高的同义词。它也不应该被解释为一个特定的数字。在本节中，我们强调很难或者无法确定哪种眼压测量法测定的眼压是否对视神经造成损害。

多大的眼压足以损伤视神经?在考虑青光眼治疗时,这是一个极其重要的问题。目前,只能部分回答。眼压高于视网膜动脉压可引起神经损伤。然而,每个人的视网膜动脉压都不一样,不可能确切地知道具体多高的眼压会损害某个特定的人的视神经。眼压低于视网膜动脉压也会损伤视神经,但只在相对的几天、几周、几个月，或者几年之后。再次强调，我们不能确定一个固定数值的眼压、作用多长时间会损害视神经。

根据视网膜血管血压测定法研究评估视网膜血管破裂压力，将损害阈值设定在30mmHg左右是合理的。虽然有些人的视神经可以长期承受这种压力，但可能很少。另一个实际的考虑是,在这个水平的眼压会诱发视网膜静脉阻塞。因为视网膜静脉阻塞会导致即时和潜在的永久性视力丧失，这个粗略的,事实上有些任意的阈值仍具有重要的临床意义。

确定尚未造成视神经损害发生的眼压的下限是一件更有挑战性的工作。可以肯定的是，这个下限因人而异。同样可以肯定的是，标准的统计理论无法帮助确定一个安全的眼压下限。尽管眼压在平均范围内相对恒定，相当一部分的青光眼仍经历病情进展。不幸的是，许多医师对此有错误的观念,认为有一个特定的眼压水平对所有患者都是安全的。我们认为，明智的做法是假设没有适用于所有人的下限，也不可能准确预测眼压的安全水平。目前，确定某一眼压是否过高的唯一方法,是在该眼压下是否显示视神经损害。另一方面，如果损坏停止,可以确定IOP足够低。因此，虽然眼压是监测青光眼的重要晴雨表,但在考虑青光眼治疗时,对视神经的结构和功能进行仔细细致的评估是最重要的。

青光眼的可逆性

之前,我们提到过这样的例子:对于一例特定的患者，不去假设或者尝试计算一个特定的眼压安全水平。在这里，我们指的是大多数青光眼患者的结构和功能的可逆性。当眼压降低时,视神经和视野的外观会得到改善，这是无可争议的。

1869年,Von Jaeger在他的图纸中指出,降低眼压可以逆转结构损伤。

此后的许多研究证实,这不是偶然的,而是相当普遍的。然而,视野的改变是否真的是由眼压降低引起,一直饱受争议。尽管如此,对于个别青光眼患者来说,视野的改善是适当降低眼压后的结果,这一点似乎也是无可争议的。考虑到这一事实,我们提出 2 个问题:①这些改善的存在是否标志着眼压已经充分降低?②缺乏这样的改善是否意味着尚未达到安全眼压?我们相信这些问题的答案是肯定的,然而,“相信”和“知道”是不同的词和义。此外,并非所有眼科医师都能使用必要的仪器来检测视盘或视野的改善。我们期待进一步的研究和用改进的方法来建立一个安全眼压水平的临床试验。

第13章

继发性开角型青光眼

Jonathan S. Myers, Scott Fudemberg

色素播散综合征

色素播散综合征(PDS)是指虹膜后表面色素上皮的色素播散,并沉着在眼前节各个部位的一种疾病。色素堵塞小梁网,接着损害小梁网,导致眼压升高和继发性开角型青光眼。

流行病学

- PDS 最多见于 20~45 岁年轻人、近视、男性白种人。
- 约 1/3 患者可发生色素性青光眼。

病理生理学

目前认为在一些易感个体中虹膜出现异常,表现为虹膜向后弓状弯曲并与晶状体悬韧带接触,导致色素释放进入前房,脱落的色素可沉着在眼前节各个部位。色素堵塞并损害小梁网,减少房水外流,眼压升高,最终导致视神经损害。

病史

- 患者通常有近视和青光眼家族史。
- 剧烈运动、紧张的身体活动或者某些极端情况下的瞳孔散大可能造成明显的色素播散增多,称为色素瀑流,并导致眼压突然升高。患者可能出现视物模糊和头痛。

临床检查

- 裂隙灯检查 (图 13–1 至图 13–7):特征性表现包括 Krukenberg 梭(其色素来自虹膜后表面, 随房水循环通过瞳孔来到前房并沉积在角膜内皮中央部,方向垂直于睑缘),虹膜前表面色素沉着 (呈环形沉积在虹膜皱褶内),中周部虹膜透光缺损 (使用后部反光照明法, 以细小裂隙灯光带穿过瞳孔时最适合观察),以及晶状体赤道部悬韧带附着处的色素沉着(Scheie 条纹)。

- 前房角镜检查：周边虹膜后凹，增加了晶状体虹膜接触面，房角很宽，中至重度色素沉着，在整个房角相对均匀分布。常常出现 Sampaolesi 线，代表色素沉积于 Schwalbe 线。
- 后极部：持续的高眼压或间歇的眼压高峰引起特征性的青光眼性视神经萎缩。近视患者，尤其是合并 PDS 的患者，较易出现周边视网膜裂孔，因此需密切随访检查。

治疗

- 对眼压明显升高或存在青光眼性视神经病变的患者，治疗的目的是控制眼压，常用房水生成抑制剂。
- 缩瞳剂可减少色素脱落及降低眼压，但在年轻患者中较难耐受，而且会造成观察周边视网膜的困难和增加视网膜脱离的风险。
- 激光虹膜周边切开术可使前后房压力一致，后凹的虹膜前移(解除反向瞳孔阻滞)，从而减少色素脱落，这在高危个体可预防青光眼发生(尽管缺乏明确的证据支持虹膜切开术治疗色素性青光眼)。
- 施行氩激光小梁成形术是有效的，尽管有报道称术后眼压升高，但较低的能量可降低眼压波动的风险。
- 滤过性手术效果同开角型青光眼。

参考书目

Campbell DG. Pigmentary dispersion and glaucoma: a new theory. *Arch Ophthalmol*. 1997;97:1667.

Gandolfi SA, Vecchi M. Effect of a YAG laser iridotomy on intraocular pressure in pigment dispersion syndrome. *Ophthalmology*. 1996;103:1693–1695.

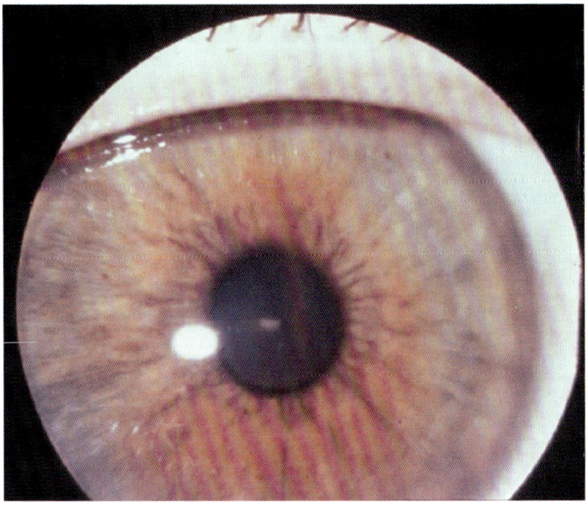

图 13–1 Krukenberg梭。PDS 的特点，即色素在角膜内皮的垂直沉着。在色素脱落停止后可缓慢吸收，但也可能持续多年或永远存在。色素沉着的形状与房水对流的方向有关。

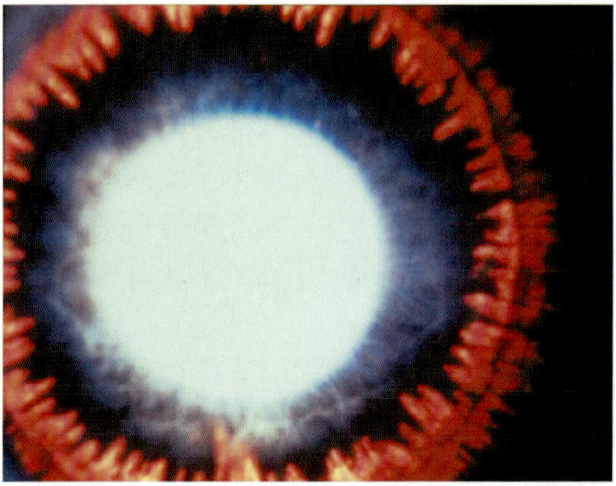

图 13-2 PDS中的透光缺损。PDS中可出现明显的周边及中周部透光缺损。许多患者可能只表现为几个轻微的放射状轮辐样缺损。

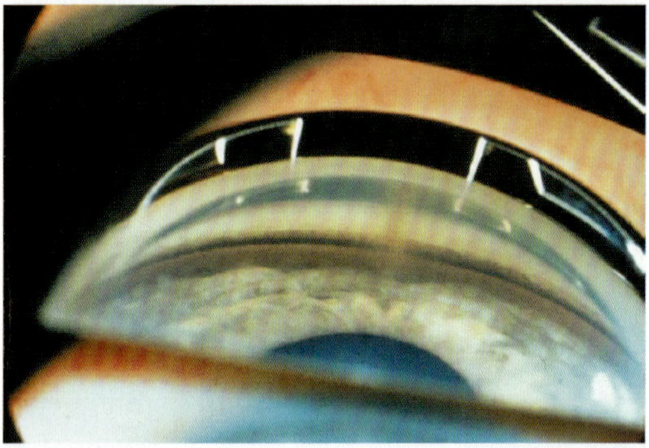

图 13-3 PDS，浓密的色素和Krukenberg梭。Krukenberg梭（前），色素浓密的深房角（后）。小梁网特征性的均匀浓密色素。

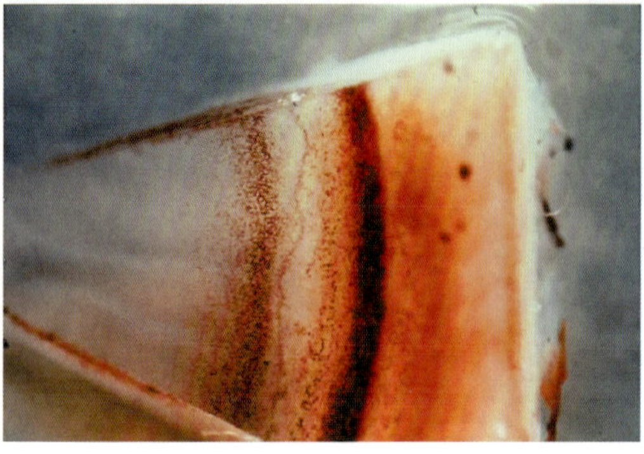

图 13-4 PDS，色素沉着。病理标本显示小梁网及小梁网前方的色素沉着。

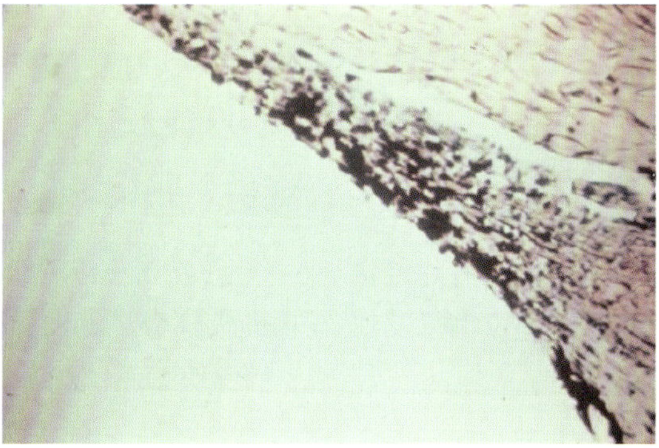

图 13–5　**PDS，色素沉着。**病理标本显示小梁网束间的色素沉着。

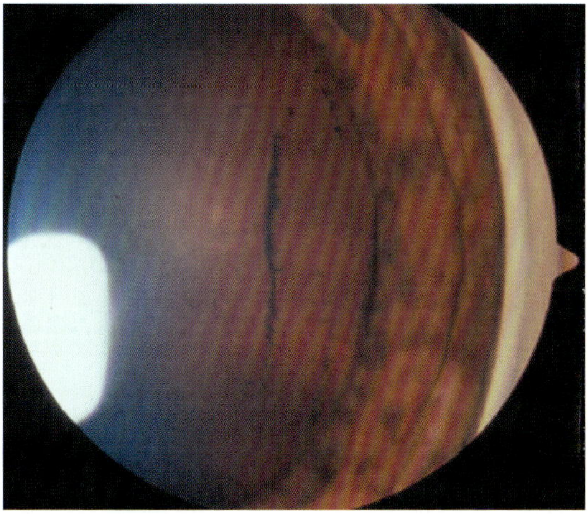

图 13–6　**PDS，Zentmeyer线。**晶状体赤道部悬韧带附着处色素沉着，被称为Zentmeyer线或Scheie条纹。

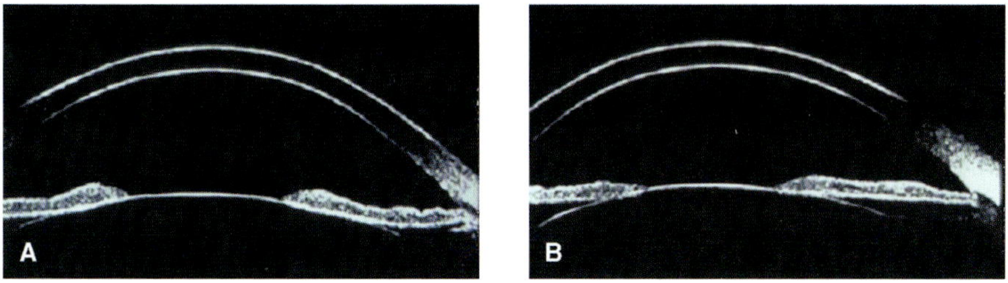

图 13–7　**PDS，虹膜后凹。**(A)PDS患者UBM图像，显示周边虹膜后凹，与晶状体表面接触。(B)同一病例，虹膜切开术后显示虹膜变平，与晶状体接触面减小。

剥脱综合征

剥脱综合征(PXFS)是一种全身性疾病,可引起继发性开角型青光眼。播散于眼前节的特征性白色屑片可堵塞小梁网,在全身其他部位也可发现这种碎屑。

流行病学

- PXFS患病率不等,其中因纽特人接近0,斯堪的纳维亚人中为30%。临床表现差别很大,其发病率和双眼发病的可能性随着年龄增加而增加。
- 尽管PXFS患者发生青光眼的危险性增加(蓝山眼科研究显示增加5倍),但大部分病例并不发生青光眼。

病理生理学

- 假性剥脱物的确切性质未明,但是这种物质已经在虹膜、晶状体、睫状体、小梁网、角膜内皮、眼部和眶部血管内皮细胞,以及皮肤、心肌、肺、肝、胆囊、肾脏和脑膜中被发现。剥脱物阻塞小梁网,引起继发性开角型青光眼。它也导致瞳孔周围虹膜缺血和虹膜后粘连,引起色素播散,增加小梁网的负担,并且加重瞳孔阻滞,诱发房角关闭。
- 此类患者晶体悬韧带脆弱,增加了白内障手术并发症的发生率。
- 现在的研究并不能完全解释PXFS为什么发生。但显示和LOXL1基因相关,过度暴露于阳光下也可能是原因之一。

病史

- 患者几乎没有眼压升高的症状,因此大部分患者没有相关病史。
- 某些患者有家族史,但是遗传模式不明。
- 并发性白内障手术史可能是本病的一个提示。

临床检查

- 裂隙灯检查(图13-8至图13-12):PXFS的特点是白色碎屑,最常沉着在瞳孔缘,或者扩瞳后见到晶状体前囊膜上同心环形。
- 碎屑也可见于虹膜、房角结构、内皮、人工晶状体及无晶状体眼的玻璃体前界膜上。
    - 常出现瞳孔周围透光缺损及瞳孔色素领萎缩。瞳孔周围色素脱落也经常可见。
    - 受累眼由于虹膜后粘连和缺血,瞳孔常较小且不易扩大。
    - 扩瞳引起的色素可导致眼压升高,多并发白内障。
- 前房角镜检查:PXFS前房角常较窄,尤其是下方,可能导致晶体悬韧带松弛和晶体脱位。当悬韧带极度松弛的时候会有诱发急性闭角型青光眼的危险,因此定期观察房角很有必要。

▪ 不同于色素播散综合征所致的小梁网色素沉着，PXFS 小梁网上色素不规则分布，黑色多于棕色。可能存在 Sampaolesi 线。

• 后极部：持续性高眼压或间歇性眼压高峰可引起特征性青光眼性视神经萎缩。

治疗

• PXFS 相关的青光眼通常眼压较高且昼夜波动大。

• 可局部药物治疗，但效果差。

• 氩激光小梁成形术通常有效，但有报道术后眼压反而升高。通常，深色素的小梁网对低能量激光反应效果好，这样可减少术后的眼压升高。

• 滤过性手术的效果类似于原发开角型青光眼。

• 因本病患者囊膜和悬韧带较脆弱，白内障手术需加倍小心。

参考书目

Mitchell P, Wang JJ, Hourihan F. The relationship between glaucoma and pseudoexfoliation: the Blue Mountains Eye Study. *Arch Ophthalmol.* 1999;117:1319–1324.

Ritch R, Schlotzer-Schrehardt U. Exfoliation syndrome. *Surv Ophthalmol.* 2001;45:265–315.

Thorleifsson G, Magnusson KP, Sulem P, et al. Common sequence variants in the LOXL1 gene confer susceptibility to exfoliation glaucoma. *Science.* 2007;317(5843):1397–1400.

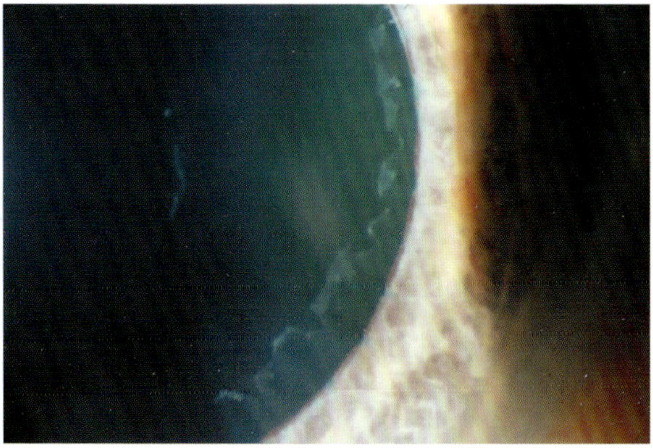

图 13–8　PXFS。晶状体前囊膜表面的剥脱物，在未扩瞳时的瞳孔缘和周边的晶状体之间为透明区。推测虹膜的运动清除此区域的剥脱物。

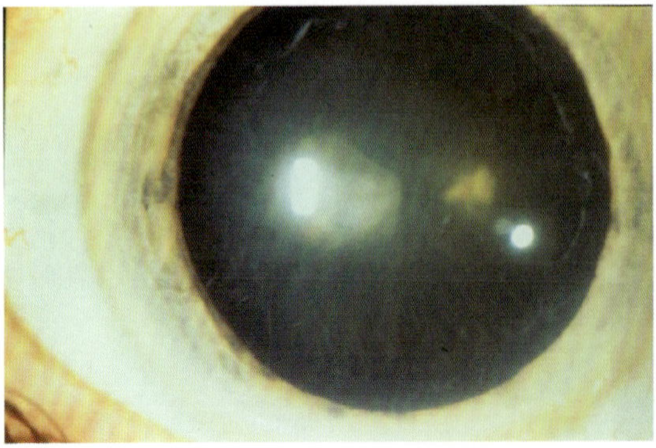

图 13–9 PXFS，剥脱物。晶状体表面的剥脱物，注意典型的卷边。

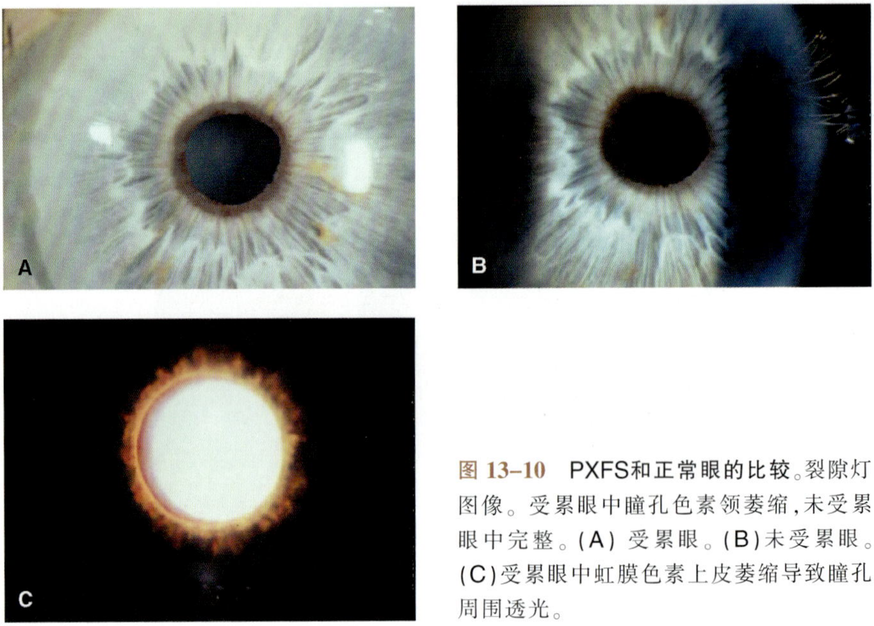

图 13–10 PXFS和正常眼的比较。裂隙灯图像。受累眼中瞳孔色素领萎缩，未受累眼中完整。(A) 受累眼。(B)未受累眼。(C)受累眼中虹膜色素上皮萎缩导致瞳孔周围透光。

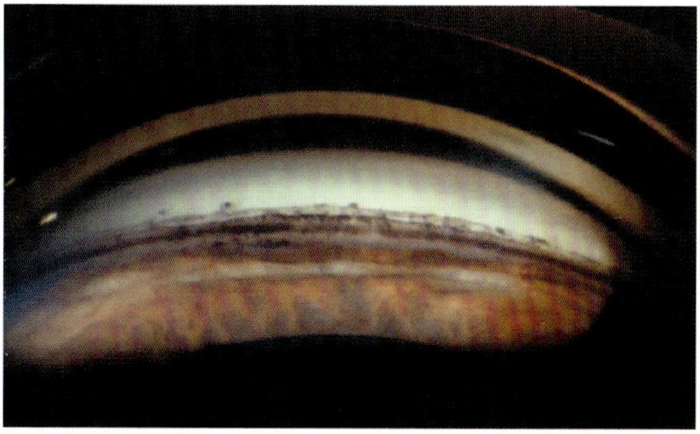

图 13-11　**PXFS,房角结构。**房角中浓密、黑色、不规则色素沉着。

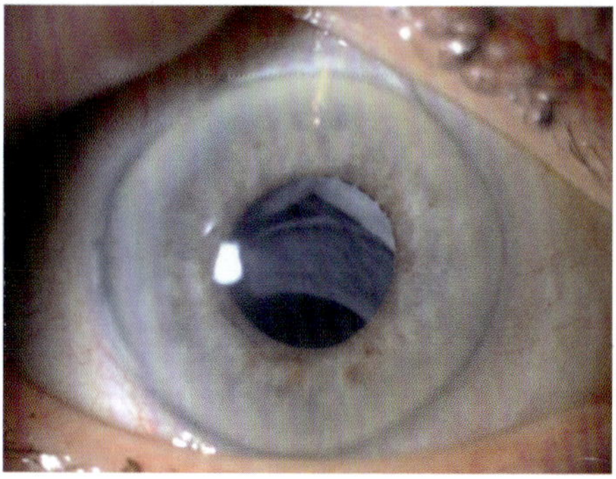

图 13-12　**PXFS，晶状体脱位。**提示悬韧带松弛。(Courtesy of Brandon Ayers, MD Wills Eye Hospital.)

激素性青光眼

通过各种途径应用类固醇激素均可引起继发性开角型青光眼，眼压升高可以是重度且持续的。

流行病学

- 人群中激素性青光眼的发病率不明。据报道对眼局部使用类固醇激素后眼压明显升高的，在青光眼患者中有50%~90%，正常眼压者只有5%~10%。
- 其发病率与类固醇激素的剂量、类型、途径有关。
  - 眼压升高可见于局部滴用、眼内、眼周、吸入、口服、静脉和皮肤局部使用，也可见于库欣综合征中的内源性类固醇激素水平的升高。
  - 眼球内注射类固醇激素和眼后节植入类固醇激素缓释装置后眼压上升很常见。
  - 玻璃体腔内注射后，约有50%的患者眼压升高，但少有须行手术治疗。

病理生理学

- 类固醇激素可引起小梁网中的黏多糖增多而阻碍房水外流导致眼压升高。类固醇激素可减少小梁网的膜通透性，降低局部细胞的吞噬能力、降解细胞外和细胞内的结构蛋白，进一步减少小梁网的通透性。
- 应用类固醇激素后Myocilin/TIGR(小梁网-诱导糖皮质激素反应)基因在小梁网内皮细胞中上调，但其机制未被完全阐明。

病史

- 任何类型类固醇激素应用是病史中最重要的部分。很久以前应用类固醇激素，之后眼压恢复正常，这种情况可能被误认为是正常眼压性青光眼(图13-13至图13-15)。
- 口服激素引起眼压上升至少需要2周时间。
- 有哮喘史、皮肤病、过敏及自身免疫性疾病史等提示过去或现在有应用类固醇激素的可能。
- 偶尔，患者主诉为视力下降，可能为严重的视野缺损所致。
- 表13-1展示1例病例。

临床检查

- 裂隙灯检查：通常无特殊，甚至是眼压极度升高的病例，因为慢性眼压升高通常没有角膜水肿。
- 前房角镜检查：通常无异常。
- 后极部：如果眼压足够高并且时间足够长，可见典型的青光眼性视神经改变。
- 特殊检查：如有可能停用类固醇激素，眼压可降低。这个过程长短不一，在类固醇激素应用时间过长的患者中可能会更长。在一些不能停用类

表 13-1　类固醇性青光眼病例治疗过程

术后天数	眼压(mmHg)	病程和应用的药物
手术 #1:玻璃体/膜切除术,结膜下注射类固醇沉淀剂		
1	25	泼尼松龙、东莨菪碱、红霉素
6	45	加用噻吗洛尔、对氨基可乐定、乙酰唑胺
16	20	停用乙酰唑胺
30	29	加用杜塞酰胺,泼尼松龙减量
48	19	停用泼尼松龙
72	27	继续用噻吗洛尔、对氨基可乐定、乙酰唑胺
118	44	加用拉坦前列素,青光眼专科会诊
154	31	安排取出类固醇沉淀剂
手术 #2:取出类固醇沉淀剂		
1	32	加用噻吗洛尔、杜塞酰胺
4	28	加用噻吗洛尔、杜塞酰胺
23	24	加用噻吗洛尔、杜塞酰胺
38	14	停用杜塞酰胺

注:患者后来停用噻吗洛尔,停药后眼压维持在 10~14mmHg。

固醇的患者中（例如，角膜移植术后），对侧眼应用类固醇可能会出现眼压升高,因此可证实本诊断。

治疗

- 在允许的条件下停用类固醇激素能完全缓解本病。
- 如果仍需要用药,可选用升眼压作用较弱的药物,如氯替泼诺、利美索龙、氟米龙。
- 严重葡萄膜炎患者比较棘手。另外,葡萄膜炎本身也引起各种类型的青光眼,或由于减少房水生成而掩盖青光眼。
- 各种类型的抗青光眼药物均有效。
- 激光小梁成形术效果较差，尽管在某些病例中显示有效。
- 滤过性手术的效果同原发性开角型青光眼类似。

参考书目

Johnson DH, Bradley JM, Acott TS. The effect of dexamethasone on glycosaminoglycans of human trabecular meshwork in perfusion organ culture. *Invest Ophthalmol Vis Sci*. 1990;31:2568–2571.

Johnson D, Gottanka J, Flugel C, et al. Ultrastructural changes in the trabecular meshwork of human eyes treated with corticosteroids. *Arch Ophthalmol*. 1997;115:375–383.

Jones R, Rhee DJ. Corticosteroid-induced ocular hypertension and glaucoma: a brief review and update of the literature. *Curr Opin Ophthalmol*. 2006;17:163–167.

Mitchell P, Cumming RG, Mackey DA. Inhaled corticosteroids, family history, and risk of glaucoma. *Ophthalmology*. 1999;106:2301–2306.

Oh DJ, Martin JL, Williams AJ, et al. Analysis of expression of matrix metalloproteinases and tissue inhibitors of metalloproteinases in human ciliary body following latanoprost. *Invest Ophthalmol Vis Sci*. 2006;47:953–963.

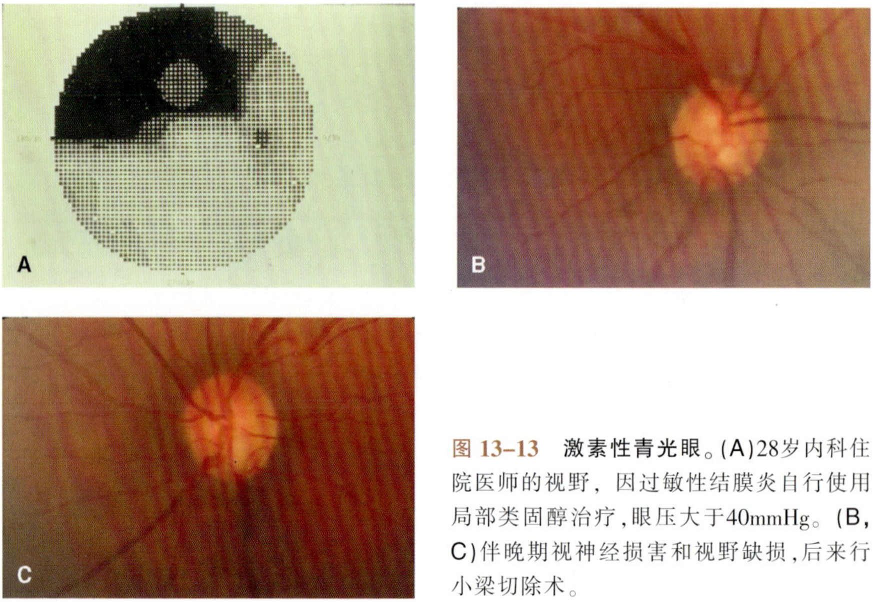

图 13–13 激素性青光眼。(A)28岁内科住院医师的视野，因过敏性结膜炎自行使用局部类固醇治疗，眼压大于40mmHg。(B，C)伴晚期视神经损害和视野缺损，后来行小梁切除术。

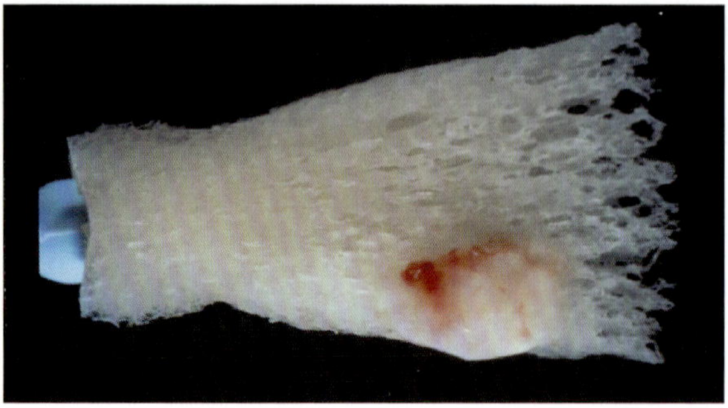

图 13–14 激素性青光眼。玻璃体切割术后5个月的Eales病患者，术后取出的类固醇沉淀物(放在Weck–cell海绵上)。

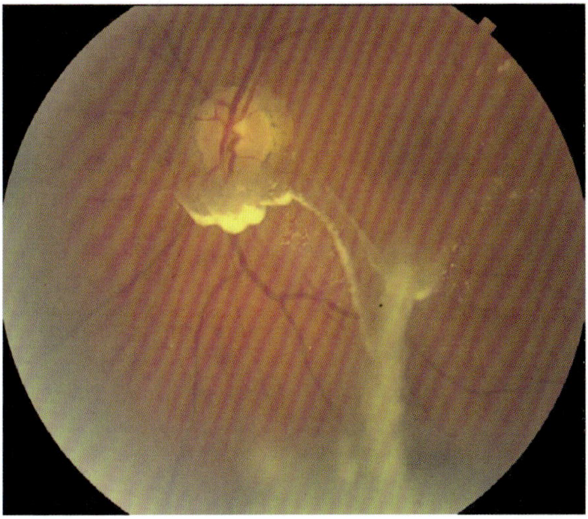

图 13–15　**激素性青光眼**。对糖尿病性黄斑水肿患者眼内注射曲安奈德后立即行眼底照相，可见白色药物颗粒沉积。

第14章

葡萄膜炎性青光眼

Nicole Benitah, Ronald Buggage, George N. Papaliodis

引言

葡萄膜炎患者中出现眼压升高和继发青光眼是一个多因素作用的过程，属于眼内炎症所致的并发症。眼内的炎症可直接或通过改变房水引流途径的结构，影响房水动力学从而导致眼压的升高、正常或降低。葡萄膜炎患者长期眼压控制不佳可导致青光眼性视神经损伤以及视野缺损。对于葡萄膜炎引起的高眼压和青光眼，首要治疗是通过有效的抗感染治疗来控制眼内炎症，防止房水流出途径产生永久性结构变化，其次才是通过其他药物或手术来控制眼压。

本章节将定义和阐述葡萄膜炎引起高眼压或继发性青光眼的病理生理学作用机制、诊断和治疗，包括几种引起高眼压或青光眼最常见的特殊类型葡萄膜炎。通常来讲，葡萄膜炎包括所有原因引起的眼内炎症。葡萄膜炎可导致急性、一过性或慢性眼压升高。通常使用炎症性青光眼和葡萄膜炎性青光眼来描述葡萄膜炎合并有眼压升高的患者。然而，患有葡萄膜炎合并有眼压升高但并未产生“青光眼性视神经损伤”或“青光眼性视野缺损”的这类患者诊断为葡萄膜炎性眼压升高、葡萄膜炎继发性眼压升高或继发性眼压升高更为确切。因为如果对眼内炎症进行缓解或控制，那么眼压升高未必进展为继发性青光眼。

炎症性青光眼、葡萄膜炎性青光眼或葡萄膜炎继发性青光眼，这些诊断应该只用于葡萄膜炎合并眼压升高，并导致“青光眼性”视神经损伤或“青光眼性”视野缺损的患者。在大多数葡萄膜炎性青光眼的病例中，青光眼性视神经损伤是由眼压升高导致的，因此如果患者没有明确的眼压升高的病史，则此诊断不一定正确。另外，如果不具备典型青光眼性视野缺损且视盘正常者，此诊断也不一定正确。这是因为很多类型的葡萄膜炎，尤其是影响眼后段的葡萄膜炎均会引起脉络膜、视网膜以及视神经的病变，从而引起非青光眼性视野缺损。这一特征很重要，因为活动性炎症所致的视野缺损是可以通过适当的治疗得到缓解或改善，而葡萄膜炎性青光眼的视野缺损是不可逆的。

流行病学

在美国和欧洲，葡萄膜炎的法定致盲率为 5%~10%，而发展中国家葡萄膜炎的致盲率高达 25%[1]。在美国，每 10 万人中，葡萄膜炎患者为 114.5~204 例，而年患病者为 17~50 例[2,3]。葡萄膜炎可见于所有年龄阶段的患者人群中，早期报告多见于 25~44 岁人群，但近期数据显示葡萄膜炎的发生率随年龄的增长而增加[2,3]。尽管儿童仅占葡萄膜炎患者中的 5%~10%，但儿童葡萄膜炎出现视力丧失的风险相对较高[4]。葡萄膜炎患者中视力丧失的常见原因包括继发性青光眼、黄斑囊样水肿、并发性白内障、低眼压、视网膜脱离、视网膜下新生血管或纤维化以及视神经萎缩。

所有葡萄膜炎患者中，大约 25% 的患者会在某个病程阶段出现眼压升高[5]。一般来说，前葡萄膜炎和全葡萄膜炎相对容易发生炎症性青光眼，因为眼前段的炎症可能会直接干扰房水引流的途径(表 14–1)。同时，肉芽肿性葡萄膜炎患者比非肉芽肿性葡萄膜炎患者更常出现炎症性青光眼。综合所有类型葡萄膜炎，成人葡萄膜炎性青光眼的患病率为 5.2%~19%。儿童葡萄膜炎性青光眼的总体患病率与成人大体相似，为 5%~13.5%，但儿童的视力预后更差[6,7]。

病因学

眼压取决于房水分泌和房水排出的平衡。在大多数葡萄膜炎病例中，眼压升高的出现并不能通过单一的作用机制来解释，通常是多种病理因素共同作用的结果。然而，所有导致葡萄膜炎患者眼压升高的作用机制中，其最终的作用途径是通过损害小梁网而引起房水排出受阻。眼内炎症可能引起房水分泌紊乱、房水成分改变、眼部组织浸润以及导致眼前段解剖结构发生不可逆改变(例如，虹膜前粘连以及后粘连，这都可能会导致房角关闭）而导致房水排出受阻。眼内炎症所引起眼压急剧升高，药物治疗往往难以奏效，更为棘手的是用来治疗葡萄膜炎的皮质类固醇同时也会引起眼压升高。

葡萄膜炎患者眼压升高的病理生理学机制可以简单分为开角型或闭角

表14-1 常见伴有继发性青光眼的葡萄膜炎

前葡萄膜炎
青少年类风湿关节炎
Fuchs异色性葡萄膜炎
青光眼睫状体炎危象(Posner-Schlossman综合征)
HLA-B27-相关性葡萄膜炎(强直性脊柱炎、Reiter综合征、银屑病关节炎)
疱疹性葡萄膜炎
晶状体性葡萄膜炎(晶状体抗原性葡萄膜炎、晶状体溶解性青光眼、晶状体颗粒性青光眼、晶状体源性青光眼)
全葡萄膜炎
结节病
福格特-小柳-原田综合征
Behçet综合征
交感性眼炎
梅毒性葡萄膜炎
中间葡萄膜炎
睫状体扁平部亚型的中间葡萄膜炎
后葡萄膜炎
急性视网膜坏死
弓形体病

型。该分类在临床上具有价值，因为对于这两种分类的初始治疗方法有所不同。

开角型作用机制

房水分泌异常

睫状体炎症通常会导致房水生成减少。如果眼内房水排出正常但房水分泌减少，这种情况会导致急性葡萄膜炎患者眼压降低或低眼压。然而，如果同时合并有房水外流途径结构破坏引起房水外流受阻，眼压可能会正常，也可能升高[8]。关于葡萄膜炎眼内血液-房水屏障的破坏是否可导致房水分泌过多存在争论。如果这种情况存在，那么房水生成增加可能会引起葡萄膜炎患者眼压升高，但眼内炎症继发眼压升高最可能的解释是房水生成正常，而房水排出受阻。

房水蛋白

葡萄膜炎出现眼压升高的最初解

释是房水成分的改变，因为血液–房水屏障的破坏导致蛋白质流入眼内为葡萄膜炎患者眼内的最早变化，这种变化可能会影响房水排出，使眼压升高[9]。正常眼内，房水中的蛋白质含量约比正常血清中的蛋白质含量低100倍[10]。然而，一旦血液–房水屏障被打破，房水蛋白浓度接近于未稀释的血浆。房水蛋白浓度增加可能会降低房水流入前房角的流速，机械性阻塞小梁网，破坏小梁网内皮细胞的结构，从而损伤房水排出功能。此外，蛋白质可促进周边虹膜后粘连或周边虹膜前粘连的发生。如果血液–房水屏障恢复，那么房水蛋白浓度对于房水排出和眼压的影响可能会得到逆转，但是如果血液–房水屏障出现永久性损伤，那么即使眼内炎症得到控制，血清蛋白也可能持续渗漏至前房。

炎症细胞

葡萄膜炎患者眼内蛋白质进入前房后不久，炎症细胞就会分泌炎症介质，如前列腺素和细胞因子等。目前认为眼前段中的炎症细胞对眼压的直接影响要大于房水蛋白。炎症细胞会通过浸润小梁网和 Schlemm 管，直接对房水外流通道产生机械性的阻塞。肉芽肿性葡萄膜炎患者中出现眼压升高的概率更高，是因为前者中的巨噬细胞和淋巴细胞比后者的多形核细胞更具有浸润性[5]。慢性、严重或反复性葡萄膜炎发作可能会损伤小梁内皮细胞，在小梁网以及 Schlemm 小管中形成瘢痕，或形成覆盖小梁网的透明膜，从而导致小梁网的永久性损伤[6]。前房角中的炎症细胞以及细胞碎片也可能会促进周边虹膜前粘连和后粘连的形成。

前列腺素

前列腺素会产生多种眼部炎症体征，包括血管舒张、瞳孔缩小以及血管渗透性增加，并对眼压存在复杂的相互作用[11,12]。目前尚不明确前列腺素是否会直接影响葡萄膜炎患者的眼压。一方面前列腺素可作用于血液–房水屏障，通过增加房水蛋白、细胞因子和炎症细胞的流入而直接促进眼压升高。另一方面，前列腺素还可通过增加葡萄膜上腔引流而降低眼压。

小梁网炎

如果眼内炎症反应仅仅位于小梁网，可诊断为小梁网炎。小梁网炎的临床表现主要为小梁网存在炎性物质沉着，但并不存在活动性眼内炎症的其他迹象，例如，角膜后沉着物(KP)、房水细胞或闪辉。小梁网炎患者中，由炎症细胞累积所致小梁网的机械性阻塞、小梁网肿胀以及小梁内皮细胞吞噬作用的降低而使房水排出减少。由于睫状体房水生成功能通常并不受到影响，所以房水排出减少会使小梁网炎患者眼压显著升高[6]。

类固醇引起的高眼压

皮质类固醇为葡萄膜炎患者的一线药物治疗。无论是局部、全身、眼周、Tenon囊下注射，皮质类固醇都可加快白内障的形成，并通过增加房水排出阻力而使眼压升高[13]。这可能会通过3种途径：诱导小梁网物理和机械性改变，或增加小梁网中物质的沉着，或降低小梁网中物质的分解[13]。抑制前列腺素合成是皮质类固醇减少房水引流的另一种机制。

类固醇引起的高眼压以及类固醇高反应者指经皮质类固醇治疗后出现眼压升高。经过4~6周的皮质类固醇眼药水治疗后，35%的患者眼压至少升高5mmHg，有5%的患者眼压升高超出16mmHg[14]。类固醇反应风险与皮质类固醇治疗的持续时间和剂量相关。青光眼患者、可疑青光眼患者、青光眼患者一级亲属、老年人群、结缔组织疾病患者、1型糖尿病患者、高度近视人群以及10岁以下儿童为类固醇反应的高危人群[6,13]。尽管类固醇引起的高眼压可能会在皮质类固醇治疗诱导后的任何时间出现，但最常在治疗开始后的2~8周内出现。与其他给药途径相比，局部类固醇治疗最常出现类固醇反应。对于易感人群，眼周和玻璃体腔内类固醇注射可能会导致急性眼压升高，而且难以控制。虽然在大多数情况下，停用皮质类固醇后眼压便可恢复正常；然而，在某些情况下，尤其在类固醇沉淀剂注射后，眼压可能会持续升高达18个月或以上。在这些情况下，如果眼压无法通过药物控制，那么可能需要手术清除类固醇沉淀物或行滤过性手术(图14-1)。因此，如果已知患者为类固醇反应敏感者时，应避免类固醇球周或玻璃体腔内注射。近期用于治疗后葡萄膜炎的类固醇缓释剂[醋酸氟轻松植入体(Retisert)]其3年内眼压升高的风险达71%；联合类固醇注射和青光眼引流阀的植入手术可能会对这部分患者有益[15,16]。

当接受皮质类固醇治疗的葡萄膜炎患者出现眼压升高时，通常难以判断眼压升高是由房水分泌恢复、眼内炎症所致房水排出功能受损、类固醇反应，或是三者共同导致的。尽管逐渐降低类固醇剂量随之眼压降低可能会证实是类固醇引起的高眼压，但眼压降低同样可能是由于房水外流改善或炎症复发伴房水分泌不足。如果是对一疑似类固醇高反应的患者存在持续性炎症需要全身用皮质类固醇，可以考虑使用非甾体药物治疗。如果类固醇高反应的患者炎症已经控制或处于静止状态，应试图降低皮质类固醇的浓度、剂量或使用频率。

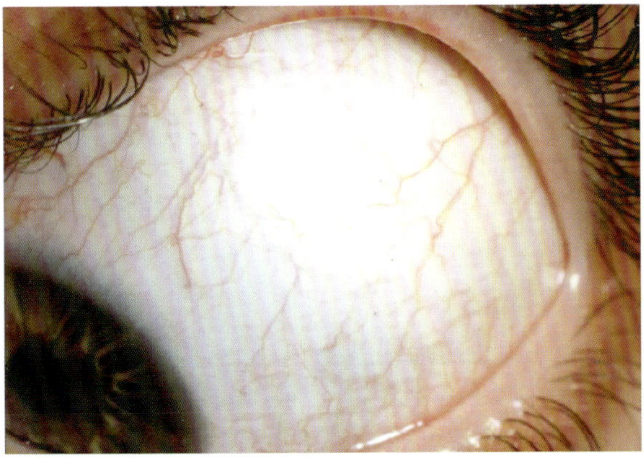

图 14-1 **对类固醇高反应者进行眼周类固醇注射。**眼周类固醇注射对前段和后段葡萄膜炎治疗有益，但有时可能会诱导高眼压患者以及已知类固醇反应者出现眼压明显升高。在该例16岁疑似结节病患者中，当药物治疗无法控制患者眼压升高时，采用清除球周的类固醇沉淀物，患者眼压随之恢复正常。

闭角型作用机制

葡萄膜炎导致前房结构发生形态学改变通常是不可逆的，并且会改变或阻止房水经后房流入小梁网，从而使眼压显著升高。结构性改变（通常会导致继发性房角关闭）包括周边虹膜前粘连、虹膜后粘连以及瞳孔膜闭从而会导致瞳孔阻滞，以及较少见的睫状体前旋。

周边虹膜前粘连

周边虹膜前粘连为虹膜和小梁网或角膜间粘连，这可能会完全阻塞或影响房水通过小梁网。经前房角镜检查，周边虹膜前粘连为前葡萄膜炎较为常见的并发症，肉芽肿性葡萄膜炎患者比非肉芽肿性葡萄膜炎患者更常出现。周边虹膜前粘连是由炎症介质将虹膜表面拉入房角组织所导致，在既往存在房角狭窄或虹膜膨隆的患者中更常出现。虹膜粘连通常较宽，涵盖大部分房角，但也可能会成锥状、斑片状，仅影响小梁网或角膜的较小部分(图 14–2)。在葡萄膜炎相关周边虹膜前粘连的情况下，即使大部分房角保持开放，患者的眼压可能仍会升高，这是由其余的房角之前受到炎症损伤（前房角镜检查检测不到）而造成功能性受累[5]。

在复发性或慢性葡萄膜炎的病例中，持续周边虹膜前粘连可能会造成房角完全闭合。应对所有出现房角关闭或广泛周边虹膜前粘连的葡萄膜炎病例进行虹膜和房角新生血管的检查。房角或前段虹膜表面纤维血管组织收缩可能会引起完全和重度房角闭合。葡萄膜炎继发性新生血管性青光眼通常对药物和手术治疗难以奏效，并且预后欠佳(图 14–3)。

虹膜后粘连

房水中炎症细胞、蛋白和纤维蛋白可能会刺激虹膜后粘连的形成。虹膜后粘连为虹膜后表面与晶状体前囊，在无晶状体眼中与玻璃体前界膜或在人工晶状体眼中与人工晶状体的粘连。出现虹膜后粘连可能与葡萄膜炎的类型、持续时间和严重程度相关。虹膜后粘连的程度越深，瞳孔越不容易散大，葡萄膜炎复发后粘连也更容易加重。

瞳孔阻滞表示虹膜后粘连导致后房角和前房角间房水交通受阻。瞳孔闭锁是指 360°虹膜后粘连和瞳孔膜闭可能会导致瞳孔完全阻塞。在这种情况下，房水不会从后房流向前房。后房角中房水积聚可能会使眼压出现急剧升高，并导致虹膜向前旋转至前房角或造成虹膜膨隆(图 14–4)。在持续存在炎症的患者眼内，虹膜膨隆可能会因同位虹膜角膜接触导致周边虹膜前粘连，而快速出现房角关闭，即便在既往为开角型的眼内也可能会出现这种情况[17]。在葡萄膜炎伴瞳孔阻滞的某些病例中，如果虹膜广泛后粘连，那么仅周边虹膜可能会向前膨隆，此时不使用前房角镜检查是很难发现的。

睫状体前旋

急性眼内炎症可能会导致睫状体肿胀以及睫状体或脉络膜上腔渗出，引起睫状体前旋，从而导致非瞳孔阻滞机制引起的房角关闭。因这种类型房角关闭所致的眼压升高最常出现在虹膜睫状体炎、环形脉络膜脱离以及后巩膜炎患者中，也可见于急性期福格特-小柳-原田综合征患者中[5]。

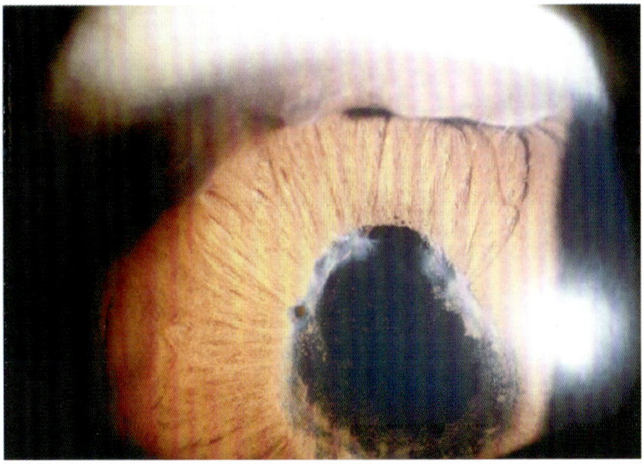

图 14-2　HLA-B27-相关性前葡萄膜炎。该例HLA-B27-相关性前葡萄膜炎患者出现严重炎症反应，导致虹膜后粘连和广泛周边虹膜前粘连，且虹膜前粘连前移至角膜(上方)。

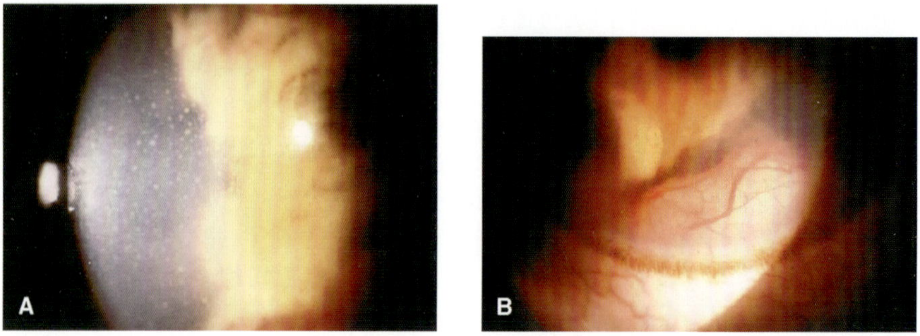

图 14–3 **新生血管性青光眼。**该例肉芽肿性全葡萄膜炎患者出现了难治性新生血管性青光眼,新生血管性青光眼是葡萄膜炎最严重的并发症之一。(A)弥散性、羊脂状角膜后沉着物(KP),虹膜膨隆。(B)广泛周边前粘连处的新生血管。

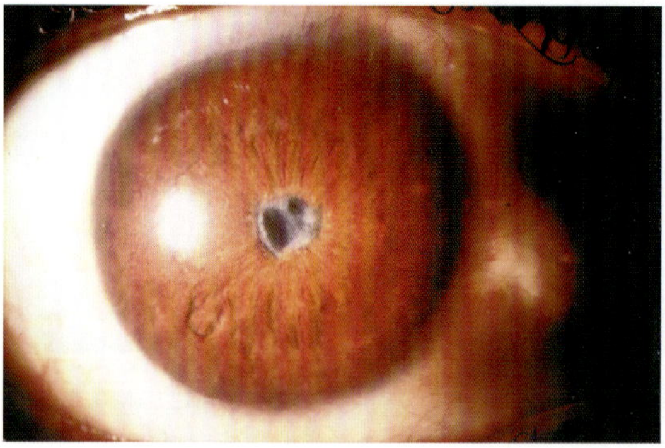

图 14–4 **虹膜后粘连所致的瞳孔阻滞以及虹膜膨隆。**该例福格特–小柳–原田综合征患者表现为眼前节炎症和眼压升高,后者是由虹膜后粘连所致的瞳孔阻滞和虹膜膨隆。采用局部和全身皮质类固醇治疗,经激光虹膜切开术后的眼压恢复正常。

诊断

对于葡萄膜炎性青光眼的准确诊断和治疗依赖于全面的眼科检查和适当的辅助检查。需要裂隙灯检查明确葡萄膜炎的类别、炎症反应的程度以及炎症反应的类型。可按照眼内炎症的原发部位对葡萄膜炎进行解剖学归类,分为前葡萄膜炎、中间葡萄膜炎、后葡萄膜炎或全葡萄膜炎。前葡萄膜炎和全葡萄膜炎病例中出现葡萄膜炎性青光眼的可能性较高，在这两类葡萄膜炎病例中,涉及房水排出的组织结构可能更容易受到眼内炎症的损伤。眼内炎症的严重程度可通过评价前房房水细胞和前房闪辉以及玻璃体细胞和混浊程度来确定。此外，还应描述眼内结构的变化情况,例如,周边虹膜前粘连或虹膜后粘连。

葡萄膜炎患者眼内的炎症反应可能为肉芽肿性反应或非肉芽肿性反应。肉芽肿性葡萄膜炎在眼前节可表现为羊脂状 KP 和虹膜结节（图 14-3 和图 14-5)。肉芽肿性葡萄膜炎导致葡萄膜炎性青光眼的发生率高于非肉芽肿性葡萄膜炎。

前房角镜检查是应用一种可压陷中央角膜，将房水推入房角的镜头检查方法,是葡萄膜炎伴发高眼压患者最为重要的眼科检查。原因在于前房角镜检查可观察房角是否存在炎症介质、周边虹膜前粘连以及房角中新生血管形成情况,同时可区分开角型青光眼和闭角型青光眼。

眼底检查应尤其关注视神经,并应对凹陷、出血、水肿或充血情况进行评估，还应评估视网膜神经纤维层厚度。在未证实青光眼性视盘损伤或视野缺损的情况下，不应确诊为葡萄膜炎性青光眼。尽管后极部视网膜或脉络膜视网膜病变并不参与葡萄膜炎性青光眼的产生，但是需注意这些病变可能会引起视野缺损,从而使其被误诊为青光眼(图 14-6)。

在每次临床随访时需要进行压平眼压计测量，并由可信赖的相关人员定期进行视野检测。其他的辅助性检测如激光闪辉光度测定以及眼部超声检查也有助于对葡萄膜炎继发眼压升高患者进行诊断和随访。激光闪辉光度测定能够检测到裂隙灯检查无法进行评价的前房闪辉或蛋白含量的微小变化。分光光度计可检测到的变化对于确定葡萄膜炎的活动性具有价值。B 超以及超声生物显微镜检查可通过观察睫状体和虹膜角膜房角形态,确定葡萄膜炎患者眼压升高以及眼压异常偏低的原因[5]。

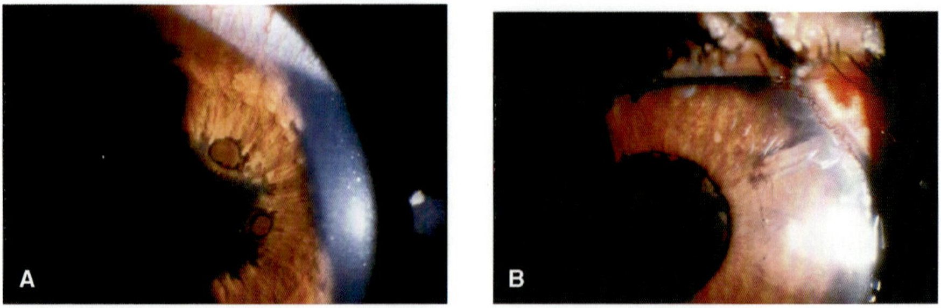

图 14-5 结节病和活动性肉芽肿性全葡萄膜炎。(A)该例结节病患者出现活动性肉芽肿性全葡萄膜,包括布萨卡结节(虹膜基质中可见)以及虹膜后粘连伴瞳孔阻滞所致继发性青光眼。尽管接受了局部和全身用皮质类固醇以及局部抗青光眼药物的治疗,但患者的眼压仍未得到控制。视神经乳头检查以及视野检测结果符合青光眼。(B)房水引流阀植入2个月后,患者眼压得到控制,虹膜结节消退。

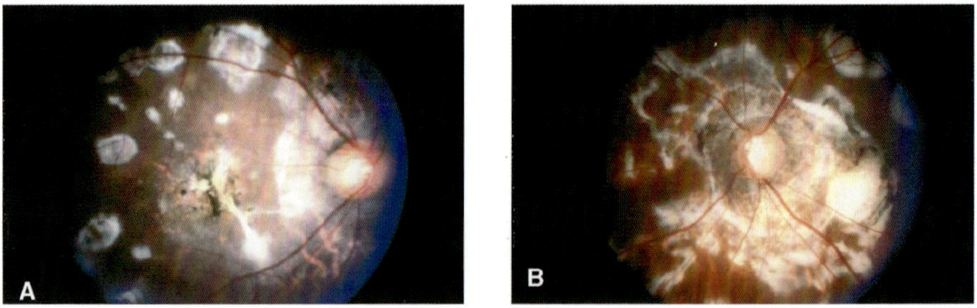

图 14-6 多灶性脉络膜炎。对该例多灶性脉络膜炎患者需要仔细进行视神经检查,以确定此葡萄膜炎患者是否继发青光眼。由于后极病变较为广泛,所以视野检测并不能可靠地证实左眼出现了青光眼,须结合视盘杯盘比的变化。(A)右眼。(B)左眼。

治疗

对于葡萄膜炎引起的高眼压或葡萄膜炎性青光眼患者的首要治疗目标为控制患者眼内炎症和预防眼内结构永久性改变。在一些患者中，单一的抗炎治疗便可使眼压恢复正常。此外，可在早期采取抗炎治疗的同时联合散瞳剂及睫状肌麻痹剂来预防葡萄膜炎中不可逆的改变，如周边虹膜前粘连和虹膜后粘连。

对大多数葡萄膜炎病例的一线治疗需要皮质类固醇局部滴用，眼周或 Tenon 囊下局部注射，或全身性用药。尽管眼部滴用皮质类固醇对于前段炎症的治疗具有效果，但对于罹患活动性后段炎症的有晶状体眼患者而言，仅靠此疗法是不够的。给药频率取决于前段炎症的严重程度，1%醋酸泼尼松龙(百力特)控制前段炎症的效果优于大多数其他皮质类固醇滴眼剂。同样，它最有可能导致类固醇性高眼压和后囊下白内障。一种新的类固醇滴眼剂，二氟孕甾丁酯(Durezol)在较低的给药频率下与百力特疗效相当，但也有继发眼压升高的倾向[18]。Birnbaum 等观察发现用 Durezol 治疗前葡萄膜炎，有 39%的患者眼压升高≥10mmHg，28%眼压升高≥15mmHg，13%眼压升高≥20mmHg[9]。低效类固醇滴眼剂，例如，利美索龙、氟米龙、甲羟松和依碳酸氯替泼诺（露达舒），不太可能引起类固醇反应，但同时这类制剂在控制眼内炎症方面的疗效也较低。根据我们的经验，局部滴用非类固醇抗炎药在治疗葡萄膜炎和预防其并发症方面并未发挥显著作用。

球筋膜下、经下睑穿过眶隔的球旁注射或玻璃体腔注射曲安奈德(Kenalog，40mg/mL）可有效控制前段和后段眼内炎症。眼周和眼内用类固醇的主要缺点在于其导致易感患者出现眼压升高和白内障。该药物具有长效作用，药效不容易终止，因此，不建议对罹患葡萄膜炎伴高眼压的患者中进行眼周注射类固醇。

口服皮质类固醇是葡萄膜炎的主要治疗方法，起始剂量高达 1mg/(kg·d)，这取决于疾病的严重程度。一旦眼内炎症得到控制，应降低全身用类固醇的剂量。由于全身用类固醇的副作用或持续性活动炎症，仅使用皮质类固醇无法控制，可考虑使用免疫抑制剂或非甾体抗炎药物。包括环孢霉素、甲氨蝶呤、硫唑嘌呤、吗替麦考酚酯以及最新的 TNF-α 抑制剂和其他生物制剂[20-22]。烷化制剂，例如，环磷酰胺和苯丁酸氮芥，通常用于重度葡萄膜炎病例[20]。

散瞳剂和睫状肌麻痹剂用于治疗前葡萄膜炎，从而减轻睫状肌和虹膜括约肌痉挛引起的疼痛和不适。由于这些制剂还能使瞳孔扩大，具有预防和治疗虹膜粘连的作用，从而促进房水外流，防止眼压升高。常用散瞳药包括阿托品、东莨菪碱、后马托平和托吡卡胺，而临床医师更青睐于采用相对短效的制剂，从而减少在瞳孔扩大时周边虹膜后粘连形成的风险。

药物治疗

一旦眼内炎症得到控制，就应考虑药物控制眼压。通常情况下，葡萄膜炎引起的高眼压和葡萄膜炎性青光眼的治疗药物主要依赖于眼内房水抑制剂来控制眼压。治疗葡萄膜炎性青光眼的抗青光眼药物，包括β受体阻滞剂、碳酸酐酶抑制剂、肾上腺素能药和高渗药(眼压骤升时)。总体来讲，通常在患葡萄膜炎的患者中应避免使用缩瞳剂和前列腺素样制剂，因为这类药物可能使眼内炎症加重。选用肾上腺素能拮抗剂不仅可以减少房水生成，同时也不影响瞳孔大小。葡萄膜炎患者中常用的β受体阻滞剂包括噻吗洛尔、倍他洛尔、卡替洛尔和左旋布诺洛尔。倍他洛尔对肺部的不良反应较小，所以在结节性葡萄膜炎和已知存在肺病的患者中使用可能较为安全。据报告，美替洛尔会导致某些患者出现肉芽肿性虹膜睫状体炎，所以应尽量避免对葡萄膜炎患者使用该药物[23]。

碳酸酐酶抑制剂通过抑制房水生成来降低眼压，可采用局部滴用、口服或静脉给药途径。据报告，口服碳酸酐酶抑制剂乙酰唑胺(Diamox)会减少囊样黄斑水肿，而囊样黄斑水肿是葡萄膜炎患者视力丧失的常见原因[24]。但滴用碳酸酐酶抑制剂眼药不大可能对黄斑水肿具有消退的作用，因为药物浓度很难作用到视网膜中。

治疗葡萄膜炎性青光眼的肾上腺素能药物，包括可乐定（尤其是Nd：YAG晶状体囊切开术后发生的急性眼压升高）和溴莫尼定；二者均为α-2拮抗剂，通过减少房水生成和增加葡萄膜巩膜流出量来降低眼压。也有报告称，溴莫尼定可能会导致一种迟发性(开始治疗后11~15个月)肉芽肿性前葡萄膜炎[17]。肾上腺素和地匹福林不仅可以通过增加房水外流来降低眼压，也会促进瞳孔扩大，尽管不常使用，它们也可能有助于预防葡萄膜炎虹膜后粘连的发生。

前列腺素类衍生物通过增加葡萄膜巩膜流出量来降低眼压[5]，但对于治疗葡萄膜炎却值得商榷。有报道称拉坦前列腺素(Xalatan)会诱发眼内炎症和囊样黄斑水肿的发生[25,26]，但随机对照试验并未证实[17]。最近，也有对照研究拉坦前列腺素制剂与布林佐胺和噻吗洛尔合剂治疗葡萄膜炎性青光眼，发现两者对炎症的复发率没有显著性差异[27]。

高渗药主要通过减少玻璃体容积来迅速降低眼压，这类药物有助于治疗急性房角关闭的葡萄炎患者。甘油和异山梨醇可以口服给药，而甘露醇需要静脉给药。通常避免对葡萄膜炎患者中使用胆碱能药,例如,毛果芸香碱、二乙氧膦酰硫胆碱、毒扁豆碱和卡巴胆碱。这是因为这些药剂导致的瞳孔缩小会引起虹膜后粘连、加重睫状体肌痉挛、破坏血液-眼房水屏障而加重眼内炎症反应。

闭角型青光眼的治疗

瞳孔阻滞导致的虹膜膨隆和房角关闭，是葡萄膜炎患者出现眼压升高和继发性青光眼的常见原因。当瞳孔阻滞阻碍房水流出时，使用氩或 Nd:YAG 激光虹膜切开术或周边虹膜切除术重新建立前房和后房之间的通道。激光虹膜切开术可能会使前房炎症加重或再次激活前房炎症。为降低此并发症发生的可能性，应在术前或术后采用局部皮质类固醇强化治疗。与氩激光相比,Nd:YAG 激光需要释放的能量较少,因而引发的术后炎症也较少。但是，由于激光虹膜切开处容易闭合,尤其在活动性炎症患者眼内,所以有时候需要多次虹膜切开术以确保房水流动通畅（大约有 40%，图 14-7)[6]。为减少内皮损伤风险,不应对重度活动性葡萄膜炎或角膜水肿患者眼或周边虹膜前粘连区域行激光虹膜切开术。

当激光虹膜切开术失败或者禁用激光手术时，应采取手术行周边虹膜切除术。据报告,周边虹膜切除术可成功治疗周边虹膜前粘连(粘连部分不超过房角的 75%)的葡萄膜炎患者[6]。尽管周边虹膜切除术通常比激光虹膜切开术更有效，但是该手术可能会导致严重的炎症反应，这就需要对患者进行术前和术后积极的抗感染治疗，必要时需考虑静脉注射皮质类固醇。与激光虹膜切开术相比，大范围的虹膜切除术可能会延迟白内障的进展。

对于睫状体前旋而无瞳孔阻滞的葡萄膜炎患者眼中，激光虹膜切开术和周边虹膜切除术毫无作用。在这些少见病例中，最好采用免疫抑制疗法以及房水抑制剂进行治疗。如果眼压不能得到药物控制，周边虹膜前粘连已形成,且房角关闭已无法逆转,则可能需要行滤过性手术。

据报告，对于刚形成不久的周边虹膜前粘连所致急性房角关闭的情况下,房角分离术可成功降低眼压,并建立正常的前房角。对于儿童和青少年未控制的葡萄膜炎性青光眼，可采用小梁分离术即采用前房角切开刀对巩膜突处的小梁网进行剥离，从而使房水直接进入 Schlemm 管[6]。

对于葡萄膜炎引起的高眼压或葡萄膜炎性青光眼，不建议采用氩激光小梁成形术，其原因在于热能和激光引发的其他炎症可能会进一步损伤之前受损的小梁网。

在继发性青光眼中，高眼压几乎是视神经损伤的病理机制。由于葡萄膜炎患者常常并无原发性视盘病理学改变,而且患者相对较为年轻,所以患者可能会长时间忍受高眼压。然而,如果患者在接受最大药物治疗后眼压仍不受控制或存在视神经损伤或视野缺损迹象时,则需要进行手术来控制眼压。

在葡萄膜炎性青光眼患者中进行的外科手术包括小梁切除术（联合或不联合抗代谢药物)和引流阀植入术,例如,Ahmed、Baerveldt 和 Molteno 引流阀[5,6,28](图 14-8),但目前仍然没有最佳的手术方式。

对葡萄膜炎患者进行的手术均存在术后炎症复发的风险，该风险通常发生在术后1周。据文献报道,葡萄膜炎性青光眼患者术后有5.2%~31.1%出现葡萄膜炎的再复发[29]。在术前静止期患者,术后炎症复发的概率相对较低。对于择期手术，我们要求患者至少在术前的3个月内患眼处于静止期。为了降低术后炎症，应在计划的手术日前大约1周，开始局部或全身使用免疫抑制剂,术后则根据炎症反应情况作适当增减。术中,采用眼周、眼内和(或)静脉给药途径,常规给予类固醇药物。对于活动性疾病患者进行急诊青光眼手术时，预期会加重现有的炎症,所以可能需要局部积极滴用或口服[0.5~1.5mg/(kg·d)]或静脉注射高剂量的皮质类固醇。对于许多患者，由于单次冲击剂量不需要逐渐递减，我们更青睐采用250~1000mg的单次术中剂量,静脉注射甲强龙。

文献报道小梁切除术在葡萄膜炎性青光眼患者中的成功率为62%~81%[17,30]。然而,此类发现在某种程度上取决于随访间隔时间,而真实情况并不完全清楚。在行小梁切除术的葡萄膜炎患者中，认为术后炎症反应会加快伤口愈合过程，但会导致滤过术失败[31]。术前积极抗感染和术中采用抗代谢药物如丝裂霉素C(优于5-氟尿嘧啶)可明显改善小梁切除术的手术效果[6]。然而,滤过术中采用抗瘢痕药物,虽然提高了手术成功率,同时也带来一些并发症，如低眼压、伤口渗漏、眼内炎等,有文献报道发生率在9.4%左右[31]。另外,葡萄膜炎性青光眼患者行滤过术后出现白内障进展的情况也较为常见。

引流阀植入术也可用于治疗葡萄膜炎性青光眼，这在既往行滤过术失败的患者中最为常见[6,28]。据报告,对葡萄膜炎患者行引流阀植入术比重复行小梁切除术更为成功[30]。青光眼引流器械也用于葡萄膜炎性青光眼的初始治疗，但需要进一步的研究来比较该方法与小梁切除术的效果[17]。葡萄膜炎性青光眼患者中出现术后并发症(例如,脉络膜渗漏、脉络膜出血和浅前房）的发生率要高于原发性开角型青光眼患者(图 14–9)。

非穿透性青光眼手术在葡萄膜炎性青光眼外科手术中可能也会存在一定的作用，但并非为大面积周边虹膜前粘连(阻碍小梁网)患者的治疗选择。经证实,黏弹剂小管切开术对于开角型青光眼患者有效，而且并发症的发生率低于小梁切除术。虽然有少数病例显示葡萄膜炎性青光眼患者中采用非穿透性手术可成功控制眼压,然而,还需要其他研究来验证非穿透性手术在葡萄膜炎性青光眼患者中的安全性和疗效[17]。深层巩膜切除术作为一种非穿透性外科手术用于开角型青光眼的治疗（包括葡萄膜炎性青光眼),在最近的英国出版文献中被证实具有长期疗效和安全性[32]。

当葡萄膜炎性青光眼患者的眼压无法通过任何其他药物或手术进行控制时，睫状体破坏性手术应视为最后一种治疗葡萄膜炎性青光眼的手段。睫状体冷冻疗法和接触及非接触激光光凝术治疗效果相似。睫状体光凝术最主要缺点是可以引起严重的眼内炎症反应,大约 10%的手术眼会出现眼球痨[33]。

参考文献

1. London NJS, Rathinam SR, Cunningham ET. The epidemiology of uveitis in developing countries. *Int Ophthalmol Clin*. 2010;50(2):1–17.
2. Gritz DC, Wong IG. Incidence and prevalence of uveitis in northern California: The northern California epidemiology of uveitis study. *Ophthalmology*. 2004;111:491–500.
3. Darrell RW, Wagener HP, Kurland LT. Epidemiology of uveitis: Incidence and prevalence in a small urban community. *Arch Ophthalmol*. 1962;68:502–514.
4. Cunningham ET Jr. Uveitis in children. *Ocul Immunol Inflamm*. 2000;8:251–261.
5. Tran VT, Mermoud A, Herbort CP. Appraisal and management of ocular hypotony and glaucoma associated with uveitis. *Int Ophthalmol Clin*. 2000;40:175–203.
6. Moorthy RS, Mermoud A, Baerveldt G, et al. Glaucoma associated with uveitis. *Surv Ophthalmol*. 1997;41:361–394.
7. Kanski JJ, Shun-Shin GA. Systemic uveitis syndromes in childhood: an analysis of 340 cases. *Ophthalmology*. 1984;91:1247–1252.
8. Johnson DH. Human trabecular meshwork cell survival is dependent on perfusion rate. *Invest Ophthalmol Vis Sci*. 1996;37(6):1204–1208.
9. Elliot R. *A Treatise on Glaucoma*. London, UK: Oxford Medical Publications; 1918.
10. Peretz WL, Tomasi TB. Aqueous humor proteins in uveitis. Immunoelectrophoretic and gel diffusion studies on normal and pathological human aqueous humor. *Arch Ophthalmol*. 1961;65:20–23.
11. Beitch BR, Easkins KE. The effects of prostaglandins on the intraocular pressure of the rabbit. *Br J Pharmacol*. 1969;37:158–167.
12. Bhattacherjee P. The role of arachidonate metabolites in ocular inflammation. *Prog Clin Biol Res*. 1989;312:211–227.
13. Jones R III, Rhee DJ. Corticosteroid-induced ocular hypertension and glaucoma: a brief review and update of the literature. *Curr Opin Ophthalmol*. 2006;17:163–167.
14. Weinreb RN, Mitchell MD, Polansky JR. Prostaglandin production by human trabecular cells: in vitro inhibition by dexamethasone. *Invest Ophthalmol Vis Sci*. 1983;24:1541–1545.
15. Goldstein DA, Godfrey DG, Hall A, et al. Intraocular pressure in patients with uveitis treated with fluocinolone acetonide implants. *Arch Ophthalmol*. 2007;125:1478–1485.
16. Malone P, Herndon LW, Muir KW, et al. Combined fluocinolone acetonide intravitreal insertion and glaucoma drainage device placement for chronic uveitis and glaucoma. *Am J Ophthalmol*. 2010;149:800–806.
17. Kuchtey RW, Lowder CY, Smith SD. Glaucoma in patients with ocular inflammatory disease. *Ophthalmol Clin North Am*. 2005;18:421–430.
18. Foster CS, Davanzo R, Flynn TE, et al. Durezol (difluprednate ophthalmic emulsion 0.05%) compared with

Pred Forte 1% ophthalmic suspension in the treatment of endogenous anterior uveitis. *J Ocul Pharmacol Ther.* 2010;26(5):475–483.

19. Jabs DA, Rosenbaum JT, Foster CS, et al. Guidelines for the use of immunosuppressive drugs in patients with ocular inflammatory disorders: recommendations of an expert panel. *Am J Ophthalmol.* 2000;130: 492–513.
20. Larkin G, Lightman S. Mycophenolate mofetil. A useful immunosuppressive in inflammatory eye disease. *Ophthalmology.* 1999;106:370–374.
21. Heiligenhaus A, Thurau S, Hennig M, et al. Anti-inflammatory treatment of uveitis with biological: new treatment options that reflect pathogenetic knowledge of the disease. *Graefes Arch Clin Exp Ophthalmol.* 2010;248:1531–1551.
22. Akingbehin T, Villada JR. Metipranolol-associated granulomatous anterior uveitis. *Br J Ophthalmol.* 1991;75:519–523.
23. Whitcup SM, Csaky KG, Podgor MJ, et al. A randomized, masked, cross-over trial of acetazolamide for cystoid macular edema in patients with uveitis. *Ophthalmology.* 1996;103:1054–1062.
24. Warwar RE, Bullock JD, Ballal D. Cystoid macular edema and anterior uveitis associated with latanoprost use. Experience and incidence in a retrospective review of 94 patients. *Ophthalmology.* 1998;105: 263–268.
25. Da Mata A, Burk SE, Netland PA, et al. Management of uveitic glaucoma with Ahmed glaucoma valve implantation. *Ophthalmology.* 1999;106: 2168–2172.
26. Markomichelakis NN, Kostakou A, Halkiadakis I, Chalkidou S, Papakonstantinou D, Georgopoulos G. Efficacy and safety of latanoprost in eyes with uveitic glaucoma. *Graefes Arch Clin Exp Ophthalmol.* 2009;247(6):775–780.
27. Prata JA Jr, Neves RA, Minckler DS, et al. Trabeculectomy with mitomycin C in glaucoma associated with uveitis. *Ophthalmic Surg.* 1994;25:616–620.
28. Hill RA, Nguyen QH, Baerveldt G, et al. Trabeculectomy and Molteno implantation for glaucomas associated with uveitis. *Ophthalmology.* 1993;100:903–908.
29. Skuta GL, Parrish RK II. Wound healing in glaucoma filtering surgery. *Surv Ophthalmol.* 1987;32:149–170.
30. Wolner B, Liebmann JM, Sassani JW, et al. Late bleb-related endophthalmitis after trabeculectomy with adjunctive 5-fluorouracil. *Ophthalmology.* 1991;98:1053–1060.
31. Schuman JS, Bellows AR, Shingleton BJ, et al. Contact transscleral Nd:YAG laser cyclophotocoagulation. Midterm results. *Ophthalmology.* 1992;99:1089–1094.
32. Mercieca K, Steeples L, Anand N. Deep sclerectomy for uveitic glaucoma: long-term outcomes. *Medscape. Eye (Lond).* 2017;31(7):1008–1019.
33. Birnbaum AD, Jiang Y, Tessler HH, Goldstein DA. Elevation of intraocular pressure in patients with uveitis treated with topical difluprednate. *Arch Ophthalmol.* 2011;129(5):667–668.

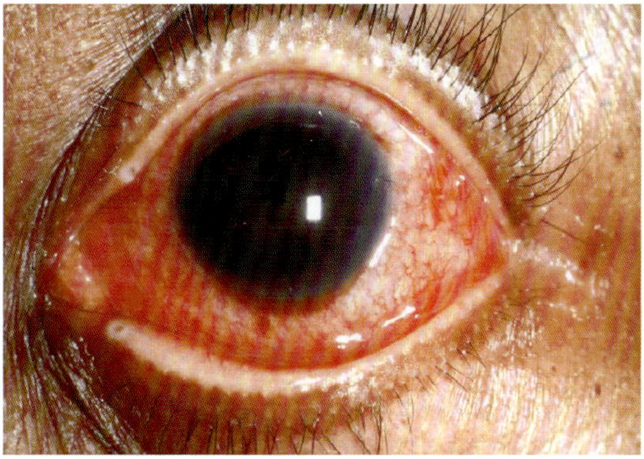

图 14-7　**复发性虹膜膨隆。**本例为葡萄膜炎患者，全身免疫抑制剂减量后眼内炎症复发，原发激光虹膜周切孔闭合，再次引起虹膜膨隆，表现为急性眼压升高和眼痛。

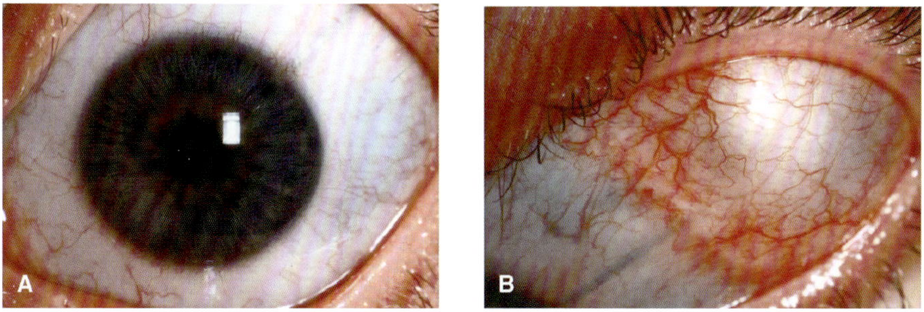

图 14-8　**幼年型类风湿关节炎(JRA)患者中双眼植入Baerveldt植入阀。**该例患者为1例16岁的女性患者，患者3岁时出现了前葡萄膜炎，经外用和全身用抗感染联合治疗后病情好转。由于眼压控制不良，患者双眼植入了Baerveldt植入阀，眼压控制良好。(A)右眼显示了前房中植入的引流管。(B)右眼向鼻下看时，可见结膜滤过泡。

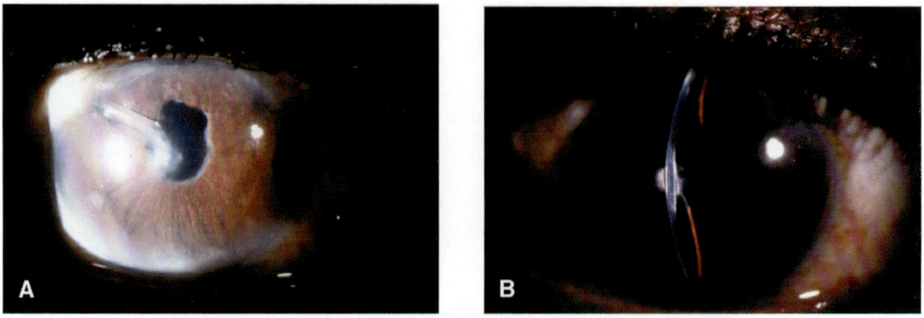

图 14-9 葡萄膜炎患者中青光眼手术的并发症。低眼压伴脉络膜渗漏及浅前房(A图为弥散光,B图为裂隙光)是葡萄膜炎患者经引流阀植入术的常见并发症。

特殊类型

Fuchs 异色性虹膜睫状体炎

Fuchs 异色性虹膜睫状体炎是一种单侧、慢性、轻度、非肉芽肿性前葡萄膜炎。13%~59%的病例并发性后囊膜下白内障和青光眼[1]。特征性虹膜异色症是眼内炎症引起患眼虹膜萎缩的结果。

流行病学

- 本病是相对少见的前葡萄膜炎，占所有葡萄膜炎病例的 1.2%~3.2%，也有三级转诊中心评估占 12%的报道[2,3]。
- 90%是单眼发病，无性别差异。
- 最多见在 30~40 岁被诊断。
- 继发青光眼的概率在 13%~60%，在双眼患病和非洲裔美国人中相对更高[4,6]。

病因学

- 越来越多的证据表明本病与眼内风疹病毒抗体的存在相关[5]。
- Fuchs 异色性虹膜睫状体炎患者的眼压升高是由炎性细胞或透明样膜阻塞小梁网导致的房水外流减少的结果。

病史

- 通常患者无症状，也有人可能有轻微的眼部不适和视力模糊。
- 未发现其与任何全身性疾病相关，患者往往因白内障导致视力下降来医院就诊。

鉴别诊断

- Fuchs 异色性虹膜睫状体炎的鉴别诊断包括疱疹性葡萄膜炎、青光眼睫状体炎综合征(Posner–Schlossman)、结节病、梅毒，以及有后段病变的葡萄膜炎，如弓形虫。

诊断

眼科检查

- 眼外部检查通常无明显充血，较安静。眼前节表现为单眼、轻微、非肉芽肿性前葡萄膜炎。整个角膜内皮可见散在分布的星状 KP，这是诊断本病的重要依据(图 14–10A)。
- 在深色虹膜的患者中，受累眼由眼内炎症反应而引起虹膜萎缩导致颜色变淡(图 14–10B)或者呈现虫噬样外观[4]；对于浅色虹膜的患者，受累眼反而因虹膜萎缩、色素暴露而表现为深色。
- Fuchs 异色性虹膜睫状体炎另一重要体征是虹膜或者房角出现新生血管，所以房角镜的检查非常重要。另外，本病虽然表现为慢性眼内炎症，但从不发生虹膜周边前房粘连和虹膜粘连，但后囊膜下白内障是最常见的并发症。

实验室检查

• 目前还没有实验室检查可明确诊断，但患者眼房水中可见淋巴细胞和浆细胞增多；房水风疹病毒抗体指标可能会升高，但一般不作为必要检查项目[5]。

• 诊断主要基于角膜后 KP 的分布特征，轻微的前葡萄膜炎通常对类固醇治疗无效，虹膜异色、无虹膜粘连、无其他眼部症状等临床表现。

病程

• 本病表现的前葡萄膜炎呈隐匿性、慢性进展。前房和虹膜上的新生血管可能会在轻微外伤或者自发性出现眼内少量出血，但是不会造成周边虹膜粘连或新生血管性青光眼。

• 白内障和继发青光眼是最常见的并发症。

▪ 本病有 80%会发生并发性白内障[4]，白内障手术一般不复杂，不会出现后节性炎症，也不同于其他类型葡萄膜炎[6]患者白内障手术。通常后房型人工晶状体植入是安全的。

▪ 本病所继发的青光眼，病程与原发开角型青光眼表现相似。

治疗

• 尽管 Fuchs 异色性虹膜睫状体炎存在慢性前葡萄膜炎，但不主张使用类固醇皮质激素局部和全身的免疫抑制剂治疗，因为这些治疗基本上无效。相反，局部类固醇治疗可能会加速白内障和青光眼的发生。因此，治疗上主要是使用抗青光眼药物控制眼压，还有 66%的患者可能需要手术治疗[7]。

• 目前还不清楚哪种手术方式更适合，但氩激光小梁成形术不推荐使用，因为在小梁网表面有透明膜形成。

参考文献

1. O'Connor GR. Doyne lecture. Heterochromic iridocyclitis. *Trans Ophthalmol Soc U K*. 1985;104:219–231.
2. Bloch-Michel E. Physiopathology of Fuchs's heterochromic cyclitis. *Trans Ophthalmol Soc U K*. 1981;101:384–386.
3. Birnbaum AD, Little DM, Tessler HH, et al. Etiologies of chronic anterior uveitis at a tertiary referral center over 35 years. *Ocul Immunol Inflamm*. 2011;19(1):19–25.
4. Bonfioli AA, Curi AL, Orefice F. Fuchs' heterochromic cyclitis. *Semin Ophthalmol*. 2005;20(3):143–146.
5. Ruokonen PC, Metzner S, Ücer A, et al. Intraocular antibody synthesis against rubella virus and other microorganisms in Fuchs' heterochromic cyclitis. *Graefes Arch Clin Exp Ophthalmol*. 2010;248:565–571.
6. Tejwani S, Murthy S, Sangwan V. Cataract extraction outcomes in patients with Fuchs' heterochromic cyclitis. *J Cataract Refract Surg*. 2006;32:1678–1682.
7. Liesegang TJ. Clinical features and prognosis in Fuchs' uveitis syndrome. *Arch Ophthalmol*. 1982;100:1622–1626.

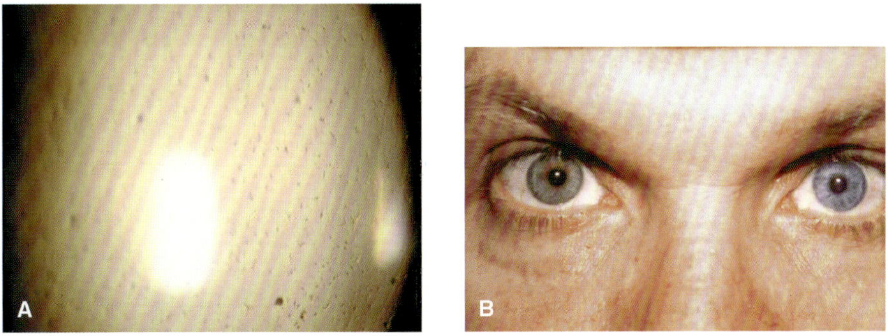

图 14-10　Fuchs异色性虹膜睫状体炎。(A)Fuchs异色性虹膜睫状体炎是一种单眼、非肉芽肿性前葡萄膜炎,受累眼常常表现为虹膜异色、白内障和青光眼。星状KP弥散分布在角膜内皮。(B)左眼由慢性炎症导致虹膜异色和白内障。

青光眼睫状体炎危象(Posner–Schlossman 综合征)

青光眼睫状体炎危象是一种反复发作的轻度、特发性、单侧、非肉芽肿性前葡萄膜炎,并伴有眼压明显升高的综合征。最早于1929年报道,但在1948年由Posner和Schlossman报道后才以他们的名字命名[1]。

流行病学

- 青光眼睫状体炎危象通常发生在20~50岁的患者。
- 尽管有双眼病例的报道，但绝大多数是单眼发病。

病因学

- 发病原因尚不清楚，但某些情况研究表明涉及巨细胞病毒或单纯疱疹病毒(HSV)[2,3]。眼压升高被认为是由发作时房水外流急性减少所致。
- 已经证实前列腺素在本疾病的发病机制中起作用，急性发作时其在房水中的浓度升高与眼压的增加相关[4]。前列腺素破坏了血液-房水屏障,蛋白质和炎症细胞大量涌入前房,影响房水外流,导致眼压升高。
- 青光眼睫状体炎危象的部分患者,发作间歇期仍有房水动力学异常,可能合并原发性开角型青光眼。

病史

- 患者有反复发作性轻度眼痛或不适,视物模糊但无充血。
- 部分患者有虹视的主诉，提示存在角膜水肿。

鉴别诊断

鉴别诊断包括Fuchs异色性虹膜睫状体炎、单纯疱疹或带状疱疹葡萄膜炎、类肉瘤病、HLA-B27-相关性前葡萄膜炎和特发性前葡萄膜炎。

诊断

眼科检查

- 外眼检查通常为正常。
- 眼前节检查典型表现为下方角膜内皮细胞上少量沉着物分布。某些病例,尤其是眼压较高时,可能出现角膜微囊性水肿。
- 偶尔在前房角镜检查时发现KP,提示小梁网炎症存在。
- 前房特征性的表现仅为少量房水细胞和轻微房水闪辉。
- 如果眼压很高,瞳孔可轻度散大;但不出现周边前房粘连和虹膜粘连。
- 因反复发作性单侧葡萄膜炎引起虹膜基质萎缩,可出现虹膜异色,但并不常见。
- 眼压升高与轻微眼内炎症不一致，通常眼压超过30mmHg，常常在

40~60mmHg 范围内。

- 眼底检查是正常的。

实验室检查

- 青光眼睫状体炎危象是一个临床诊断，并没有特异性的实验室检查。

病程

- Posner-Schlossman 综合征是一种自限性高眼压，无论是否治疗均会恢复。
- 复发性的炎症往往间隔几个月至几年发作一次，每次发作持续几个小时到几个周。
- 在青光眼睫状体炎危象中，视神经损伤和视野缺陷的进展可能是由反复发作的极高眼压叠加在潜在的原发性开角型青光眼上所致[5]。

治疗

- Posner-Schlossman 综合征首先局部使用皮质类固醇治疗，以控制前葡萄膜炎。
- 如果眼压没有降低，则加用抗青光眼药物。青光眼睫状体炎危象中睫状肌痉挛不常见，很少形成虹膜粘连，因此通常不需要散瞳和睫状肌麻痹剂。吲哚美辛是前列腺素拮抗剂，每天口服 75~150mg，其降眼压效果比常规抗青光眼药物更有效[4]。对高眼压症患者，局部应用非甾体抗炎药可能可以有效降低眼压，但缺乏证据来支持这一观点。
- 一般来说，缩瞳药和氩激光小梁成形术并非有效。在发作间歇期，不需预防性抗感染治疗。
- 很少患者需要行滤过性手术，而且手术不能预防炎症反复发作。

参考文献

1. Moorthy RS, Mermoud A, Baerveldt G, et al. Glaucoma associated with uveitis. *Surv Ophthalmol.* 1997;41:361–394.
2. Chee SP, Bacsal K, Jap A, et al. Clinical features of cytomegalovirus anterior uveitis in immunocompetent patients. *Am J Ophthalmol.* 2008;145(5):834–840.
3. Yamamoto S, Pavan-Langston D, Tada R, et al. Possible role of herpes simplex virus in the origin of Posner-Schlossman syndrome. *Am J Ophthalmol.* 1995;119(6):796–798.
4. Masuda K, Izawa Y, Mishima SS. Prostaglandins and glaucomato-cyclitis crisis. *Jpn J Ophthalmol.* 1975;19:368.
5. Kass MA, Becker B, Kolker AE. Glaucomatocyclitic crisis and primary open-angle glaucoma. *Am J Ophthalmol.* 1973;75:668–673.

疱疹性角膜葡萄膜炎

眼部感染单纯疱疹病毒(HSV)可出现几种独特的复发性单侧眼病，例如，结膜炎、角膜上皮炎、角膜基质炎和葡萄膜炎。可能会出现带状疱疹感染(水痘)，但更常伴发于眼部带状疱疹，即年长的成人患者中，隐藏在三叉神经中的带状疱疹病毒被再次激活。经典的 HSV 和带状疱疹性葡萄膜炎常出现在角膜炎之后，约占所有葡萄膜炎病例的 5%[1]。复发性疱疹性角膜葡萄膜炎的一个显著特征是眼压升高导致继发性青光眼。

流行病学

• 约0.15%的美国人有外源性单纯疱疹病毒感染史[2]。

• 基质性角膜炎和葡萄膜炎在所有形式的复发性疱疹疾病中最常见，但在原发性疱疹感染患者中低于10%[1]。

• 带状疱疹发病率一直在增加，在带状疱疹性感染患者中，有2/3累及眼部[3]。带状疱疹性葡萄膜炎和高眼压可伴有角膜上皮炎或基质角膜炎。疱疹性葡萄膜炎患者中眼压升高的发生率为28%~40%[4]。

• 单纯疱疹葡萄膜炎和带状疱疹葡萄膜炎患者的继发青光眼的发生率分别为约10%和16%[4,5]。

病因学

• 目前尚不清楚伴发单纯疱疹性角膜炎的葡萄膜炎是一种角膜疾病的继发性炎症反应，还是由病毒直接感染前葡萄膜所导致。单纯疱疹性葡萄膜炎和带状疱疹葡萄膜炎的眼压升高是由房水分泌正常而小梁网炎症引起房水引流受损所致。带状疱疹葡萄膜炎中，闭塞性血管炎所致缺血也可能引起眼压升高。已经在单纯疱疹性葡萄膜炎的患者的房水中培养到单纯疱疹病毒，而且它的存在与眼压呈正相关。

• 长期类固醇激素治疗也可能是导致疱疹性葡萄膜炎患者眼压升高的原因。

病史

• 单纯疱疹性角膜葡萄膜炎患者通常表现为单侧眼红肿充血、疼痛、畏光，常合并视力下降。

• 通常有反复的角膜炎病史。

• 带状疱疹性葡萄膜炎患者年纪普遍偏大，且有带状疱疹性眼病史。单纯疱疹病毒性眼病很少是双侧的，而带状疱疹性眼病只发生在单眼。

鉴别诊断

• 单纯疱疹性角膜葡萄膜炎的鉴别诊断包括Fuchs异色性虹膜睫状体炎、青光眼睫状体炎发作和类肉瘤病。

• 角膜感觉迟钝支持疱疹性葡萄膜炎的诊断。

诊断

眼科检查

• 外眼检查可发现原先带状疱疹感染后的皮损痕迹、结膜充血和睫状充血。

• 受累眼角膜知觉往往会减退。

• 疱疹角膜葡萄膜炎患者的角膜可能会出现一系列上皮或基质的改变，包括上皮细胞的树枝状改变，活动性盘状或坏死性角膜基质炎、新生血管、或瘢痕等。

• 在两种形式的疱疹性葡萄膜炎找到弥漫、非肉芽肿型葡萄膜炎、星状KP或肉芽肿性沉淀物。在严重的单纯疱疹性角膜葡萄膜炎病例中，可能发现虹膜后粘连和房角关闭。

- 虹膜萎缩是单纯疱疹和带状疱疹性葡萄膜炎的一个特征发现，虹膜萎缩可能是斑片状或节段性(图 14–11)。
- 带状疱疹性葡萄膜炎中，虹膜萎缩可能是由虹膜基质闭塞性血管炎所引起。

实验室检查

- 单纯疱疹性角膜葡萄膜炎为临床诊断,而一般不依赖于实验室检查。
- 病毒血清学检查阴性可排除本病。
- 通过聚合酶链反应(PCR)来检测房水中病毒 DNA 是可行的,但不能诊断疱疹性葡萄膜炎。

病程

- 与其他疱疹性眼病类似，葡萄膜炎容易复发,可伴或不伴反复发作的角膜炎。
- 眼内炎症阶段，通常出现眼压升高,在葡萄膜炎控制后,眼压可恢复正常或仍维持高眼压状态。
- 约 12%的患者会出现持续性高眼压,需要抗青光眼药物治疗或行滤过手术[4]。

治疗

- 单纯疱疹性葡萄膜炎和带状疱疹性葡萄膜炎应局部应用皮质类固醇治疗。
- 如存在睫状肌痉挛性眼痛，则需加用睫状肌麻痹剂。联合应用抗病毒剂和皮质类固醇，可减少上皮角膜炎得发生。
- 口服阿昔洛韦或万乃洛韦可改善带状疱疹感染患者的树枝状角膜炎、角膜基质炎和葡萄膜炎的发生率和严重程度[7]。
- 眼压升高的患者需进行抗青光眼治疗,即使炎症控制往往导致低眼压。
- 偶尔需要行滤过手术。在疱疹性葡萄膜炎的治疗上，氩激光小梁成形术对本病无效。

参考文献

1. Barron BA, Gee L, Hauck WW, et al; Herpetic Eye Disease Study. A controlled trial of oral acyclovir for herpes simplex stromal keratitis. *Ophthalmology*. 1994;101:1871–1882.
2. Parrish CM. Herpes simplex virus eye disease. In: *Focal Points: Clinical Modules for Ophthalmologists*. Vol. 15. San Francisco, CA: American Academy of Ophthalmology; 1997:2.
3. Leung J, Harpaz R, Molinari NA, et al. Herpes zoster incidence among insured persons in the United States, 1993–2006: evaluation of impact of varicella vaccination. *Clin Infect Dis*. 2011;52(3):332–340.
4. Falcon MG, Williams HP. Herpes simplex keratouveitis and glaucoma. *Trans Ophthalmol Soc UK*. 1978;98:101–104.
5. Panek WC, Holland GN, Lee DA, et al. Glaucoma in patients with uveitis. *Br J Ophthalmol*. 1990;74:223–227.
6. Johns KJ, O'Day DM, Webb RA, et al. Anterior segment ischemia in chronic herpes simplex keratouveitis. *Curr Eye Res*. 1991;10(suppl):117–124.
7. Sanjay S, Huang P, Lavanya R. Herpes zoster ophthalmicus. *Curr Treat Options Neurol*. 2011;13(1):79–91.

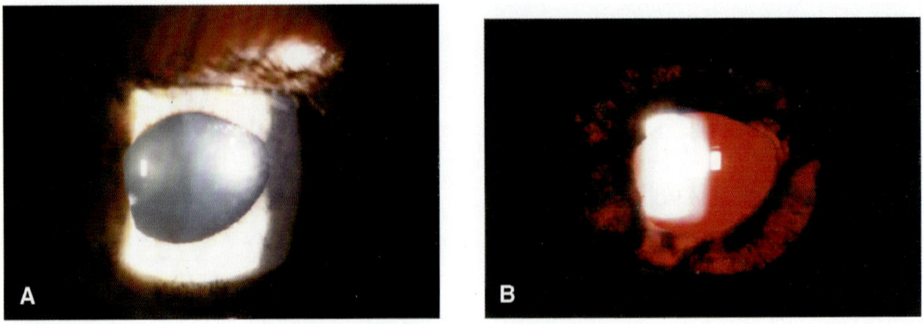

图 14-11 **单纯疱疹性葡萄膜炎。**患者表现为单眼的前葡萄膜炎和眼压升高，角膜知觉检查及瞳孔透照有助于临床诊断。虹膜的弥散照射(A)没有显示透照(B)中所见的基质斑片状萎缩。口服阿昔洛韦治疗后，患者可停止局部抗青光眼治疗。

梅毒性间质性角膜炎

眼部梅毒可以是先天性的，或是经性接触传染的。先天性梅毒主要影响眼前节，引起角膜基质炎和前葡萄膜炎，而获得性梅毒通常引起前部和后部葡萄膜炎。随着有效的诊断手段和抗生素治疗的出现，梅毒性角膜基质炎和继发性青光眼已非常少见。

流行病学

- 先天性和获得性梅毒的眼部病变均可伴有眼压升高和继发性青光眼，可发生在炎症活跃期或眼内炎症控制多年以后。
- 据报道，由先天性梅毒引起的角膜基质炎的成年人中有 15%~20% 出现继发性青光眼[1]。
- 获得性梅毒的患者较少出现继发性青光眼。

病因学

- 炎症活跃期时眼压升高的病理机制可能是炎症细胞和房水蛋白质阻塞房水外引流通道。
- 粘连形成、眼部发育异常和晶状体半脱位可能引起窄角或闭角型青光眼的发生。
- 先天性梅毒患者的迟发性青光眼的病理机制在组织病理学上证实是房角内皮化。

病史

- 先天性梅毒通常在 10~20 岁出现急性眼痛、畏光、流泪和视力下降的症状。
- 90%为双眼发病。
- 先天性梅毒非眼部症状包括牙齿畸形，如切牙有缺口、桑葚状磨牙；骨骼异常如马鞍鼻、腭部穿孔、马刀状胫骨和额部膨隆；失聪；口角皲裂；智力发育迟缓[2]。
- 获得性梅毒患者常为单眼发病。

鉴别诊断

- 通过眼部梅毒活动期常见的角膜基质炎和前葡萄膜炎特点鉴别诊断，包括单纯疱疹和带状疱疹感染、结核分枝杆菌和麻风、莱姆病、麻疹、EB 病毒感染（传染性单核细胞增多症）、利什曼病和盘尾丝虫病、类肉瘤病和 Cogan 综合征等疾病。

诊断

眼科检查

- 先天性梅毒患者眼部检查可有各种表现，包括急性和慢性前葡萄膜炎、白内障、脉络膜视网膜炎、视网膜血管炎、视神经炎和巩膜炎。其中，角膜基质炎是最特征性的表现。
- 活动性角膜基质炎患者的角膜常常出现区域性水肿、混浊和深层基质血管化，后者使角膜表现为粉红色三文鱼片样外观[3]。

• 前葡萄膜炎通常伴发角膜基质炎和眼压升高。

• 获得性梅毒患者的眼部检查结果经常包括前葡萄膜炎、脉络膜视网膜炎和视神经炎。

• 较少出现角膜基质炎，且常常为单眼出现[4]。

• 虹膜结节常与获得性梅毒的前葡萄膜炎同时出现。

实验室检查

• 眼部梅毒诊断依靠阳性血清学检查。非螺旋体测试是不够的，如性传播疾病检查(VDRL)或快速血浆反应素检测(RPR)；必须做梅毒螺旋体的检查，如荧光密螺旋体抗体吸收(FTA-ABS)测试或微血细胞凝集试验，梅毒螺旋体(MHA-TP)。

• 任何梅毒性葡萄膜炎的患者应该行脊髓液的检查，以排除无症状性神经性梅毒。

病程

• 角膜基质炎和前葡萄膜炎一般持续数周至数月，角膜基质深层中遗留下了血管影。

• 青光眼是先天性梅毒患者的晚期并发症，通常在角膜基质炎消退数十年后出现，没有的眼内炎症的迹象。

• 开角型和闭角型青光眼的发病率相同。

治疗

• 本病活跃期间，控制眼压升高主要依赖局部滴用皮质类固醇、睫状肌麻痹剂和抗青光眼药物。

• 对全身性梅毒应当选用合适的抗生素治疗，当它影响眼睛时，应被视为神经梅毒。

• 窄角型或闭角型青光眼应行激光虹膜切开术或外科手术虹膜切除术治疗。

• 迟发性开角型青光眼对抗青光眼药物反应较差，常需要行滤过性手术。

• 由于房角内皮化，氩激光小梁成形术收效甚微。

参考文献

1. Lichter PR, Shaffer RN. Interstitial keratitis and glaucoma. *Am J Ophthalmol*. 1969;68:241–248.
2. Woods CR. Congenital syphilis—persisting pestilence. *Pediatr Infect Dis J*. 2009;28(6):536–537.
3. Lee ME, Lindquist TD. Syphilitic interstitial keratitis. *JAMA*. 1989;262(20):2921.
4. Aldave AJ, King JA, Cunningham ET Jr. Ocular syphilis. *Curr Opin Ophthalmol*. 2001;12(6):433–441.

幼年特发性关节炎

幼年特发性关节炎(JIA)，以前在美国被称为青少年类风湿关节炎，是儿童葡萄膜炎的常见病因，常伴有眼压升高和青光眼。根据发病前3个月内的关节和全身累及程度，可以分为

3 个亚型，其发生葡萄膜炎的危险性不同。全身性 JIA，或称 Still 疾病，常见于 4 岁以下男孩，是一种急性全身性疾病，伴有皮肤皮疹、发热、多发性关节炎、肝脾肿大、白细胞增多和多发性浆膜炎。年轻女性通常表现为单关节（少于 5 个关节，也被称为少关节型）和多关节（5 个或以上）类型的 JIA，缺少全身性病症。

流行病学

- 在 JIA 中，葡萄膜炎的发生率在 2%~30%，这取决于不同的亚型[1,2]。
- 葡萄膜炎通常不与 Still 疾病或全身性 JIA 相联。
- 前葡萄膜炎在少关节型（19%~29%）比多关节型（2%~5%）JIA 患者更为常见[3,4]。
- 少关节或单关节受累的患儿占伴发葡萄膜炎 JIA 患者的 90%以上。
- 14%~22%伴发前葡萄膜炎的 JIA 患者患继发性青光眼[1]。

病因学

- JIA 患者出现高眼压和青光眼多数由虹膜粘连引起进行性房角关闭所致。
- 开角型青光眼的发生可能是由慢性炎性损害小梁网或长期进行局部类固醇治疗引起类固醇性青光眼。

病史

- 虽然大多数病例中前葡萄膜炎发生于关节炎之后，但 JIA 相关葡萄膜炎可作为提示标志。
- 因为 JIA 相关前葡萄膜炎较轻微、无症状，而且很少引起眼红，因此这种疾病可能会被忽视很长一段时间，直到视力丧失、白内障或瞳孔不规则。
- 几乎所有患有葡萄膜炎的 JIA 患者均是双眼发病。

鉴别诊断

- 小儿慢性前葡萄膜炎的鉴别诊断包括类肉瘤病、扁平部睫状体炎、HLA-B27 相关疾病和特发性前葡萄膜炎。

诊断

眼科检查

- 大于 50%的前葡萄膜炎的 JIA 患儿中可见带状角膜病变，它的存在被认为是与疾病的慢性病程相关[1]。
- JIA 患者的前葡萄膜炎绝大多数情况下是非肉芽肿性。
- KP 一般分布在角膜的下半部。
- 虹膜粘连引起的瞳孔缩小或先天性永存瞳孔膜，虹膜膨隆和周边前房粘连在受累患眼中经常出现，可引起青光眼。
- 1/3 患眼出现前囊下和后囊下白

内障，后段检查可发现视盘炎和黄斑囊样水肿，它们是导致视力丧失的主要原因。

实验室检查

• 多达80%的前葡萄膜炎的JIA患者抗核抗体呈阳性，类风湿因子呈阴性。

病程

• JIA伴发的葡萄膜炎是慢性疾病，尽管已经治疗，但仍难以控制。

• JIA患者中，眼部疾病的活动性与关节疾病之间没有直接的关系。

• 如带角膜病变、白内障和青光眼等并发症的发病率随病程延长而增加。

• 过去认为儿童葡萄炎青光眼的预后较差，现在随着有效的手术治疗方式出现而有所改善。

治疗

• 控制JIA伴发的葡萄膜炎的首要治疗方法包括局部滴用皮质类固醇和睫状肌麻痹剂，以防止粘连形成。

• 控制前葡萄膜炎，往往需要球周类固醇注射甚至全身性类固醇激素注射。口服非甾体药物也可用于本病患者。单用甲氨蝶呤或联合其他免疫抑制剂如泼尼松或环孢素已被用于JIA的眼部疾病和关节炎治疗。较新的生物制剂，如英夫利昔(Remicade)、阿达木单抗(Humira)和阿贝西普(Orencia)，证实在JIA中的关节病中有效，目前正在评估其治疗葡萄膜炎的疗效。

• JIA患者中出现眼压升高首选抗青光眼药物治疗。约50%的患者初始药物治疗有效，长期用药后仅30%的患者可控制眼压[4]。

• 激光虹膜切开术或手术虹膜切除术可解除虹膜粘连造成的瞳孔阻滞。

• 当药物治疗无效时，手术治疗是必须的。为提高手术成功率，如果可能的话，手术干预应在眼内炎症得到完全控制的3个月后进行。

• 在JIA的患儿中最常用的手术方式包括青光眼小梁切除术和引流管植入术(图14-8)。

• 小梁切除术联合抗代谢药物可提高手术成功率[1]。

• 在一组病例报道中，小梁分离术已被证明是安全、有效的手术方式，可有效控制JIA患者的眼压长达2年[5]。

参考文献

1. Moorthy RS, Mermoud A, Baerveldt G, et al. Glaucoma associated with uveitis. *Surv Ophthalmol.* 1997;41:361–394.
2. Ravelli A, Felici E, Magni-Manzoni S, et al. Patients with antinuclear antibody-positive juvenile idiopathic arthritis constitute a homogeneous subgroup irrespective of the course of joint disease. *Arthritis Rheum.* 2005;52:826–832.
3. Calabro JJ, Parrino GR, Atchoo PD, et al. Chronic iridocyclitis in juvenile rheumatoid arthritis. *Arthritis Rheum.* 1970;13:406–413.
4. O'Brien JM, Albert DM. Therapeutic approaches for ophthalmic problems in juvenile rheumatoid arthritis. *Rheum Dis Clin North Am.* 1989;15:413–437.
5. Kanski JJ, McAllister JA. Trabeculodialysis for inflammatory glaucoma in children and young adults. *Ophthalmology.* 1985;92:927–930.

晶状体源性葡萄膜炎和青光眼

晶状体蛋白通过完整或破坏的晶状体囊漏入前房或玻璃体腔会诱发严重的眼内炎症反应，这种炎症可减少房水外流，造成眼压急剧升高或青光眼。晶状体蛋白渗漏通常是由晶状体囊的外伤或手术损伤导致，或与白内障的发生有关。晶状体源性葡萄膜炎和青光眼的临床类型包括晶状体抗原性葡萄膜炎、晶状体溶解性青光眼、晶状体颗粒性青光眼和晶状体膨胀型青光眼。葡萄膜炎和青光眼也可能是人工晶状体植入后的一种并发症[1]。

流行病学

- 虽然病情被描述得很详细，但各种形式的晶状体源性葡萄膜炎所致的青光眼的确切发病率尚不清楚。
- 在过敏性葡萄膜炎（晶状体抗原性葡萄膜炎）患者的一项研究中，17%的患者被诊断伴有青光眼[2]。

病史

- 晶状体抗原性葡萄膜炎，也被称为过敏性葡萄膜炎或过敏性眼内炎，是由晶状体囊破裂使晶状体蛋白质释放所引起一种肉芽肿性葡萄膜炎。
- 炎症在晶状体外伤或手术损伤之后的几天至数周发生。患者表现眼红、眼痛。
- 晶状体抗原性葡萄膜炎偶尔会伴有交感性眼炎，在对侧眼发生炎症反应[3]。
- 晶状体溶解性青光眼通常见于老年患者，晶状体蛋白可从成熟或过熟期完好无损但通透性增加的囊膜渗漏到前房。常表现为视力低下的白内障患者突然出现眼痛和眼红。
- 晶状体颗粒性青光眼，也被称为晶状体毒性葡萄膜炎，为眼部外伤后由晶状体皮质微粒释放进入前房所致。在大多数情况下，眼压升高出现在外伤数天或数周后。
- 在晶状体膨胀型青光眼的病例中，晶状体囊通常不受破坏和患眼通常没有明显的眼内炎症。白内障引起的视力下降的患者因房角关闭通常表现为眼红、眼痛。
- 葡萄膜炎–青光眼–前房积血综合征是植入人工晶状体后出现眼内炎症反应和青光眼的主要原因。该综合征是由人工晶状体的大小不合适或晶体的材料制造缺陷，引起前房结构的机械性刺激所致。
- 后房型人工晶状体植入患者的慢性或严重的术后炎症也可导致人工晶状体炎性青光眼。

病因学

- 小梁网水平的房水流出系统阻塞是晶状体源性青光眼的共同发病机制。
    - 在晶状体抗原性葡萄膜炎中，对晶状体蛋白的肉芽肿性炎症反应会引起小梁网的粘连和阻塞。
    - 在晶状体溶解性青光眼中，渗漏的晶状体蛋白和吞噬了晶状体蛋白的巨噬细胞阻塞了小梁网，而在晶状体颗粒性青光眼中，晶状体皮质碎片损伤了小梁网。
- 不同于其他晶状体源性青光眼的前房角通常处于开放状态，青光眼膨胀型晶状体可以引起瞳孔阻滞或使虹膜前移，形成浅前房或急性房角关闭。人工晶状体眼中，眼内炎症反应可能是原先存在的葡萄膜炎、迟发性术后眼内炎或人工晶状体对葡萄膜刺激的结果。青光眼的发生，可能是由人工晶状体植入时对小梁网的损伤或粘连形成造成瞳孔阻滞，或虹膜周边前粘连致房角关闭。

鉴别诊断

- 晶状体抗原性及颗粒性青光眼主要的鉴别诊断为外伤后和手术后眼内炎。
- 晶状体膨胀性青光眼患者，应考虑其他原因引起的急性房角关闭。

诊断

眼科检查

- 对急性晶状体源性葡萄膜炎和青光眼患者进行外眼检查时，常见结膜充血和睫状充血。也可能会有原先眼外伤表现。
- 如果眼压显著升高，角膜常出现水肿。
- 前房内可见细胞和房水闪辉，伴有肉芽肿或非肉芽肿性KP。可见白色絮状物及晶状体皮质碎片在房水和前房角之间循环。前房角可呈开角、窄角或闭角。虹膜周边前、后粘连并不少见。
- 在晶状体抗原性葡萄膜炎和晶状体颗粒性青光眼中，通常可见晶状体被损伤的痕迹或遗留的晶状体皮质。在晶状体溶解性的青光眼和晶状体膨胀型青光眼，可发现过熟期或膨胀期白内障。人工晶状体眼炎症性青光眼中可见人工晶状体。
- 眼后节的检查可发现玻璃体细胞和混浊、玻璃体腔内晶状体物质，以及与眼外伤有关的其他特征。

实验室检查

- 晶状体源性葡萄膜炎和青光眼的诊断主要依靠临床检查而不依赖于实验室检查。
- 对晶状体抗原性葡萄膜炎患者的晶状体行病理检查，可见以晶状体损伤的部位为中心的带状肉芽肿性炎症。

病程

- 由于可通过手术有效控制，晶状体源性青光眼的临床治疗过程相对较短。

治疗

- 晶状体源性葡萄膜炎和青光眼的权威疗法是白内障摘除、遗留晶状体皮质碎片的去除或晶状体植入物的取出。
- 在进行手术之前，局部滴用皮质类固醇来控制眼内炎症反应，用抗青光眼药物来控制眼压升高。
  - 与人工晶状体相关的一些葡萄炎青光眼患者，仅通过药物治疗可能就足够了，炎症可能随着时间推移而得到控制，可避免手术治疗。
- 晶状体膨胀期青光眼患者的眼压得到控制后，如果白内障手术需要推迟或不能进行，可暂行激光虹膜切开术。

参考文献

1. Ellant JP, Obstbaum SA. Lens-induced glaucoma. *Doc Ophthalmol*. 1992;81(3):317–338.
2. Thach AB, Marak GE Jr, McLean IW, et al. Phacoanaphylactic endophthalmitis: a clinicopathologic review. *Int Ophthalmol*. 1991;15:271–279.
3. Allen JC. Sympathetic uveitis and phacoanaphylaxis. *Am J Ophthalmol*. 1967;63:280–283.

类肉瘤病

类肉瘤病是一种全身性的疾病，特点为非干酪样坏死、肉芽肿型、炎症浸润，可累及肺、皮肤、肝、脾、中枢神经系统和眼部。系统性类肉瘤病有10%~38%的患者发生眼部疾病[3]。类肉瘤病可表现为前部、中间、后部或全葡萄膜炎，它是典型慢性肉芽肿性葡萄膜炎。

流行病学

- 非洲裔美国人中类肉瘤病的发病率是美国白人的 8~10 倍，该人群患病率约 82/100 000[1]。
- 尽管类肉瘤病可以在任何年龄段中出现，但该病通常见于 20~50 岁的成年人。类肉瘤病占成人葡萄膜炎的5%，儿童葡萄膜炎的 1%[2]。
- 类肉瘤病 70%的病例累及眼前节，而对眼后节的影响则低于 33%[c]。
- 11%~25%的类肉瘤病患者伴继发性青光眼，累及眼前节者多见[4]。
- 患类肉瘤病的非洲裔美国人的失明率和患继发青光眼的概率较高。

病因学

- 类肉瘤病患者的高眼压和青光眼是由慢性肉芽肿性炎症引起的小梁网阻塞和虹膜周边前粘连和后粘连引起的房角关闭所致。
- 眼前段新生血管和长期使用类固醇也会阻碍房水外流。

病史

- 大部分类肉瘤病患者出现肺损害，表现为咳嗽、气短、喘息或呼吸困难。
- 类肉瘤病的另一个常见的全身表现如发热、疲劳和体重减轻。
- 许多患者在诊断时没有症状。
- 累及眼部的患者通常会出现眼痛、眼红、畏光、飞蚊症、眼睛模糊或视力下降。

鉴别诊断

- 类肉瘤病的鉴别诊断包括肉芽肿性全葡萄膜炎的其他病因，例如，福格特-小柳-原田病、交感性眼炎和结核病。
- 此外应考虑梅毒、莱姆病、原发性眼内淋巴瘤和扁平部睫状体炎。

诊断

眼科检查

- 类肉瘤病的眼部疾病通常是双眼的，偶尔为单眼或双眼明显不对称。
- 类肉瘤病是肉芽肿性葡萄膜炎最常见的病因，它也可能导致非肉芽性的葡萄膜炎。
- 眼前节眼科检查表现包括眼眶和皮肤肉芽肿、泪腺肿大、睑结膜和球结膜结节。
    - 最常见的角膜病变包括大的、羊脂状沉淀物，钱币形角膜浸润，还有较少见的下方角膜内皮混浊。
    - 广泛周边和后部虹膜前前粘连周边虹膜前粘连，引起眼压升高，或因房角关闭及虹膜破裂导致继发性葡萄膜炎青光眼。
    - 眼前节病情严重者可见克普结节和布萨卡虹膜结节（图 14-5）。
- 类肉瘤病累及眼后节的发生率低于眼前节。
    - 玻璃体经常表现为伴雪球样和下方炎症性碎片的玻璃体炎。
    - 后极部检查可能出现各种检查结果，包括周边视网膜血管炎、类似雪堤的周边渗出物、出血、视网膜渗出和血管周围结节性肉芽肿性病灶，达-富结节以及视网膜、视网膜下或视盘的新生血管。也可能出现视网膜、脉络膜和视神经的肉芽肿。
- 在类肉瘤病中，视力丧失的最常见原因是黄斑囊样水肿、肉芽肿性浸润引起的视神经炎和继发性青光眼。

实验室检查

- 组织切片检查表明干酪样或非坏死性肉芽肿和肉芽肿性炎症，排除其他原因引起的肉芽肿性疾病，如肺结核和真菌，才能诊断为类肉瘤病。
- 类肉瘤病的初步诊断应包括胸部X线检查和测定血浆血管紧张素转化酵素（ACE）水平。类肉瘤病患者的血浆溶菌酶水平可能升高，但与ACE相比较，这项测定可能是更好，它具有更好的敏感性、特异性、阳性预测值和阴性预测值[5]。

• 更多的研究，可能有助于诊断结果的确定，包括无反应力测试，肺功能测试，镓扫描，胸部 CT、支气管肺泡灌洗，和并经纤维支气管镜检查。

• 正常儿童中 ACE 水平偏高，因此儿童血清 ACE 水平对类肉瘤病的诊断价值低。分别在眼部和中枢神经系统类肉瘤病性葡萄膜炎和神经系统类肉瘤病患者中的房水和脑脊液中发现 ACE 水平升高。

病程

• 眼部类肉瘤病的临床病程可能是急性、自限性或慢性、复发性和持续性的。

• 由于并发症的恶化，如青光眼、白内障和黄斑水肿，慢性类肉瘤性葡萄膜炎的预后较差。

治疗

• 对全身性和眼部类肉瘤病治疗的主要方法是类固醇皮质激素。

• 对眼前节疾病可进行局部滴用或球周注射。对双眼后段葡萄膜炎通常需要全身治疗。其他免疫抑制剂如甲氨蝶呤和英夫利昔已证明能够有效地治疗类肉瘤病，对需要长期进行类固醇治疗的早期慢性类肉瘤病患者应优先考虑[6,7]。环孢素和依那西普似乎在类肉瘤病治疗中没有效果[8-10]。

• 对青光眼应以药物治疗，尽可能长期使用房水生成抑制剂。

• 氩激光小梁成形术通常是无效的。

• 由瞳孔阻滞的患者可用激光虹膜和手术虹膜切除术。

• 如果眼压不可控，则需要滤过手术或引流管植入手术进行干预。

• 如果在手术之前可以控制眼内炎症，手术成功率将会提高。

参考文献

1. Nussenblatt RB, Whitcup SM, Palestine AG. Sarcoidosis. In: *Uveitis: Fundamentals and Clinical Practice*. St Louis, MO: Mosby; 1996:289–298.
2. Hoover DL, Khan JA, Giangiacomo J. Pediatric ocular sarcoidosis. *Surv Ophthalmol*. 1986;30:215–228.
3. Jabs DA, Johns CJ. Ocular involvement in chronic sarcoidosis. *Am J Ophthalmol*. 1986;102:297–301.
4. Obenauf CD, Shaw HE, Sydnor CF, et al. Sarcoidosis and its ophthalmic manifestations. *Am J Ophthalmol*. 1978;86:648–655.
5. Herbort CP, Rao NA, Mochizuki M; Members of Scientific Committee of First International Workshop on Ocular Sarcoidosis. International criteria for the diagnosis of ocular sarcoidosis: results of the first International Workshop on Ocular Sarcoidosis (IWOS). *Ocul Immunol Inflamm*. 2009;17(3):160–169.
6. Chan ES, Cronstein BN. Molecular action of methotrexate in inflammatory diseases. *Arthritis Res*. 2002;4(4):266–273.
7. Baughman RP, Drent M, Kavuru M, et al. Infliximab therapy in patients with chronic sarcoidosis and pulmonary involvement. *Am J Respir Crit Care Med*. 2006;174(7):795–802.
8. Wyser CP, van Schalkwyk EM, Alheit B, et al. Treatment of progressive pulmonary sarcoidosis with cyclosporine A: a randomized controlled trial. *Am J Respir Crit Care Med*. 1997;156(5):1371–1376.
9. Martinet Y, Pinkston P, Saltini C, et al. Evaluation of the in vitro and in vivo effects of cyclosporine on the lung T-lymphocyte alveolitis of active pulmonary sarcoidosis. *Am Rev Respir Dis*. 1988;138(5):1242–1248.
10. Utz JP, Limper AH, Kalra S, et al. Etanercept for the treatment of stage II and III progressive pulmonary sarcoidosis. *Chest*. 2003;124(1):177–185.

第15章

晶状体相关开角型青光眼

Michele C. Lim, Ashley G. Lesley

引言

晶状体相关的开角型青光眼由3种有相似临床表现的独立诊断组成：晶状体蛋白性青光眼、晶状体颗粒性青光眼、晶状体相关性葡萄膜炎，均表现为眼内炎症、晶状体异常、眼压升高，但有时晶状体相关性葡萄膜炎可表现为低眼压，若要将这三者区分开来，则须进行详细的眼部检查并了解其发病机制(表15-1)。

表15-1　晶状体相关性开角型青光眼的临床表现

	晶状体颗粒性青光眼	晶状体蛋白性青光眼	晶状体相关性葡萄膜炎
机制	晶状体物质阻塞小梁网	高分子晶状体蛋白阻塞小梁网	免疫耐受的丧失
眼压	上升	上升	下降或上升
前房角镜检查	开角	开角	开角
晶状体	囊膜破裂，晶状体颗粒释出	成熟期或过熟期白内障	囊膜破裂，大的晶状体碎片暴露
治疗	抗青光眼药物，局部类固醇。手术摘除白内障	抗青光眼药物，局部类固醇。手术摘除白内障	抗青光眼药物，局部类固醇。手术取出皮质

晶状体蛋白性青光眼或晶状体溶解性青光眼

晶状体蛋白性青光眼见于成熟期或过熟期白内障(图 15–1)。可溶性晶状体蛋白漏入前房阻塞小梁网，导致眼压升高。

病理生理学

- 在晶状体蛋白性青光眼中，大于 150×10^6 Da 高分子蛋白(HMW)阻塞小梁网。由于在本病患者的房水和小梁网中发现巨噬细胞，一度认为是巨噬细胞阻塞了小梁网[1,2](图 15–2)。但是 Epstein 等基于以下实验结果提示是 HMW 蛋白阻塞了小梁网[3,4]：
  - Epstein 提取了晶状体溶解性青光眼患者的房水标本，发现大量的 HMW 蛋白，且其浓度随晶状体成熟度而增加。
  - 在尸体眼中灌注 HMW 可溶性蛋白，1 小时后房水流出易度下降 60%。
  - 在晶状体蛋白性青光眼患者的房水中，HMW 蛋白浓度很高，足以引起流出通道的阻塞。
  - 有些晶状体溶解性青光眼患者眼内缺乏巨噬细胞。
- 晶状体蛋白可诱导外周血中的单核细胞移行[5]，而巨噬细胞的作用可能是清除前房和小梁网中的可溶性蛋白及碎片。

病史

- 患者主诉视力逐渐下降及眼痛，原因在于眼压升高和炎症反应。

临床检查

- 晶状体蛋白性青光眼见于成熟期或过熟期白内障患眼。患眼眼压急剧升高伴眼红、眼痛。房水闪辉强阳性，与可溶性蛋白相关(图 15–3)，可见以巨噬细胞为主的细胞反应，且细胞较淋巴细胞大而透明(图 15–4)。前房积脓少见。
- 可见晶状体表面小片白色混浊，可能是在晶状体囊膜渗漏区吞噬了晶状体蛋白的巨噬细胞。
- 前房角镜检查示开角。部分病例可见视网膜周围血管炎[6]。

特殊检查

- 房水标本经毫微孔滤过浓缩可见巨噬细胞和与晶状体蛋白相关的无定形物质。
- 诊断通常只依据临床检查。

治疗

- 最初应予药物治疗以控制眼压，可选择 β 受体阻滞剂，前列腺素制剂，α 肾上腺能药物和碳酸酐酶抑制剂。局部类固醇激素治疗可减轻炎症，睫状肌麻痹剂可稳定血液–房水屏障,缓解眼痛。

• 药物治疗对降低眼压有部分疗效，但唯有去除白内障才是真正有效的治疗。在发展中国家，小切口白内障囊外摘除术被证明是一种安全有效的手术方式[7]。

参考文献

1. Hogan M, Zimmerman L. *Ophthalmic Pathology: An Atlas and Textbook*. 2nd ed. Philadelphia, PA: WB Saunders; 1962:797.
2. Irvine S, Irvine A. Lens-induced uveitis and glaucoma. *Am J Ophthalmol*. 1952;35:489.
3. Epstein D, Jedziniak J, Grant W. Identification of heavy-molecular-weight soluble protein in aqueous humor in human phacolytic glaucoma. *Invest Ophthalmol Vis Sci*. 1978;17(5):398–402.
4. Epstein D, Jedziniak J, Grant W. Obstruction of aqueous outflow by lens particles and by heavy-molecular-weight soluble lens proteins. *Invest Ophthalmol Vis Sci*. 1978;17(3):272–277.
5. Rosenbaum J. Chemotactic activity of lens proteins and the pathogenesis of phacolytic glaucoma. *Arch Ophthalmol*. 1987;105:1582.
6. Uemura A, Sameshima M, Nakao K. Complications of hypermature cataract: Spontaneous absorption of lens material and phacolytic glaucoma-associated retinal perivasculitis. *Jpn J Ophthalmol*. 1988;32(1):35–40.
7. Venkatesh R, Tan CS, Kumar T, et al. Safety and efficacy of manual small incision cataract surgery for phacolytic glaucoma. *Br J Ophthalmol*. 2007;91:279–281.

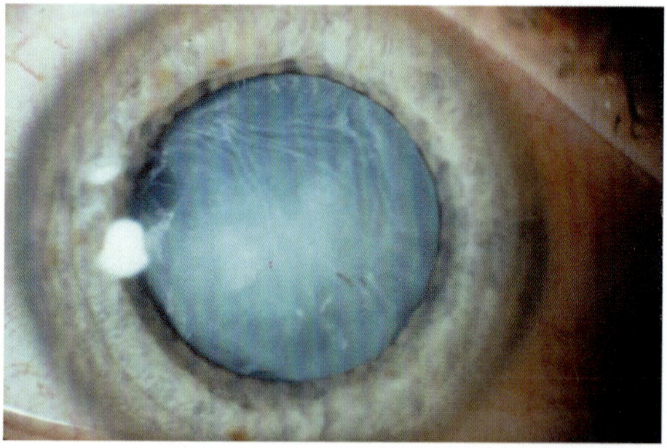

图 15–1 成熟期白内障。成熟期白内障伴前囊膜皱褶。(Courtesy of Donald L. Budenz, MD, MPH, University, North Carolina, Chapel Hill.)

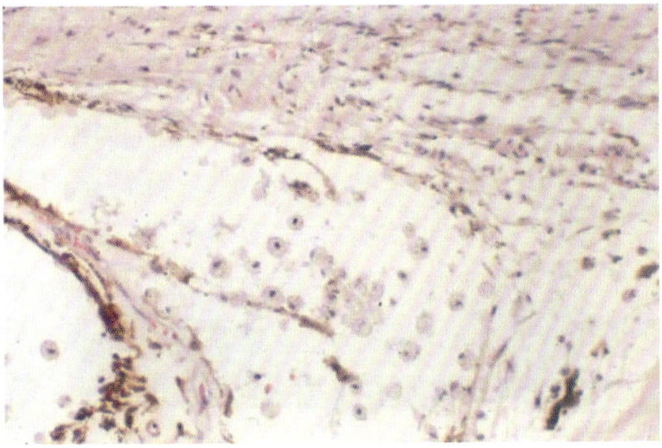

图 15-2　**晶状体蛋白性白内障。**患者小梁网中的巨噬细胞。(Courtesy of Donald L. Budenz, MD, MPH University, North Carolina, Chapel Hill.)

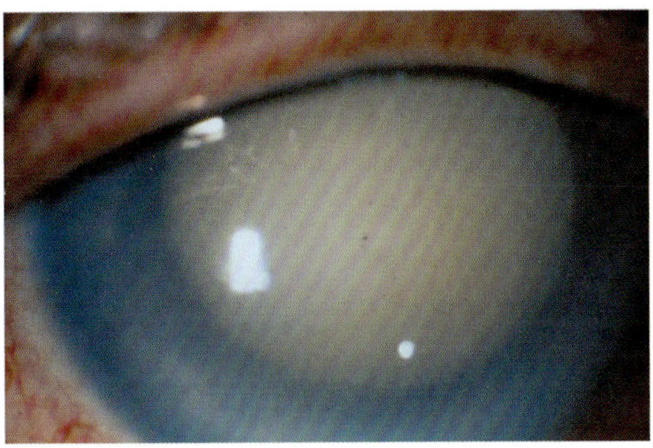

图 15-3　**晶状体蛋白性白内障。**患眼成熟期白内障伴有前房强烈反应。(Courtesy of Donald L. Budenz, MD, MPH University, North Carolina, Chapel Hill.)

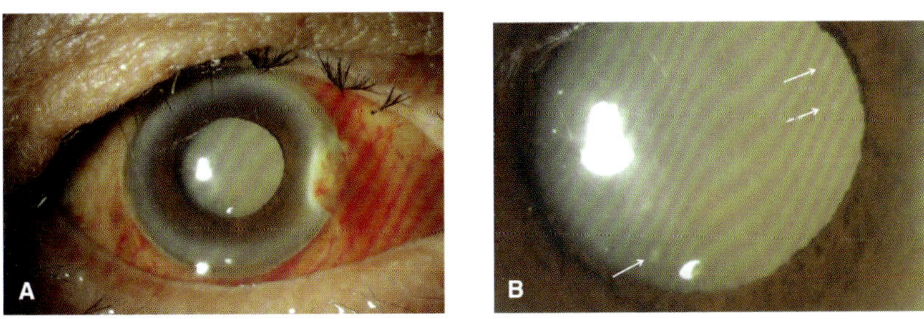

图 15-4　**晶状体蛋白性青光眼。**过熟期白内障表面可见炎症细胞成块沉积。(Courtesy James D. Brandt, Department of Ophthalmology and Vision Science, University of California, Davis, Sacramento, CA.)

晶状体颗粒性青光眼

晶状体颗粒性青光眼为晶状体囊膜破裂伴晶状体皮质和蛋白逸入前房所致。可见于囊外白内障术后、外伤性晶状体囊膜破裂和Nd:YAG激光后囊膜切开术后，逸出的晶状体颗粒阻塞小梁网，减少了房水外流。曾有报道假性剥脱综合征患者植入后房性人工晶状体发生半脱位后出现晶状体颗粒性青光眼[1]（图15-5和图15-6）。图15-7为1例极端的晶状体颗粒性青光眼病例：过熟期白内障脱位至前房，晶状体囊膜破裂导致眼压升高。

病理生理学

- 晶状体颗粒性青光眼中眼压升高的原因如下：
  - 晶状体颗粒阻塞小梁网。
  - 炎症细胞。
  - 炎症所致周边虹膜前粘连和房角关闭。
  - 虹膜后粘连所致瞳孔阻滞。
- Epstein等[2]在已经摘除的完整人眼球中灌注HMW可溶性晶状体蛋白和颗粒状晶状体物质后，发现房水流出容易程度随晶状体颗粒浓度的升高而降低。并非所有白内障术后晶状体颗粒逸入前房都会引起眼压升高。提示在晶状体颗粒阻塞小梁网与吞噬细胞清除晶状体颗粒之间存在着动态平衡。小梁网内的吞噬细胞能吞噬晶状体颗粒并清理房水流出通道。曾观察到巨噬细胞内有被吞噬的晶状体蛋白及颗粒。发生晶状体颗粒性青光眼的患者，其机制可能为小梁网中的清理系统过载，或是吞噬细胞或小梁网本身出现异常。
- Nd:YAG激光后囊膜切开术后亦可出现眼压升高。Smith[3]发现激光术后房水流出容易度下降，术后1小时的流出易度平均下降43%，而眼压升高38%。在术后24小时和1周检查时，房水流出易度恢复正常。在YAG激光后囊切开术后的裂隙灯检查时，可见晶状体囊膜碎片和皮质碎片，这提示可能是导致房水流出易度下降的机制之一。

病史

- 患者可因角膜水肿而视力下降，如眼压非常高可诉眼痛。
- 在部分病例可有近期外伤、白内障或激光手术史，但眼压也可在白内障术后数年才升高[4]。曾报道1例玻璃体切割术后晶状体颗粒性青光眼，原因是手术中不慎导致晶状体后囊破裂[5]。

临床检查

- 晶状体颗粒性青光眼所致高眼压可能与前房内循环的晶状体颗粒数量有关。眼压升高与晶状体颗粒逸出之间可有数天或数周的间隔。可见细小白内障皮质碎片在前房内漂浮。亦可见沉积在角膜内表面。

- 眼压升高可致角膜水肿，房水闪辉和细胞提示炎症的存在，可有前房积脓。
- 也有报道一种非外伤或新生血管性自发性前房积血[6]。
- 早期前房角镜检查为开角，日后可能发生周边虹膜前粘连。

特殊检查

- 当观察到前房内漂浮有晶状体颗粒伴眼压升高时可确诊本病。如临床表现不典型或晶状体颗粒量极少，可抽取房水标本行组织学检查，明确有无晶状体物质存在(图 15–7)。

治疗

- 如同晶状体蛋白性青光眼所述的抗青光眼药物治疗一样，应根据眼压升高的程度选择药物。可选用睫状肌麻痹剂预防瞳孔后粘连。局部应用类固醇控制眼内炎症，但不要完全抑制炎症，否则晶状体颗粒的吸收将被延缓。
- 如药物治疗无效，应手术清除前房内的晶状体颗粒。如延误手术时机可能导致周边虹膜前粘连、瞳孔阻滞，甚至炎性膜向后发展牵拉视网膜。如发生这种情况，须行玻璃体手术切除增殖膜和残留物质。
- 通常情况下，前房冲洗清除晶状体物质足以控制眼压和炎症。

参考文献

1. Lim MC, Doe EA, Vroman DT, et al. Late onset lens particle glaucoma as a consequence of spontaneous dislocation of an intraocular lens in pseudoexfoliation syndrome. *Am J Ophthalmol*. 2001;132(2):261–263.
2. Epstein D, Jedziniak J, Grant W. Obstruction of aqueous outflow by lens particles and by heavy-molecular-weight soluble lens proteins. *Invest Ophthalmol Vis Sci*. 1978;17(3):272–277.
3. Smith C. Effect of neodymium: YAG posterior capsulotomy on outflow facility. *Glaucoma*. 1984;6:171.
4. Barnhorst D, Meyers S, Myers T. Lens-induced glaucoma 65 years after congenital cataract surgery. *Am J Ophthalmol*. 1994;188:807–808.
5. Yihua, S, Mao Z, Liu Y, et al. Late-onset lens particle glaucoma as a consequence of posterior capsule rupture after pars plana vitrectomy. *Eye Sci*. 2012;27(1):47–49.
6. Rathinam SR, Cunningham ET. Spontaneous hyphema and acute ocular hypertension associated with severe lens-induced uveitis. *Eye*. 2010;24(12):1822–1824.

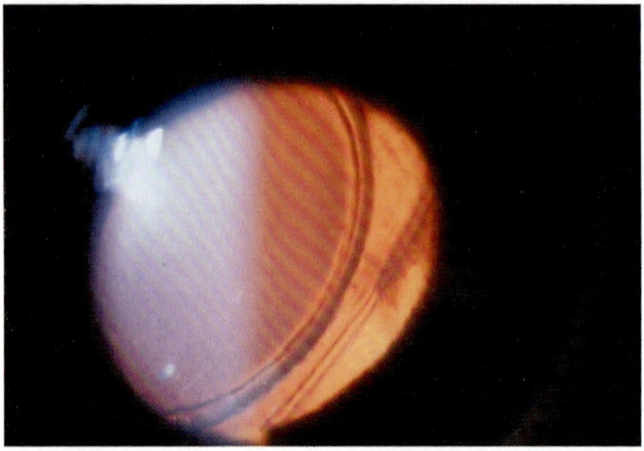

图 15-5 **PXFS**。PXFS患者植入后房性人工晶状体,在出现人工晶状体脱位后,晶状体皮质逸入前房,继发晶状体颗粒性青光眼。

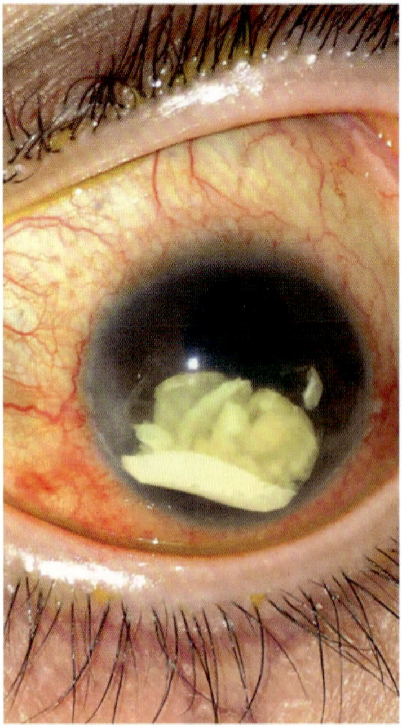

图 15-6 **晶状体颗粒性青光眼**。前房溶解的晶状体和囊膜导致眼压升高。(Courtesy of Stan H. Feil, MD, Visalia Eye Center, Visalia, CA.)

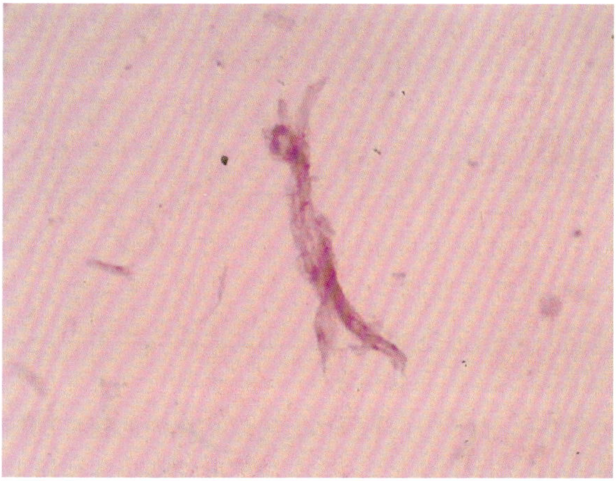

图 15–7　**晶状体纤维**。图15–5患眼房水中发现的晶状体纤维。

晶状体相关性葡萄膜炎(晶状体蛋白过敏)

晶状体相关性葡萄膜炎(LAU),既往称为晶状体过敏性葡萄膜炎,可与前两种青光眼相混淆,但本病常伴低眼压。这是很少见的,因晶状体蛋白暴露于免疫系统而引发的肉芽肿性炎症。

- 可见于白内障摘除术后。
- 外伤性晶状体囊膜破裂后。
- 一眼经白内障摘除术后,另一眼白内障摘除或成熟期白内障晶状体蛋白溢出。

病理生理学

- LAU曾被认为是对晶状体蛋白这一隐蔽抗原的免疫排斥反应,然而在正常眼的房水中也发现了晶状体蛋白。因为并非所有晶状体囊膜破裂眼均会出现LAU,但注射异体组织100%会发生LAU[1]。所以目前认为本病是对晶状体蛋白的免疫耐受性发生了改变。Cousins与Kraus-Mackiw[2]推测LAU为一类以自身免疫、感染和毒性反应为机制的疾病。
- 自身免疫学说尚未在人眼的研究中得到证实;但在鼠眼内用晶状体物质诱发的肉芽肿性眼内炎与LAU非常相似。动物对晶状体的匀浆和晶状体的手术外伤敏感,出现组织学上与LAU相似的葡萄膜炎。T细胞是实验性LAU模型所必备的[2]。细胞介导的免疫反应,巨噬细胞,肥大细胞都起作用。肥大细胞脱颗粒是实验中经常观察的指标,免疫复合物是炎症反应的主要介质[3]。
- 感染机制推测此病是对惰性细菌如晶状体内的痤疮丙酸杆菌的炎症反应,或细菌可能使眼的免疫耐受性丢失。晶状体毒性理论推测是晶状体物质直接诱发了炎症反应,并无免疫反应在前。这三种机制均有可能,但未能证实。
- 不幸的是,LAU常在眼球摘除术后的组织学检查时才能确诊。LAU的组织学表现是带状肉芽肿性炎症,可见3种细胞在晶状体物质周围层状分布(图15-8)。
  - Ⅰ带:最接近并浸润晶状体的是中性粒细胞。
  - Ⅱ带:中间层为围绕中性粒细胞的单核巨噬细胞、上皮细胞和巨细胞。
  - Ⅲ带:炎症的最外层为非特异性单核细胞浸润。

炎症反应最终可导致纤维增生。曾报道1例眼外伤患者在47年后发生眼内晶状体物质呈严重的纺锤样增生而诱发剧烈的炎症反应[1]。

病史

- 患者可有眼痛、视力下降和红眼。

临床检查

- 临床表现多样化，可仅见轻度眼前节炎症反应，尤其是在白内障术后。一旦残留晶状体物质被吸收，炎症即消退。
- 全葡萄膜炎伴前房积脓时情况较为严重，常与眼内炎混淆（图 15-9）。常有晶状体碎片残留于玻璃体的病史。肉芽肿性炎症可在晶状体破裂后数日或数月内发生。
- 尽管可能出现高眼压，但 LAU 常伴有低眼压[4]。另外可见 KP，虹膜后粘连可致瞳孔阻滞或闭角型青光眼。

特殊检查

- 抽取房水或玻璃体标本细菌培养阴性可与细菌性眼内炎鉴别，但是细胞学检查对诊断很少有帮助。
- 白内障术后或外伤后 B 超可发现玻璃体腔中的大片晶状体碎片。

治疗

- 如不加以治疗，严重的葡萄膜炎可致眼球痨。糖皮质激素滴眼、Tenon 囊下注射或口服激素可暂时控制病情。
- 治疗的关键是清除晶状体碎片，如经睫状体平坦部行玻璃体切除术。
- 以前，严重的 LAU 患者预后很差，但随着手术技术和设备的进步，保留良好视功能的可能性越来越大[5]。

参考文献

1. Guffey Johnson J, Margo CE. Intraocular inflammatory mass associated with lens-induce uveitis. *Surv Ophthalmol.* 2017;62(4):541–545.
2. Cousins SW, Kraus-Mackiw E. *Ocular Infection & Immunity.* 1st ed. St. Louis, MO: Mosby; 1996:1552.
3. Marak G. Phacoanaphylactic endophthalmitis. *Surv Ophthalmol.* 1992;36:325–339.
4. Rathinam S, Cunningham ET. Spontaneous hyphema and acute ocular hypertension associated with severe lens-induced uveitis. *Eye.* 2010:1–3.
5. Oruc S, Kaplan H. Outcome of vitrectomy for retained lens fragments after phacoemulsification. *Ocul Immunol Inflamm.* 2001;9(1):41–47.

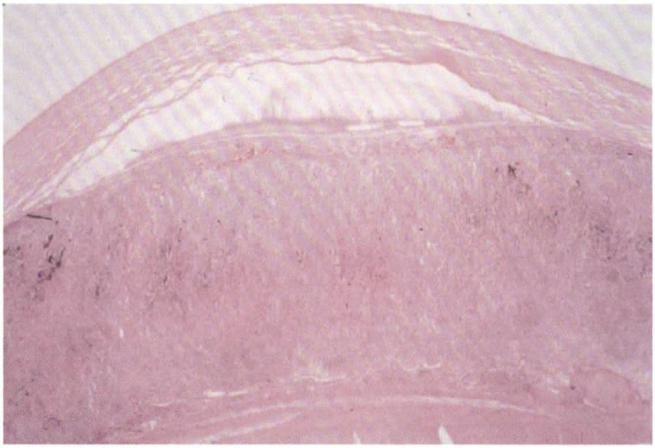

图 15-8 LAU。患眼的带状肉芽肿性炎症。(Courtesy of Donald L. Budenz, MD, MPH University, North Carolina, Chapel Hill.)

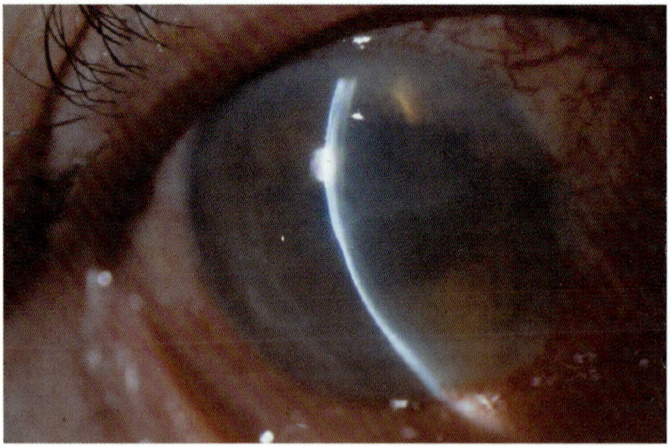

图 15-9 LAU。严重的前房炎症、前房积脓和角膜水肿。(Courtesy of Donald L. Budenz, MD, MPH University, North Carolina, Chapel Hill.)

晶状体膨胀型青光眼

晶状体膨胀型青光眼为成熟期或过熟期晶状体继发房角关闭所致。与前 3 种晶状体相关性青光眼的鉴别要点在于临床可见晶状体膨胀、浅前房和房角关闭。

病理生理学

- 晶状体膨胀型青光眼是成熟期或过熟期晶状体膨胀,导致眼前段结构拥挤[1]。早期可因瞳孔阻滞而使眼压升高;晚期随晶状体体积变大,推压周边虹膜前移而阻塞小梁网。小梁网也可以由晶状体悬韧带断裂所致的晶状体半脱位/全脱位所阻塞,如 Marchesani 综合征、高赖氨酸血症、亚硫酸盐氧化酶缺乏,以及外伤。晶状体脱位可随之导致瞳孔阻滞和继发闭角型青光眼[2]。
- 本病常见于无法及时提供白内障手术保障的发展中国家。
- 患者视力预后差,有研究报道 49 例晶状体膨胀型青光眼患者仅有 57%视力恢复至 0.5 以上。另一研究报道,80%的患者接受白内障摘除术后,视力和眼压恢复需要很长时间。另一研究显示,症状持续时间少于 2 周的患者中有 72%的视力为 6/12 或更好。但是症状持续时间大于 2 周的患者中有 80%的视盘会出现损害[3]。视力的好坏同眼压升高的持续时间相关[4,5]。

病史

- 患者主诉慢性或急性视力下降、眼痛、头痛和畏光[6]。

临床检查

- 本病的主要问题是成熟期或过熟期白内障导致浅前房(图 15-10)。瞳孔可中度扩大,伴或不伴虹膜膨隆。前房角镜下可见房角关闭。浅前房是发病的最大危险因素[3]。
- 房水流出通道阻塞导致眼压升高,角膜可能水肿(图 15-11)。

特殊检查

- 前节 OCT 检查可显示房角窄、前房深度、前房体积、前房宽度和相对较高的晶状体拱高[7]。
- UBM 也显示浅前房和房角关闭,通过描绘人工晶状体光学部和襻部的位置,可帮助诊断人工晶状体植入术后诱发的青光眼(图 15-12)[8]。

治疗

- 一线治疗方案是抑制房水生成的抗青光眼药物治疗。缩瞳剂可增加虹膜与晶状体的接触因而不应使用,出现瞳孔阻滞时可予激光虹膜切开术[1]。虹膜切开术可使房角开放,眼压降低,可在白内障摘除前控制眼内反应,这也使临床医师有机会检查虹膜周边前粘连情况[6]。

- 房角出现不同程度的粘连提示需在行白内障手术同时或日后行抗青光眼手术。一项研究报道,20%患者青光眼进程超过2年,提示这部分患者需要长时间随访[5]。治疗关键是手术摘除膨胀的晶状体。在发展中国家,小切口白内障手术是安全有效的,但白内障超声乳化效率更高[9,10]。
- 手术中采用台酚蓝着染前囊有利于致密白内障的撕囊。

参考文献

1. Liebmann JM, Ritch R. *Glaucoma Associated with Lens Intumescence and Dislocation*. Vol. 2. 2nd ed. St. Louis, MO: Mosby-Year Book; 1996:1033–1053.
2. Papaconstantinou D, Georgalas I, Kourtis N, et al. Lens-induced glaucoma in the elderly. *Clin Interv Aging*. 2009;4:331–336.
3. Sharanabasamma M, Vaibhav K. Management and visual outcome in patients of lens-induced glaucomas at a tertiary eye care hospital in South India. *J Curr Glaucoma Pract*. 2016;10(2):68–75.
4. Prajna N, Ramakrishnan R, Krishnadas R, et al. Lens induced glaucomas—visual results and risk factors for final visual acuity. *Indian J Ophthalmol*. 1996;44(3):149–155.
5. Lee J, Lai J, Yick D, et al. Retrospective case series on the long-term visual and intraocular pressure outcomes of phacomorphic glaucoma. *Eye*. 2010;24(11):1675–1680.
6. Tomey K. Neodynium: YAG laser iridotomy in the initial management of phacomorphic glaucoma. *Ophthalmology*. 1992;99:660–665.
7. Mansouri M, Ramezani F, Moghimi S, et al. Anterior segment optical coherence tomography parameters in phacomorphic angle closure and mature cataracts. *Invest Ophthalmol Vis Sci*. 2014;55(11):7403–7409.
8. Dada T, Gadia R, Ajay S, et al. Ultrasound biomicroscopy in glaucoma. *Surv Ophthal*. 2011;56:433–450.
9. Lee S, Lee C, Kim W. Long-term therapeutic efficacy of phacoemulsification with intraocular lens implantation in patients with phacomorphic glaucoma. *J Cataract Refract Surg*. 2010;36(5):783–789.
10. Ramakrishanan R, Maheshwari D, Kader M, et al. Visual prognosis, intraocular pressure control and complications in phacomorphic glaucoma following manual small incision cataract surgery. *Indian J Ophthalmol*. 2010;58(4):303–306.

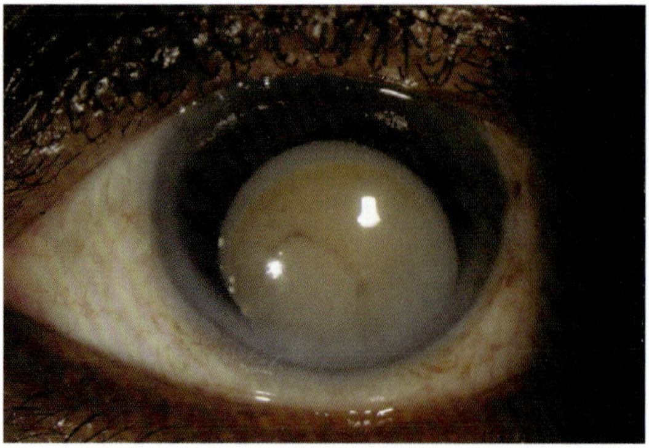

图 15-10 **晶状体膨胀型青光眼。**高密度白内障前脱位导致前房变浅。(Courtesy of Richard K. Lee, MD, PhD, Bascom Palmer Eye Intritute, Miami, FL.)

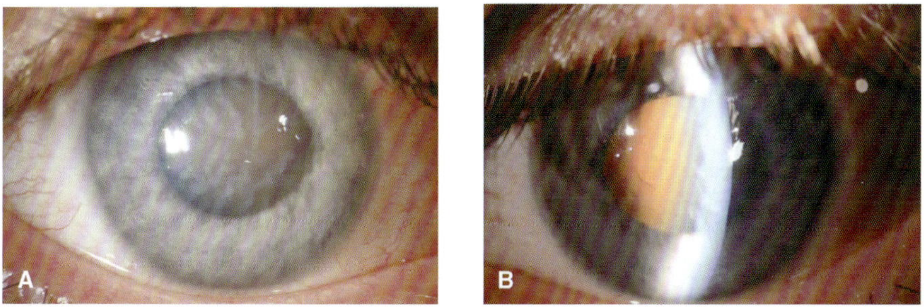

图 15-11　**晶状体膨胀型青光眼。**(A)裂隙灯下可见水肿角膜的后弹力层皱褶和棕黑白内障。(B) 裂隙光束照射下可见同一眼的角膜肿胀和浅前房。(Courtesy of Douglas J. Rhee, MD, Wills Eye Hospital, Philadelphia, PA.)

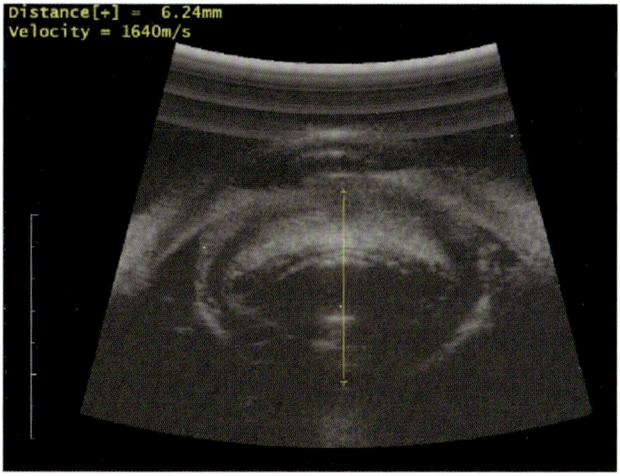

图 15-12　**晶状体膨胀型青光眼。**UBM提示晶状体膨胀导致房角关闭和眼压升高。(Courtesy of Cynthia L. Grosskreutz, MD PhD, at Massachusetts Eye and Ear and VP/Global Head of Ophthalmology at Novartis.)

第16章

外伤性青光眼

Angela V. Turalba, Mary Jude Cox

引言

在眼球受到外伤后，患眼往往会出现眼压难以控制的情况。眼压可升高或者降低，这种情况可能急性发生，抑或多年后才出现。在这两种情况下，详细询问病史和眼部检查可确定眼内损伤的病因和严重程度，并决定合适的治疗过程及随访方式。穿通伤和钝挫伤可导致眼内任何组织结构损伤。本章主要阐述外伤性前房积血、房角后退和睫状体离断。

外伤性前房积血

前房积血是指前房内有血液。出血量可能是微量的，称为“微量前房积血”，仅在裂隙灯下可见前房内有漂浮的红细胞。红细胞也可在前房内分层或沉积成液平面(图 16–1 至图 16–3)。在积血从前房清除的过程中，它可能会在前房角沉积，并且仅在前房角镜检查中可见。“完全前房积血”指沉积成液平面的红细胞充满整个前房（图 16–4)。完全前房积血可呈黑色的血凝块，被称为“8 号黑球性前房积血”(图 16–5)。钝挫伤或穿通伤均可导致眼球外伤性前房积血。大部分前房积血会逐渐消退并不伴后遗症，但也可出现再次出血、眼压升高和角膜血染等并发症(图 16–6)。当前房积血消退后，可能的外伤性白内障及虹膜损伤将更容易观察(图 16–7 和图 16–8)。

流行病学

- 外伤性前房积血多见于年轻活跃的男性，男女比例接近 3:1。总体而言，出现再次出血、眼压不可控制或角膜血染的风险随出血量增加而增大。镰状血红蛋白病患者例外，这些患者更容易出现前房积血的并发症，但这与出血量无关。

- 35%的患者会再次出血，大多发生在伤后 2~5 天。再次出血的血量常多于初次出血量，且易于出现并发症。

病理生理学

- 钝挫伤产生的压力可导致虹膜和睫状体血管破裂。睫状体撕裂可损伤虹膜动脉大环。穿通伤可直接损伤血管。积血凝结成块可封闭这些破裂的血管，但当血凝块收缩溶解时可发生再次出血（图 16–2B）。
- 当红细胞、炎症细胞以及碎屑阻塞小梁网时可引起眼压急性升高（图 16–1C）。前房内的血凝块引起瞳孔阻滞也可以导致眼压升高。8 号黑球性前房积血常导致瞳孔阻滞，破坏房水循环通路（图 16–5）。这是因房水循环通路的破坏使前房氧浓度减少，导致血凝块呈现黑色外观。
- 在镰状血红蛋白病患者中，红细胞因变僵硬而容易陷入小梁网内，在少量的前房积血时即可致眼压升高。此类患者因微循环异常在低眼压下即可出现血管阻塞和视神经损害。

病史和临床检查

- 对于有外伤性前房积血的患者，应对外伤的时间和性质进行彻底的评估，这对确定有无其他损伤以及是否需要密切观察和治疗是很重要的。患者可无症状或有视力下降、畏光及眼痛。伴随眼压升高可能出现恶心和呕吐症状。常可发现眼眶损伤或其他眼部组织损伤的迹象。
- 裂隙灯检查：裂隙灯检查在前房内可见因压力所致大出血后漂浮的红细胞或伴有前房积血形成的液平面以及角膜血染（图 16–6）。可能还有其他眼组织结构受损的迹象，如白内障（图 16–7）、晶状体脱位、结膜下出血、异物、撕裂伤，以及虹膜损伤如括约肌撕裂、虹膜根部离断或外伤性无虹膜（图 16–7A 和图 16–8）。
- 前房角镜检查：再次出血的风险已过后才能进行前房角镜检查。外伤后 3~4 周检查时，房角可能未见损伤或见残血（图 16–1C）或房角后退（图 16–9）。偶尔可见周边部前粘连或睫状体分离（图 16–10A）。
- 后极部：钝挫伤或穿通伤可累及眼后段组织。可能出现视网膜震荡、脉络膜裂伤、视网膜脱离、眼内异物或玻璃体积血。巩膜加压检查应推迟到再次出血风险已过后，持续性玻璃体积血也可致血影细胞性青光眼而引起眼压升高。不像典型的红细胞，前房内可观察到棕褐色的血影细胞。血影细胞是退化的红细胞，它们可能通过破坏玻璃体前界膜从眼后段进入前房而阻塞小梁网。

特殊检查

• 对无法观察眼后段的患者应进行B超检查。对怀疑有眼眶骨折或眼内异物时行CT扫描。

• 对黑人或西班牙人或有镰状血红蛋白病家族史的患者应行镰状细胞溶解性检查及血红蛋白电泳以确认镰状血红蛋白病的存在。

治疗

• 包扎患眼，嘱患者头高位卧床休息并限制活动，使血液沉积在视轴下方（图 16-3）。忌用阿司匹林和非甾体抗炎药，局部滴用睫状肌麻痹剂和类固醇治疗炎症及防止粘连。口服抗纤溶药氨基己酸可预防再次出血。氨基己酸可致体位性低血压、恶心、呕吐，妊娠期女性及患有心、肝、肾疾病者禁用。

• 眼压升高可局部滴用β受体阻滞剂，α受体激动剂或碳酸酐酶抑制剂（CAIS）。缩瞳剂和前列腺素类药物可加重炎症反应，故应尽量避免使用。CAI口服或静脉给药或给予高渗剂也可以降低眼压。但CAI可引起房水pH值上升以及高渗剂可致血液浓缩从而加重红细胞镰状化，故在镰状血红蛋白病患者中应避免使用。

• 对有角膜血染风险（图 16-6）、眼压失控或持续性眼痛的患眼应手术干预。对控制眼压的手术时机选择应个体化。对视神经尚健康的眼，当眼压60mmHg达2天，50mmHg达5天或35mmHg达7天时应予手术干预。对有视神经或角膜内皮损伤及有镰状血红蛋白病的患眼需要早期干预。对镰状血红蛋白病患者眼压大于24mmHg超过24小时即可手术。

• 清除前房积血的手术方式包括前房冲洗、从角膜缘处将血凝块挤出或行前段玻璃体切除术清除血凝块。条件许可时，应在伤后4~7天清除血凝块，以防止新的出血。大多数病例中可行巩膜瓣滤过手术以控制眼压。

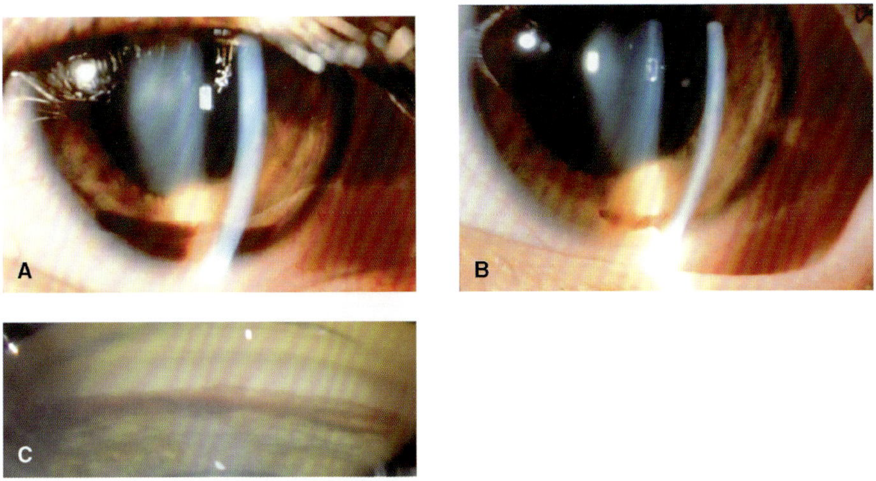

图 16-1　**少量前房积血。**(A)少量前房积血形成液平面，多数病例中前房积血会被逐渐吸收。(B)4天后该眼前房积血明显减少。(C)另一眼外伤后眼压持续升高3周，裂隙灯下前房积血液平面不明显，前房角镜检查房角可见残存血液。

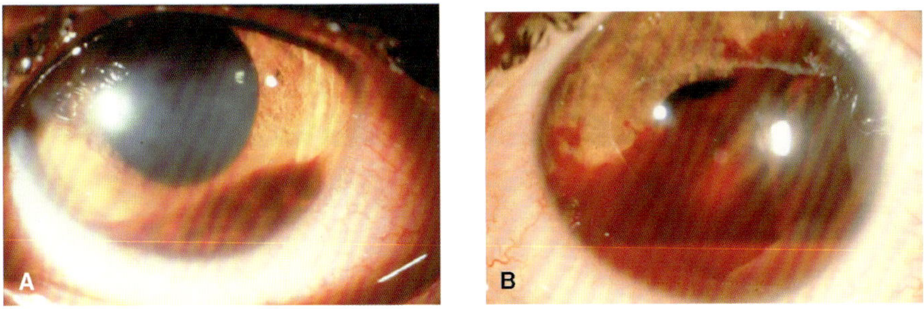

图 16-2　**外伤性前房积血与再出血。**(A)外伤后积血在前房形成血液平面。(B)24小时后该眼再次出血，前房内积血量增加。

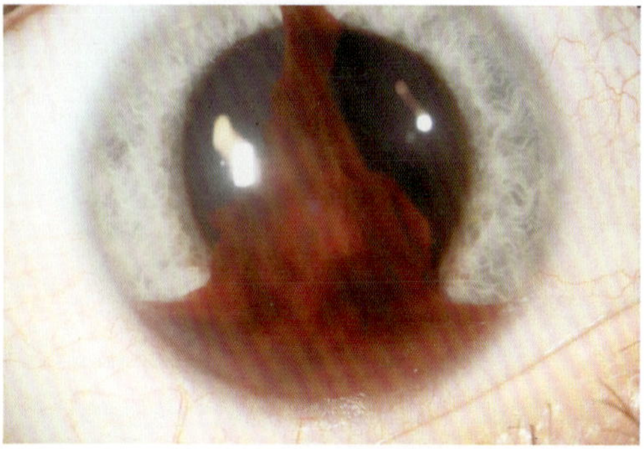

图 16-3 **新鲜前房积血**。新鲜出血掩盖视轴，出血逐渐沉积于前房下方。嘱患者头上抬以利于血液沉降。

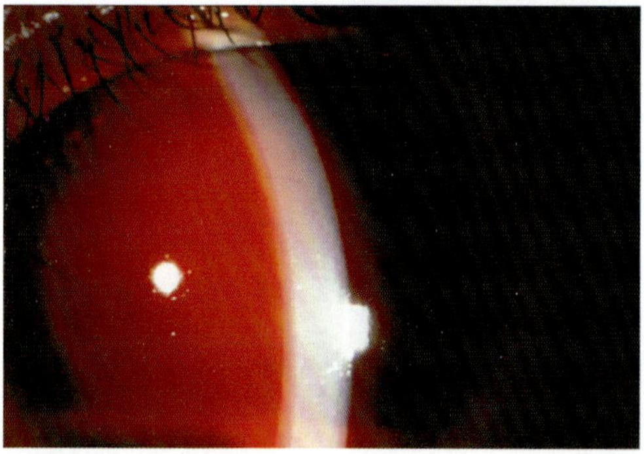

图 16-4 **完全前房积血**。棒球钝挫伤后致完全前房积血，前房可见充满明亮的红色血液。

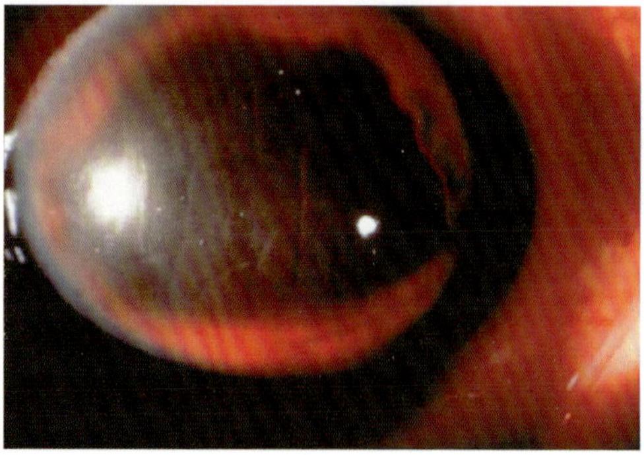

图 16-5 **8号黑球性前房积血**。前房充满血凝块，破坏房水循环致氧含量降低，血凝块呈黑色外观。

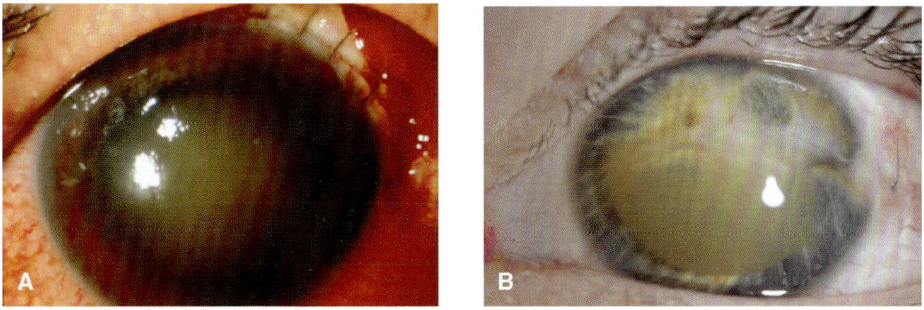

图 16-6　**角膜血染**。(A)经前房积血冲洗术后角膜血染仍存在。(B)眼穿痛伤前房积血后数月，患眼角膜中央血染持续存在，周边部消退。

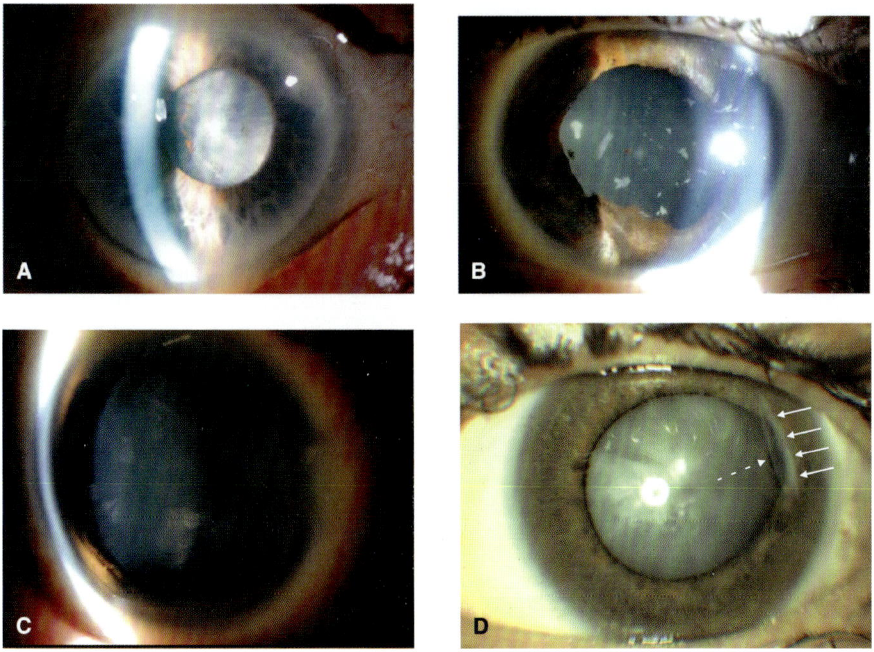

图 16-7　**外伤性白内障**。(A)外伤性白内障可在钝性或穿透性眼外伤后立即或数月后发生。这只眼睛是在钝性外伤后，立即发展为外伤性白内障，前房血吸收后外伤性白内障尤为明显。(B)该眼创伤性前房积血，与高眼压密切相关。当前房积血吸收后，虹膜括约肌撕裂、虹膜后粘连、晶体前表面的青光眼斑变得更加明显。(C)右眼钝性外伤后，严重的外伤性瞳孔散大、外伤性白内障伴晶状体不全脱位同时伴有悬韧带断裂。(D)该眼穿透性损伤后全层角膜裂伤(实线箭头)、晶状体损伤(虚线箭头)和弥漫性外伤性白内障。晶状体囊膜破，引起晶状体溶解性青光眼。

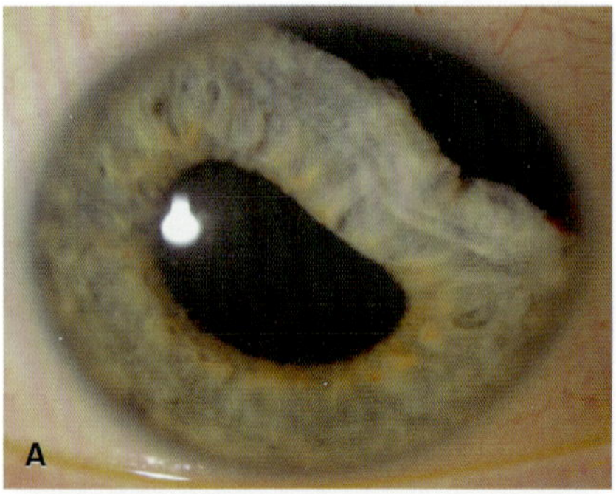

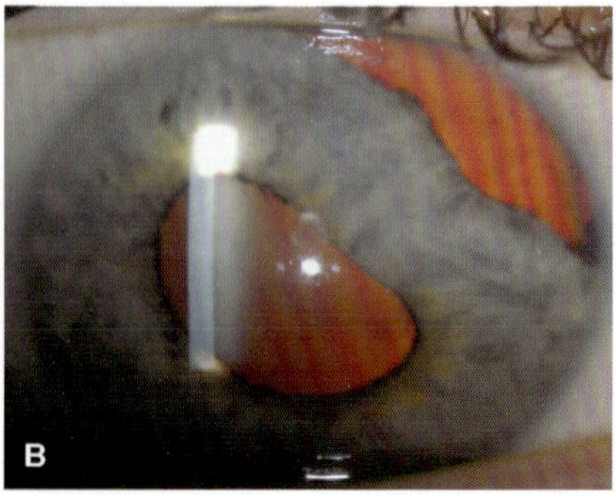

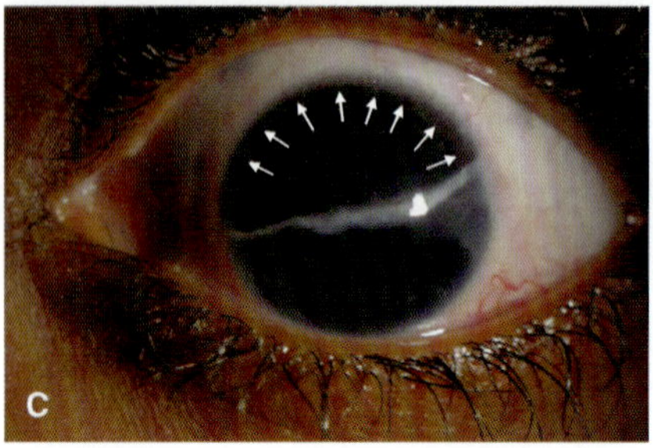

图 16-8 虹膜损伤。(A)钝挫伤可致虹膜根部断离。(B)该眼后部反光照相法呈现虹膜断离区域。(C)角膜穿通伤后导致无虹膜及晶状体。箭头指向残存虹膜边缘。

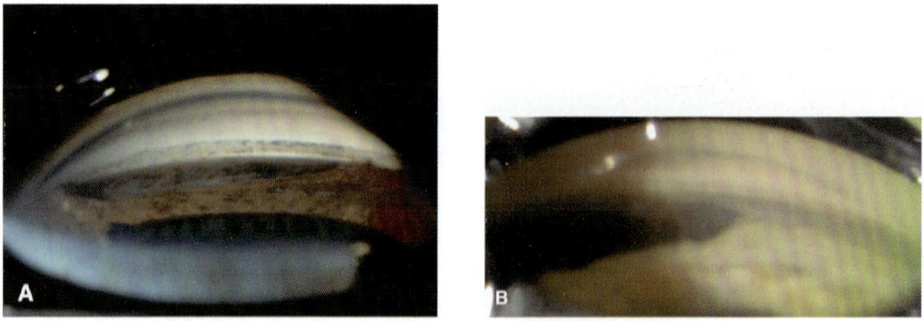

图 16-9 房角后退。(A)前房角镜下可见患眼睫状体带不规则增宽。(B)前房角镜下可见该眼房角后退毗邻虹膜根部断离部位,透过缺损虹膜可见睫状体带增宽。

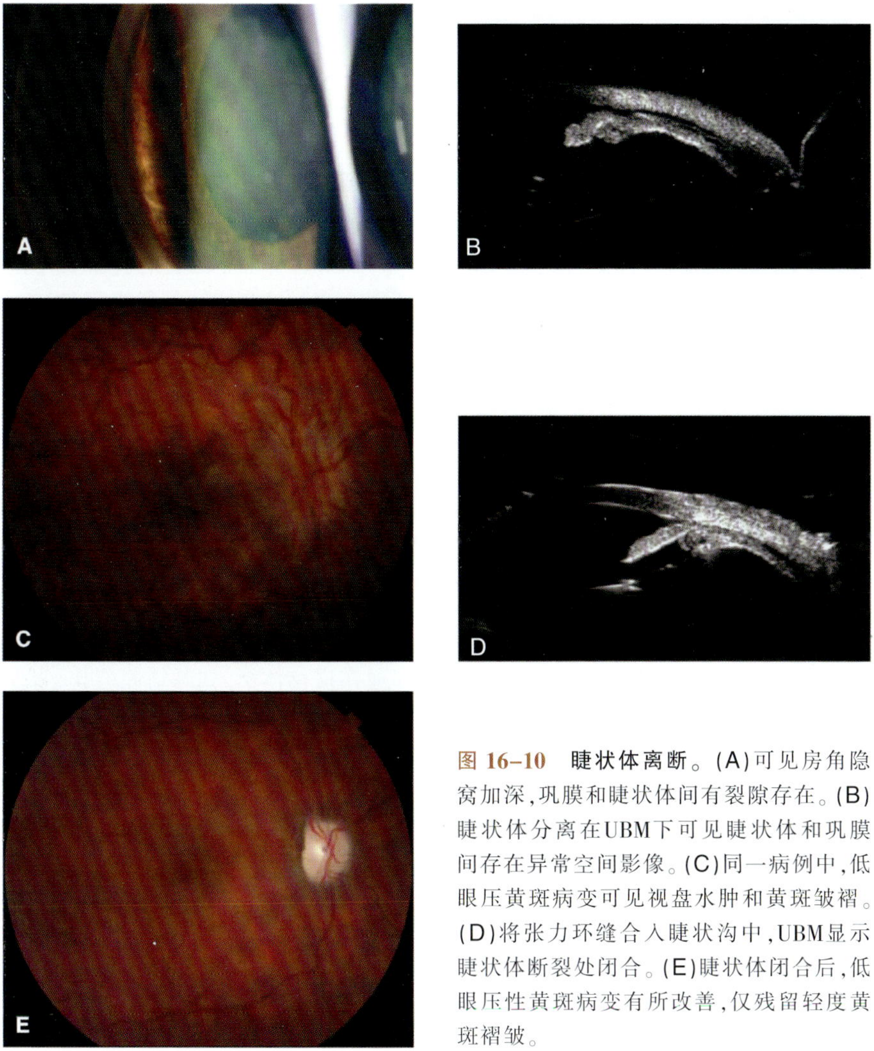

图 16-10　睫状体离断。(A)可见房角隐窝加深,巩膜和睫状体间有裂隙存在。(B)睫状体分离在UBM下可见睫状体和巩膜间存在异常空间影像。(C)同一病例中,低眼压黄斑病变可见视盘水肿和黄斑皱褶。(D)将张力环缝合入睫状沟中,UBM显示睫状体断裂处闭合。(E)睫状体闭合后,低眼压性黄斑病变有所改善,仅残留轻度黄斑褶皱。

房角后退

房角后退是指睫状体在纵行肌和环形肌之间发生撕裂。临床上，行前房角镜检查时可见睫状体带异常加宽(图 16–9)。

流行病学

- 眼前段发生钝挫伤或穿通伤后可致房角后退。是否发生房角后退性青光眼取决于睫状体损伤的程度，损伤超过 180°则发生房角后退性青光眼的概率高达 10%。青光眼可在初次损伤数月至数年后出现。
- 发生房角后退性青光眼的患者易患开角型青光眼，有研究表明高达 50%的患者对侧眼眼压在日后会升高。

病理生理学

- 房角后退是由睫状体的环形肌和纵行肌层间的撕裂所致。房水外流减少而导致房角后退性青光眼的发生。房水外流受阻可能是小梁网直接损伤或后弹力层样内皮增生覆盖小梁网的结果。

病史和临床检查

- 患眼有近期或远期外伤史。患者可无症状或出现眼压升高所致的眼痛、畏光和视力下降。可见青光眼视神经损伤所致的视野缺损或传入性瞳孔阻滞，亦可见其他眼部或眶部结构损害。
- 裂隙灯检查：裂隙灯检查可能见到之前外伤残留的体征，如角膜瘢痕或角膜血染(图 16–6B 和图 16–8C)、白内障(图 16–7A，B)晶状体脱位、虹膜括约肌撕裂或虹膜根部断离(图 16–8)。
- 前房角镜检查：前房角镜检查可见睫状体带不规则变宽(图 16–9)。可有虹膜突撕裂或巩膜突更加突出的体征。正常的睫状体周围的大小应大致均匀，且宽度不超过小梁网。有时，周边部前粘连可能影响外伤后房角后退的观察，需要与对侧正常眼相比可明确诊断。
- 后极部：眼后段可见既往钝挫伤或穿通伤损伤体征，如脉络膜裂伤、视网膜脱离或玻璃体积血。亦可见患眼因眼压升高所致的视盘非对称性改变。

特殊检查

- 视野检查可显示青光眼性视野缺损。

治疗

- 外伤后经前房角镜检查发现房角后退者应注意随访，有利于及时发现青光眼。眼压一旦升高，往往难以控制。病程初期可用房水生成抑制剂治疗，必要时加用高渗剂。缩瞳剂往往使房角后退病情加重，因患眼主要依靠葡萄膜巩膜途径来控制眼压，而缩瞳剂往往会减少房水经葡萄膜巩膜途径外流。激光小梁成形术在房角后退的眼中作用有限，通常需要滤过性手术或植入青光眼引流装置来控制眼压。

睫状体离断

睫状体离断指的是睫状体插入巩膜突的部位出现局部脱离（图 16-10 A,B）。可因钝挫伤、穿通伤或眼内手术所致，引起暂时性或长期低眼压。

流行病学

- 与钝挫伤或穿通伤所致的房角后退相比，睫状体离断较少见。对任何有外伤史或内眼手术史的低眼压眼，应考虑本病。

病理生理学

- 外伤导致睫状体从其插入附着的巩膜突处分离开，这让房水从前房直接进入脉络膜上腔，引起低眼压。自发或诱发性的离断间隙关闭，可因房水的主要引流通道受损而导致眼压升高。

病史和临床检查

- 患眼有外伤史或内眼手术史，可无症状或有视力下降。患眼可出现低眼压或因原先的离断间隙自然闭合而发生眼压升高、眼痛、畏光及眼红。
- 裂隙灯检查：裂隙灯检查可见既往钝挫伤或穿通伤残留体征，如角膜瘢痕或角膜血染、白内障、晶状体悬韧带断裂（晶状体脱位）、虹膜括约肌撕裂或虹膜根部断离。亦可见既往内眼手术体征，如后房或前房型人工晶状体植入。与对侧眼相比，患眼可出现低眼压性角膜褶皱及浅前房。
- 前房角镜检查：前房角镜检查可见房角隐窝明显加深，巩膜和睫状体间出现裂隙，裸露的白色巩膜变得更加明显（图 16-10A）。与房角后退表现为不规则加宽的睫状体带不同，外伤后的患眼亦可有房角后退。
- 后极部：低眼压可导致脉络膜积液、脱离和脉络膜褶皱。低眼压性黄斑病变是指脉络膜皱褶累及黄斑部，可伴有视盘水肿（图 16-10C）。此时患者出现明显视力下降。有时可见既往外伤体征，如脉络膜裂伤、玻璃体后脱离或黄斑裂孔。

特殊检查

- 对外伤后低眼压的患眼，若眼后段观察困难应行 B 超检查，以排除隐匿性巩膜破裂或视网膜脱离。UBM 是很有用的成像工具，可以探查出可疑的离断并在图像上显示断裂的程度，有助于医师制订激光或手术治疗方案（图 16-10B）。亦可用于检查或手术后随访观察（图 16-10D）。

治疗

- 应用阿托品有时可使离断的睫状体复位。氩激光和冷凝疗法可通过诱导睫状体和巩膜间瘢痕形成以治疗较小的裂隙。而大的离断伴持续性低眼压需要手术缝合。在睫状体离断间隙闭合后,眼压通常会急剧上升,应密切监测眼压。必要时酌情使用房水生成抑制剂和高渗剂。低眼压性黄斑病变可以逆转,即使在眼压正常后,网膜褶皱也可能持续存在(图 16–10E)。

第17章

原发性急性房角关闭和慢性闭角型青光眼

Christopher Kai-Shun Leung

背景

定义

房角关闭的特征是虹膜贴附于小梁网处，根据异常的解剖位置可以分为四个层次[1]：

- 瞳孔边缘（例如，瞳孔阻滞）。
- 睫状体（例如，高褶虹膜和继发性虹膜睫状体囊肿）。
- 晶状体（例如，晶状体膨胀型青光眼）。
- 晶状体后（例如，恶性青光眼）。

原发性房角关闭一般指的是房水流至瞳孔缘时外流阻力增加（即相对性瞳孔阻滞）。

临床上可分为三个阶段[2]：

- 对疑似窄角的原发性房角关闭，通常定义为房角≥270°且看不见小梁网。
- 原发性房角关闭——定义为窄角合并周边部虹膜和小梁网前粘连致眼压升高或突发性房角关闭。
- 原发性闭角型青光眼指的是原发性房角关闭合并青光眼视神经特征性损害。

超过半数以上的原发性闭角型青光眼患者多年无症状（慢性闭角型青光眼），直到突然出现房角关闭或视力严重降低。急性房角关闭是指原发性房角关闭的一种特殊形式，其特征是眼压急骤升高（通常>40mmHg）。患者主诉眼痛、恶心或呕吐，眼部出现结膜充血、角膜上皮水肿、瞳孔中度扩大及浅前房等症状。

病理生理学

原发性房角关闭，虹膜括约肌和晶状体前囊膜密切接触，使瞳孔缘处阻力增大造成虹膜后压力增高，在前房（虹膜前）与后房（虹膜后）间形成压力差（图 17–1）。虹膜向前背弓造成房角缩窄即疑似原发房角关闭，周边虹膜黏附于小梁网可能阻塞小梁网并导致眼压升高，以及形成周边房角前粘连即原发性房角关闭。如果瞳孔阻滞范围很大且房角已很窄，则发生小梁网完全梗阻，眼压急骤上升，导致急性发作即原发性急性房角关闭。如果相对瞳孔阻滞较轻且小梁网仅小部分阻塞，眼压常在数年间缓慢上升，在无任何症状的情况下导致慢性进行性视神经损害，这称为慢性闭角型青光眼。

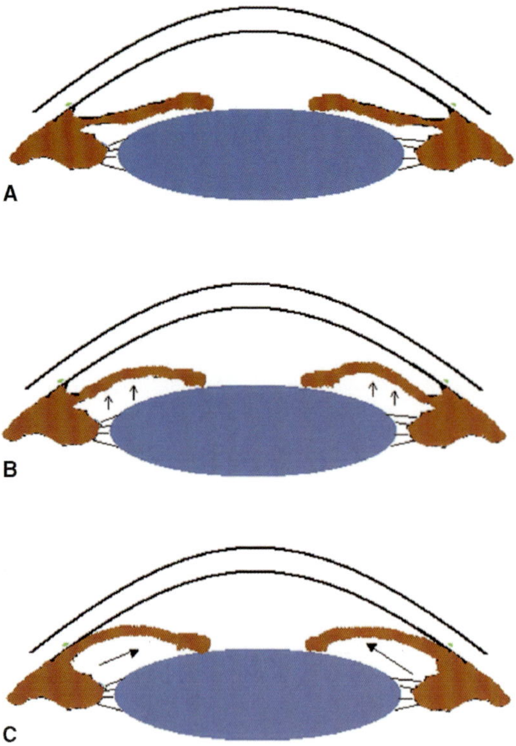

图 17–1　原发性房角关闭的病理生理。(A)虹膜边缘与晶状体前表面相接触。(B)虹膜后压力增加（箭头）将虹膜向前推。(C)虹膜膨隆（箭头）阻塞小梁网。

流行病学

虽然闭角型青光眼约占全世界青光眼的 25%,但它占青光眼失明总数的一半左右[3]。相比欧洲和拉丁美洲，闭角型青光眼在中国、印度和东南亚地区更为普遍。浅前房、短轴长以及小角膜是原发性闭角型青光眼的主要危险因素。在 30 岁及以上的人群中，每年急性房角关闭的发病率估计在 4~16/100 000[4]。除此之外,年龄≥60 岁、女性患者、具有青光眼家族史以及晶状体过厚也视为急性发作的危险因素。

临床检查

前房角镜检查

前房角镜检查可以直观观察房角结构，是检查房角关闭不可或缺的检查方法。前房角镜检查应在完全黑暗的房间中进行，使瞳孔尽可能缩小。更有利于裂隙灯检查时拓宽房角以及检查瞳孔对光反射(图 17–2)。窄角通常被定义为≥270°的房角区域看不见小梁网。动态前房角镜检查有利于区分虹膜粘连所致的房角关闭。在虹膜与角巩膜交界处出现粘连就可明确是虹膜粘连所致的房角关闭。周边前粘连可向周边延伸，最终导致虹膜粘连程度加重引起房角关闭而使眼压逐步升高(图 17–3)。周边前粘连的程度与青光眼发展的危险因素相关。

超声生物显微镜、光学相干断层扫描(UBM 和 OCT)

前房角镜检查评估房角情况主要是定性和主观的评价方法，要做到对前房角进行客观和可重复的测量只能通过横断面成像设备,如超声生物显微镜(UBM)和光学相干断层成像技术(OCT)(图 17–4)。OCT 相对于 UBM 而言,在前房角成像上更具优点。OCT 是一种非接触式仪器，图像分辨率更高，相比 UBM 在任意想观察的区域都具有更精准的价值。然而,UBM 在检查睫状体时具有独一无二的地位。市售的时域和频域模型已被用于前房角成像(表 17–1)。随着高分辨率 OCT 成像系统的发展，包括巩膜突、Schwalbe 线、Schlemm 管、集合管等结构可进行更详细的检查(图 17–5)。高速成像可进行 360°的房角检查。三维重建技术使虹膜和房角结构可视化(图 17–6)。最新的前段 OCT(CASIA Ⅱ,Tomey,Nagoya,Japan)能够对前段各结构自动分析以及 360°测量前房角宽度(图 17–7)。这一新功能提高了早期房角关闭的诊断能力。使用 OCT 和 UBM 检查前房角，不仅增强了对房角关闭的诊断能力,也提高了我们对原发性房角关闭的病理生理学基础认识。

表17-1 各型号OCT对前房角成像的比较

	Visante OCT	SL-OCT	RTVue FD-OCT	Cirrus HD-OCT	CASIA OCT	CASIA Ⅱ OCT
制造商	Carl Zeiss Meditec	Heidelberg Engineering	Optovue	Carl Zeiss Meditec	Tomey	Tomey
年代	2005	2006	2006	2007	2009	2016
光源	超发光二极管 1310nm	超发光二极管 1310nm	超发光二极管 840nm	超发光二极管 840nm	扫描激光 1310nm	扫描激光 1310nm
轴向分辨率(μm)	18	<25	5	5	<10	<10
扫描范围	16mm×6mm	15mm×7mm	2mm×2mm (CAM-S) 6mm×2mm (CAM-L)	3mm × 1mm	16mm×6mm	16mm×14mm
扫描速度	2000/s	200/s	26 000/s	27 000/s	30 000/s	50 000/s
固定视标	内、外视标	内、外视标	外视标	内、外视标	内、外视标	内、外视标

CAM-L，角膜-前段模式长波扫描；CAM-S，角膜-前段模式短波扫描。(Modified with permission from Leung CK, Weinreb RN. Anterior chamber angle imaging with optical coherence tomography. *Eye (Lond)*. 2011;25:261-267.)

参考文献

1. Ritch R, Liebmann JM, Tello C. A construct for understanding angle closure glaucoma: the role of ultrasound biomicroscopy. *Ophthalmol Clin North Am.* 1995;8:281–293.
2. Foster PJ, Buhrmann R, Quigley HA, et al. The definition and classification of glaucoma in prevalence surveys. *Br J Ophthalmol.* 2002;86:238–242.
3. Quigley HA, Broman AT. The number of people with glaucoma worldwide in 2010 and 2020. *Br J Ophthalmol.* 2006;90:262–267.
4. He M, Foster PJ, Johnson GJ, et al. Angle closure glaucoma in East Asian and European people. Different diseases? *Eye (Lond).* 2006;20:3–12.
5. Leung CK, Weinreb RN. Anterior chamber angle imaging with optical coherence tomography. *Eye (Lond).* 2011;25:261–267.

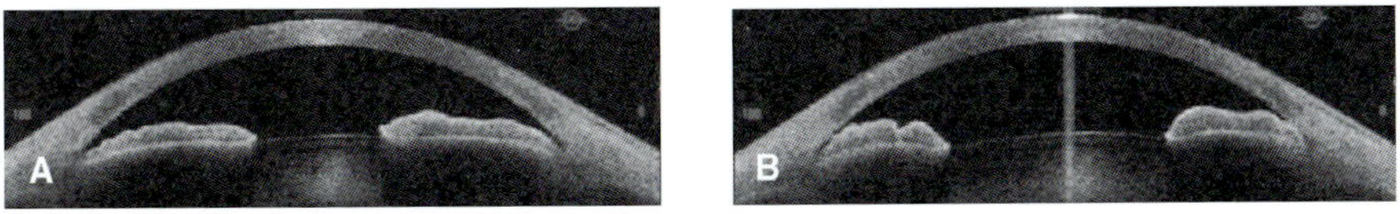

图 17-2　**光线对前房角的影响。**使用Visante OCT(Carl Zeiss Meditec, Dublin, CA)获取眼前节OCT图像，表明从明亮环境(A)到黑暗环境(B)中房角变窄。仅在黑暗中发现原位关闭。

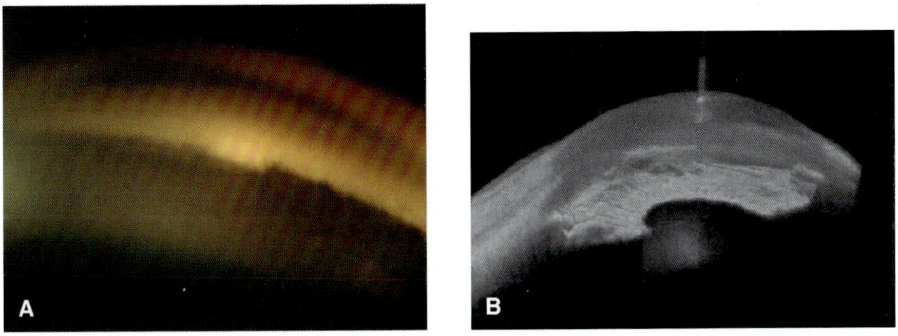

图 17-3　**周边前粘连。**(A)前房角镜下可见广泛的周边前粘连。(B)OCT三维重建图像。(Casia OCT, Tomey, Nagoya, Japan)

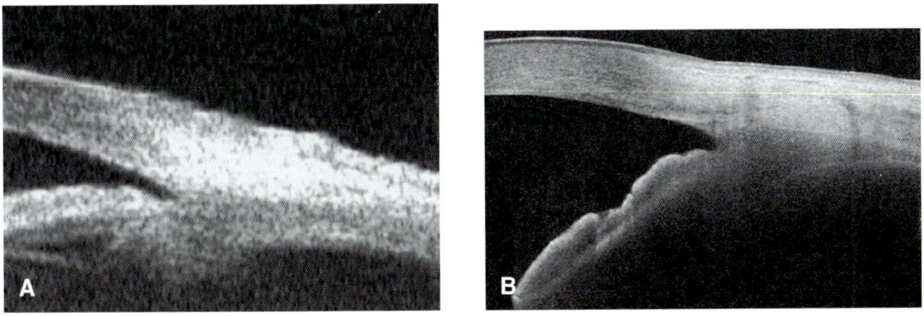

图 17-4　**UBM和OCT的前房角成像。**虽然UBM可更好显示睫状体(A)，但OCT(B)可提供更高的图像分辨率。UBM和OCT图像分别由840型 (Paradigm Medical Industries, Salt Lake City, UT)和扫频OCT(Casia OCT, Tomey, Nagoya, Japan)获得。

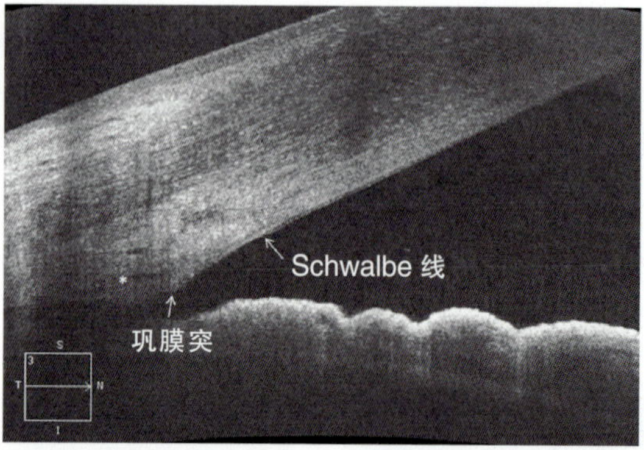

图 17-5 前房角光谱域OCT成像。房角的结构包括巩膜突，Schwalbe线和Schlemm管(*)可用光谱域OCT(Cirrus HD-OCT，Carl Zeiss Meditec，Dublin，CA)显现。

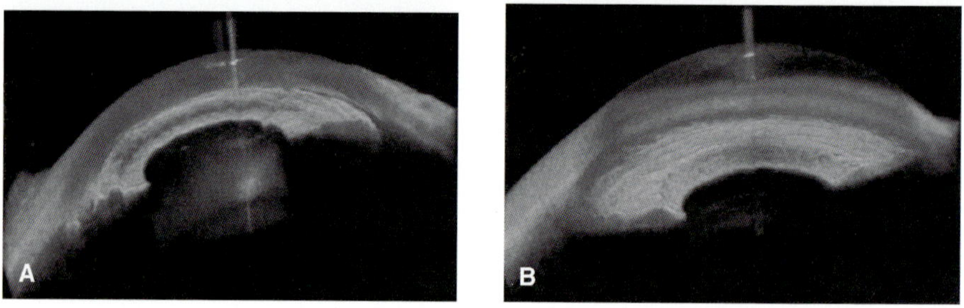

图 17-6 前房角三维重建。Casia OCT(Tomey，Nagoya，Japan)是扫频源OCT，以每秒30 000个A型扫描，1.2秒内即可完成整个眼前段64个横截面的成像。三维重建显示的开角(A)和闭角(B)。

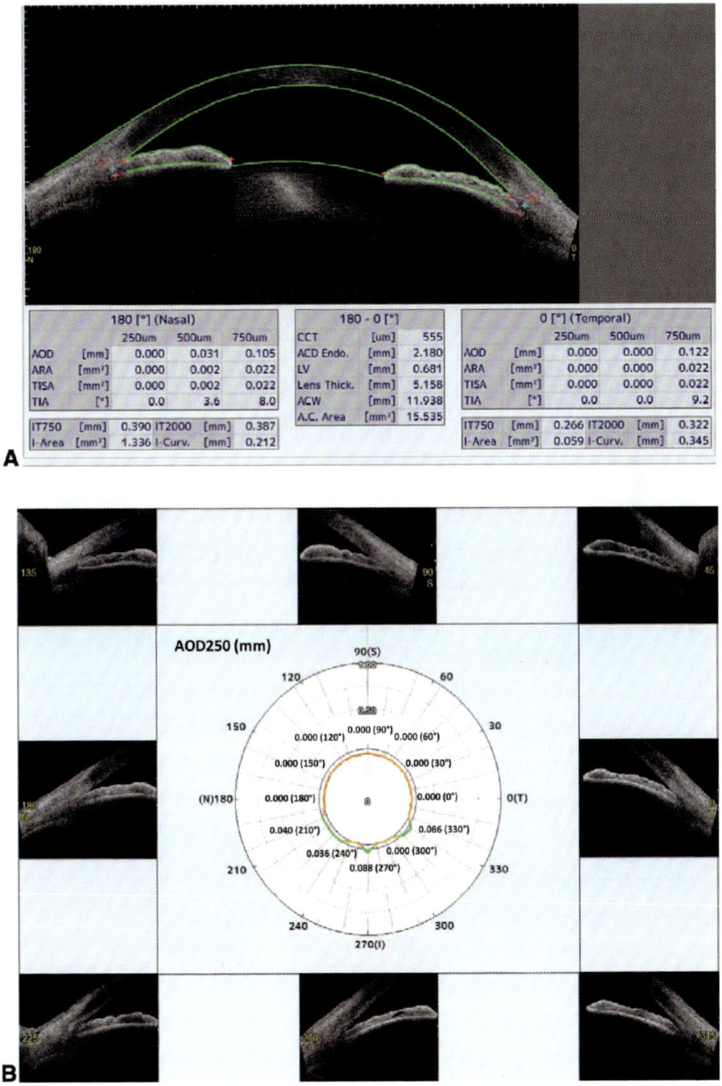

图 17-7 **前段扫描OCT**。CASIA Ⅱ(Tomey,Nagoya,Japan)屏幕图示,最新的前段OCT扫描,能够清晰分割显示前段各部分结构,并且量化分析前房角宽度及其他前段参数信息(A)。早期房角关闭患眼,在各钟点位上显示距离巩膜突250μm(AOD250)处的房角的开放宽度情况(B)。AOD=房角开放距离;ARA=房角隐窝面积;TISA=虹膜小梁空间面积;TIA=虹膜小梁夹角;CCT=角膜中央厚度;ACD=前房深度;LV=晶体拱高;ACW=前房宽度;AC area=前房面积。

原发性急性房角关闭

诊断

- 原发性急性房角关闭的症状，轻者仅单眼视物模糊和眼痛，重者可出现眼部及眼周剧烈疼痛、头痛、恶心、呕吐、出汗。患者可曾有亚急性房角关闭的病史，包括间歇性疼痛发作并可伴有视物轻度模糊，这可能与偏头痛相混淆。急性发作与药物散瞳、暗室环境、应激或长时间近距离工作相关。
- 临床检查可见结膜充血、角膜上皮水肿、瞳孔中度散大、浅前房。虹膜常呈典型的前膨隆形态（图17-7至图17-10）。眼压可高达80mmHg。常有轻度房水细胞和闪辉。
- 角膜水肿时行前房角镜检查很困难。在发作早期，视神经乳头表现为水肿和充血。
- 需仔细检查对侧眼，因为基本上均伴有窄房角和浅前房。

预后

- 根据眼压水平和发作持续时间、虹膜不可逆性缺血性损伤程度、晶状体混浊程度、虹膜萎缩、青光眼斑(前囊下晶状体上皮细胞混浊形成的斑点)(图17-11)、视神经苍白以及与视杯凹陷性扩大不相符的视野缺损。
- 患者可由眼压慢性升高，逐步发展为闭角型青光眼。

治疗

- 治疗目的是降低眼压及防止复发。
- 局部应用β受体阻滞剂、拟胆碱能剂和碳酸酐酶抑制剂及全身应用乙酰唑胺(静滴250~500mg)，对降低眼压和停止急性发作常有效。高渗剂(例如，静脉注射甘露醇1~2g/kg超过45分钟)可在眼压控制不理想时使用。
- 患者经药物治疗无效时，氩激光周边虹膜成形术(ALPI)可在周边虹膜从180°~360°切开已关闭的房角。光斑大小常约500μm，每次持续0.5秒，能量为200~400mJ。最适能量选择应以看见周边虹膜收缩为标准。应避免因激光能量过大而使虹膜灼伤。单行氩激光周边虹膜成形术（ALPI)是一个安全、有效的，能预防急性房角关闭的方法。
- 角膜水肿消除后应立即行激光周边虹膜切开术(LPI)，可防止复发。通过沟通前后房，建立房水流通通道，LPI降低了前房与后房之间的压力差并能使虹膜变平(图17-12)。应在可能出现急性房角关闭风险的对侧眼行LPI手术。
- 患者应注意监测房角周边前粘连的进展情况，慢性眼压升高以及闭角型青光眼患者应定期随访。

慢性闭角型青光眼

诊断

• 诊断闭角型青光眼需具备原发性房角关闭合并青光眼视神经改变。患眼常为浅前房。

• 前房角镜检查可见窄房角伴大面积周边虹膜前粘连。晚期患眼可能仅见少许小梁网。视神经乳头可能出现典型的青光眼性视盘凹陷、盘沿变窄及视网膜神经纤维层变薄，与开角型青光眼相似。

治疗

• 对闭角型青光眼的管理目标关键在于预防急性闭角关闭和减缓闭角型青光眼的进展速度。

• LPI 可以拓宽房角及防止进一步的房角关闭。然而，当小梁网受到一定损害后，尽管行虹膜切开术，眼压仍升高，需要加用药物降低眼压。

• 患者合并有白内障，晶状体摘除可以拓宽房角及降低眼压(图 17–13)。

高褶虹膜

高褶虹膜的结构特征是虹膜被较大或位置异常的睫状突在根部推向前方。相对性瞳孔阻滞也可能在机制中起作用，特别是老年患者中。当虹膜向前移到一定程度时，小梁网可被阻塞。LPI 术后仍为持续性窄房角称为高褶虹膜综合征。房角完全关闭时，出现小梁网阻塞和眼压升高。在不完全关闭时，功能性小梁网上部分开放，眼压保持正常。

诊断

• 典型高褶虹膜多见于 40~60 岁女性患者。

• 如同相对瞳孔阻滞所致的房角关闭，症状严重程度与房角关闭的速度有关。如果存在相对瞳孔阻滞因素，可发生急性发作，症状与急性房角关闭时相同。在大多数情况下，房角关闭缓慢而无症状，除非眼压很高或视野严重缺损。

• 裂隙灯下，可见虹膜平坦且中央前房深。前房角镜压迫下可见“双峰”标志着虹膜末端卷曲明显，且被睫状突向前推移，中央峰代表虹膜在晶状体前表面的部分(图 17–14)。

• UBM 可用于诊断高褶虹膜（图 17–15）。

治疗

• 尚未发生小梁网阻塞时不需要针对高褶虹膜进行治疗。如果存在相对性瞳孔阻滞因素可行 LPI 治疗。

• 在高褶虹膜综合征，虹膜成形术有利于使房角开放。标准治疗为氩激光在远周边虹膜光凝 20~30 个点，超过 360°。一些患者最终仍有必要行滤过性手术。

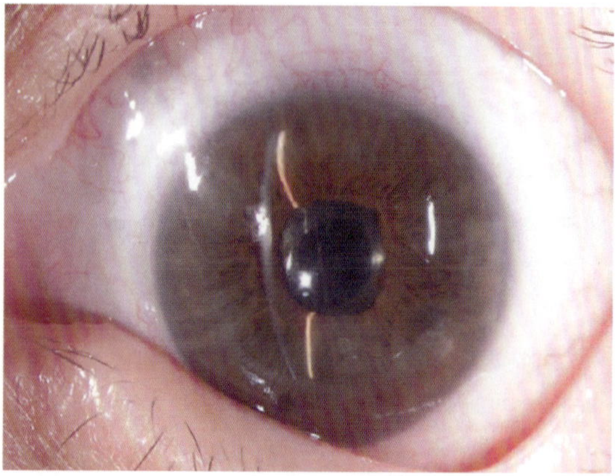

图 17-8 **虹膜膨隆**。裂隙灯下可见虹膜膨隆。该眼因葡萄膜炎引起360°虹膜后粘连(瞳孔缘与晶状体前表面粘连)导致虹膜膨隆,机械性阻断房水从瞳孔引流导致继发性瞳孔阻滞。

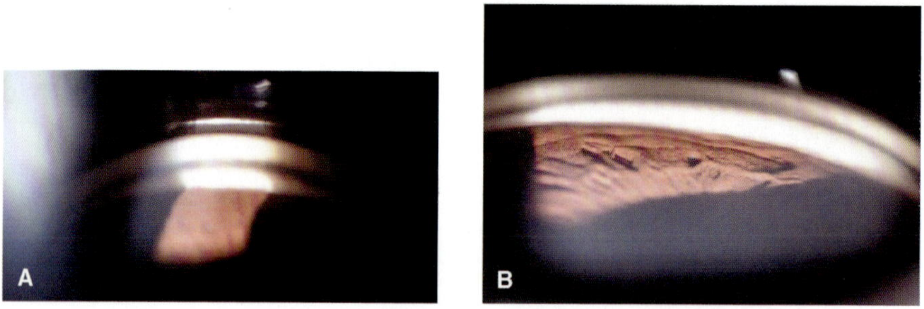

图 17-9 **原发性急性房角关闭**。原发性急性房角关闭患者,角膜尚透明。(A)前房角镜裂隙灯下可见急性房角关闭时虹膜根部陡峭(虹膜膨隆)。(B)同一眼前房角镜弥散光下未见房角结构(即房角关闭)。

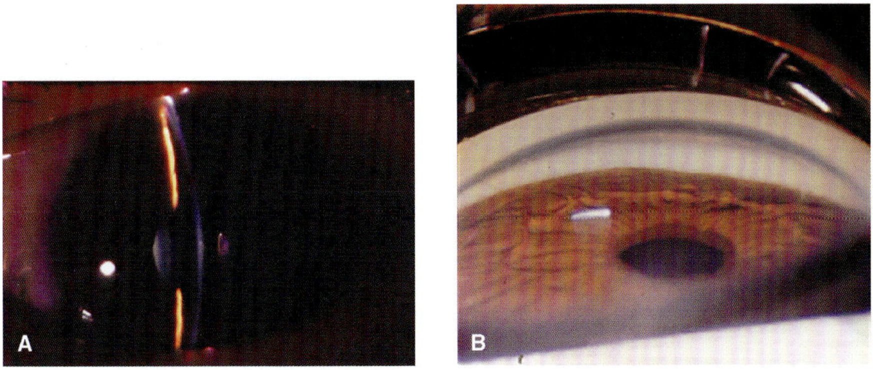

图 17–10　前房角狭窄。(A)裂隙灯下见前房角狭窄。(B)该眼前房角镜下未见明显房角结构，但眼压正常。即该房角可能关闭。(Courtesy of Douglas J. Rhee，MD，Wills Eye Hospital，Philadelphia，PA.)

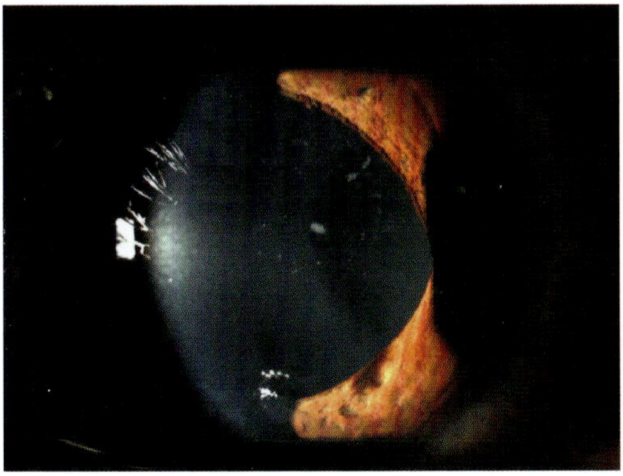

图 17–11　青光眼性白内障。裂隙灯下见急性房角关闭2个月后晶状体前囊下斑点样混浊。

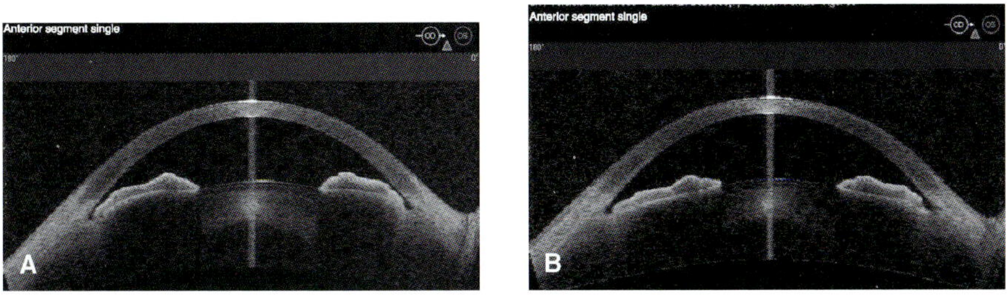

图 17–12　LPI对前房角的影响。窄房角患眼在LPI术前(A)及术后(B)的OCT成像(Visante OCT,Carl Zeiss Meditec,Dublin,CA)。LPI术后,房角增宽及虹膜变平。

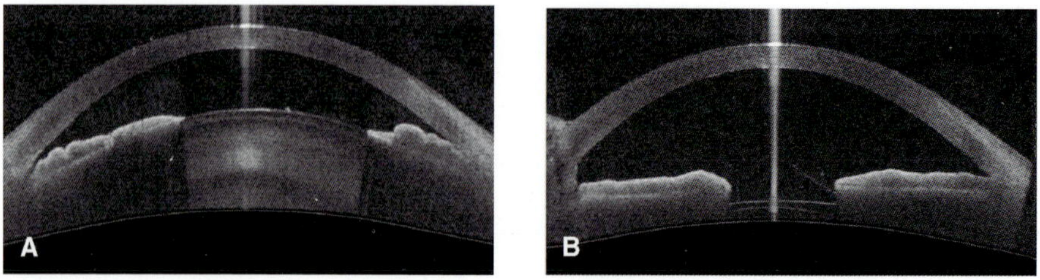

图 17-13 晶状体摘除对前房角的影响。慢性闭角性青光眼患眼在白内障摘除术前(A)及术后(B)OCT成像(Casia OCT,Tomey,Nagoya,Japan)。白内障摘除后,房角增宽及虹膜变平。

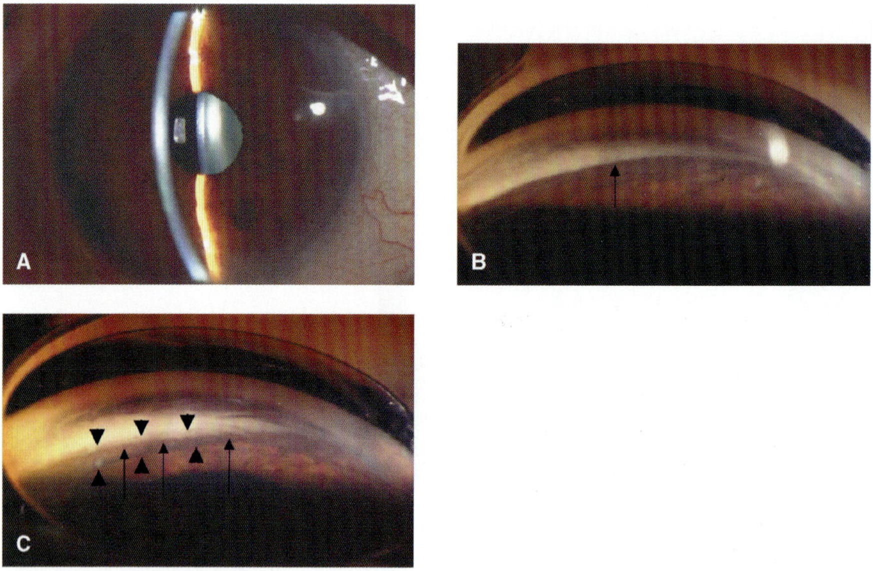

图 17-14 高褶虹膜的形态。(A)裂隙灯下可见相对较深的前房。上方可见虹膜周切口。(B)未向角膜加压,前房角镜下未见房角结构。黑箭头指向明显的虹膜末端卷曲。(C)加压前房角镜检查。向上箭头所指处为(B)中明显的虹膜末端卷曲;向下箭头所指处为虹膜末端卷曲后重现的小梁网。图像因前房角镜压迫致角膜皱褶而变形。(Courtesy of Douglas J. Rhee, MD, Wills Eye Hospital, Philadelphia, PA.)

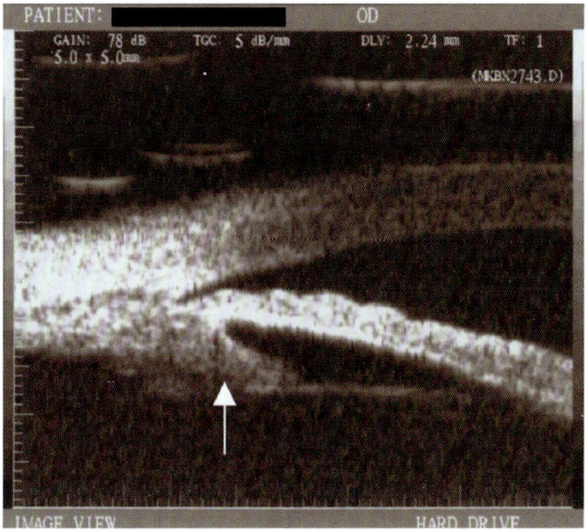

图 17-15　图17-13患眼UBM表现，图中箭头所示睫状体向前移位致明显的虹膜卷曲。(Courtesy of Douglas J. Rhee, MD, Wills Eye Hospital, Philadelphia, PA.)

第18章

继发性闭角型青光眼

Douglas J. Rhee, Jamie E. Nicholl

新生血管性青光眼

新生血管性青光眼(NVG)是一种继发性闭角型青光眼。最初纤维血管膜生长覆盖在房角表面,导致房水流出受阻但房角开放;病程随即进展,纤维血管膜收缩,关闭房角,导致眼压明显升高,通常超过40mmHg。

流行病学和病理生理学

- 新生血管性青光眼的确切发病率不明。常继发于多种眼病,最常见的是缺血性视网膜中央静脉阻塞(CRVO)和增殖性糖尿病性视网膜病变(PDR)。
- 其他易发眼病包括缺血性视网膜中央动脉阻塞、眼缺血综合征、视网膜分支动脉阻塞或静脉阻塞、慢性葡萄膜炎、长期视网膜脱离和放疗等。
- 有关NVG发病率的评估主要来自CRVO的研究。所有CRVO中约1/3为缺血性,根据毛细血管无灌注区域大小,有16%~60%的缺血性CRVO发生虹膜新生血管。约20%的PDR可发生NVG。约18%的视网膜中央动脉阻塞出现虹膜新生血管(图18–1)。出现虹膜新生血管是发生NVG的高危因素。

病史

- 患者可无症状或有眼痛、眼红和视力下降的主诉。

临床检查

- 裂隙灯检查:随眼压升高可见角膜水肿。通常前房深且伴闪辉,可有前房积血,偶尔见白细胞。虹膜表面可见细小的、非放射状的新生血管(图18–1)。
- 前房角镜检查:角膜透明时,早期可见有新生血管网越过房角(图18–2)。晚期广泛的虹膜周边前粘连可阻塞部分或全部的房角。

- 后极部：视网膜所见为原发疾病的病理改变。

治疗

- 通常药物治疗不能有效控制眼压。
- 初期治疗的主要手段是即刻抗血管内皮生长因子(抗 VEGF)治疗。全视网膜光凝(PRP)仍然经常需要。
- 如果患者在 NVG 发生之前被诊断为缺血性视网膜疾病，抗 VEGF 治疗应从房角或虹膜新生血管的出现开始。已经存在纤维血管膜导致的房角关闭患者，如果有任何残留的小梁网暴露，应进行抗 VEGF 治疗。房角新生血管网(NVA)的回退可能会导致房角某些程度的开放。通常，虹膜新生血管(NVI)和房角新生血管网的消退将在 24~72 小时发生。
- 如果抗 VEGF 治疗及 PRP 失败，可能需要手术干预以降低眼压。由于其病理机制是机械房角关闭，因此不建议采用小梁网旁路手术。建议选择包括使用抗纤维化药物的小梁切除术，青光眼引流装置植入术和(或)睫状体破坏手术。抗 VEGF 治疗是上述青光眼手术的有效辅助手段。常须手术治疗，方式有联合抗代谢药的小梁切除术，引流物植入术或睫状体冷凝术。

参考书目

Anchala AR, Pasquale LR. Neovascular glaucoma: a historical perspective on modulating angiogenesis. *Semin Ophthalmol*. 2009;24:106–112.

Chan CK, Ip MS, Vanveldhuisen PC, et al; SCORE Study Investigator Group. SCORE Study report #11: incidences of neovascular events in eyes with retinal vein occlusion. *Ophthalmology*. 2011;118:1364–1372.

Chappelow AV, Tan K, Waheed NK, et al. Panretinal photocoagulation for proliferative diabetic retinopathy: pattern scan laser versus argon laser. *Am J Ophthalmol*. 2012;153:137–142.

Ciftci S, Sakalar YB, Unlu K, et al. Intravitreal bevacizumab combined with panretinal photocoagulation in the treatment of open angle neovascular glaucoma. *Eur J Ophthalmol*. 2009;19:1028–1033.

Diabetic Retinopathy Study Research Group. Preliminary report on effects of photocoagulation therapy. *Am J Ophthalmol*. 1976;81:383.

Eid TM, Radwan A, el-Manawy W, et al. Intravitreal bevacizumab and aqueous shunting surgery for neovascular glaucoma: safety and efficacy. *Can J Ophthalmol*. 2009;44:451–456.

Ghosh S, Singh D, Ruddle JB, et al. Combined diode laser cyclophotocoagulation and intravitreal bevacizumab (Avastin) in neovascular glaucoma. *Clin Experiment Ophthalmol*. 2010;38:353–357.

Hayreh SS, Podhajsky P. Ocular neovascularization with retinal vascular occlusion II. Occurrence in central and branch retinal artery occlusion. *Arch Ophthalmol*. 1982;100:1585.

Kwon J, Sung KR. The effect of preoperative intravitreal bevacizumab on the surgical outcome of neovascular glaucoma at different stages. *J Ophthalmol*. 2017:7672485.

Laatikainen L, Kohner EM, Khoury D, et al. Panretinal photocoagulation in central retinal vein occlusion: a randomized controlled clinical study. *Br J Ophthalmol*. 1977;61:741.

Liu L, Xu Y, Huang Z, Wang X. Intravitreal ranibizumab injection combined trabeculectomy versus Ahmed valve surgery in the treatment of neovascular glaucoma: an assessment of efficacy and complications. *BMC Ophthalmol*. 2016;16:65.

Magargal LE, Brown GC, Augsburger JJ, et al. Efficacy of panretinal photocoagulation in preventing neovascular glaucoma following ischemic central retinal vein obstruction. *Ophthalmology*. 1982;89:780.

Miki A, Oshima Y, Otori Y, et al. One-year results of intravitreal bevacizumab as an adjunct to trabeculectomy for neovascular glaucoma in eyes with previous vitrectomy. *Eye (Lond)*. 2011;25:658–659.

Netland PA, Ishida K, Boyle JW. The Ahmed glaucoma valve in patients with and without neovascular glaucoma. *J Glaucoma*. 2010;19:581–586.

Park UC, Park KH, Kim DM, et al. Ahmed glaucoma valve implantation for neovascular glaucoma after vitrectomy for proliferative diabetic retinopathy. *J Glaucoma*. 2011;20:433–438.

Shazly TA, Latina MA. Neovascular glaucoma: etiology, diagnosis and prognosis. *Semin Ophthalmol*. 2009;24:113–121.

Sidoti PA, Dunphy TR, Baerveldt G, et al. Experience with the Baerveldt glaucoma implant in treating neovascular glaucoma. *Ophthalmology*. 1995;102:1107–1118.

Takihara Y, Inatani M, Kawaji T, et al. Combined intravitreal bevacizumab and trabeculectomy with mitomycin C versus trabeculectomy with mitomycin C alone for neovascular glaucoma. *J Glaucoma*. 2011;20:196–201.

Tolentino M. Systemic and ocular safety of intravitreal anti-VEGF therapies for ocular neovascular disease. *Surv Ophthalmol*. 2011;56:95–113.

Yalvac IS, Eksioglu U, Satana B, et al. Long-term results of Ahmed glaucoma valve and Molteno implant in neovascular glaucoma. *Eye (Lond)*. 2007;21:65–70.

Yildirim N, Yalvac IS, Sahin A, et al. A comparative study between diode laser cyclophotocoagulation and the Ahmed glaucoma valve implant in neovascular glaucoma: a long-term follow-up. *J Glaucoma*. 2009;18:192–196.

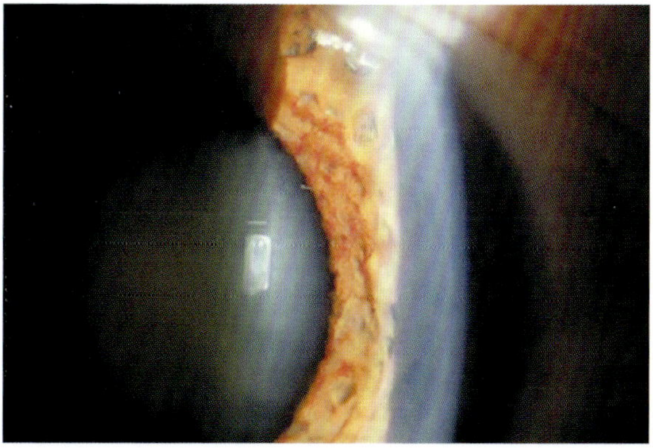

图 18-1　**虹膜新生血管。**可见虹膜新生血管(细小,非循环性血管)自瞳孔缘向虹膜延伸。

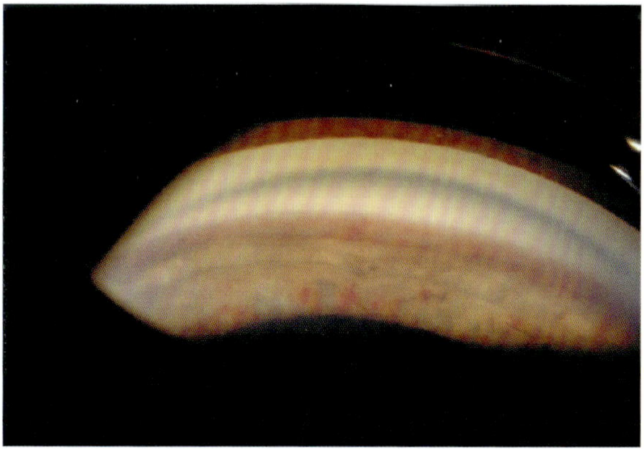

图 18-2　**角部新生血管。**前房角镜下显示在新生血管膜收缩导致虹膜周边前粘连之前已有新生血管(细小,非放射状血管)跨过小梁网。

虹膜角膜内皮综合征

虹膜角膜内皮综合征(ICE)是一组有相同特征的继发性闭角型青光眼,可分为三种临床类型:

- 原发性虹膜萎缩(图18-3至图18-5)。
- Chandler综合征(图18-6)。
- Cogan-Reese综合征(虹膜痣;图18-7)。

流行病学

- ICE为少见病,其确切发病率尚未知。通常见于中年女性,单眼发病。

病理生理学

- 三种ICE综合征都有共同的病理生理变化:角膜内皮异常生长,跨过房角覆盖于虹膜表面,并使虹膜出现特征性改变。发病初期,房角被阻塞但未关闭;随着病程的进展,内皮膜收缩,使房角关闭,虹膜和瞳孔变形。

病史

- 早期患者常常无症状,晚期可发现一眼视力下降伴虹膜变形。眼压升高时,可有眼痛或眼红的主诉。

临床检查

- 裂隙灯检查:单眼角膜内皮层可见细微的如同锤击过的金箔样改变(beaten-metal appearance),虹膜异常在各个临床类型中各有特点。
  - 原发性虹膜萎缩:因角膜内皮膜收缩牵拉虹膜,导致虹膜多处变薄,且瞳孔移位、变形。
  - Chandler综合征:虹膜改变与原发性虹膜萎缩几乎相同,但角膜水肿较重,角膜改变更明显。
  - Cogan-Reese综合征:虹膜扁平,正常虹膜组织从内皮膜小孔处刺入而形成小结节,呈蘑菇斑样外观改变。
- 前房角镜检查:病变初期,前房角镜下无明显改变;晚期可见大片不规则周边虹膜粘连,部分或全部房角关闭。
- 后极部:眼底无异常表现,随眼压升高的程度,视盘有相应青光眼改变。

治疗

- 通常药物治疗不足以控制眼压。
- 常需要手术治疗,方式包括联合抗代谢药的小梁切除术,引流物植入术或睫状体冷凝术。
- 当角膜水肿严重影响视力时可行角膜移植术。

参考书目

Alvarado JA, Underwood JL, Green WR, et al. Detection of herpes simplex viral DNA in the iridocorneal endothelial syndrome. *Arch Ophthalmol.* 1994;112:1601–1609.

Alvim PT, Cohen EJ, Rapuano CJ, et al. Penetrating keratoplasty in iridocorneal endothelial syndrome. *Cornea.* 2001;20:134–140.

Anderson NJ, Badawi DY, Grossniklaus HE, et al. Posterior polymorphous membranous dystrophy with overlapping features of iridocorneal endothelial syndrome. *Arch Ophthalmol*. 2001;119:624–625.

Doe EA, Budenz DL, Gedde SJ, et al. Long-term surgical outcomes of patients with glaucoma secondary to the iridocorneal endothelial syndrome. *Ophthalmology*. 2001;108:1789–1795.

Groh MJ, Seitz B, Schumacher S, et al. Detection of herpes simplex virus in aqueous humor in iridocorneal endothelial (ICE) syndrome. *Cornea*. 1999;18:359–360.

Grupcheva CN, McGhee CN, Dean S, et al. In vivo confocal microscopic characteristics of iridocorneal endothelial syndrome. *Clin Experiment Ophthalmol*. 2004;32:275–283.

Hirst LW. Bilateral iridocorneal endothelial syndrome. *Cornea*. 1995;14:331.

Hooks JJ, Kupfer C. Herpes simplex virus in iridocorneal endothelial syndrome. *Arch Ophthalmol*. 1995;113:1226–1228.

Huang T, Wang Y, Ji J, et al. Deep lamellar endothelial keratoplasty for iridocorneal endothelial syndrome in phakic eyes. *Arch Ophthalmol*. 2009;127:33–36.

Kupfer C, Kaiser-Kupfer MI, Datiles M, et al. The contralateral eye in the iridocorneal endothelial (ICE) syndrome. *Ophthalmology*. 1983;90:1343–1350.

Lanzl IM, Wilson RP, Dudley D, et al. Outcome of trabeculectomy with mitomycin-C in the iridocorneal endothelial syndrome. *Ophthalmology*. 2000;107:295–297.

Lobo AM, Rhee DJ. Delayed interval of involvement of the second eye in a male patient with bilateral Chandler's syndrome. *Br J Ophthalmol*. 2012;96:134–135, 146–147.

Olawoye O, Teng CC, Liebmann JM, et al. Iridocorneal endothelial syndrome in a 16-year-old. *J Glaucoma*. 2011;20:294–297.

Price MO, Price FW Jr. Descemet stripping with endothelial keratoplasty for treatment of iridocorneal endothelial syndrome. *Cornea*. 2007;26:493–497.

Shields MB. Progressive essential iris atrophy, Chandler's syndrome, and the iris nevus (Cogan-Reese) syndrome: a spectrum of disease. *Surv Ophthalmol*. 1979;24:3–20.

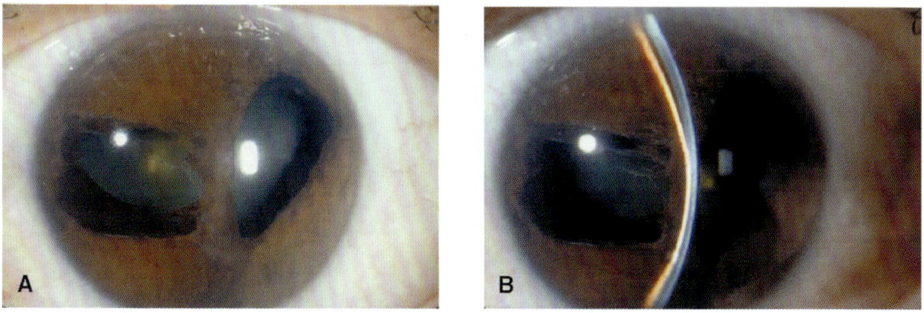

图 18–3 原发性虹膜萎缩。(A)显示瞳孔受牵拉变形。(B)该眼的裂隙光图像。

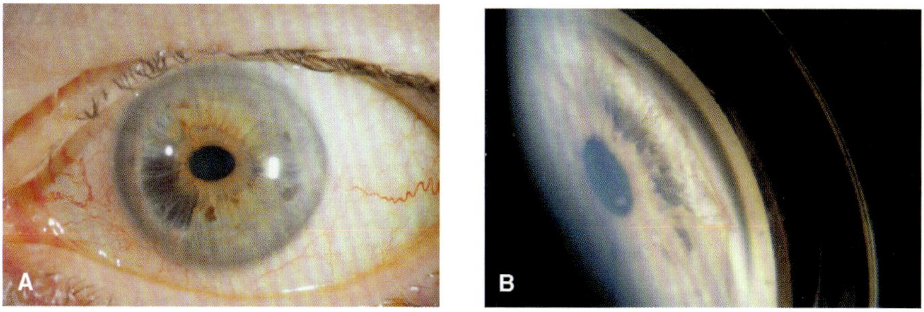

图 18–4 原发性虹膜萎缩。(A)另1例原发性虹膜萎缩。(B)前房角镜下可见该患眼虹膜周边前粘连。

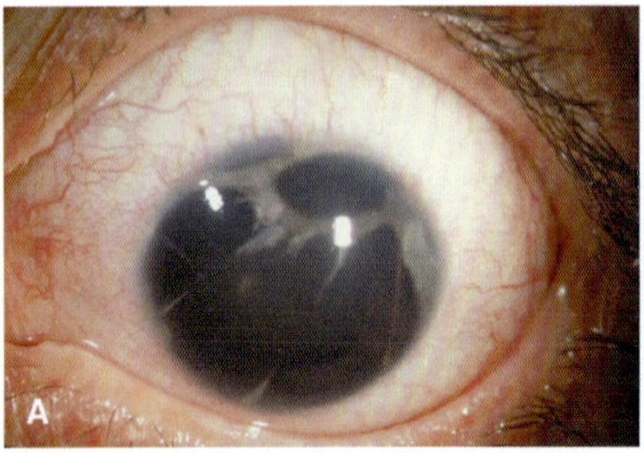

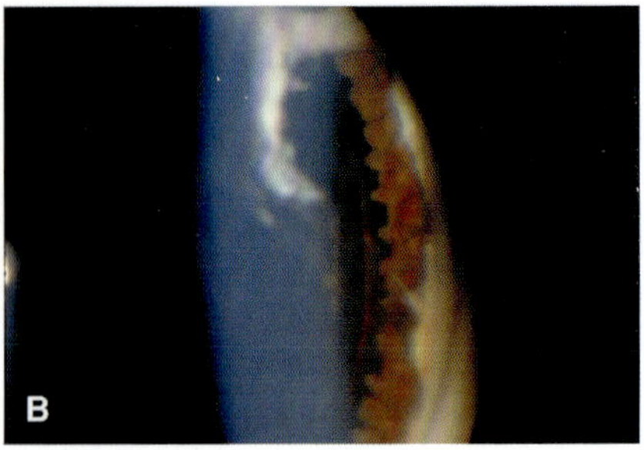

图 18–5 原发性虹膜萎缩。(A)严重的原发性虹膜萎缩患眼表现。(B)前房角镜下可见该患眼虹膜周边前粘连。

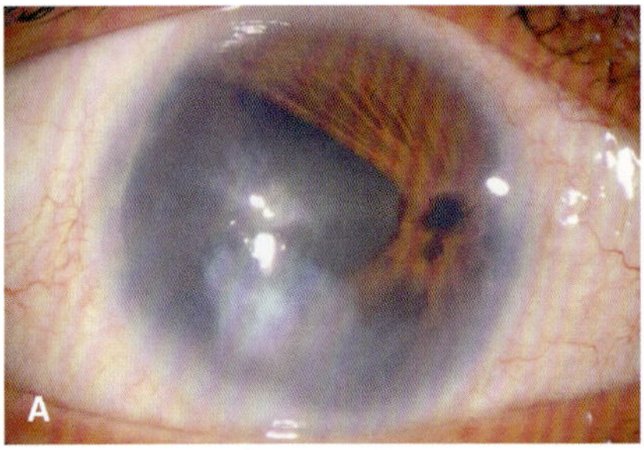

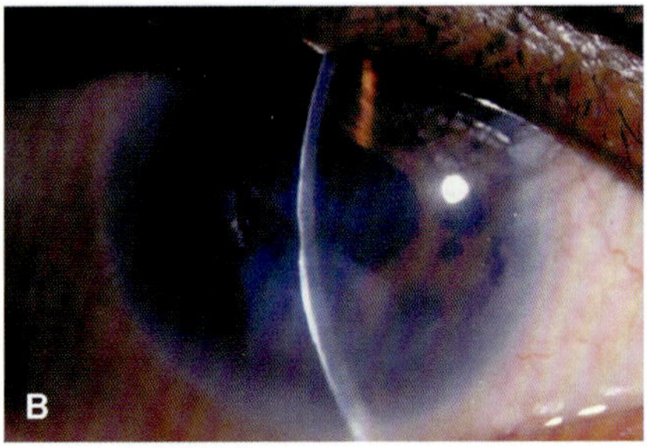

图 18–6 Chandler综合征。(A)Chandler综合征的虹膜改变类似于原发性虹膜萎缩,但角膜改变更显著。(B)该眼的裂隙光图像。

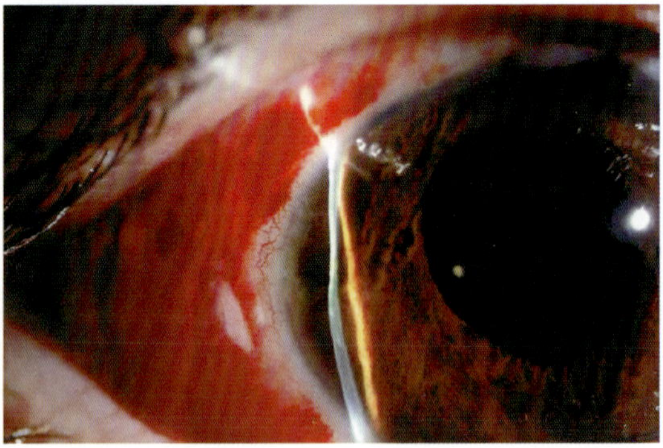

图 18–7 晚期Cogan–Reese综合征。1例晚期Cogan–Reese综合征患者的患眼的裂隙光图像。虹膜颞侧(8~9点钟)失去虹膜正常隐窝外观,在异常的角膜内皮膜间可见正常虹膜组织突起形成的棕色小结节。内皮膜在9~11点钟处收缩,导致虹膜被撕裂。结膜下出血为患者近期曾接受滤过性手术所致。

房水迷流综合征(恶性青光眼)

这一综合征常常发生在内眼手术后,也曾有报道在激光手术之后发生。

流行病学

- Chandler 在 1951 年报道 4%的患者在青光眼手术后发生恶性青光眼。
- 自那时起,滤过性手术经历了一些变化,目前临床医师的印象是恶性青光眼较少发生。

病理生理学

- 目前认为是眼内手术改变了房水的引流方向,使它直接流向玻璃体腔而非经过瞳孔流向前房。这导致扁平前房,眼压相对或明显升高(图 18-8)。相对升高可以认为是高于正常眼压 8mmHg。
- 典型的扁平前房是滤过过畅引起的低眼压和脉络膜脱离,眼压升高不会超过 10mmHg。某些情况下,本病眼压可明显升高(>30mmHg)。

病史

- 典型患者有近期眼部手术史,术后虹膜晶状体前移可导致视物模糊,但难以与正常手术后的视物模糊相区别。
- 除非眼压明显升高,本病常无眼痛。

临床检查

- 裂隙灯检查:前房均匀变浅,无虹膜膨隆。如发生于青光眼滤过性手术后,滤过泡常低平且无切口渗漏。眼压升高如前所述,如果眼压过高或有晶状体角膜接触,则可见角膜水肿。
- 前房角镜检查:通常情况下,因明显的虹膜角膜接触而无法行前房角镜检查。
- 后极部:本病的特征之一是无脉络膜变化。

特殊检查

- UBM 对本病十分有助,典型表现为睫状突变平且无前段脉络膜改变。

治疗

- 一般情况下,本病可用局部睫状肌麻痹剂和房水生成抑制剂治疗,药物治疗无效时可用手术治疗。
- 手术关键在于破坏前玻璃体界面。如能在晶状体或人工晶状体的周边看到前玻璃体界面,可采用激光手术。
- 如果不行,则需经睫状体平坦部施行玻璃体切割术。手术者需在术中破坏前玻璃体界面。

参考书目

Chandler PA. Malignant glaucoma. *Am J Ophthalmol.* 1951;34:993.

Nielsen NV. The prevalence of glaucoma and ocular hypertension in type 1 and 2 diabetes mellitus: an epidemiological study of diabetes mellitus on the island of Falster, Denmark. *Acta Ophthalmol Scand.* 1983;27:662.

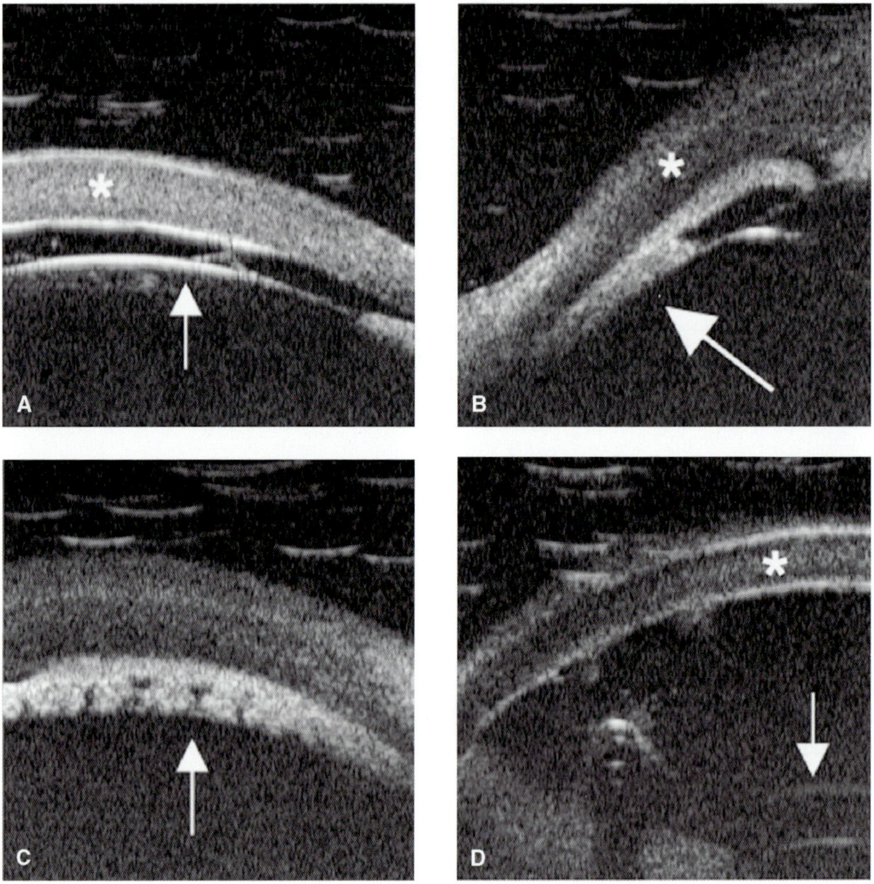

图 18-8 **青光眼引流物植入术后恶性青光眼。**(A–C)UBM检查(星号代表角膜)。(A)箭头所指为晶状体前囊膜,图片中央为浅前房。瞳孔缘可见虹膜角膜接触。(B)箭头所指为有恶性青光眼诊断价值的现象:睫状突变平;亦可见虹膜角膜接触。(C)扁平的睫状突的放大图。(D–E)同一患者在部分玻璃体切割术破坏玻璃体前界膜后的表现(星号代表角膜,箭头所指为晶状体前囊膜)。(D)前房变深,可见引流管平卧于虹膜表面。(待续)

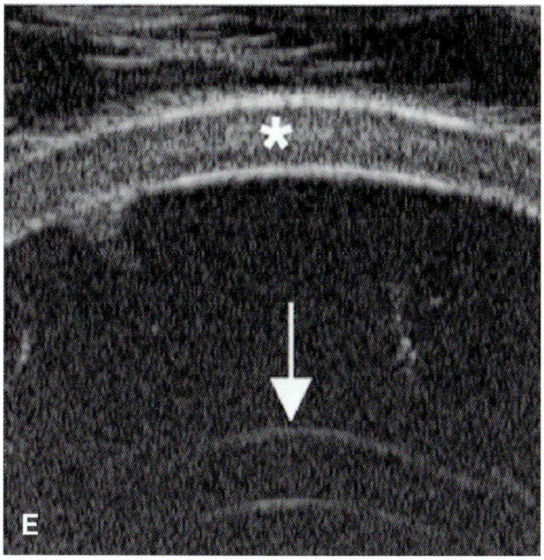

图 18-8　(续)(E)图片中央示前房变深。

第19章

静脉压升高继发青光眼

Douglas J. Rhee, Ribhi Hazin, Louis R. Pasquale

引言

上巩膜静脉压升高导致眼压升高是这类疾病的共同发病机制。常见病因如下：颈内动脉海绵窦瘘、海绵窦(CS)血栓形成、硬脑膜动静脉(AV)旁路形成、上腔静脉综合征、Sturge-Weber 综合征、甲状腺相关眼病、眼眶肿瘤和眼静脉曲张。

颈内动脉海绵窦瘘(CCF)

颈内动脉海绵窦瘘是指颈动脉及其分支同海绵窦之间形成异常的动静脉交通。

分类

- CCF 分为直接 CCF 和间接 CCF。前者是指高压力的血液从颈动脉直接流进海绵窦静脉，后者是指较小的、低压力的颈动脉分支同海绵窦静脉相交通[1]。
- 直接 CCF 倾向于“高流量瘘”，常见于外伤后。间接 CCF 倾向于“低流量瘘”，通常是在妊娠期间先天性产生的，亦可见于绝经后女性自发形成[1]。

病理生理学

- Ehlers-Danlos 综合征患者、胶原缺乏综合征患者或者其他会降低血管壁完整性疾病的患者自发形成 CCF 的风险较高。
- CCF 将颈动脉的高流量、高压力传递到眼眶和眼球内结构，改变了眼部血流动力学，从而产生了一系列症状和体征。这些症状和体征同海绵窦内动静脉异常交通的程度直接相关。
- 静脉压升高导致了经典的 CCF 三联征。

- 搏动性单侧眼球突出；
- 眼部和头部可闻及血管杂音；
- 显著的球结膜水肿(CCF 三联征均在高流量瘘病例中表现更为显著)[1]。

临床表现

- 直接 CCF 患者头痛、复视、鼻出血和视力下降的症状比间接 CCF 患者要更显著[1,2]。
- 间接 CCF 病程常常是亚急性或者慢性。眼球充血和突出可能被首诊为眼部感染。视力和色觉障碍是逐渐发生的。海绵窦内第三和(或)第六对脑神经受压可能导致眼外肌麻痹。眼球突出很轻,一般也不伴有搏动性。

诊断

- 裂隙灯检查常常可以发现动脉化、扭曲螺旋状的结膜血管和浅前房(图 19–1)。这种螺旋状血管区别于巩膜外层炎的睫状充血和巩膜炎的紫蓝色结节。
- 眼压常常升高，多个影响眼压升高的因素在测量时应得到评估。
- 房角镜下可见当脉络膜膨胀时房角关闭，如果房角开放可见小梁网充血。眼底检查可见视网膜静脉接近闭塞或者走行迂曲甚至视网膜内出血。CCF 患者眼压升高药物治疗效果往往很差[3]。
- 眼眶 CT 或 MR 检查可见眼外肌增粗或眼上静脉充血(图 19–2)。增强扫描下可见明显的海绵窦。颈动脉血管造影对精确定位瘘管位置有重要的诊断价值。

治疗

- 直接和间接 CCF 治疗方法相同：应用球囊、弹簧圈或者支架直接封堵瘘管可消除大部分症状和体征（图 19–3)。
- 间接 CCF 亦可采取保守疗法,因为部分间接性 CCF 可自发缓解,如果病情进展,导致眼球和眼眶充血,视力下降,或难治性眼压升高,最终还是要通过手术治疗[1,4]。
- 应当尽量避免滤过性手术。

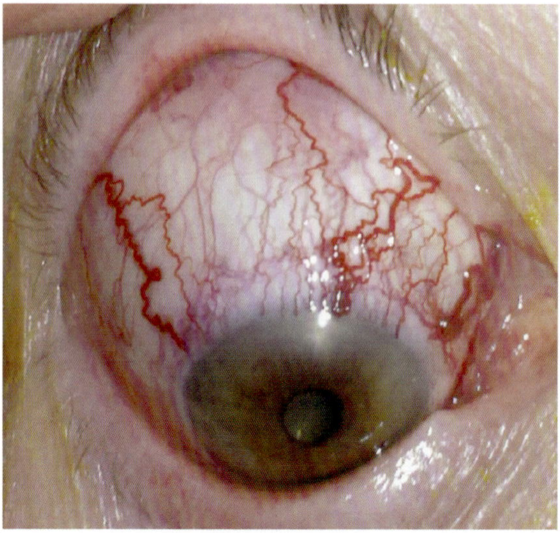

图 19-1 CCF。1例78岁CCF患者，在行血管内弹簧圈栓塞手术前可见结膜血管迂曲增粗、螺旋状、动脉化改变。(Courtesy of Dr. Peter Veldman.)

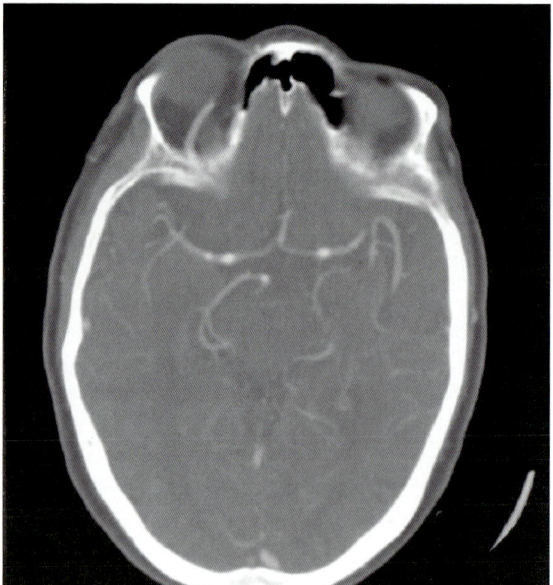

图 19-2 CCF。图19-1中患者的MRI造影检查可见增粗的右眼上静脉。(Courtesy of Dr. Peter Veldman.)

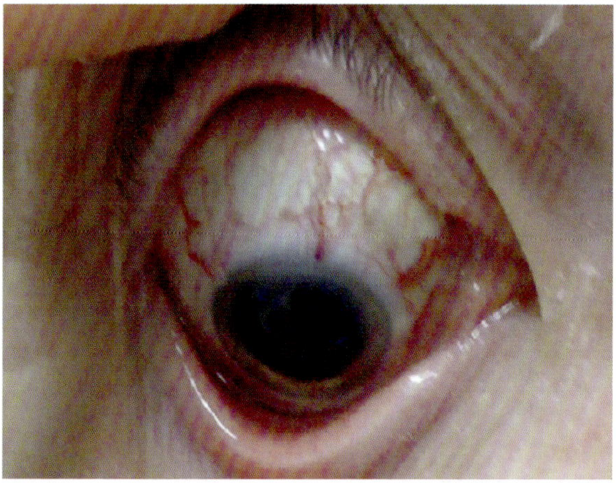

图 19-3　CCF。图19-1中患者接受血管内弹簧圈栓塞手术后结膜血管动脉化临床表现明显减轻。(Courtesy of Dr. Peter Veldman.)

Sturge-Weber综合征（SWS）

SWS 是一种先天性神经皮肤综合征,包括神经、皮肤和眼部异常三联征。常被称为“第四种”斑痣性错构瘤病,但是其遗传方式尚不明确。

病因学

- 胚胎发育过程中发生了血管丛和神经管的异常连接，这种血管连接体没有退化,并影响了各种外胚层表面和神经外胚层的定位,错误的定位产生了各种临床表现。

视力受损

- SWS 患者视力受损的首要原因是发生了青光眼。30%~70%的 SWS 患者会发生青光眼,其中 60%在出生就有或婴儿期发生,剩余 40%在青春期或青年时发病。
- 如果 1 岁以内发生青光眼，其症状和体征与先天性青光眼相同。如果直至成年未发病，一般来说可能不会再发青光眼,除非是其他类型青光眼。
- SWS 继发青光眼常常出现巩膜外层血管畸形,也可能是很轻微的(图 19-4)。Aggarwal 等指出[2],此类患者房角镜下巩膜突与睫状体带常不可见(图 19-5)。
- 浅层巩膜血管畸形继发上巩膜静脉压升高是此类青光眼患者的主要发病机制[3]。常伴随虹膜异色症:有颜面血管畸形的一侧虹膜颜色深。
- 不论是否有青光眼，都可能合并脉络膜血管瘤,受累眼底呈现“番茄酱”样改变。
- SWS 患者视力受损的其他原因包括巨大脉络膜血管瘤继发渗出性视网膜脱离、同侧偏盲。

临床表现

- SWS 患者在临床常出现颜面血管畸形,或者由于皮肤内动静脉畸形所致的“葡萄酒色痣”外观。这些皮肤病损边界不清(图 19-6)。
- 在一些患者中葡萄酒色痣会随着年龄增长而长大，并且有时导致眼压测量困难。典型的葡萄酒色痣常是单侧的,也有双侧性的[4]。

治疗

- 脉冲激光凝固术可以成功的达到面部整形美容的效果，但是对降低眼压作用不大[1]。
- 药物治疗可以有效地治疗 SWS 继发的青光眼,但手术干预通常是必要的。对于婴儿期即发生的青光眼可考虑行前房角切开术。3 岁及以上患者可行小梁切除术[3]。传统的青光眼引流装置（如 Baerveldt 或 Ahmed 引流阀)也是很好的治疗选择。

- 尽管在行小梁切除术前提倡行预防性的后巩膜切开以避免术后发生脉络膜出血，但是 Eibschitz-Tsimhoni 等在一项 17 例 SWS 或者相类似疾病（Klippel-Trenaunay-Weber 综合征）患者研究中发现，术前未行巩膜切开并未导致小梁切除术后发生脉络膜出血或渗漏[5]。
- 对于难治性青光眼也可考虑行睫状体破坏术。

参考文献

1. Sharan S, Swamy B, Taranath DA, et al. Port-wine vascular malformations and glaucoma risk in Sturge-Weber syndrome. *J AAPOS*. 2009;13(4):374–378.
2. Aggarwal NK, Gandham SB, Weinstein R, et al. Heterochromia iridis and pertinent clinical findings in patients with glaucoma associated with Sturge-Weber Syndrome. *J Pediatr Ophthalmol Strabismus*. 2010;47:361–365.
3. Patrianakos TD, Nagao K, Walton DS. Surgical management of glaucoma with the Sturge-Weber syndrome. *Int Ophthalmol Clin*. 2008;48(2):63–78.
4. Quan SY, Comi AM, Parsa CF, et al. Effect of a single application of pulsed dye laser treatment of port-wine birthmarks on intraocular pressure. *Arch Dermatol*. 2010;146(9):1015–1018.
5. Eibschitz-Tsimhoni M, Lichter PR, Del Monte MA, et al. Assessing the need for posterior sclerotomy at the time of filtering surgery in patients with Sturge-Weber syndrome. *Ophthalmology*. 2003;110(7):1361–1363.

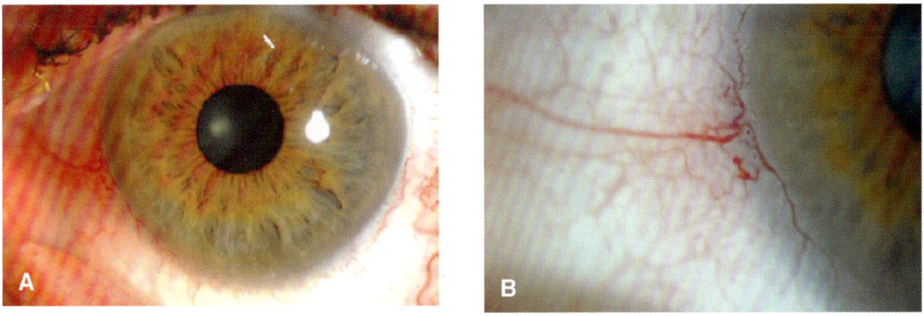

图 19–4　SWS。患者49岁，迟发青光眼，裂隙灯检查下可见浅层巩膜血管畸形。如果不伴面部葡萄酒色痣，其巩膜血管畸形可能被忽略或者误认为是浅层巩膜炎。(A)低倍镜下观。(B)高倍镜下见鼻下方畸形血管呈末端小球样膨大。

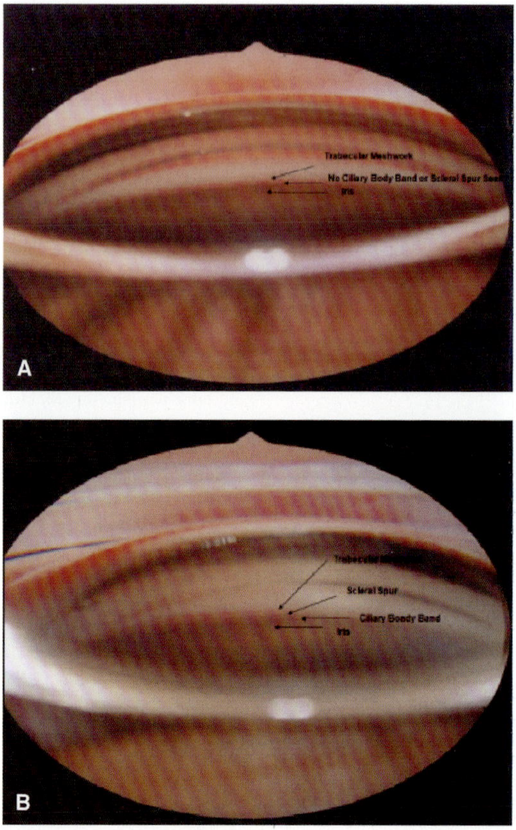

图 19-5 SWS。(A)SWS患者典型房角改变。未见巩膜突和睫状体带,虹膜根部异常。(B)同一患者对侧眼的房角镜下所见,房角解剖正常。(From Aggarwal NK, Gandham SB, Weinstein R, et al. Heterochromia iridis and pertinent clinical findings in patients with glaucoma associated with Struge-Weber syndrome. *J Pediatr Ophthalmol Strabismus*. 2010; 47:361-365, with permission.)

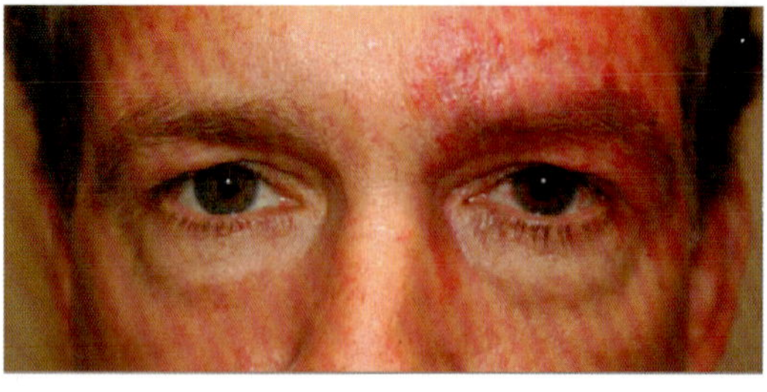

图 19-6 SWS。图19-4患者眼周皮肤和巩膜血管畸形,皮肤病损边界不清。

特发性浅层巩膜静脉压升高(IEEVP)

描述

• IEEVP 是一种排除性诊断。应询问病史、完善临床检查,包括放射学检查,以检测出任何可能的原因(如本章引言中所列)。

临床表现

• 典型的 IEVVP 患者大多于 30~40 岁呈亚急性发病,浅层巩膜血管膨大扭曲。可以是单侧或双侧,可能双侧不对称(图 19-7)[1]。

• 患者小梁网可能充血,这是浅层巩膜静脉压升高的常见体征,但不是诊断所必须(图 19-8)。

治疗

• 治疗同本章其他疾病治疗类似。药物治疗效果不佳,需要行手术治疗。激光小梁成形术效果不佳。此类患者脉络膜灌注压高,对于目标眼压的制订需要谨慎。小梁切除术和深层巩膜切除术是有用的。

参考文献

1. Rhee DJ, Gupta M, Moncavage M, et al. Idiopathic elevated episcleral venous pressure and open angle glaucoma. *Br J Ophthalmol*. 2009;93:231–234.

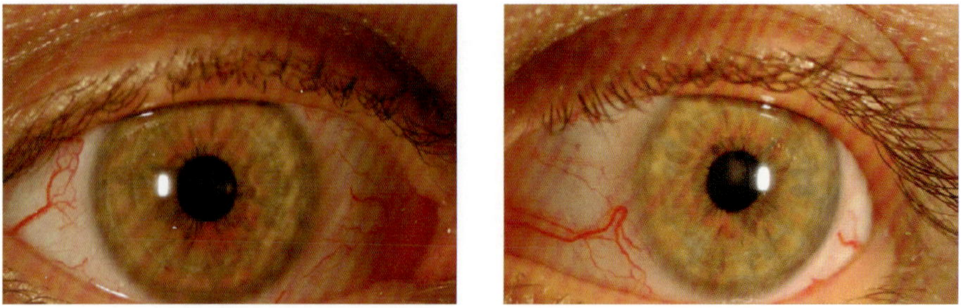

图 19–7 IEEVP。双侧性IEVVP患者，左眼严重。

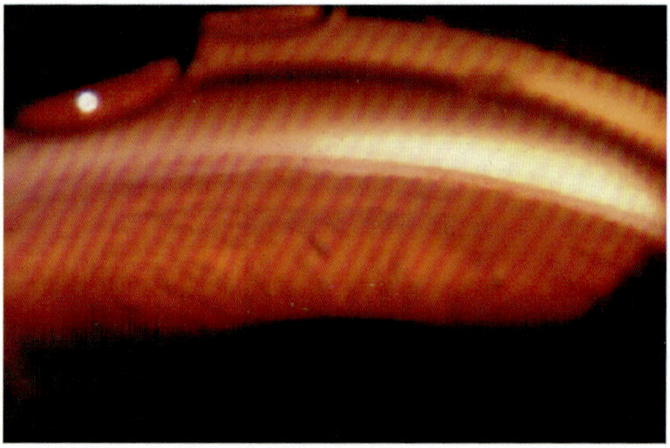

图 19–8 浅层巩膜静脉压升高。小梁网充血。

其他原因所致浅层静脉压升高

- 眼部动静脉畸形亦可导致眼压升高（图 19–9）。

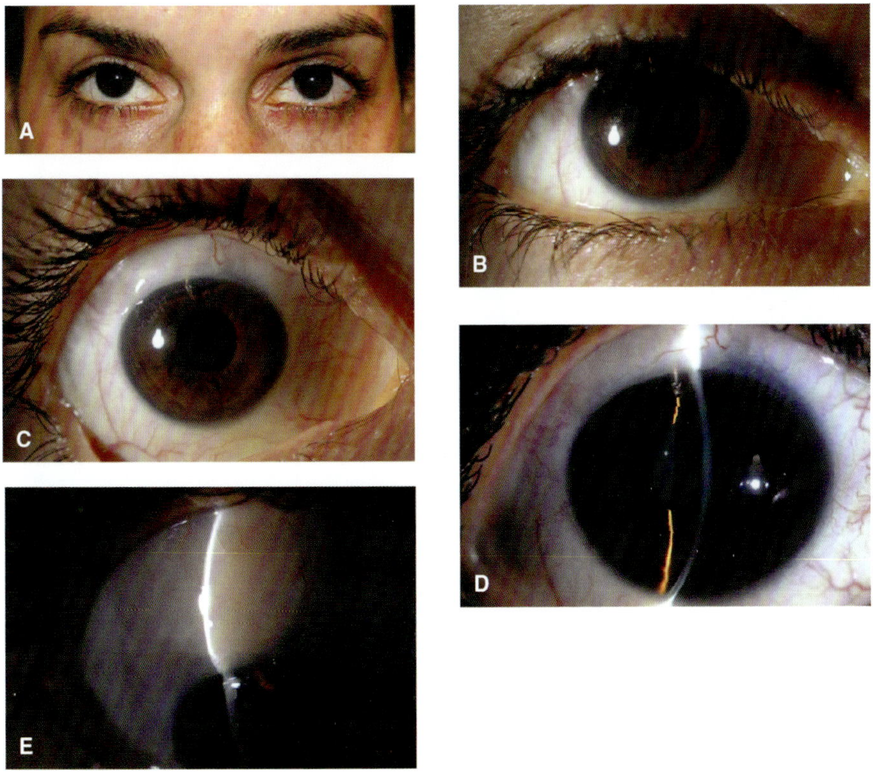

图 19–9　动静脉畸形。此患者经过CT扫描发现双侧滑车动脉畸形。左眼严重并接受了小梁切除术。（A）双眼外观。（B）右眼。（C）推开上睑可见充血的浅层巩膜静脉。（D–G）左眼接受小梁切除术合并引流钉植入（Acon, Ft, Worth, Tx）和Ologen植入（Aeon Astron, Netherlands）。（待续）

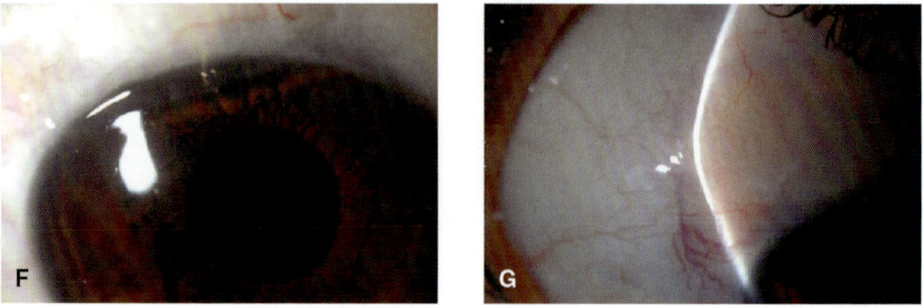

图 19-9(续)

第 3 部分

青光眼的治疗

第20章

青光眼治疗概论

Douglas J. Rhee

治疗的目的?

目前,我们对青光眼的认知,是在病理生理上出现与眼压变化相关的视网膜神经节细胞进行性丢失,最终致视野损害。治疗青光眼的目的是延缓或阻止神经节细胞丢失以延缓视力丧失的症状,同时避免不良反应发生。

虽然许多临床医师现在认为,青光眼是多因素共同参与引起的疾病,但降低眼压是唯一经过严格研究证明有效的治疗方法。

如何降低青光眼的眼压?

青光眼最初被认为是一种外科疾病。最初的滤过道理论（非虹膜切除术）是由 Louis de Wecker(1832—1906)在 1869 年提出的。虽然毒扁豆碱和毛果芸香碱的缩瞳作用在 19 世纪 60 年代初已被报道，但直到 1876 年 Adolf Weber(1829—1915)才首次介绍了它们在青光眼中的治疗作用。Wills 眼科医院的 Zentmayer 教授等人,在 1895 年首次发表了关于毒扁豆碱和虹膜切除术对青光眼治疗效果的比较。这项研究表明,2 种治疗方法的效果相同,均可以在 5~15 年的慢性治疗过程中维持患者的视觉功能。

关于最佳初始治疗方案的选择仍在争论。大多数临床医师将药物作为青光眼的最初治疗方案。在美国,两个大型的研究比较了药物与激光小梁成形术[青光眼激光试验(GLT)、选择性激光小梁成形术(SLT)]和小梁切除术的治疗方案[青光眼协作治疗研究(CIGTS)]。

激光成形术后 2 年的随访中,相对于使用噻吗洛尔治疗，接受氩激光小梁成形术(ALT)的患眼具有较低的平均眼压(1~2mmHg),但两者的视野或视力没有明显差异。术后7年,ALT术后患眼的眼压仍有较好的降低(1.2mmHg),在视野上有更高的灵敏度(0.6dB)。前瞻性随机对照试验(例如,SLT/MED研究和Nagar等人的研究)显示SLT与前列腺素衍生物在1年随访期的疗效相同。这些结果似乎表明,激光小梁成形术至少与药物治疗的疗效相同。

CIGTS的研究结果显示,尽管手术组可以更低的降低眼压,但视野结果上无统计学差异。另外,CIGTS一个例外的研究发现,在进行性视野丢失的患者中,最初手术治疗比药物治疗者视野丢失更少。但最初手术治疗的糖尿病患者,随着时间的推移有更多的视野损失。吸烟也会影响最终的降眼压效果。不同组中的差异尚未得到充分理解。但总体而言,手术组的视力和眼局部症状更糟糕。然而,CIGTS的结果并不明确支持改变目前药物作为初始治疗的方案。

近年来,青光眼的外科治疗出现了巨大的创新,新的微创技术已经出现。目前尚未有将这些技术与小梁切除术进行比较的前瞻性研究,但有病例对照试验、队列研究和超声乳化白内障手术对照试验表明,微创青光眼手术似乎更加安全。新一代设备和技术试图在高度安全的基础上,提高降低眼压的效果。这些微创手术的植入部位尚未完全确定,但可在实施小梁切除术之前论证其安全性。

后续章节将描述青光眼的不同治疗方法。

未来可能会发生什么?

目前主要的治疗方案其实是姑息治疗,也就是说,虽然通过一些手段可以降低眼压,但药物治疗不能直接中断青光眼已知的病理生理机制。例如,增强葡萄膜外流,减少房水分泌和建造有或无支架的漏道等。这些已经被证明可以减缓视野丧失的进展,但大多数患者仍有病理生理上的进展,最终导致治疗方案强度上逐步升级,才能控制眼压。通过某种方式对已知的病理生理机制进行中断,才可能制止治疗方案的不断升级。令人兴奋的是,目前在实验室模型和早期临床研究中,正在探索几种疾病干预方案以及再生治疗方案。眼压依赖机制:随着对原发性开角型青光眼(POAG)病理生理学的理解增加,我们希望开发直接中断疾病机制的治疗方法。新的药物类别,如rho激酶(ROCK)抑制剂和腺苷受体激动剂,正在通过临床试验。rho激酶(ROCK)抑制剂可以影响小梁网细胞骨架而降低眼压。这说明细胞骨架失调以及组织硬化是POAG的主要病理生理机制。POAG的最重要的病变机制就是通过转化生长因

子 β_2 介导的小梁网内皮细胞外基质稳态失调。腺苷激动剂可通过增加小梁网内皮细胞外基质更新速度来发挥降低眼压作用。

非眼压依赖性治疗是否能降低疾病进展仍是未知数。但一些数据表明，除降低眼压外，溴莫尼定还可能具有其他优点。这些仍需要其他临床试验证据支持。

替代视网膜神经节细胞和逆向视野损伤的再生治疗似乎出现在科幻小说中。但在早期实验室模型中已取得成功，这使人们离恢复青光眼视觉损伤的目标，更近了一步。

参考书目

AGIS Investigators. The Advanced Glaucoma Intervention Study (AGIS): 7. The relationship between control of intraocular pressure and visual field deterioration. *Am J Ophthalmol*. 2000;130:429–440.

Bergea B, Bodin L, Svedbergh B. Impact of intraocular pressure regulation on visual fields in open-angle glaucoma. *Ophthalmology*. 1999;106:997–1005.

Bhorade AM, Wilson BS, Gordon MO, et al; Ocular Hypertension Treatment Study Group. The utility of the monocular trial: data from the ocular hypertension treatment study. *Ophthalmology*. 2010;117:2047–2054.

Collaborative Normal-Tension Glaucoma Study Group. Comparison of glaucomatous progression between untreated patients with normal-tension glaucoma and patients with therapeutically reduced intraocular pressures. *Am J Ophthalmol*. 1998;126:487–497.

Glaucoma Laser Trial Research Group. The Glaucoma Laser Trial (GLT): 2. Results of argon laser trabeculoplasty versus topical medicines. *Ophthalmology*. 1990;97:1403–1413.

Glaucoma Laser Trial Research Group. The Glaucoma Laser Trial (GLT) and glaucoma laser trial follow-up study: 7. Results. *Am J Ophthalmol*. 1995;120:718–731.

Janz NK, Wren PA, Lichter PR, et al; CIGTS Study Group. The Collaborative Initial Glaucoma Treatment Study: interim quality of life findings after initial medical or surgical treatment of glaucoma. *Ophthalmology*. 2001;108:1954–1965.

Katz LJ, Steinmann WC, Kabir A, Molineaux J, Wizov SS, Marcellino G; for the SLT/Med Study Group. Selective laser trabeculoplasty versus medical therapy as initial treatment of glaucoma: a prospective, randomized trial. *J Glaucoma*. 2012;21:460–468.

Krupin T, Liebmann JM, Greenfield DS, Ritch R, Gardiner S; Low-Pressure Glaucoma Study Group. A randomized trial of brimonidine versus timolol in preserving visual function: results from the low-pressure glaucoma treatment study. *Am J Ophthalmol*. 2011;151:671–681.

Lichter PR, Musch DC, Gillespie BW, et al; CIGTS Study Group. Interim clinical outcomes in the Collaborative Initial Glaucoma Treatment Study comparing initial treatment randomized to medications or surgery. *Ophthalmology*. 2001;108:1943–1953.

Mao LK, Steward WC, Shield MB. Correlation between intraocular pressure control and progressive glaucomatous damage in primary open-angle glaucoma. *Am J Ophthalmol*. 1991;111:51–55.

Musch DC, Gillespie BW, Lichter PR, et al; CIGTS Study Investigators. Visual field progression in the Collaborative Initial Glaucoma Treatment Study: the impact of treatment and other baseline factors. *Ophthalmology*. 2009;116:200–207.

Nagar M, Ogunyomade A, O'Brart DPS, Howes F, Marshall J. A randomized, prospective study comparing selective laser trabeculoplasty with latanoprost for the control of intraocular pressure in ocular hypertension and open glaucoma. *Br. J Ophthalmol*. 2005;89:1413–1417.

Realini TD. A prospective, randomized, investigator-masked evaluation of the monocular trial in ocular hypertension or open-angle glaucoma. *Ophthalmology*. 2009;116:1237–1242.

Zentmayer W, Posey WC. A clinical study of 167 cases of glaucoma simplex. *Arch Ophthalmol*. 1895;24:378–394.

第21章

药物治疗

Malik Y. Kahook, Douglas J. Rhee

引言

青光眼的药物治疗始于19世纪晚期毒扁豆碱和毛果芸香碱的使用。在美国,青光眼的治疗常从局部药物的应用开始。药物治疗的短期目标是降低眼压;而长期目标则是在防止有症状的视功能损失的同时,尽可能减少药物治疗产生的不良反应。

描述和生理学

除非在极端情况下,如眼压高于40mmHg或者危及中心注视,否则药物治疗总是以单眼实验性治疗的方式开始。通常一种药物从治疗一只眼开始,3~6周进行疗效的复查。疗效的评价方法就是通过比较治疗前后的双眼眼压差。例如,治疗前右眼的眼压是30mmHg,左眼的眼压是33mmHg,而治疗后右眼的眼压是20mmHg,左眼是23mmHg,说明该药物没有任何作用。如果治疗后右眼眼压是25mmHg,左眼是34mmHg,则说明该药物有效。

需要提及的是,在建立药物治疗的方案中,单眼试验性治疗成为过去几年的研究热点。Realini曾报道拉坦前列素在单眼试验性药物治疗青光眼患者中的临床疗效甚微。Bhorade和其同事对前列腺素类似物的研究得出了相似的结论,通常情况下,一旦出现青光眼性视神经损害就应该开始药物治疗。充分理解青光眼治疗的局限性对选择个体化最佳治疗方案是必须的。

目前有几类不同的治疗药物,通过不同的药理学机制来降低眼压。眼压是由房水的生成与排出之间的平衡所决定的。所有的药物作用不是减少房水生成就是增加房水排出。在接下来的内容中，将分别介绍不同种类药物的作用机制、常见的不良反应和禁忌证。表 21-1 按药物类型列出了在 2010—2011 年间美国市场可售的所有药物。

本章中未完整陈述所有药物的不良反应和禁忌证。作者建议所有临床医师在开立处方前阅读所开药物包装内的说明。

表21-1 按药理作用分类的药物

药物*	规格
α受体激动剂	
对氨基可乐定	0.5%,1%
酒石酸溴莫尼定	0.1%(含黄铁矿),0.15%,0.2%
β受体阻滞剂	
倍他洛尔	0.5%
卡替洛儿	1%
左旋布诺洛尔	0.25%,0.5%
美替洛尔	0.3%
半水合噻吗洛尔	0.25%,0.5%
马来酸噻吗洛尔	0.25%,0.5%
碳酸酐酶抑制剂——口服	
乙酰唑胺	125~500mg
醋甲唑胺	25~50mg
碳酸酐酶抑制剂——局部	
布林佐胺	1%
杜塞酰胺	2%
高渗剂	
甘油	50%溶液
异山梨醇	4%溶液
甘露醇	5%~20%溶液
缩瞳剂	
毒扁豆碱	0.25%
毛果芸香碱盐酸盐	0.25%,0.5%,1%,2%,4%,6%
毛果芸香碱硝酸盐	1%,2%,4%
前列腺素	
贝美比马前列胺	0.01%,0.03%
拉坦前列腺素	0.005%
曲伏前列腺素	0.004%
异丙乌诺前列腺素	0.15%
拟交感神经药物	
地匹福林	0.1%
肾上腺素	0.5%,1%,2%
复方制剂	可用配片
杜塞酰胺/噻吗洛尔	2%/0.5%
酒石酸溴莫尼定/噻吗洛尔	0.2%/0.5%
布林佐胺/溴莫尼定	1%/0.2%

α 受体激动剂

作用机制

- α 受体激动剂通过激活睫状肌 α_2 受体来抑制房水的生成(图 21-1)。

不良反应

- 局部刺激、过敏(图 21-2)、瞳孔散大、口干、眼干、低血压和嗜睡。

禁忌证

- 单胺氧化酶抑制剂(MAO)使用者。酒石酸溴莫尼定不用于 2 岁以下的儿童,与儿童的呼吸暂停有关。

评价

- 对氨基可乐定可短期使用和预防激光后的眼压高峰。

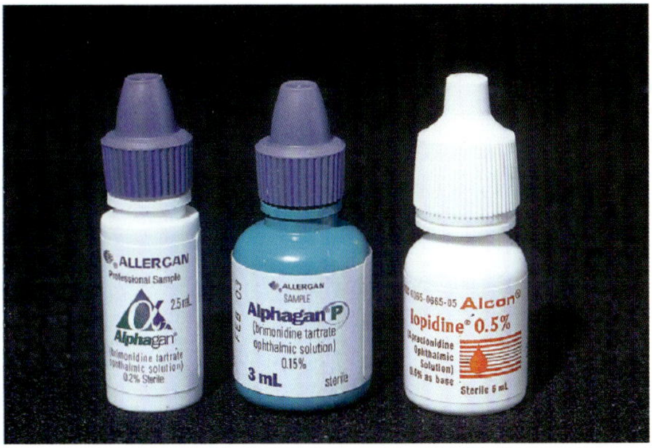

图 21-1 α受体激动剂。本书出版时各种α受体激动剂的商品在美国均有售。从左至右:阿法根(Allergan;Irvine, CA),P-阿法根(Allergan;Irvine, CA)和0.5%碘哌啶(Alcon;Irvine;Fort Worth, TX)。注:1% 碘哌啶没有列出。

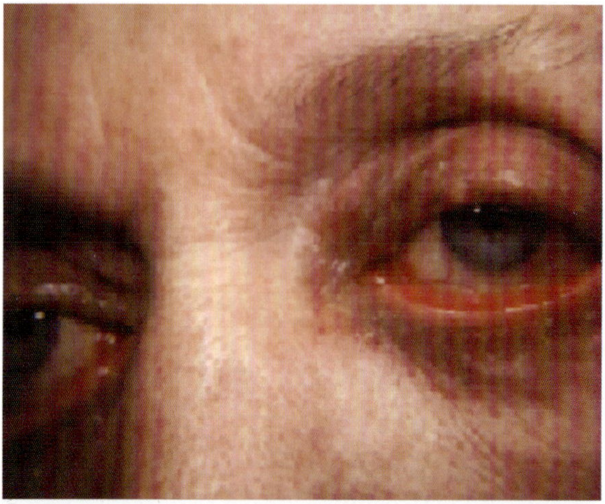

图21–2 **长期使用酒石酸溴莫尼定导致的过敏反应。**酒石酸溴莫尼定长期使用数月至数年后导致的典型过敏反应是泡性结膜炎。其发生率与药物浓度相关，即溴莫尼定浓度越低其过敏反应的发生率越低。眶周皮肤剥脱及纤维化后导致睑外翻。这些症状在停药几周后自行消失。

β 受体阻滞剂

作用机制

• β 受体阻滞剂通过阻滞睫状肌 β 受体以减少房水的生成而降低眼压（图 21-3）。

不良反应

• 局部：视物模糊、角膜麻痹和浅层点状角膜炎。

• 全身：心动过缓或心脏传导阻滞，支气管痉挛、疲劳、情绪变化、阳痿、对胰岛素依赖性糖尿病低血糖症状的敏感性降低和重症肌无力的恶化。

禁忌证

• 哮喘、严重的慢性阻塞性肺疾病（COPD）、心动过缓、心脏传导阻滞、充血性心力衰竭和重症肌无力。

评价

• 一些药物是非心脏选择性的，而另一些是心脏选择性的（表 21-2）。心脏选择性的药物肺部不良反应较少。

表 21-2　各种 β 受体阻滞剂的相对受体选择性

药物	受体效应的相对特异性
倍他洛尔	相对心脏选择性
卡替洛尔	非选择性；内源性拟交感活性
左旋布诺洛尔	非选择性（长半衰期）
美替洛尔	非选择性（白头）
半水合噻吗洛尔	非选择性
马来酸噻吗洛尔	非选择性

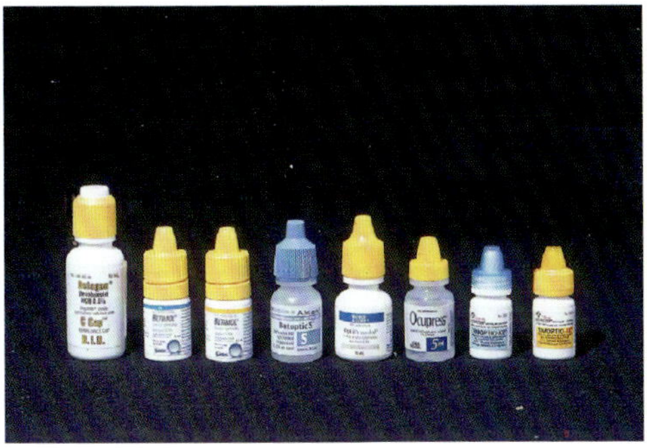

图 21-3　β受体阻滞剂。本书出版时几乎所有单一制剂的各种β受体阻滞剂商品在美国均有售；缺少0.25%左旋布诺洛尔和倍他洛尔。从左至右分别为：0.5%左旋布诺洛尔（Allergan；Irvine, CA），0.25%、0.5% 半水合噻吗洛尔（Santen；Tampere，Finland），S-倍他洛尔（Alcon；Fort Worth, TX），美替洛尔（Bausch&Lomb；Claremont，CA），卡替洛尔（Novartis；Atlant, GA）和0.25%、0.5%马来酸噻吗洛尔-XE（Merck；Whiehouse Station, NJ）。

碳酸酐酶抑制剂

作用机制

- 碳酸酐酶抑制剂通过抑制碳酸酐酶的作用，减少睫状体房水的生成。非肠道给药时，碳酸酐酶抑制剂(CAI)可引起玻璃体脱水(图 21-4 和图 21-5)。

不良反应

- 局部(局部制剂治疗)：苦味。
- 全身。
  - 局部制剂治疗有多尿、疲劳、胃肠不适、Stevens-Johnson 综合征和再生障碍性贫血的理论性危险。
  - 全身制剂治疗有低钾血症、酸中毒、肾结石、感觉异常、恶心、痉挛、腹泻、不爽、嗜睡、抑郁、阳痿、不愉快的味觉、再生障碍性贫血和 Stevens-Johnson 综合征。

禁忌证

- 磺胺类药药物过敏者，低钠血症或低钾血症患者，近期有肾结石患者，使用噻嗪类利尿剂、洋地黄者。

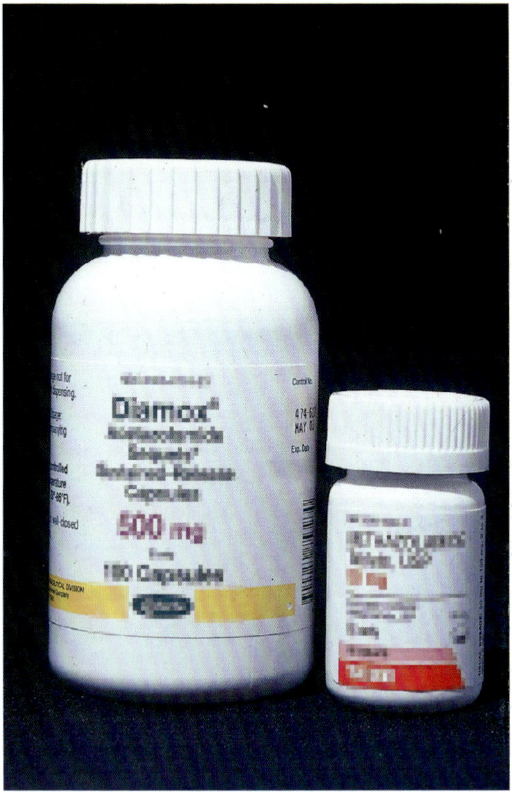

图 21-4　口服CAI。本书出版时在美国有售的口服碳酸酐酶抑制剂。从左至右：乙酰唑胺(Lederle;PA)和醋甲唑胺(Copley Pharmaceutical;Canton,MA)。近几年其他公司生产了不同品牌的同类药物。

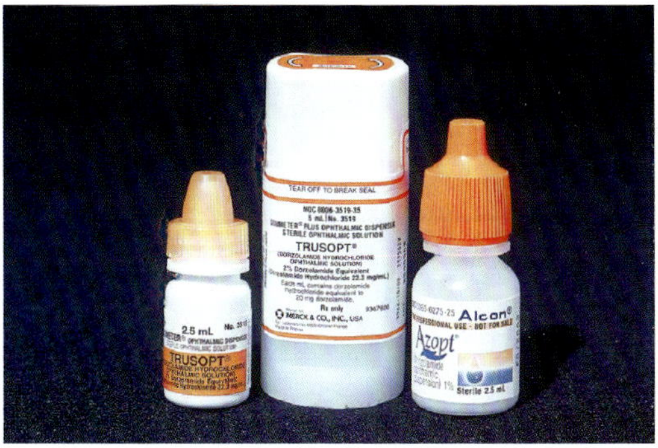

图 21-5　局部CAI。本书出版时在美国有售的单一制剂商品名为局部碳酸酐酶抑制剂。从左至右：分别是杜塞酰胺新旧包装(Merck;Whitehouse Station, NJ)和布林佐胺(Alcon;Fort Worth, TX)。

高渗剂

作用机制

- 通过渗透作用将液体引流入血管中，使玻璃体脱水和减少眼内液体容量。可口服或静脉给药。

不良反应

- 甘露醇：充血性心力衰竭(CHF)、男性尿潴留、背痛、心肌梗死、头痛和意识模糊。
- 甘油：呕吐，相比甘露醇较少导致CHF，其余和甘露醇相似。
- 异山梨醇：除了可能在糖尿病患者中更安全，其余与甘油相同。

禁忌证

- 充血性心力衰竭、糖尿病酮症酸中毒(甘油)、硬膜下或蛛网膜下隙出血和已经存在的严重脱水。

缩瞳剂

作用机制

- 直接作用的胆碱能药物刺激蕈毒碱受体，间接作用的胆碱能药物阻断乙酰胆碱酯酶(表21-3)。缩瞳剂使瞳孔括约肌收缩，被认为可拉开小梁网而增加房水外流(图21-6)。

不良反应

- 直接作用的胆碱能药物。
  - 局部：额痛、血/房水屏障破坏、房角关闭(增加瞳孔阻滞和引起晶状体/虹膜隔前移)、夜视力降低、易变的近视、视网膜裂孔或脱离和可能的前囊膜下白内障。
  - 全身：少见。
- 间接作用的胆碱能药物。
  - 局部：视网膜脱离、白内障、近视、强烈缩瞳、房角关闭、增加术后出血、泪点狭窄和在慢性葡萄膜炎中增加虹膜后粘连的形成。
  - 全身：腹泻、腹部痉挛、遗尿和琥珀酰胆碱的作用增强。

禁忌证

- 直接作用的胆碱能药物：周边视网膜病变，中心光学介质混浊，年轻患者(增加近视)，葡萄膜炎。
- 间接作用的胆碱能药物：琥珀酰胆碱应用者，有视网膜裂孔倾向，前囊膜下的白内障、眼部手术和葡萄膜炎。

表21-3 各种缩瞳剂的作用机制

药物	注释
碘乙膦硫胆碱	间接；避免在有晶状体眼患者中应用
毒扁豆碱	间接；避免在有晶状体眼患者中应用
地美溴铵	间接
乙酰胆碱	直接；在手术中应用
卡巴胆碱	直接/间接
毛果芸香碱盐酸盐	直接
毛果芸香碱硝酸盐	直接

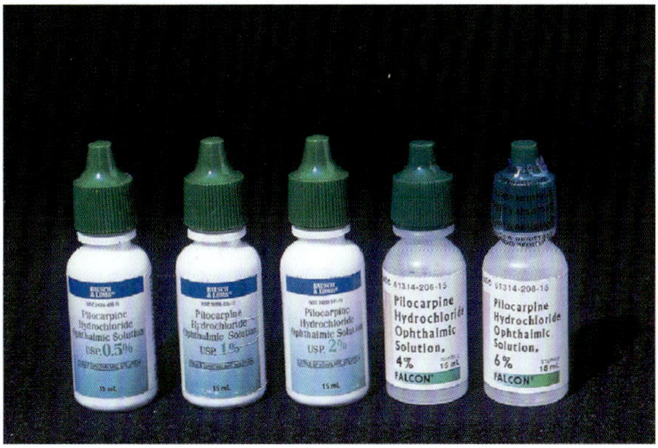

图 21-6　毛果芸香碱。不同浓度的毛果芸香碱，浓度为0.5%~6%。

前列腺素类

作用机制

- 前列腺素 $F_2\alpha$ 类似物通过增加睫状体表面的细胞外基质翻转从而增加巩膜葡萄膜外流作用(图 21–7)。

不良反应

- 局部：引起虹膜色素加深(图 21–8)、视力模糊、眼睑发红；导致黄斑囊样水肿和前葡萄膜炎。
- 全身：全身症状包括上呼吸道感染、背痛、胸痛和肌肉痛。

禁忌证

- 妊娠期间及炎症反应期间禁用。

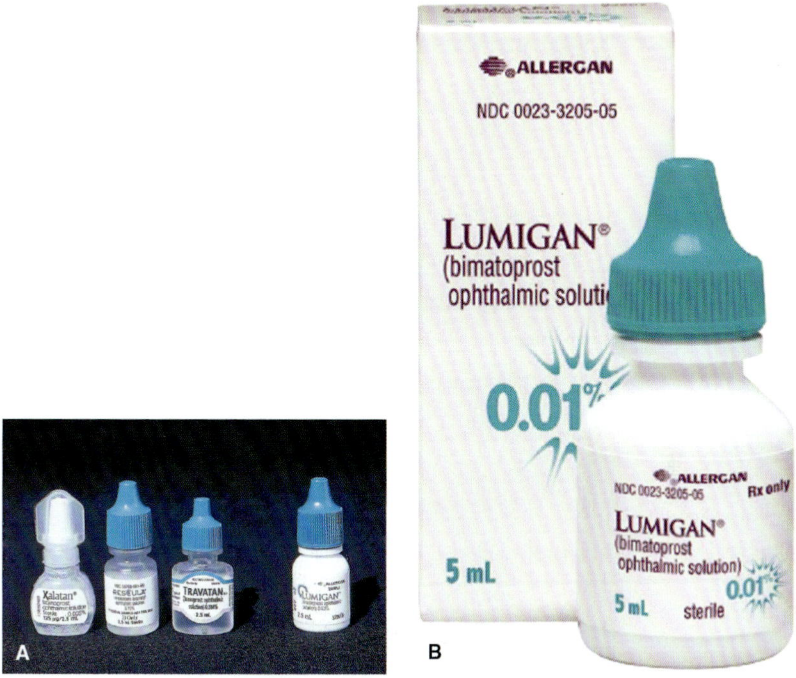

图 21-7　前列腺素激动剂。(A)在本书出版期间所有前列腺素激动剂在美国均可购买。从左至右分别是:Xalatan 0.005%(Pfizer;New York,NY),Rescula (Sucampo Pharmaceuticals,Inc.,Bethesda,MD)已不在美国市场,Travatan 0.004%(Alcon;Fort Worth,TX)。单独一组的药物是Lumigan 0.03%(Allergan;Irvine,CA),化学上与其他药物相似,但被认为是前列腺酰胺。(B)Lumigan(Allergan;Irvine,CA)的最新版本含有比原始配方更低剂量的比马前列腺素(0.01%)。

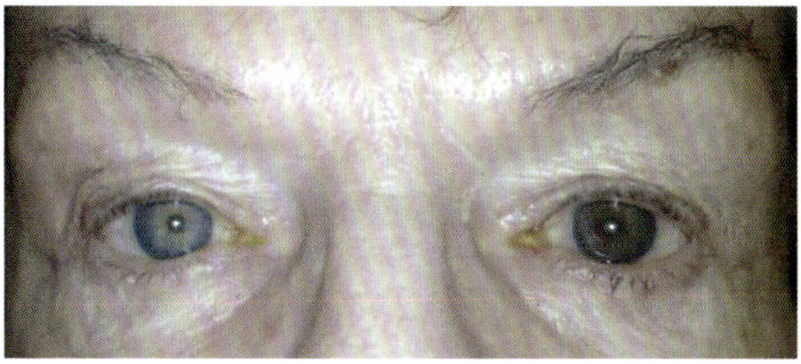

图 21-8　前列腺素类似物导致的异色症。该患者左眼单独使用前列腺素类似物治疗,导致左眼虹膜色素加深。

拟交感神经药物

作用机制

- 在睫状体中，药物作用是多变的(β刺激增加水分产生，但α刺激减少水分产生)；在小梁网中，β刺激导致小梁网的外流以及葡萄膜巩膜外流增加；整体效果就是降低眼压(图21-9)。

不良反应

- 局部：在无晶状体眼中导致黄斑囊样水肿(肾上腺素比地匹福林可能性更大)、瞳孔散大、反射充血、视力模糊、肾上腺色素沉淀和过敏性睑结膜炎。
- 全身：心动过速/异位搏动、高血压、头痛。

禁忌证

- 窄角、无晶状体眼、人工晶状体眼、佩戴软性隐形眼镜、高血压和心脏病患者禁用。

评价

- 使用地匹福林需要2~3个月才能充分发挥作用。肾上腺素具有α和β受体双重激动作用。

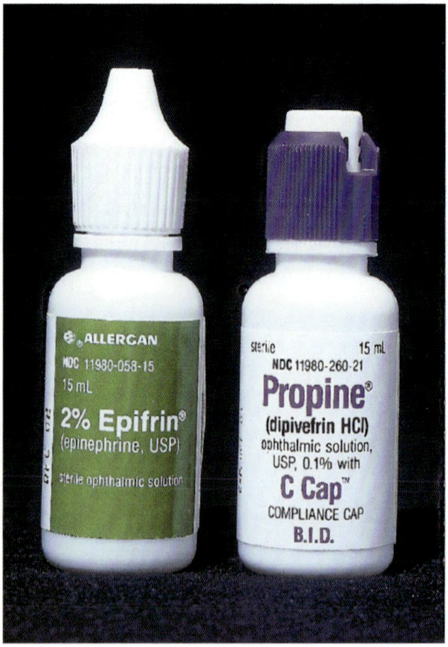

图21-9 拟交感神经药物。以往已经使用过的拟交感神经药物从左到右是：Epifrin(Allergan；Irvine，CA)和Propine(Allergan；Irvine，CA)。

复合制剂

目前只有三种复合制剂可用：①Cosopt，它联合了β受体阻滞剂噻吗洛尔(0.5%)与局部 CAI 多佐胺；②Combigan，它联合了β受体阻滞剂噻吗洛尔(0.5%)与溴莫尼定(0.2%)；③Simbrinza，它联合了布林唑胺(1%)与溴莫尼定(0.2%)(图 21-10)。这些复合制剂每种组分的作用机制，不良反应和禁忌证见上文。

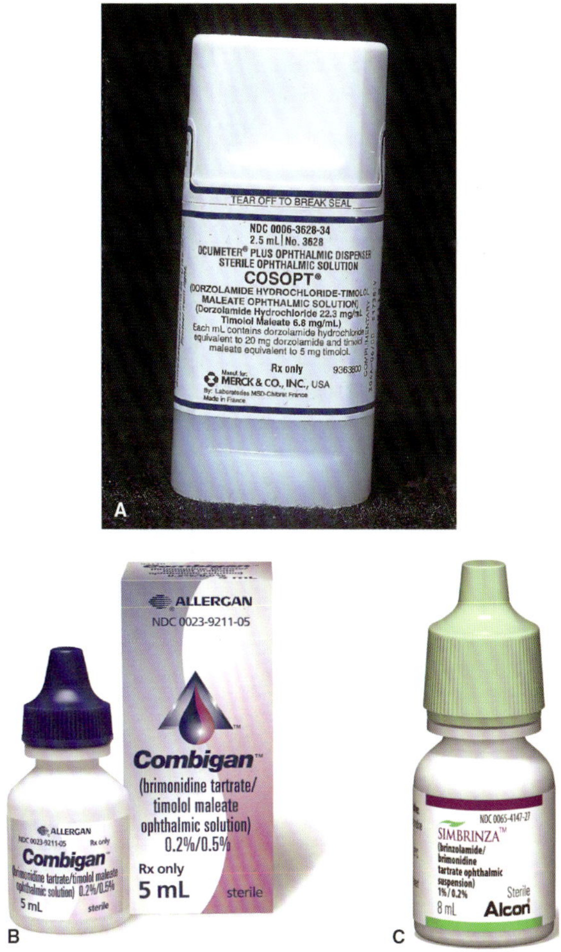

图 21-10　复合制剂。(A)Cosopt(Merck；Whitehouse Station，NJ)。(B)Combigan(Allergan，Irvine，CA)。(C)Simbrinza(Novartis)。

滴注技术

自身点药

处于直立位置时，可以通过多种方式给药。这里简要描述双手给药法。首先，患者将头部往后仰，向上看。然后患者使用非优势手的拇指和食指打开上下眼睑。最后用优势手将滴瓶举到眼睛上方，并实施给药(图21–11)。

如果由于震颤或全身无力使得该技术操作困难，则可以使用单手给药方法。首先，患者将头部往后仰，向上看。优势手握着滴瓶，将其轻轻地置于鼻梁上，滴瓶的尖端应该对准眼睛上方，然后挤压滴瓶给药。这种给药途径通过患者的鼻子协助支撑瓶子达到顺利给药的目的(图21–12)。

阻塞泪小点

通常，多余的液滴会流入泪液排出系统，然后进入鼻腔。通过鼻黏膜吸收药物可以大大增加药物的全身效应。但这种吸收方式通常不会增强药物的眼部效应，因为大多数药物都能很好地穿透角膜并且足够使眼内的受体达到过饱和状态。然而，全身吸收的增强通常会增加全身不良反应发生的可能性。

人工阻塞泪小点可以减少药物进入鼻黏膜。要进行这种操作，患者只需用一根手指按住泪管（鼻角）(图21–13)。

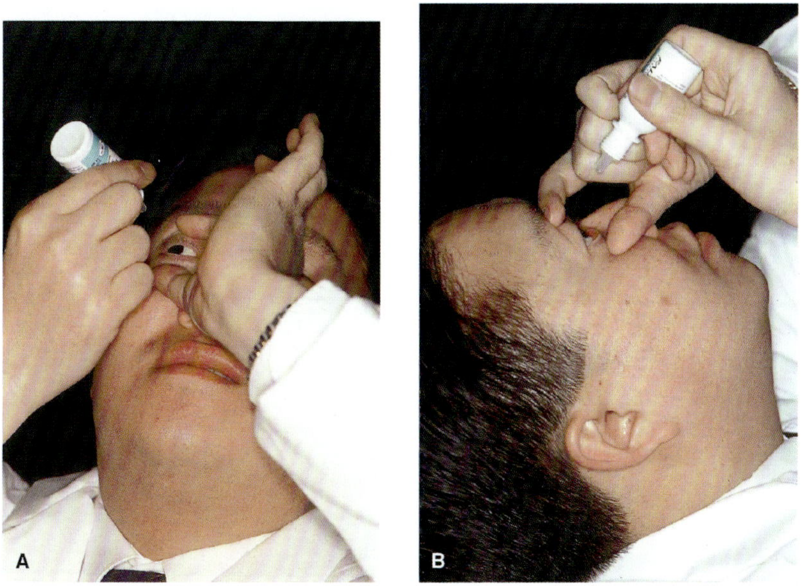

图 21-11　**自身点药:双手给药法。**双手法自行局部滴药。(A)正面观。(B)侧面观。

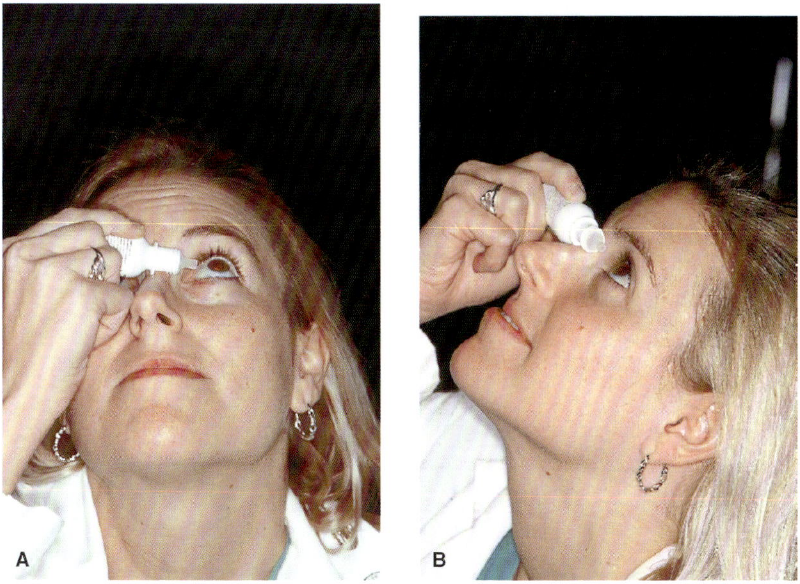

图 21-12　**自身给药:单手给药法。**利用鼻梁稳定给药手,协助局部给药。(A)正面观。(B)侧面观。

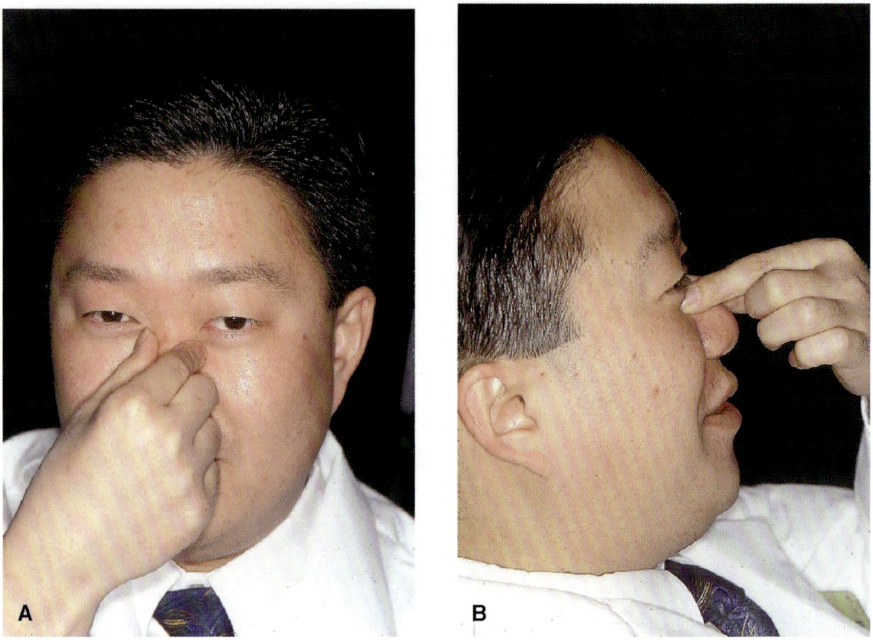

图 21-13 **阻塞泪小点**。通过压迫泪囊区来减少药物的全身吸收。(A)正面观。(B)侧面观。

第22章

激光小梁成形术

L. Jay Katz, Daniel Lee

适应证

• 激光小梁成形术对于未控制的开角型青光眼，无论是原发性青光眼还是继发性青光眼，激光小梁成形术已被证明有降眼压作用，包括对原发性开角型青光眼、正常眼压性青光眼、色素性青光眼、假性剥脱性青光眼的效果都较好。

• 对于儿童性青光眼及继发性青光眼，如外伤性青光眼、新生血管性青光眼及炎症相关性青光眼，激光小梁成形术的治疗效果明显较差。

• 透明的屈光间质以及能够清晰地显示小梁网结构是小梁成形术所必须的条件。若患眼有角膜薄翳或者广泛的周边虹膜前粘连可能会影响激光治疗。

• 掌握前房角镜的使用以及准确看清房角结构能够提升激光小梁成形术的成功率。

参考书目

Van Buskirk EM. Pathophysiology of laser trabeculoplasty. *Surv Ophthalmol*. 1989;33:264–272.

氩激光小梁成形术（ALT）

手术技术

• 患者表面麻醉后，将 Goldmann 镜或 Ritch 前房角镜通过黏性耦合剂与角膜表面接触。在放置房角镜的时候，让患者眼睛向上看，然后将前房角镜的下缘慢慢放入下方穹隆部，当房角镜接触眼球表面后嘱患者向正前方看（图 22-1）。如果小梁网看的不是很清楚，可以让患者向镜面注视以获得更加清晰的视觉效果。

• 自从1979年Witter和Wise引入ALT至今，操作技术的方法几乎没有明显改变。用一个50μm的光斑，高达1000mW的能量对准小梁网发射激光，以足够使色素变白。操作过程中尽可能用最少的能量以获得所期望的组织反应(图22-2)。

• 激光点瞄准色素小梁网与非色素小梁网的分界带，单次在360°的小梁网上打100次激光斑或分两次各在180°的小梁网上打50次激光斑治疗。借助单面或三面的Goldmann镜或Ritch前房角镜，使激光射到靶组织上。

• 在激光术前和术后应用α受体激动剂(对氨基可乐定或溴莫尼定)，可最大限度减小一过性高眼压出现(图22-3)的可能性。术后连续一周滴用类固醇皮质激素眼药水(每天4次)来控制术后的炎症反应。

• 术后1小时监测患者的眼压，若出现眼压升高，应给予抗青光眼药物治疗，如口服的碳酸酐酶抑制剂或口服高渗溶液。告知患者1周后及1个月后复查，最后一次复查时对激光治疗的有效性做出判断。

作用机制

• 目前有关激光是如何达到降眼压作用的学说，都还没有得到证实。小梁网色素沉着的程度是激光小梁成形术成功的关键，较明显的色素沉着通常是小梁成形术成功的预测因素。在组织学上，氩激光热烧伤可导致弹坑样损伤，同时伴有小梁束的破裂、纤维素渗出和小梁网内皮细胞的溶解。

• 第一种推论认为这些收缩性的灼伤导致房角机械性的牵拉邻近的小梁束，使其被拉开的更大，从而易于房水外流。

• 第二种推论认为激光照射激活了小梁内皮细胞(图22-4)，由于小梁内皮细胞在房角中起吞噬作用，青光眼中小梁网内的碎片使房水流出受阻，由此推理内皮细胞可以防止小梁网被碎片阻塞。

治疗效果

• 经过ALT治疗后，大部分眼压能降到基线水平的20%~30%。不是所有的患眼对激光小梁成形术都敏感。提示治疗效果好的指标包括小梁网的色素深，年龄大的患者，以及色素性青光眼、原发性青光眼、剥脱综合征等。

• ALT的疗效随着时间的延长有着明显的减退。在5~10年的长期随访中发现，ALT的失败率为65%~90%。重复的360°ALT治疗，在短期内疗效较好，而1年后的失败率高达80%。由于ALT导致了房水流出结构的改变，重复性治疗可能会导致顽固性的高眼压。Gaasterland通过对动物房角结构的重复氩激光照射造成实验性开角型青光眼的动物模型。如果需要迅速降眼压或是下降基线眼压（即治疗前的眼压)的30%，那么ALT不是一个很好的选择。药物治疗或是滤过性手术可能达到这些效果。

• 目前美国对青光眼的治疗首选药物治疗，然后是 ALT，最后是滤过性手术。但这个治疗选择顺序仅仅是建议，需要对每位患者提供适宜的个体化治疗方案。

▪ 开角型青光眼的治疗顺序被许多学者反复研究。在青光眼激光治疗研究中，对开角型青光眼患者首选 ALT 或药物的治疗方案进行对照研究。2 年后，44%的 ALT 单独治疗眼压获得控制，而只有 20%的噻吗洛尔单独治疗眼压得到控制。随后的一篇文献报道，平均随访 7 年后，有 20%的 ALT 单独治疗眼压和 15%的噻吗洛尔单独治疗眼压得到控制。尽管这个试验在研究设计中存在方法学的缺陷，但这些证据可以支持 ALT 作为部分患者的一线治疗方案。

参考书目

Damji KF, Shah KC, Rock WJ, et al. Selective laser trabeculoplasty argon laser trabeculoplasty: a prospective randomised clinical trial. *Br J Ophthalmol.* 1999;83:718–722.

Feldman RM, Katz LJ, Spaeth GL, et al. Long-term efficacy of repeat argon laser trabeculoplasty. *Ophthalmology.* 1991;98:1061–1065.

Glaucoma Trial Research Group. The Glaucoma Laser Trial 2. Results of argon laser trabeculoplasty versus topical medicines. *Ophthalmology.* 1990;97:1403–1413.

Glaucoma Trial Research Group. The Glaucoma Laser Trial (GLT) and glaucoma laser trial follow-up study: 7. Results. *Am J Ophthalmol.* 1995;120:718–731.

Katz LJ. Argon laser trabeculoplasty. *Annu Ophthalmic Laser Surg.* 1992;1:103–110.

Kramer TR, Noecker RJ. Comparison of the morphologic changes after selective laser trabeculoplasty and argon laser trabeculoplasty in human eye bank eyes. *Ophthalmology.* 2001;108:773–779.

Wise JB. Long-term control of adult open angle glaucoma by argon laser treatment. *Ophthalmology.* 1981;88:197–202.

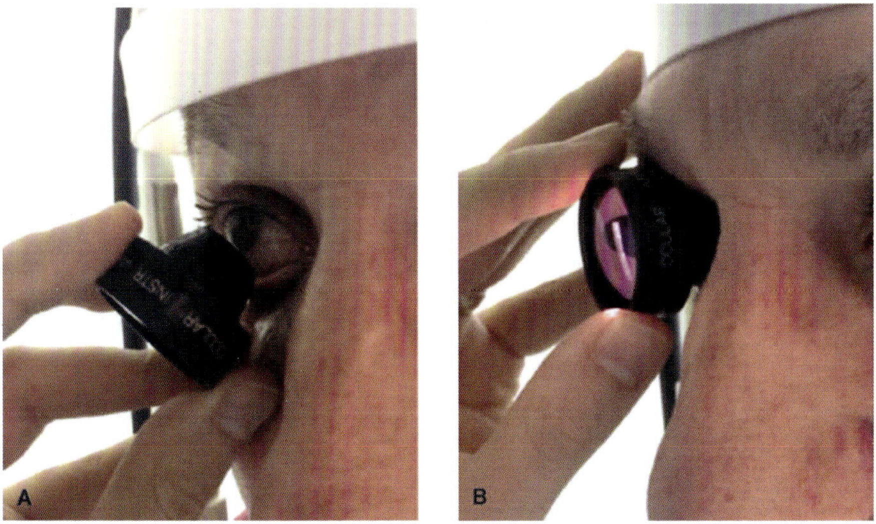

图 22–1　房角镜放置。(A)让患者向上看，慢慢把房角镜放在下结膜穹隆里。(B)当房角镜与眼睛表面接触时，让患者看向初始位置。

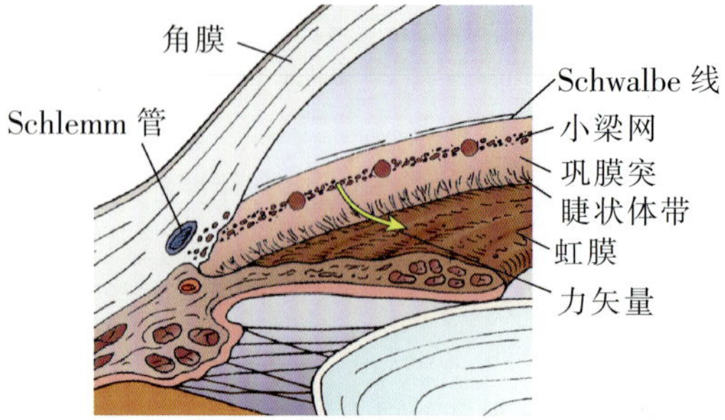

图 22-2 激光治疗的组织反应。理想的组织反应是最小的气泡形成和轻微的小梁网变白。激光瞄准色素小梁网与无色素小梁网的交界地带。(Reprinted with permission from Katz LJ. Argon laser trabeculoplasty. *Annual Ophthalmic Laser Surg.* 1992;1:103-110.)

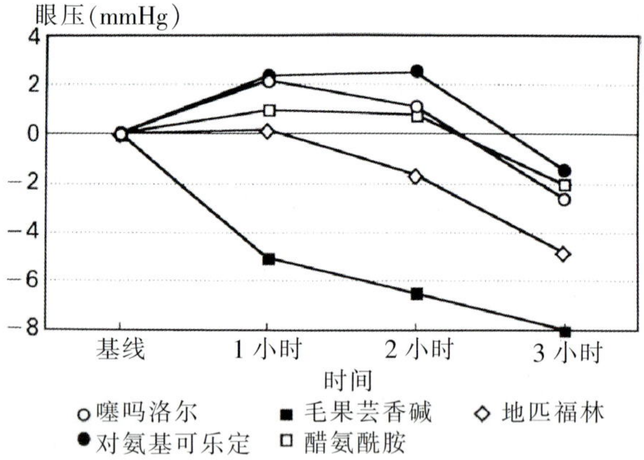

图 22-3 激光后药物治疗的效果。ALT后使用对氨基可乐定治疗的患眼眼压峰值变平缓,并与其他抗青光眼药物比较。

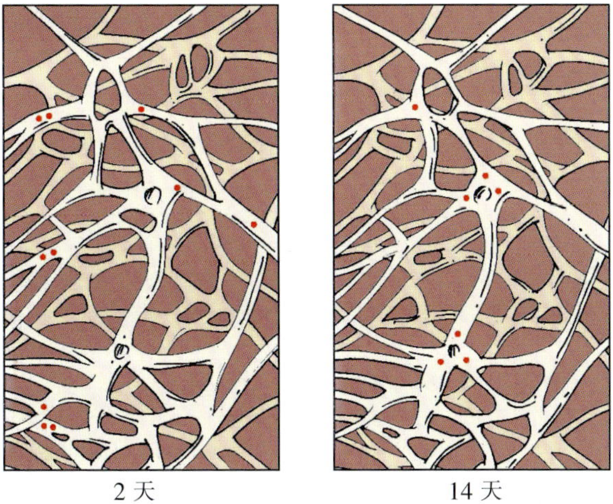

图 22-4 氩激光小梁成形术(ALT)。细胞理论认为ALT通过激活小梁内皮细胞而增加房水的外流。(Reprinted with permission from Van Buskirk EM. Pathophysiology of laser trabeculoplasty. *Surv Ophthalmol*. 1989;33:264–272.)

选择性激光小梁成形术(SLT)

手术技术

• 一种倍频脉冲 Nd:YAG 激光在 1998 年由 Latina 运用到小梁成形术。与连续波长的氩激光相比，这种激光选择性的将色素组织作为靶点，同时降低激光伴随的热损伤。固定的 400μm 光斑直径比 ALT 使用的 50μm 更有优势(图 22-5)。SLT 光凝点间的空隙非常紧凑，光凝点几乎是融合的(图 22-6)。SLT 的光斑大小使整个房角都被光束覆盖。治疗时的变量参数为光斑的数量(50~60 个)、房角的治疗范围(180°~360°)以及光斑能量大小(最高达 0.8J)。

• 激光能量大小的选择由第一个光斑照射的组织反应决定，理想的效果是色素性小梁网变白和出现轻微气泡。如果有很多气泡形成，则应当调低激光能量。特别是在色素较多的房角，如色素性青光眼，应使用低能量的激光。

作用机制

• 扫描电镜显示，氩激光可引起小梁束的融合，而选择性激光几乎很少有电镜可见的组织结构改变(图 22-7)。因此，机械性收缩伸拉理论不适用于解释选择性激光的降眼压作用。在体外培养的小梁网细胞中，Latina 分别用氩激光和选择性激光照射，结果氩激光损伤了色素性及非色素性小梁细胞，而选择性激光只作用于色素性小梁细胞。在动物模型及人眼中均发现了巨噬细胞出现在房水外流系统中。这些巨噬细胞可能释放趋化因子来调节房水外流的速率。有研究发现 SLT 治疗后白介素水平升高，这可能与促进房水外流有关。

• 最近，Alvarado 发现当 Schlemm 管细胞及小梁网细胞被激光照射时，Schlemm 管细胞间的细胞连接会断裂。同样的在前列腺衍生物治疗过程中也会出现相同的细胞连接断裂。在这两个实验中，内皮细胞连接断裂可能与增强的电信号传导有关。Alvarado 总结出以下结论，SLT 及前列腺衍生物的降眼压机制可能都是通过作用于 Schlemm 管细胞的屏障。

治疗效果

• 对照研究已证实 ALT 与 SLT 对药物治疗失败眼睛有相同的降眼压效果。研究显示任何抗青光眼药物治疗前用 SLT 进行初始治疗可降低基线眼压的 24%~35%。治疗成功的正向预测因子包括更高的基线眼压及激光治疗 2 周后的眼压反应。与 ALT 一样，SLT 的作用效果随着时间的推移逐渐下降，失效率在 6 个月到 3 年逐渐升高。

• 由于没有发现 SLT 对组织结构

有任何损伤，重复的 SLT 在理论上是安全的，早期的研究显示，重复治疗可达到眼压降低≥20%的可观效果。有报道提出，对首次使用 ALT 治疗失败的患眼，用 SLT 治疗仍可成功降低眼压。SLT 还被证实在假性剥脱性青光眼、色素性青光眼、青少年开角型青光眼及人工晶体青光眼中有较好的效果。

参考书目

Alvarado JA, Iguchi R, Juster R, et al. From the bedside to the bench and back again: predicting and improving the outcomes of SLT glaucoma therapy. *Trans Am Ophthalmol Soc.* 2009;107:167–181.

Alvarado JA, Iguchi R, Martinez J, et al. Similar effects of selective laser trabeculoplasty and prostaglandin analogs on the permeability of cultured Schlemm canal cells. *Am J Ophthalmol.* 2010;150(2):254–264.

Damji KF, Shah KC, Rock WJ, et al. Selective laser trabeculoplasty argon laser trabeculoplasty: A prospective randomised clinical trial. *Br J Ophthalmol.* 1999;83:718–722.

Hodge WG, Damji KF, Rock W, et al. Baseline IOP predicts selective laser trabeculoplasty success at 1 year post-treatment: Results from a randomized clinical trial. *Br J Ophthalmol.* 2005;89:1157–1160.

Hong BK, Winer JC, Martone JF, et al. Repeat selective laser trabeculoplasty. *J Glaucoma.* 2009;18(3):180–183.

Jindra LF. SLT as primary treatment. *Ophthalmol Manag.* 2004;8(11):77–78.

Johnson PB, Katz LJ, Rhee DJ. Selective laser trabeculoplasty: predictive value of early intraocular pressure measurements for success at 3 months. *Br J Ophthalmol.* 2006;90:741–743.

Kramer TR, Noecker RJ. Comparison of the morphologic changes after selective laser trabeculoplasty and argon laser trabeculoplasty in human eye bank eyes. *Ophthalmology.* 2001;108:773–779.

Lai JSM, Chua JKK, Tham CCY, et al. Five-year follow up of selective laser trabeculoplasty in Chinese eyes. *Clin Exp Ophthalmol.* 2004;32(4):369–372.

Latina MA, Sibayan SA, Shin DH, et al. Q-Switched 532-nm Nd:YAG laser trabeculoplasty (selective laser trabeculoplasty). *Ophthalmology.* 1998;105:2082–2090.

Lee R, Hutnik CM. Projected cost comparison of selective laser trabeculoplasty versus glaucoma medication in the Ontario Health Insurance Plan. *Can J Ophthalmol.* 2006;1(4):449–456.

Nagar M, Shah N, Kapoor B. Selective laser trabeculoplasty in pseudophakic glaucoma. *Ophthalmic Surg Lasers Imaging.* 2010;9:1–2.

Spaeth GL, Baez KA. Argon laser trabeculoplasty controls one third of cases of progressive, uncontrolled, open angle glaucoma for 5 years. *Arch Ophthalmol.* 1992;110:491–494.

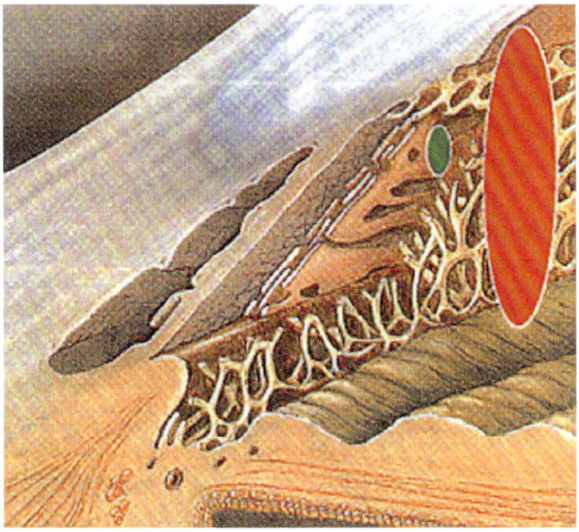

图 22–5　氩激光及选择性激光光斑的比较。氩激光光斑(50μm)与选择性激光光斑(400μm)比较。(Courtesy of Michael S. Berlin, MD, Associate Clinical Professor, University of California-Los Angeles; Jules Stein.)

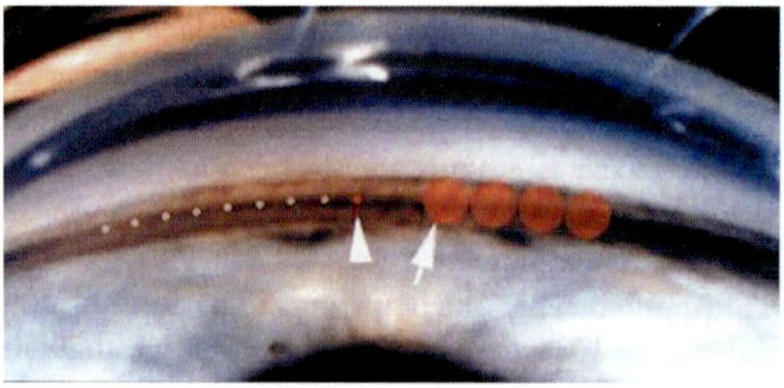

图22-6 **激光光斑间隙的比较**。氩激光光斑的间隙与选择性激光光斑间隙的比较。箭头所示为ALT约50μm的光斑，与SLT的400μm（右箭头）光斑比较。（Courtesy of Michael S. Berlin, MD, Associate Clinical Professor, University of California-Los Angeles; Jules Stein.）

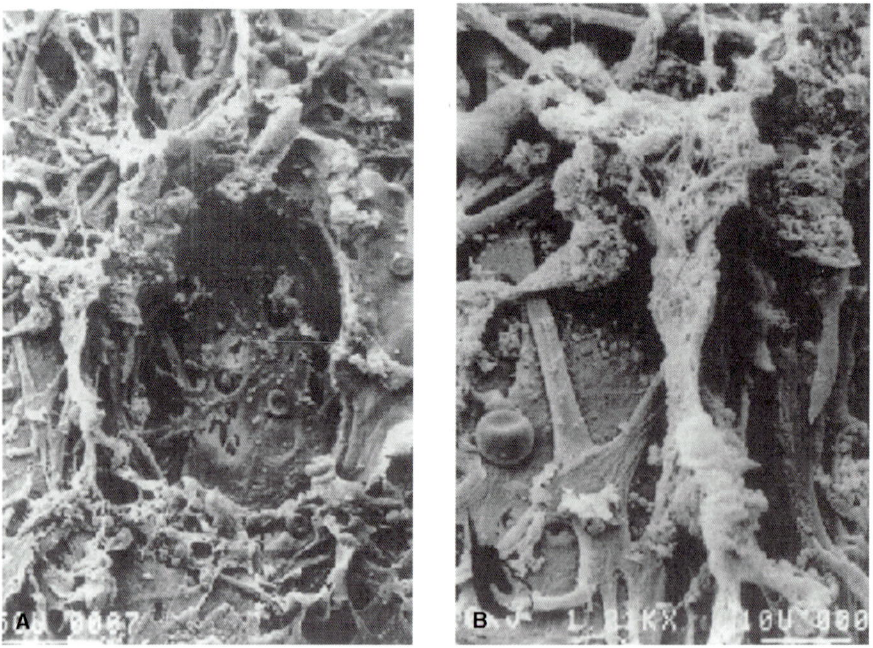

图22-7 **啮齿类动物眼经氩激光或选择性激光照射后的扫描电镜图**。(A)氩激光热损伤引起小梁束的凝固性溶解坏死。高倍镜下显示由热损伤导致的胶原卷曲。(B)选择性激光没有产生明显的结构改变。与左图对比，可以看到单个碎裂的胶原纤维束没有明显的热损伤。（Reprinted with permission from Kramer TR, Noecker RJ. Comparison of the morphologic changes after selective laser trabeculoplasty and argon laser trabeculoplasty in human eye bank eyes. *Ophthalmology*. 2001;108:773–779.）

SLT作为首选治疗方案

- 许多医师至今仍然坚持以药物为一线治疗方案，其次是激光小梁成形术，然后再是手术。然而，有文献报道药物与激光小梁成形术降眼压的作用相等。
- 此外，一些经济效益研究表明，激光小梁成形术明显比药物治疗更节约成本。
- 不同的患者治疗方案应该个性化。结合治疗药物费用、不良反应及患者依从性，开角型青光眼患者的治疗方案中即使不能以 SLT 为首选方案，也应当尽早考虑给予 SLT 治疗。

参考书目

Cantor LB, Katz LJ, Cheng JW, et al. Economic evaluation of medication, laser trabeculoplasty and filtering surgeries in treating patients with glaucoma in the US. *Curr Med Res Opin*. 2008;24(10):2905–2918.

Katz LJ, Steinmann WC, Kabir A, Molineaux J, Wizov SS, Marcellino G. Selective laser trabeculoplasty versus medical therapy as initial treatment of glaucoma: a prospective, randomized trial. *J Glaucoma*. 2012;21(7):460–468.

Taylor HR. Glaucoma: where to now? *Ophthalmology*. 2009;116(5):821–822.

第23章

青光眼深层巩膜切除术

Konrad S. Palaeivs, José I. B. Sanchis, Konrad W. S. Wenyon

引言

非穿透性青光眼手术因为安全性好，诸如青光眼深层巩膜切除术在欧洲青光眼医师中变得越来越流行[1]。深层巩膜切除术在20世纪50年代由Epstein提出，随后被Krasnov等人所改进。深层巩膜切除术是通过制作两个厚度的巩膜瓣，第二个深层巩膜瓣厚度达到全层的90%。在这个手术过程中深层巩膜瓣被去除，制造出内层巩膜池。因为Schlemm管内壁、小梁网，角膜后弹力层仍然完整，这个过程被定义为非穿透性。同时通过外层巩膜瓣的滤过作用可产生结膜滤过泡。通过以上双重作用机制，经过暴露的部分葡萄膜以及结膜滤过泡从而加强房水经葡萄膜巩膜外流。深层巩膜切除术的其他名称包括非穿透性小梁切除术和外部小梁切除术。

研究

- 1984年，Zimmerman报道了一项回顾性研究，研究显示小梁切除术（无抗代谢药物）在眼压控制效果上与非穿透性小梁切除术相近，但非穿透小梁切除术术后并发症较少，如浅前房、葡萄膜炎、前房积血，以及玻璃体脱出；在他们的研究中，小梁切除术（n=86）控制了70%的患者（有或无药物辅助）的眼压，而非穿透小梁切除术（n=71）同样控制了84%患者的眼压，研究中患者的平均随访时间为1.7年[2]。
- 在一项前瞻性研究中，39例患者随机选择一只眼接受深层巩膜切除术，另一只眼接受小梁切除术，ElSayyad等人报道了深层巩膜切除术和小梁切除术的成功率（即眼压<21mmHg），分别为92.3%和94.9%

(P=0.9)，但其中严重术后并发症在小梁切除术中更为普遍[3]。在 El Sayyad 的研究中，两组均由研究者自行决定术后是否运用 5-氟尿嘧啶(5-FU)结膜下注射治疗。

● 当深层巩膜切除术与植入物相结合时，其术后效果更佳。植入物设计的目的是保持脉络膜上腔的空间(即巩膜内的滤过池)，避免因巩膜切除后闭合。植入物可以是可吸收或不可吸收的。

■ 在一项 105 只眼睛，平均随访 64 个月的研究中，Shaarawy 等人使用可吸收的胶原蛋白植入物，使术后成功率在 96 个月时达到 91%(眼压 <21mmHg，有或没有使用药物)。50% 的术眼在第 21 个月的时候接受了激光房角穿孔术，23%的患者接受术后 5-FU 注射[4]。研究中没有发生术后浅前房或眼内炎[4]。

■ 在一项使用不可吸收的植入物 T-Flux (IOL TECH Laboratories, France)的研究中，Jungkim 等[5]人报道 35 只眼睛在使用该植入物后，随访 12 个月后，显示眼压从 33mmHg 降至约 15mmHg，其中每只眼平均使用抗青光眼药物 0.1 次。Ates 等[6]人在 25 只眼睛的研究中也报道了类似的结果。

■ 运用其他便宜材料(例如，黏弹性材料)的方法有很多优点，主要表现在长期有效性[7]。小梁切除术普及已有 50 多年了，小梁切除术的优点、缺点和成功率已被熟知，但小梁切除术有其一系列并发症。大多数并发症与滤过过畅相关，特别是在术后早期，如浅前房、低眼压、脉络膜脱离和白内障形成。采用小梁切除术患者中，10%~18%的患者发生并发症。深层巩膜切除术中对正常解剖结构的保护能够减少与过滤过畅有关的并发症[8]。

● 当分析非穿透性手术的结果时，需要考虑外科医师本身这一重要因素。深层巩膜切除术的结果高度依赖于外科医师的手术技能，当比较来自不同作者研究的结果时，不同的外科医师可以带来很大的差异。掌握深层巩膜切除术需要漫长的学习曲线，其手术时间较长，而且起步阶段结果可能不是非常令人满意。

■ Dahan 和 Drusedau 报道了学习曲线的结果，其中 3 例患者中有 1 例因意外穿入前房，需要转为标准的小梁切除术。不过他们还提到，随着手术技艺的提高，前房穿透率下降到 1/20[9]。

■ 在我们的个人经验中，前 20 例患者常因为不同的原因转为穿透性小梁切除术。深层巩膜切除术不是简单的手术；相反，需要时间来学习，但一旦掌握，在大多数情况下，患者将会获得简单、安全和舒适的治疗方案。

■ 欧洲 André Mermoud 和他的团队经验丰富。他们统计了 52 例接受深层巩膜切除术患者的术后效果，在患者术后长达 10 年的随访中，初始眼压约为 26mmHg；其中 89% 的患者术后眼压<21mmHg（有或没有药物），其中 61%随访期间需要进行房角穿刺[10]。

参考文献

1. Baudouin C, Rouland JF, Le Pen C. Change in medical and surgical treatments of glaucoma between 1997 and 2000 in France. *Eur J Ophthalmol*. 2003;13(suppl 4): S53–S60.
2. Zimmerman TJ, Kooner KS, Ford VJ, et al. Trabeculectomy vs nonpenetrating trabeculectomy: a retrospective study of two procedures in phakic patients with glaucoma. *Ophthalmic Surg*. 1984;15:734–740.
3. El Sayyad F, Helal M, El-Kholify H, et al. Nonpenetrating deep sclerectomy versus trabeculectomy in bilateral primary open angle glaucoma. *Ophthalmology*. 2000;107:1671–1674.
4. Shaarawy T, Mansouri K, Schnyder C, et al. Long-term results of deep sclerectomy with collagen implant. *J Cataract Refract Surg*. 2004;30:1225–1231.
5. Jungkim S, Gibran SK, Khan K, et al. External trabeculectomy with T-Flux implant. *Eur J Ophthalmol*. 2006;16:416–421.
6. Ates H, Uretmen O, Andaç K, et al. Deep sclerectomy with nonabsorbable implant (T-Flux): preliminary results. *Can J Ophthalmol*. 2003;38:482–488.
7. Ravinet E, Bovey E, Mermoud A. T-flux implant versus Healon GV in deep sclerectomy. *J Glaucoma*. 2004;13:46–50.
8. Drolsum L. Conversion from trabeculectomy to deep sclerectomy. Prospective Study of the first 44 cases. *J Cataract Refract Surg*. 2003;29:1378–1384.
9. Dahan E, Drusedau M. Non penetrating filtration surgery for glaucoma: control by surgery only. *J Cataract Refract Surg*. 2000;26:696–701.
10. Bissig A, Rivier D, Zaninetti M, Shaarawy T, Mermoud A, Roy S. Ten years follow-up after deep sclerectomy with collagen implant. *J Glaucoma*. 2008; 17: 680–686.

手术技术

- 手术可以用任何类型的局部麻醉进行，但更倾向于 Tenon 囊下和球周麻醉。如果需要联合白内障超声乳化手术，采用前房麻醉会十分合适。
  - 对于 Tenon 囊下麻醉，使用 1.5mL 5%的利多卡因和 1.5mL 0.75%的丁哌卡因混合物，总体积为 3mL。使用约 1.5mL 的量做 Tenon 囊下麻醉，剩下的以防需要补充麻醉。
  - 还可使用表面麻醉，在颞下象限的结膜下（图 23–1A）插入 18G 穿刺针（图 23–1B）注入麻醉药。通常在注入麻醉药后，会有结膜的水肿（图 23–1C），这样有助于分离结膜与巩膜。
- 非穿透性手术应该在眼球上方象限实施，因为在下方象限实施常易引起感染。
  - 为了使眼球向下方旋转更好的暴露上方视野，可以用 5–0 黑丝线在上直肌做牵引缝线，或者使用 7–0、8–0（图 23–2A）黑丝线和 Vicryl 可吸收缝线做角膜牵引缝合线。临床常用角膜牵引缝线（图 23–2B）。
- 做以角膜缘为基底部的结膜瓣（图 23–3A）或者以穹隆（图 23–3B，C）部为基底的结膜瓣。临床常做角膜缘为基底形似 L 形的切口，这是对逆 L 切口的修改（图 23–3D）。

■ 这种切口需要一个 Westcott 剪刀和一个无齿镊来完成。重要的是将主切口旁鼻侧或颞侧的结膜下腔扩大。可以用划痕器分离巩膜表面的粘连。出血血管可以轻度烧灼(图 23–4A),另一种选择是使用刮刀(图 23–4B)止血;该技术与小梁切除术相同。

• 浅层巩膜瓣尺寸为 5mm×5mm,可用卡尺(图 23–5A,B)或标记物进行测量,例如,HUCO VISIOn SA 有 2 个不同的制造商。一个为双端 T 型梯形标记物,其一端为大小 5mm×5mm×2mm,另一端为 3.3mm×3mm×1mm(图 23–5C,D)。另一种是非穿透性青光眼手术双端标记物,一端大小为 4mm×5mm,另一端为 4mm×4mm。我喜欢梯形标记物,但如果巩膜瓣是正方形的(图 23–5E,F)或梯形(图 23–5G,H),则两个标记物没有差异。

■ 重要的是制作巩膜瓣直达角膜,这样足以确保我们能够制作一个宽的小梁窗口,巩膜瓣厚度应在巩膜的 1/3~1/2。

• 第二层深层巩膜瓣(图 23–6A)是关键,其总深度应为巩膜厚度的 90%~99%。从远离角膜缘的部位开始制作巩膜瓣并逐渐加深,以获得所需的深度(图 23–6B)。当明确接近角膜时,需更加小心,因为小梁网–狄氏膜很薄,稍加过量的压力就很容易破裂,用刮刀进行操作将会更安全(图 23–6C)。宝石刀太尖锐,非常容易穿透小梁网–狄氏膜。于是 Dahan Diamond Schlemm 的隧道刀被设计用于解剖小梁网–狄氏膜。

• 在做巩膜瓣切开时,可同时观察巩膜和透明角膜之间的颜色变化,最好在巩膜瓣的侧面做小切口(图 23–7A)。在剪断深部巩膜瓣之前需要进入角膜最前端(图 23–7B)。如果外科医师单独手术没有助手,有一个小技巧是用额外的缝线来固定上巩膜瓣从而获得更好的手术视野(图 23–7C)。

• 小梁网–狄氏膜(图 23–8A,B)是手术的关键点,必须特别注意。第一步也是最重要的一步是获得正确的深度。第二步是剥去 Schlemm 管(图 23–8C)。有时切口做的太深,它可能已经被去除了,在这之后我们可以用刮刀来扩大 Schlemm 管的颞侧和鼻侧空间(图 23–8D)。我更喜欢 Mermoud preescemetic 刮刀 (Huco Vision SA)或刮削器;图中所示的是 Dahan 小梁网刮削器(图 23–8E)。当 Schlemm 管适当扩张时,房水将大量流出。

• 最后是植入物。它们被用来保持巩膜腔的开放状态,植入物部位于制作深层巩膜瓣所形成的空间中,被上层巩膜瓣覆盖。植入物有两种类型,可吸收的像亲水性胶原蛋白青光眼引流装置 (Staar Surgical,Monrovia,CA)(图 23–9A),其在 6~9 个月内完全吸收,还有 SKGEL (Corneal,Paris,France)(图 23–9B) 由网状透明质酸钠构成。不可吸收的植入物，如T-Flux（Carl Zeiss Meditec Company，La Rochelle，France）（图23-9C），具有T形，上方的襻在扩张后插入Schlemm管。植入物体部可用10-0尼龙缝线固定在巩膜上。

- 我们最喜欢的植入物是Esnoper V-2000（AJL Ophthalmic S.A，Álava，Spain）（图23-10A）。这种植入物呈纵向条纹的梯形形状（图23-10B），可以增强房水流入脉络膜上腔。后来又出现了Esnoper的改良版Esnoper Clip（图23-10C），它由两部分组成，一部分进入脉络膜上腔，一部分进入巩膜瓣下的空间。当这两部分放置相应位置后，小梁网-狄氏膜和房角之间构成U型连接。Loscos的研究显示在随访1年内，使用该方法患者眼压从26mmHg降到15mmHg，而且重要的是眼药水使用量明显减少[1]。如Muñoz所述，两种植入物都可以通过缝合或将其后部引入脉膜上腔来固定[2]。他的研究发现在术后1年多的时间内，眼压进一步下降2mmHg。正如我们所描述的，所有这些植入物都是无色的，但它们可以用荧光素染色[3]。

- 该技术选择在小梁狄氏膜后方2~3mm的巩膜床上作非常小的切口以暴露脉络膜上腔（图23-11A，B）；用刮刀将巩膜下方空间扩大（图23-11C），我们将植入物的一部分放置在该空间内（图23-11D）。但是这些植入物的尖端是无色的（图23-11E），需要使用荧光素（个人喜好）着色（图23-11F）；这些小技巧在初学过程中特别有用。如果一切操作都很顺利（良好的巩膜切口，正确的厚度和深度，植入物的位置就位和适当的房水滤过，图23-11G），且没有发生小梁狄氏膜的破裂，就能够观察到前房的形成。关闭浅层巩膜瓣时采用无缝线技术（Muñoz技术）（图23-11H）或使用10-0尼龙缝线缝合巩膜瓣（图23-11I）。基于角膜缘的结膜瓣可以用8-0 Vicryl（Ethicon）的缝线（图23-11J）缝合，基于穹隆部的结膜瓣可用10-0尼龙线缝合。

- 我们也喜欢使用丝裂霉素C（0.05mg/mL）浸润1~1.5分钟或5-FU（50mg/mL）3min。把两块被抗代谢药物浸润的海绵放置在结膜下（图23-12A）以及巩膜瓣下（图23-12B）；经过足够的时间后，应用足量的盐水或平衡盐溶液灌洗该区域（图23-12C）。

参考文献

1. Loscos-Arenas J, Parera-Arranz A, Romera-Romera P, Castellvi-Manent J, Sabala-Llopart A, de la Cámara-Hermoso J. Deep sclerectomy with a new nonabsorbable uveoscleral implant (Esnoper Clip): 1 year outcomes. *J Glaucoma.* 2015;24:421–425.
2. Muñoz G. Nonstitch suprachoroidal technique for T-flux implantation in deep sclerectomy. *J Glaucoma.* 2009;18(3):262–264.
3. Schargel K, Placeres-Daban J, Garcia-Conca V, Belda JI, Aguirre Balsalobre F. Improving the visualization of non-absorbable T-Flux implants in deep sclerectomy. Colouring technique. *Arch Soc Esp Oftalmol.* 2014;89(6):226–228.

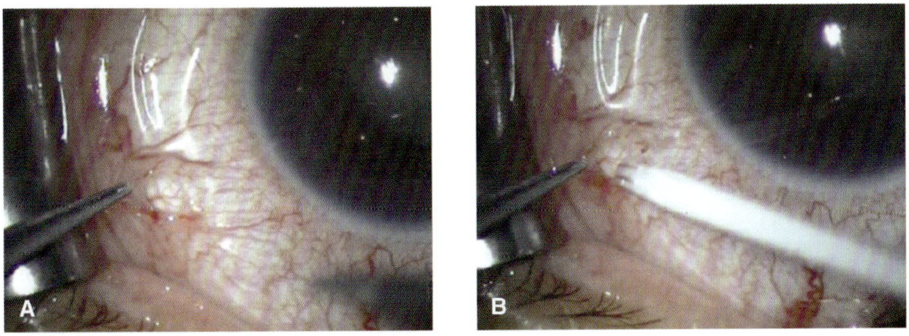

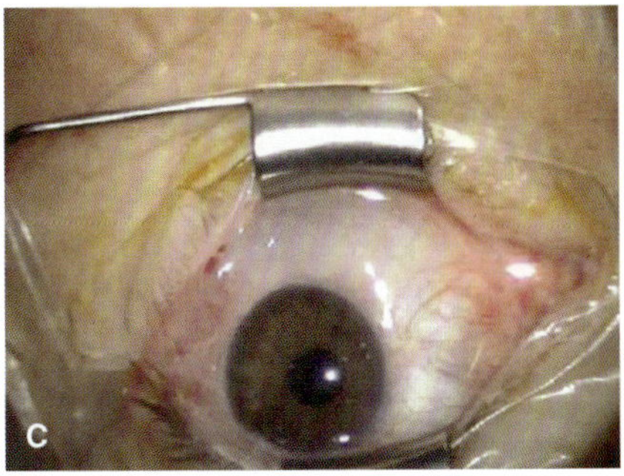

图 23-1 Tenon囊下浸润麻醉。(A)结膜切口，在颞下或鼻侧效果更好。(B)Teflon 套管，18 号。5%利多卡因与 0.50%丁哌卡因的混合物(1~1.5mL)。(C)Tenon 囊下浸润麻醉可引起结膜水肿，对于结膜剪开是有帮助的。

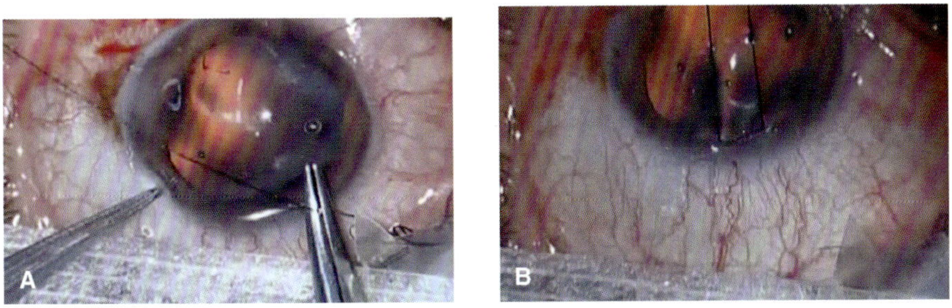

图 23-2 牵引缝合。(A)7-0丝线缝合于12点钟的透明角膜。(B)旋转眼球，以更好地暴露手术视野。

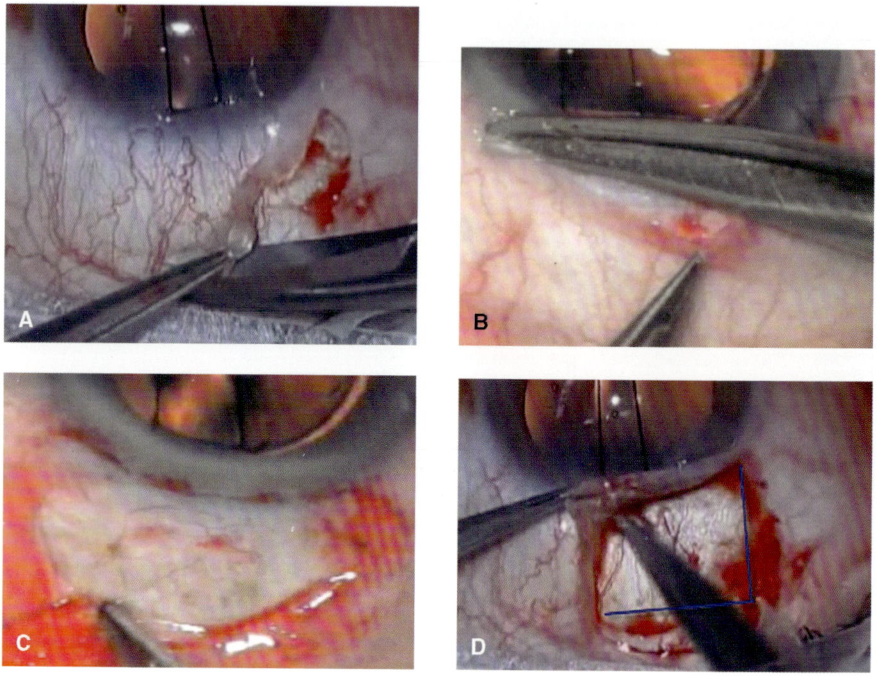

图 23-3 最初的切口。(A)基于角膜缘的切口。(B)第一步,基于穹隆部的结膜切口。(C)第二步,基于穹隆部的结膜切口。(D)逆向L切口,Dahan描述了L形切口,以角膜缘为基底。

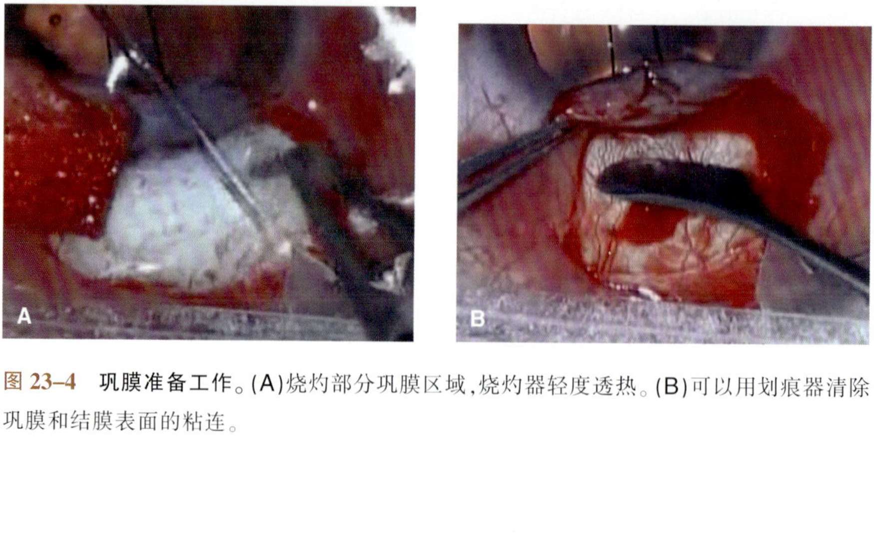

图 23-4 巩膜准备工作。(A)烧灼部分巩膜区域,烧灼器轻度透热。(B)可以用划痕器清除巩膜和结膜表面的粘连。

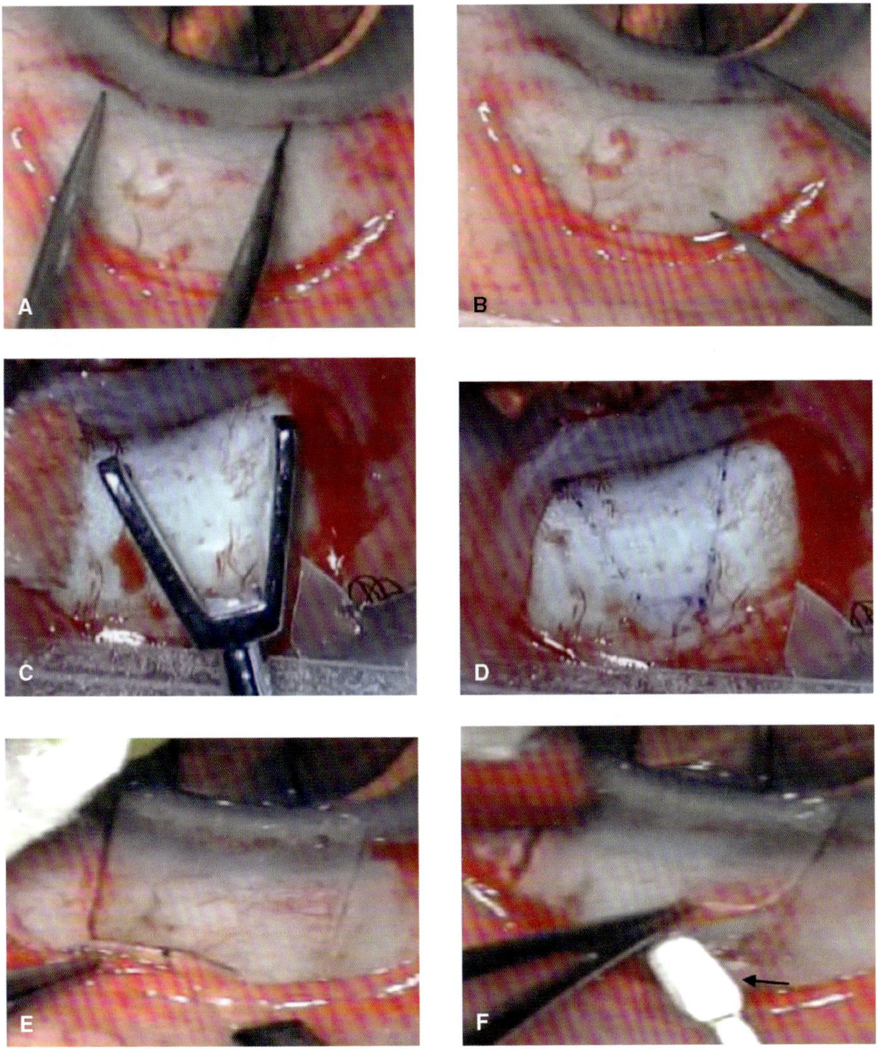

图 23–5　**表层巩膜瓣的制作。**(A)巩膜瓣的尺寸可以用卡尺水平测量。(B)巩膜瓣的尺寸可以用卡尺垂直测量。(C)固定梯形标记物。(D)标记区域。(E)制作表层巩膜瓣，长方形，第一步。(F)制作表层巩膜瓣，长方形。(待续)

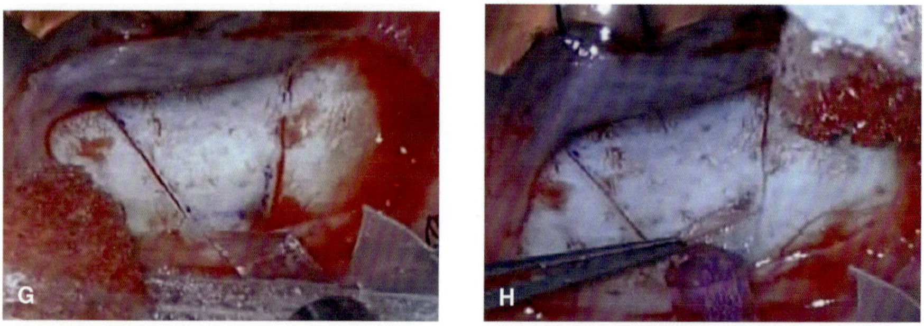

图 23–5 (续)(G)制作表层巩膜瓣，梯形。(H)制作表层巩膜瓣，梯形，大小为5mm×5mm×2mm。

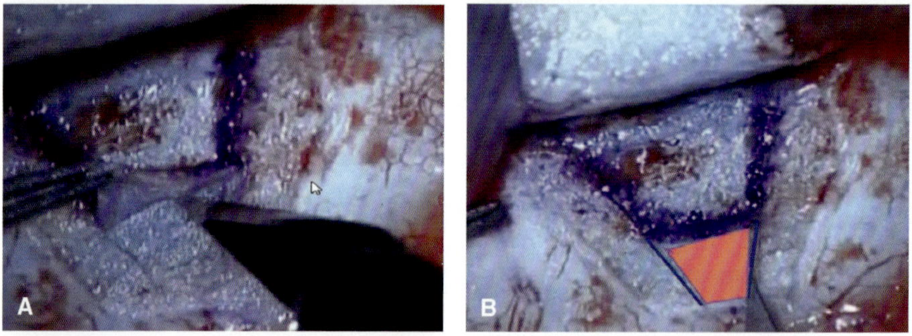

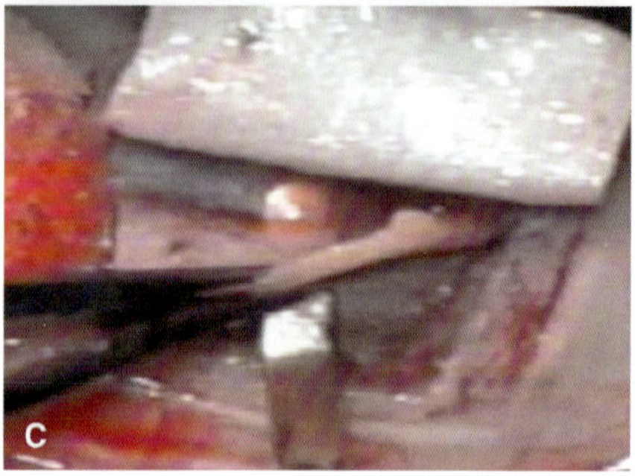

图 23–6 深层巩膜瓣的制作。(A)制作深层巩膜瓣大小为3.3mm×3mm×1mm。(B)最好在离角膜缘较远的地方开始逐渐加深达到想要的深度。(C)靠近角膜时，可以用较钝的刮刀在小梁网—狄氏膜上做切口。

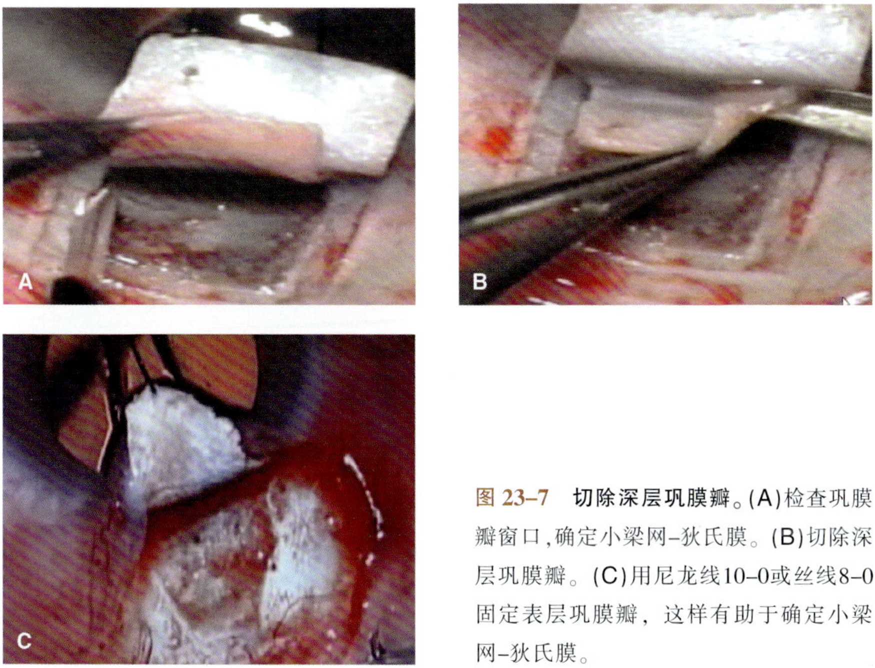

图 23–7 **切除深层巩膜瓣。**(A)检查巩膜瓣窗口,确定小梁网–狄氏膜。(B)切除深层巩膜瓣。(C)用尼龙线10–0或丝线8–0固定表层巩膜瓣，这样有助于确定小梁网–狄氏膜。

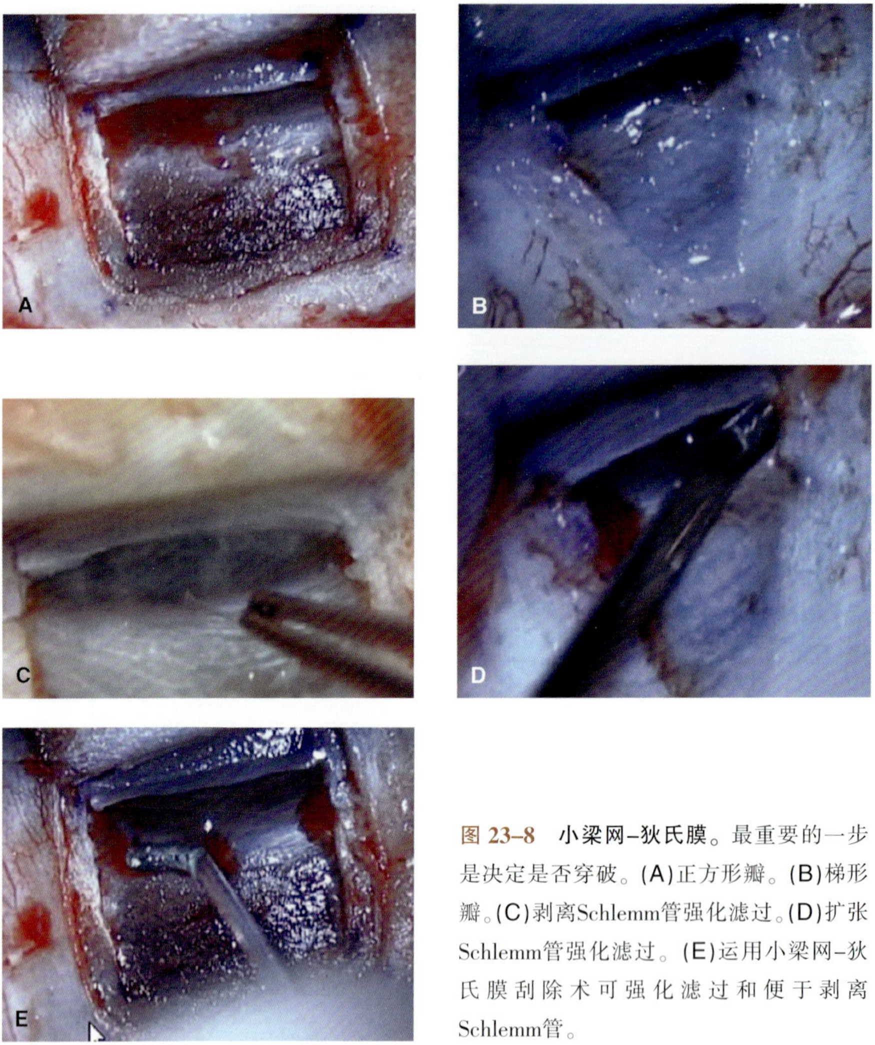

图 23–8 小梁网–狄氏膜。最重要的一步是决定是否穿破。(A)正方形瓣。(B)梯形瓣。(C)剥离Schlemm管强化滤过。(D)扩张Schlemm管强化滤过。(E)运用小梁网–狄氏膜刮除术可强化滤过和便于剥离Schlemm管。

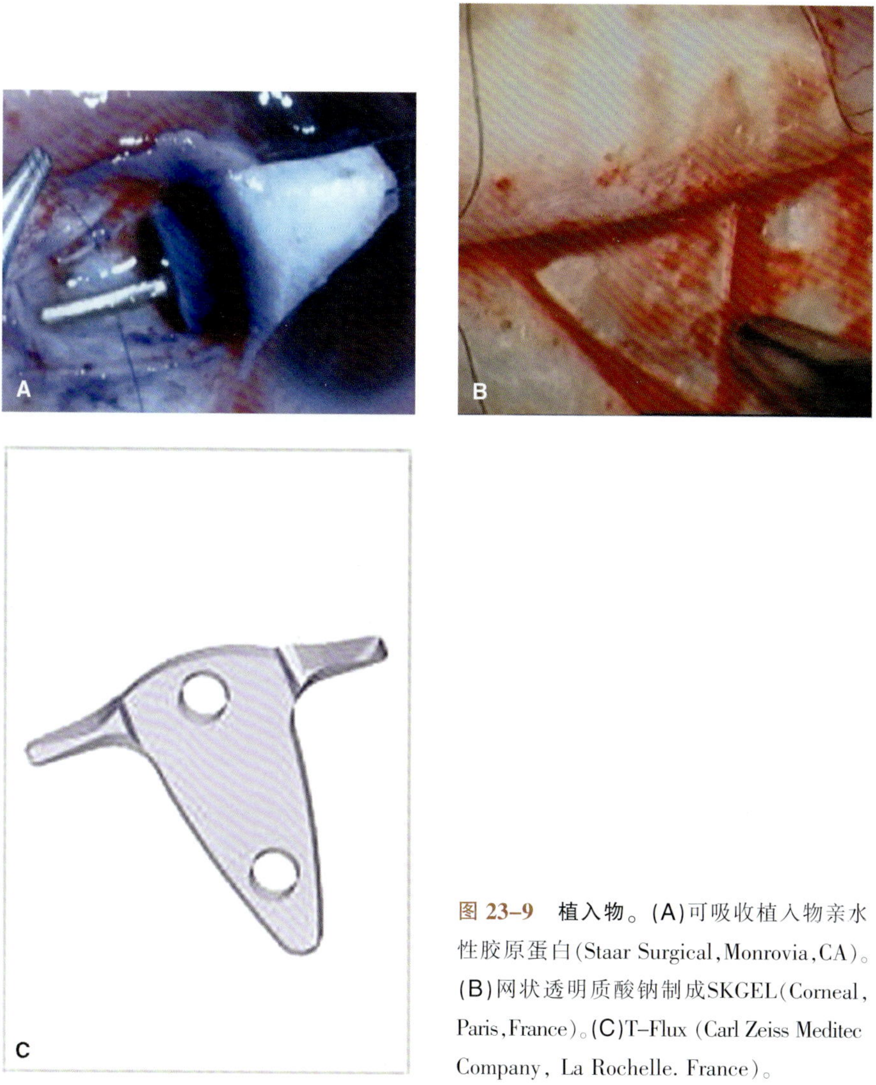

图 23-9　植入物。(A)可吸收植入物亲水性胶原蛋白(Staar Surgical,Monrovia,CA)。(B)网状透明质酸钠制成SKGEL(Corneal,Paris,France)。(C)T–Flux (Carl Zeiss Meditec Company, La Rochelle. France)。

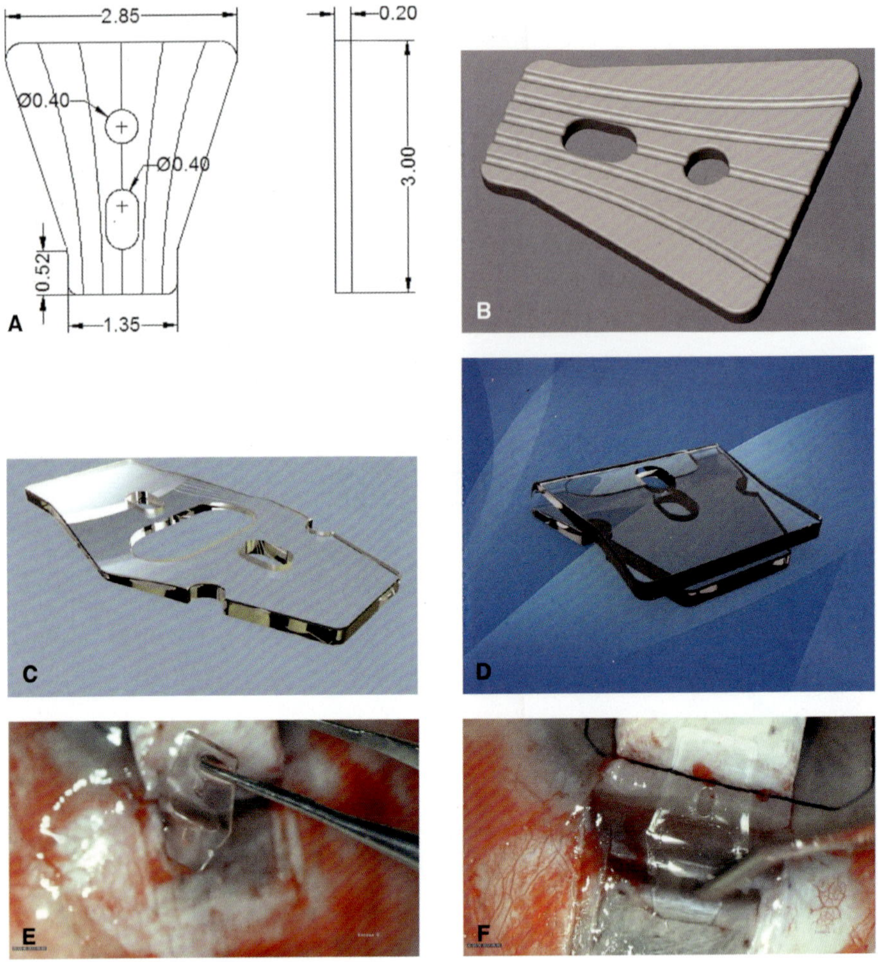

图 23-10 Esnoper Clip。(A)Esnoper V-2000(AJL Ophthalmic S.A,Álava. Spain)设计原理图。(B)Esnoper V-2000,具有纵向条纹的梯形形状。(C)Esnoper Clip设计在一个开放的位置,内部零件上的槽口可将其固定在巩膜切口中。(D)Esnoper Clip设计在一个闭合的位置,当植入物处于正确位置时,巩膜位于两层之间。(E)将Esnoper Clip从包装中取出并进入手术区域时,必须使用无齿镊子进行处理。(F)Esnoper Clip被引入脉络膜上腔。(待续)

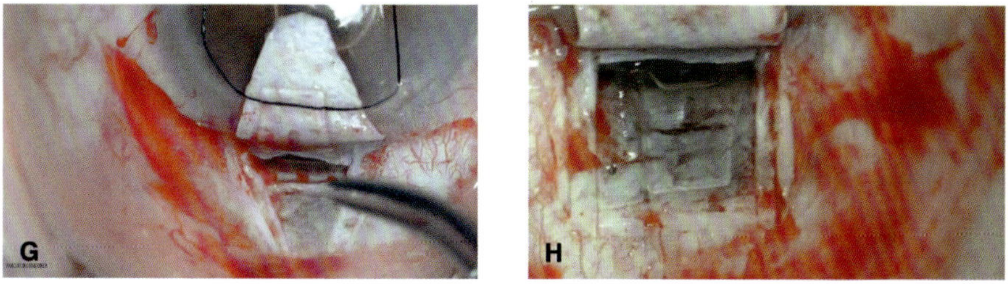

图 23–10　（续）(G)插入Esnoper Clip，直到出现凹口，这样就可以正确固定且植入物不会移动。(H)Esnoper Clip放到位；一旦靠近小梁网–狄氏膜，透明的U形区域对于将来的穿刺术至关重要。

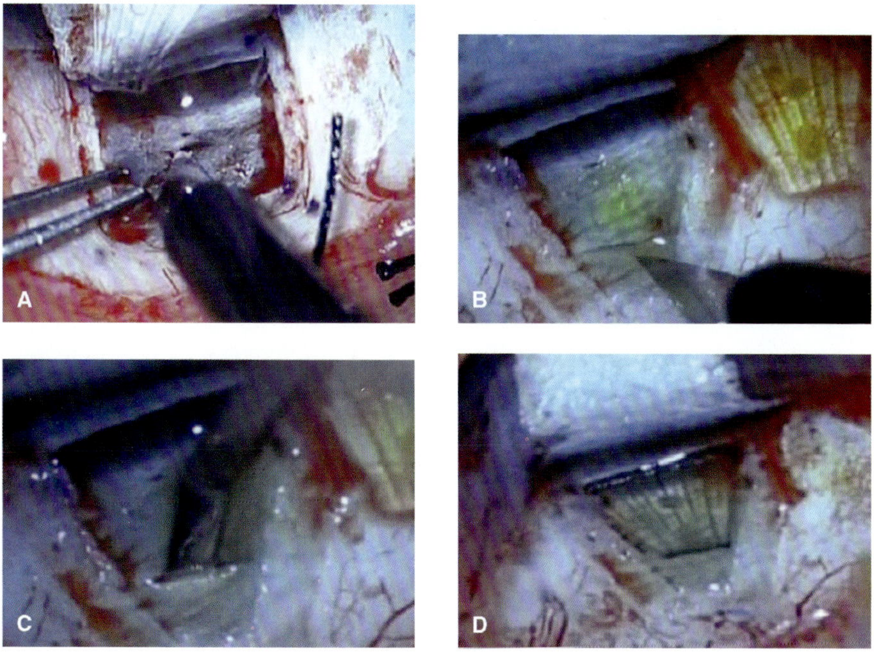

图 23–11　放置植入物。(A)在正方形瓣内制造一个巩膜袋。(B)在梯形瓣内制造一个巩膜袋。(C)用刮刀扩宽口袋。(D)不可吸收植入物Esnoper V–2000放置在巩膜床内，其后部在脉络膜上腔的口袋内。（待续）

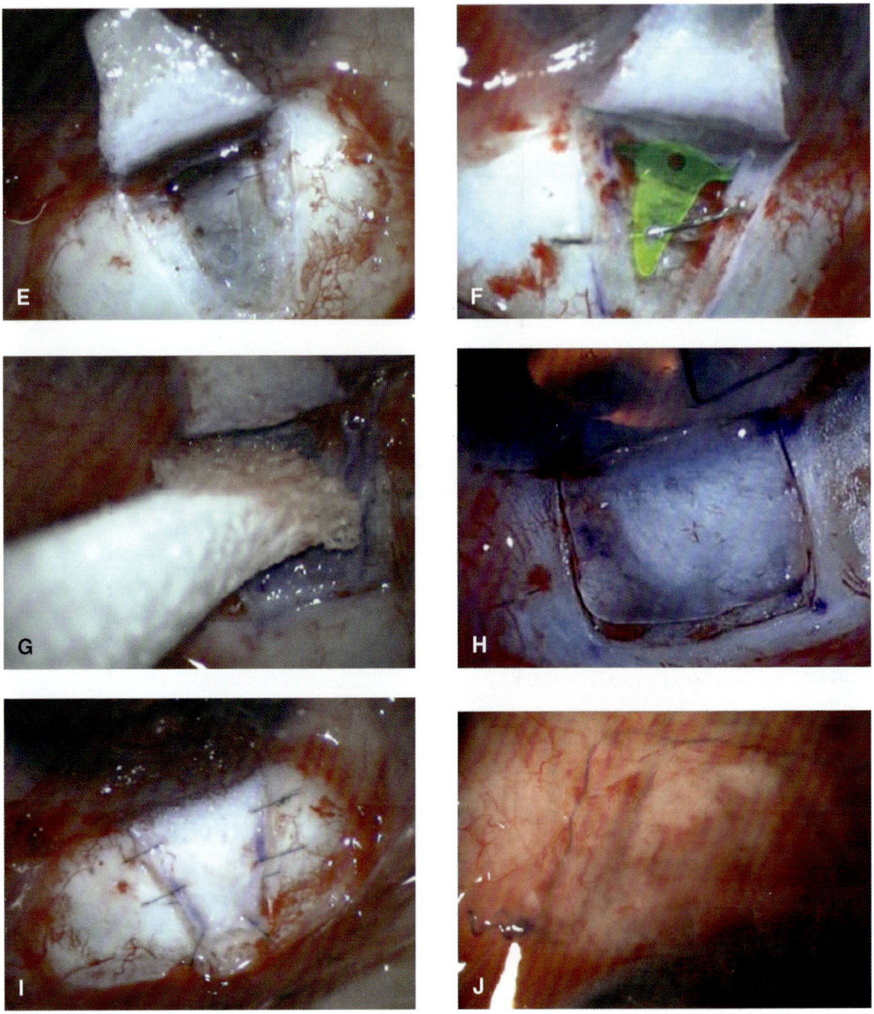

图 23-11 （续）(E)无色的不可吸收植入物T-Flux。(F)利用荧光素着色的T-Flux。(G)房水流出。(H)不缝合而关闭巩膜瓣。(I)使用10-0尼龙缝线缝合巩膜瓣。(J)利用8-0 Vicryl缝线缝合结膜瓣。

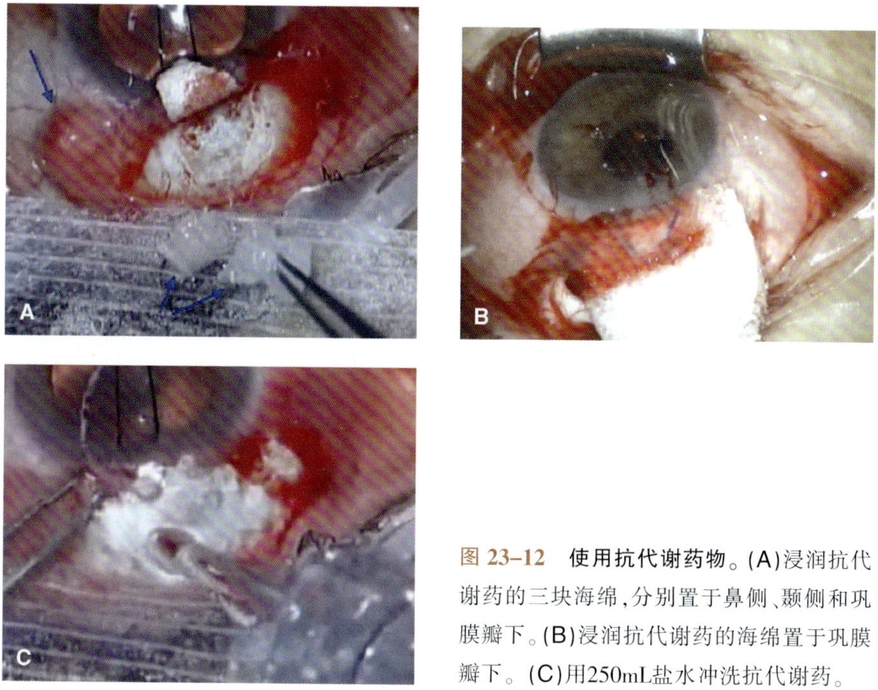

图 23–12　**使用抗代谢药物**。(A)浸润抗代谢药的三块海绵，分别置于鼻侧、颞侧和巩膜瓣下。(B)浸润抗代谢药的海绵置于巩膜瓣下。(C)用250mL盐水冲洗抗代谢药。

术后护理

• 深层巩膜切除术的术后护理是至关重要的。深层巩膜切除术的优点包括最低的眼内炎症发生率(图 23-13A)，以及无穿入前房的情况下，浅前房的发生风险很小。目前，我们去除未缝合的上方瓣，在怀疑滤过过畅的时候，我们用 8-0 Vicryl 缝线作为带置于巩膜瓣上。这将保持对瓣的压力，并且由于缝线的吸收，压力将慢慢减小。

• 用于预防感染和炎症的治疗，我们使用莫西沙星或环丙沙星 4 次/天、连续 7 天，地塞米松 4 次/天、连续 2 周，非甾体抗炎药，如双氯芬酸外用 3次/天、连续 6 周。一般来说，我们查看患者的时间是术后 24 小时(图 23-14A)、术后第一个月中的每个星期(图 23-14B)和术后第二个月中的每两个星期(图 23-14C)。视力通常非常稳定，直到第三个月屈光发生改变(图 23-14D)。

• 滤过泡往往是弥漫性的，当给我们大多数患者使用抗代谢药后，前 12 周内通常可以看到一个无血管的滤过泡(图 23-15A,B)。在某些患者中，第一个星期内滤过泡可以很膨隆，但这并不常见；在大多数此类患者中，当这种情况发生时，滤过泡会及时扩散(图 23-15C)。

• 在接下来的 3 个月里，观察眼压是非常重要的，如果眼压开始上升，前房角镜检查很有帮助的(图 23-16A)；有可能出现小梁网-狄氏膜太薄，甚至破裂，植入物进入前房(图 23-16B)。这种情况是非常罕见的，与眼外伤或技术水平相关。小梁网-狄氏膜还可以被虹膜堵塞(图 23-16C)，在虹膜上使用氩激光，采用温和的能量和 500μm 大小的激光斑(房角成形术)，使虹膜变平并使虹膜拉离小梁网-狄氏膜；在某些患者中，局部使用毛果芸香碱足以将虹膜拉离小梁网狄氏膜。如果眼压升高不是由于机械堵塞引起，可行前房穿刺。包括采用 YAG 激光制造小孔穿通小梁网-狄氏膜。作者认为只有在必要时才这么做，例如，眼压升高与机械阻塞无关，而是由小梁的病理变化所造成的。

• 滤过泡可以被包裹，也可通过针拨缓解。裂隙灯下局部麻醉下可进行滤过泡针拨术。外科医师将一个 25 号针头插入离包裹囊泡 2mm 处的结膜下间隙，针头固定在注射器上以保持稳定(图 23-17A)。第一步，尽量分离结膜和滤过泡壁之间的黏连(图 23-17B)。接下来，尽量达到瓣下，大多数患者是没有缝线的。然后我们轻轻地分离结膜下的任何黏连。完成所有操作后，在结膜下注射 5-FU 来减少愈合和纤维化(图 23-17C)。可以通过前节光学相干断层扫描仪(OCT) 观察(图 23-17D,E)滤过泡纤维化来帮助指导治疗。

• 例如，用谱域 OCT 获得的眼前节图像，对于深层巩膜切除术后的管理非常有用。其可以监测小梁网–狄氏膜的厚度和完整性(图 23–18A)；也可以监测植入物的位置(图 23–18B)、滤过泡的纤维化(图 23–18C，D)。当滤过泡变得扁平或塌陷，可考虑针拨术及时解决这一并发症(图 23–18E)。用前节 OCT 或超声生物显微镜也可以看到微穿孔、虹膜嵌顿和其他并发症(图 23–18F)。

结论

• 本章节不是全面的文献综述，深层巩膜切除术是一项复杂的手术，具有较长的学习曲线。此外，每个外科医师的技能有差异，因此难以比较外科医师之间的手术结果，但在大多数 Meta 分析中，眼压通常为高分析因素[1]。可以明确的是，小梁切除术降眼压效果比深层巩膜切除术好[2]，但并发症更多[3,4]。

• 关于植入物，有许多未解决的问题，例如，它们是否可吸收、强化滤过和改善效果等。对于许多外科医师来说，确实可以改善手术效果。通过保留空间或途径的概念来改善结果[5-9]。对另一些人来说，并没有改变长期的结果[10,11]。深层巩膜切除术似乎在原发性和继发性开角型青光眼中起作用，如假剥脱综合征[12,13]、葡萄膜炎[14]和一些外伤性的前房积血(个人经验)。

• 大多数发表的文章证实，深层巩膜切除术相关的并发症发生率相对较低，如浅前房、白内障和脉络膜出血。由于早期及晚期术后并发症发生率低，轻度至中度不同类型的青光眼在早期就可以进行深层巩膜切除术。

参考文献

1. Hondur A, Onol M, Hasanreisoglu B. Nonpenetrating glaucoma surgery: meta-analysis of recent results. *J Glaucoma*. 2008;17:139–146.
2. Chiselita D. Non-penetrating deep sclerectomy versus trabeculectomy in primary open angle glaucoma surgery. *Eye*. 2001;15:197–201.
3. Lachkar Y, Neverauskiene J, Jeanteur-Lunel MN, et al. Nonpenetrating deep sclerectomy: 6 year retrospective study. *Eur J Ophthalmol*. 2004;14:26–36.
4. Khary HA, Green FD, Nassar MK, et al. Control of intraocular pressure after deep sclerectomy. *Eye*. 2006;20:336–340.
5. Sanchez E, Schnyder CC, Sickenberg M, et al. Deep sclerectomy: results with and without collagen implant. *Int Ophthalmol*. 1997;20:157–162.
6. Karlen ME, Sanchez E, Schnyder CC, et al. Deep sclerectomy with collagen implant: medium term results. *Br J Ophthalmol*. 1999;83:6–11.
7. Dahan E, Ravinet E, Ben-Simon GJ, et al. Comparison of the efficacy and longevity of nonpenetrating glaucoma surgery with and without a new nonabsorbable hydrophilic implant. *Ophthalmic Surg Laser Imaging*. 2003;34:1–7.
8. Shaarawy T, Nguyen C, Schnyder C, et al. Comparative study between deep sclerectomy with and without collagen implant: long term follow up. *Br J Ophthalmol*. 2004;88:95–98.
9. Bissig A, Rivier D, Zaninetti M, et al. Ten years follow-up after deep sclerectomy with collagen implant. *J Glaucoma*. 2008;17:680–686.
10. Demailly P, Lavat P, Kretz G, et al. Non penetrating deep sclerectomy (NPDS) with or without collagen device (CD) in primary open-angle glaucoma: middle term retrospective study. *Int Ophthalmol*. 1997;20:131–140.
11. Cheng JW, Wei RL, Cai JP, et al. Efficacy and tolerability of nonpenetrating filtering surgery with and without implant in treatment of open angle glaucoma.

A quantitative evaluation of the evidence. *J Glaucoma.* 2009;18:233–237.
12. Mendrinos E, Mansouri K, Mermoud A, et al. Long-term results of deep sclerectomy with collagen implant in exfoliative glaucoma. *J Glaucoma.* 2009;18:361–367.
13. Drolsum L. Deep sclerectomy in patients with capsular glaucoma. *Acta Ophthalmol Scand.* 2003;81:567–572.
14. Auer C, Mermoud A, Herbort CP. Deep sclerectomy for the management of uncontrolled uveitic glaucoma: preliminary data. *Klin Monatsbl Auehenheilkd.* 2004; 221:339–342.

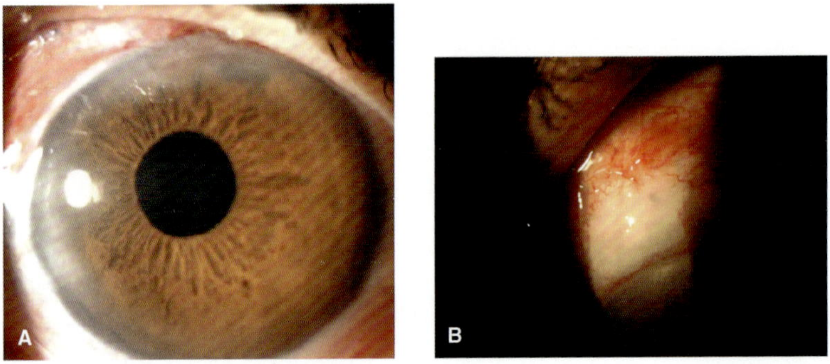

图 23–13 术后外观。(A)眼深层巩膜切除术和超声乳化术后24小时。(B) 用8–0 Vicryl作为巩膜瓣上的缝线带。

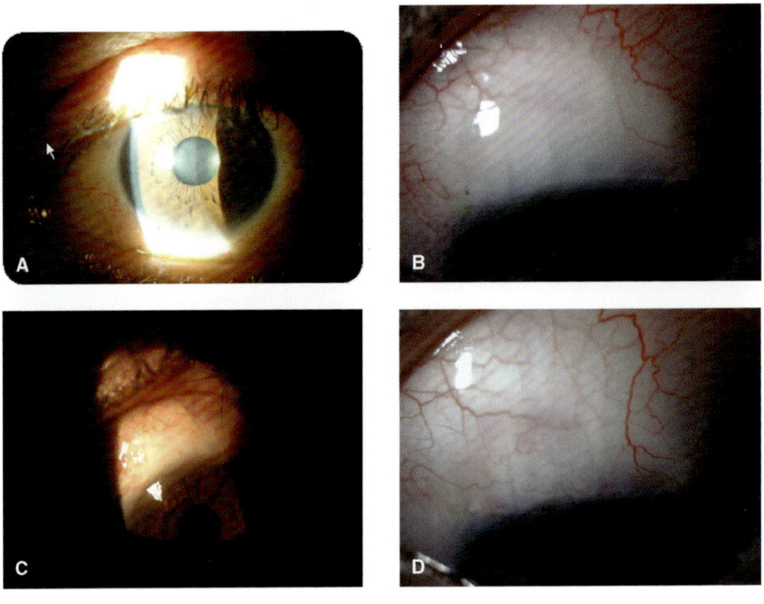

图 23–14 术后外观。(A)眼深层巩膜切除术后24小时。(B)眼深层巩膜切除术后1个月。(C)眼深层巩膜切除术后6周。(D)眼深层巩膜切除术后3个月。

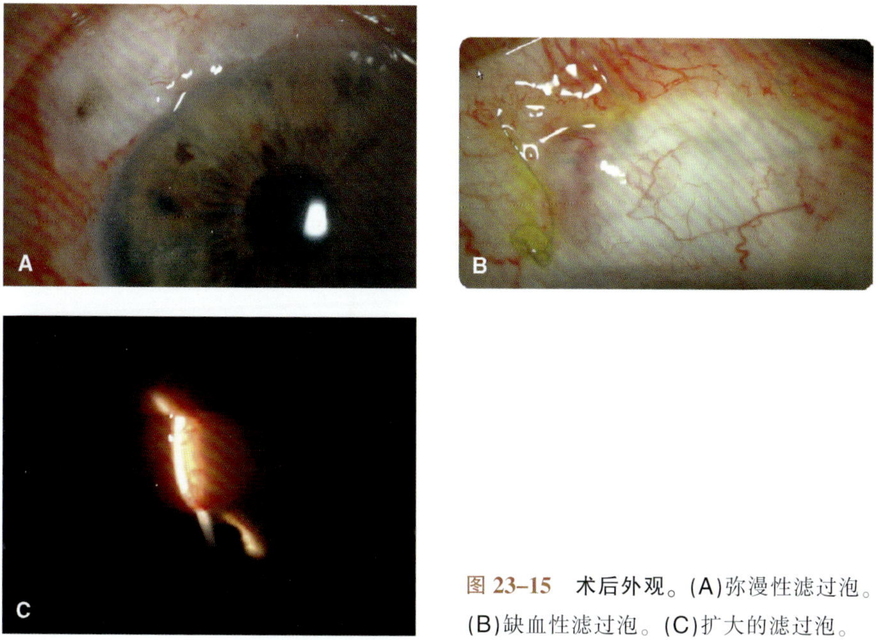

图 23–15　术后外观。(A)弥漫性滤过泡。(B)缺血性滤过泡。(C)扩大的滤过泡。

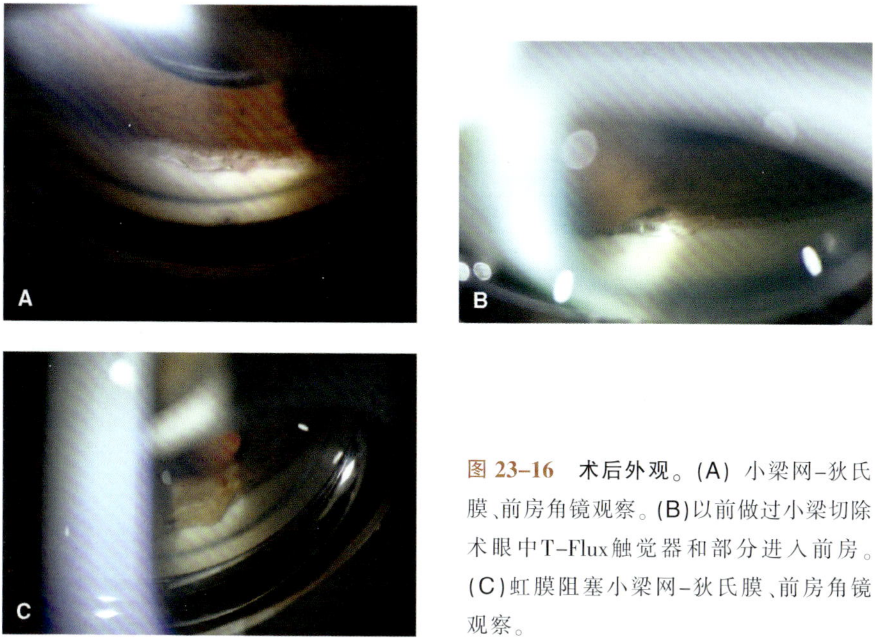

图 23–16　术后外观。(A)小梁网–狄氏膜、前房角镜观察。(B)以前做过小梁切除术眼中T–Flux触觉器和部分进入前房。(C)虹膜阻塞小梁网–狄氏膜、前房角镜观察。

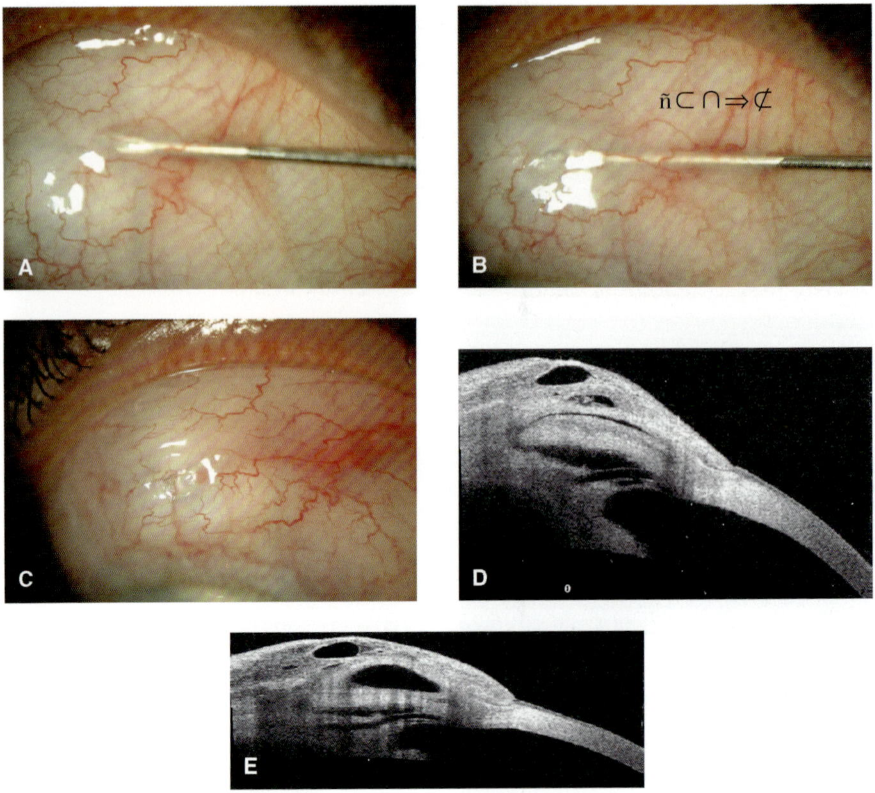

图 23-17 **滤过泡针拨术**。(A)针刺分离结膜与巩膜的粘连。(B)针刺尽量达到浅层瓣下。(C)针刺后注射5-FU。(D)针刺前的前节OCT。(E)针刺后的前节OCT，注射5-FU产生的滤过泡。

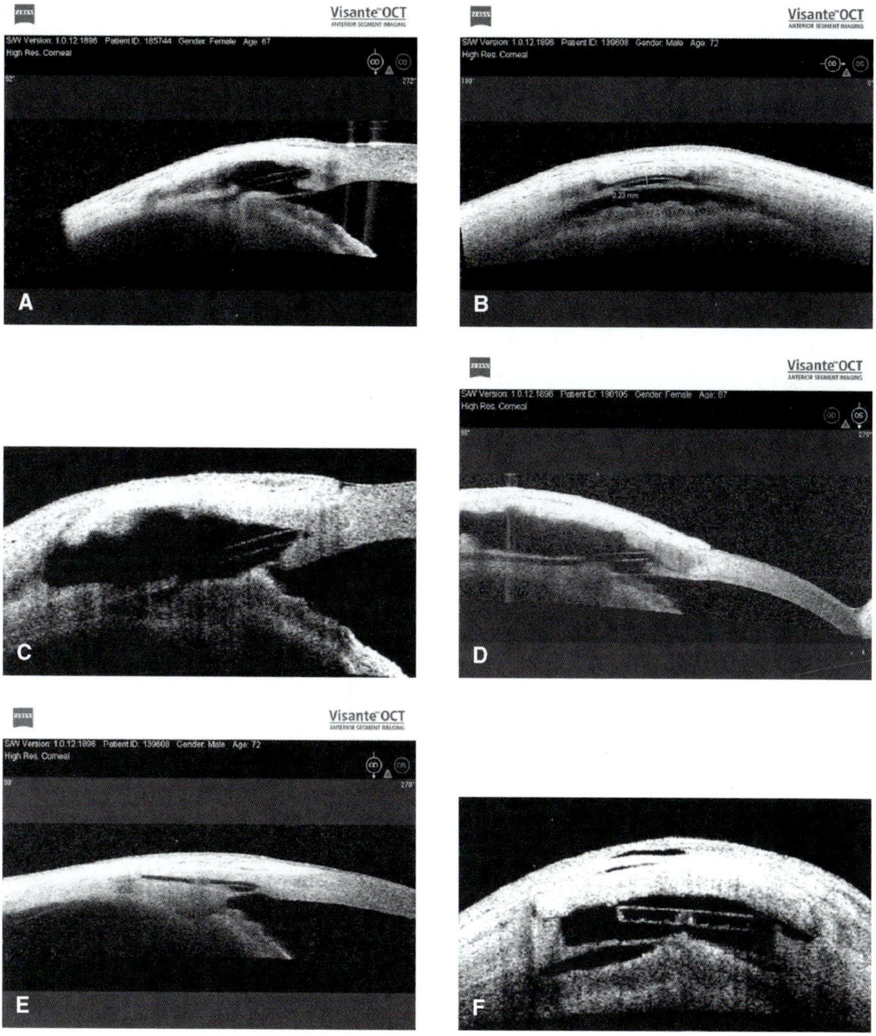

图 23–18　术后前节光学相干断层扫描。(A)前节光学相干断层扫描(OCT)其可以观察小梁网–狄氏膜、植入物,以及虹膜位置的细节;(B)从前节OCT的冠状视图,可以看到并测量T–Flux位置,触觉器末端。(C)光学相干断层扫描可以观察到深层巩膜切除术后在植入物上形成的大的滤过泡。(D)前节OCT观察到脉络膜上腔的植入物。(E)在无效性深层巩膜切除术中,前节OCT显示局部组织的坍塌,无滤过功能。(F)Esnoper V–2000不可吸收植入物冠状视图,穿孔后伴虹膜嵌顿。

第24章

小梁切除术和Ex-PRESS微型青光眼引流钉和XEN凝胶支架

Marlene R. Moster, Augusto Azuara-Blanco

小梁切除术

保守的滤过手术或小梁切除术通过制造滤过道沟通眼内部和结膜下空间来降低眼压(IOP)(即滤过泡,图 24-1)。Cairns[1]在 1968 年做了第一次系列报告。很多技术可用于协助建立和维持滤过泡的功能并避免并发症(见下文)。

小梁切除术是青光眼患者最常用的外科手术，但其作用不断演变。作为最初的青光眼治疗方案,小梁切除术曾与局部药物治疗在大型随机对照试验中相比较[2]。对比显示,对于疾病更晚期的患者,以外科手术而不是药物治疗作为主要干预方案,患者的视野损害的进展更慢。小梁切除术作为青光眼的主要外科手术最近受到了质疑，但是小梁切除术和 Baerveldt 青光眼引流器之间的随机对照研究显示,在 5 年的随访后,平均眼压没有任何差异[3]。

参考文献

1. Cairns JE. Trabeculectomy: preliminary report of a new method. *Am J Ophthalmol*. 1968;(66):673–679.
2. Musch DC, Gillespie BW, Lichter PR, Niziol LM, Janz NK; CIGTS Study Investigators. Visual field progression in the Collaborative Initial Glaucoma Treatment Study: the impact of treatment and other baseline factors. *Ophthalmology*. 2009;116(2):200–207.
3. Gedde SJ, Schiffman JC, Feuer WJ, Herndon LW, Brandt JD, Budenz DL; Tube versus Trabeculectomy Study Group. Treatment outcomes in the Tube versus Trabeculectomy (TVT) study after five years of follow-up. *Am J Ophthalmol*. 2012;153(5):789–803.

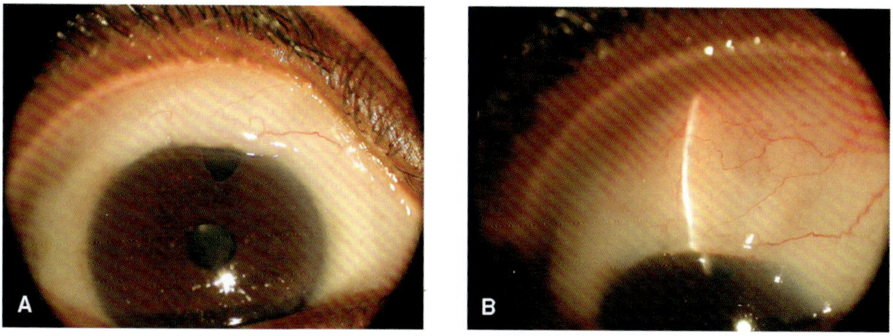

图 24-1　**小梁切除术后滤过泡。**裂隙灯下观察行小梁切除术3个月后的眼球。注意结膜的弥漫性隆起。

手术技术

- 任何类型的局部麻醉(球后、球旁和筋膜下)都可使用。局部使用2%利多卡因凝胶,0.1mL 1%利多卡因注入前房(图24-2)和0.2mL 1%利多卡因从颞上象限注射到上直肌的结膜下使结膜气球样隆起(图24-3)。
- 小梁切除术应在上方角膜缘进行,因为下方滤过泡发生滤过泡感染的风险更高。
- 使用固定或牵引缝线将眼睛保持在向下注视的位置,可以很好地暴露手术区域。
  - 在拟手术象限行角膜牵引缝合(7-0或8-0黑丝或尼龙或8-0 Vicryl铲针)是作者的首选。距离角膜缘约2mm进针穿过透明的角膜基质层3~4mm。
  - 或者,上直肌牵引缝线(4-0或5-0黑丝锥形针)可使眼球向下旋转并暴露上方眼球结膜。使用肌肉钩将眼球向下旋转,用有齿镊抓住结膜和上直肌,螺纹针穿过组织束(图24-4)。
- 用威斯科特剪刀和无齿镊制作出以角膜缘(图24-5)或穹隆为基底的(图24-6)结膜瓣。而以穹隆为基底的结膜瓣与滤过泡扩散的相关度更高。
  - 当制作基于角膜缘的结膜瓣时,结膜切口位于角膜缘后8~10mm处。将结膜和筋膜的切口长度延长至8~12mm。然后将结膜瓣向前掀起以暴露角膜巩膜沟。
  - 当制作基于穹隆的结膜瓣时,结膜和筋膜会被破坏。做大约2个钟位的角膜缘环形切除术(6~8mm)就足够了,然后向后方做钝性分离。
- 然后制作巩膜瓣。巩膜瓣应完全覆盖滤过道以提供对房水流出的抵抗力。液体将在巩膜瓣周围流动。
  - 巩膜瓣的形状或大小的差异几乎不会影响手术效果。巩膜瓣的厚度应在巩膜厚度的1/3~1/2(图24-7)。
  - 重要步骤在于向前制作巩膜瓣(大约进入透明角膜1mm处),以确保滤过道位于巩膜突和睫状体之前。
- 在打开眼球(图24-8)之前,用30号或27号针头或尖刀片进行角膜穿刺。然后切除角膜巩膜交界处的组织。
  - 首先用尖刀片或穿刺刀于透明角膜处切开两个径向切口,并向后延伸1~1.5mm,使两个径向切口间宽约2mm。再用刀片或Vannas剪刀剪除除长方形外的组织(图24-9)。
  - 或者,平行角膜缘并垂直于眼球做前角膜切口进入前房,并使用Kelly或Gass咬切器切除组织。
- 然后做周边虹膜切除术。在许多情况下(例如,房角开放的人工晶状体眼),虹膜切除术不是必须的,但是推荐有浅前房和闭角型青光眼的患者使用。
  - 用有齿镊抓住虹膜根部。在行

巩膜造口期间虹膜收缩，然后使用 Vannas 或 DeWecker 剪刀进行虹膜切除术(图 24-10)。

▪ 虹膜切除术应避免损伤虹膜根部和睫状体,以免引起出血。

• 首先用两针 10-0 尼龙缝线 (在矩形瓣的情况下,图 24-11)间断缝合或一条缝合线(三角瓣)缝合巩膜瓣。滑结可用于调节巩膜瓣的紧密度和房水流出率。增加缝线可以更好地控制房水流出。

▪ 在缝合巩膜瓣期间,通过前房穿刺生理盐水填充前房,观察巩膜瓣周围液体流动。如果流速过快或者前房太浅,则需加固或增加缝线。如果没有水流经巩膜瓣,术者可以松开滑结,或用较松散的缝合替换紧密的缝合。

▪ 在某些情况下,如闭角型青光眼或术前高眼压,巩膜瓣应紧密闭合以避免低眼压。这种情况可以使用可调节缝线 (图 24-12) 而不是间断缝合。暴露在外的可调节缝线容易去除,对结膜炎症、出血或筋膜囊变厚的情况下也有效。

• 以角膜缘为基底的结膜瓣缝合用两针或一针连续缝线(图 24-13),用 8-0 或 9-0 可吸收缝线或 10-0 尼龙线完成。很多医师喜欢选择圆针。

▪ 在以穹隆部为基底的结膜瓣缝合中,紧密的结膜-角膜缝合至关重要。在结膜切口的边缘缝合(例如,mattress 10-0 尼龙缝线,图 24-14)可以将结膜固定在角膜上。或使用一种正在改良的 Condon 缝合技术。

• 伤口闭合后,使用 30 号插管通过穿刺轨迹将平衡盐溶液(BSS)填充到前房,以使滤过泡隆起并测试渗漏(图 24-13)。可在下方球结膜穹隆部注入抗生素和皮质类固醇。

• 根据患者的视力和使用的麻醉方法,对患者眼球进行个体化治疗。

抗代谢药物在术中的应用

• 使用丝裂霉素 C(MMC)(图 24-15),以减少术后结膜下纤维化,这在高风险病例中尤为重要。尽管可能增加产生并发症的风险，使用抗纤维化药物可提高手术成功率。用 MMC(0.2~0.5mg/mL 溶液)或 5-FU(50mg/mL)浸泡纤维素海绵(图 24-16),敷在巩膜外或巩膜瓣下 1~5 分钟。结膜-筋膜层要覆盖在海绵上，以避免MMC 与切口边缘的接触。

使用后将海绵取出,用 BSS 彻底冲洗整个区域。收集液体流出物的塑料装置(图 24-17A),再根据有毒废物规定更换和处理(图 24-17B)。

或者,MMC 可以在结膜下注射。可以使用 30 号针头注射 0.1mL 0.4mg/mL 浓度的 MMC 与 0.1mL 1% 浓度的利多卡因混合液。总体积为 0.2mL。在距角膜缘约 8mm 处的颞侧象限筋膜/结膜下注射避免注射引起渗漏。

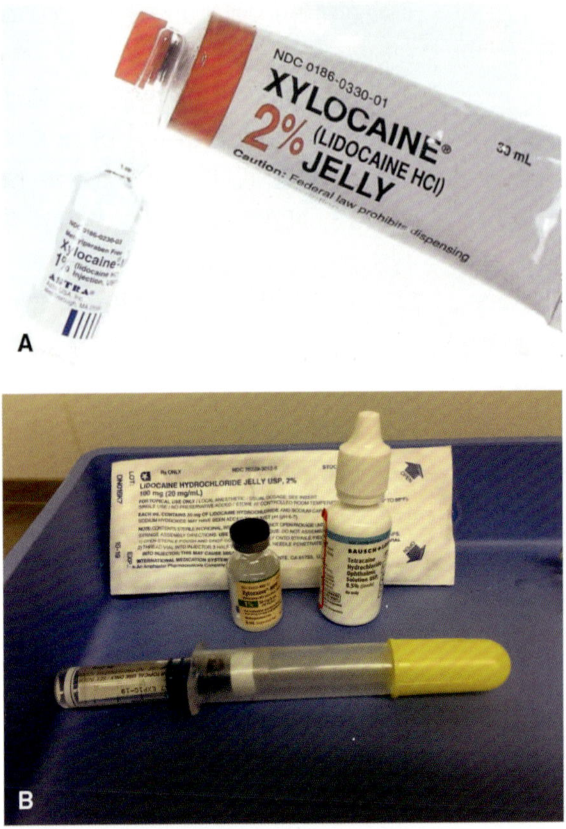

图 24-2 局部麻醉剂。(A)西卡因 2%凝胶用于局部，1%利多卡因用于筋膜或结膜下注射。(B)麻醉准备。

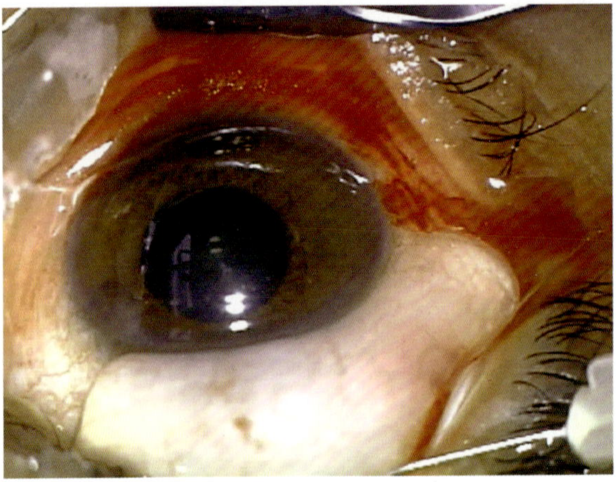

图 24-3 球结膜隆起。30号尖针头自上直肌方向注入1%利多卡因(0.5mL)使球结膜隆起。

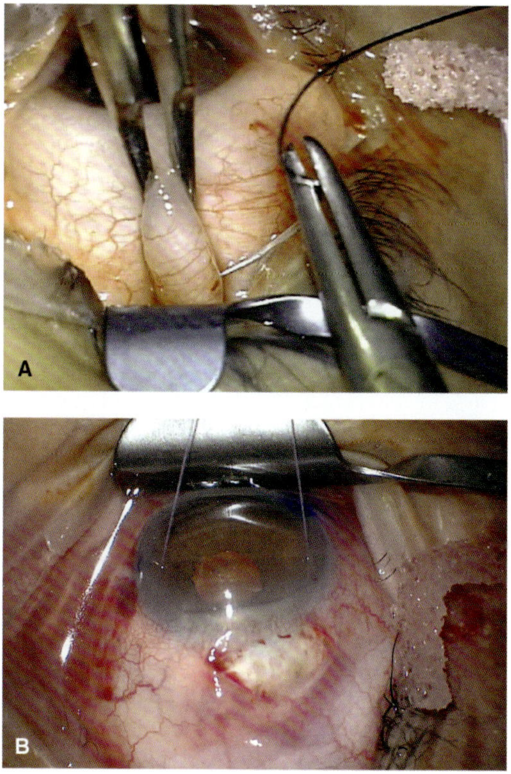

图 24-4　牵引缝合。(A)在以角膜缘为基底的小梁切除术中做上直肌牵引缝线。(B)角膜牵引线用于角膜缘和结膜瓣缝合。

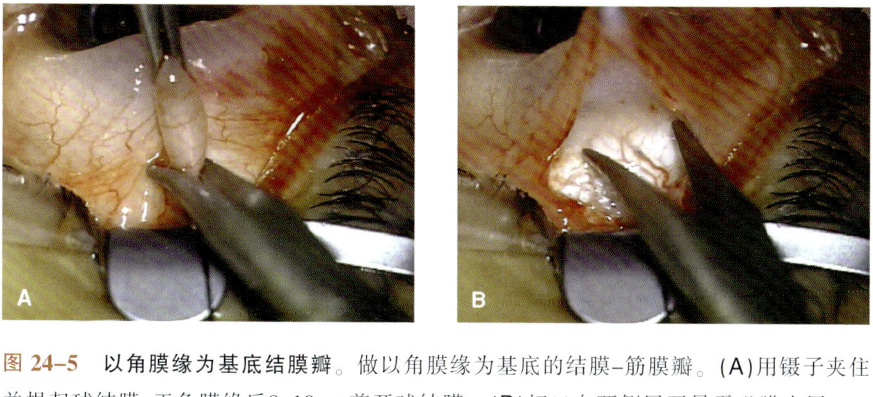

图 24-5　以角膜缘为基底结膜瓣。做以角膜缘为基底的结膜-筋膜瓣。(A)用镊子夹住并提起球结膜,于角膜缘后8~10mm剪开球结膜。(B)切口向两侧展开暴露巩膜表层。

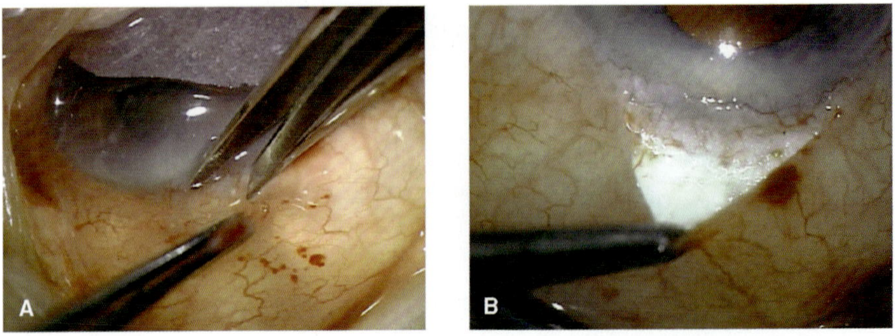

图 24-6 以穹隆部为基底结膜瓣。做以穹隆部为基底的结膜-筋膜瓣。(A)用镊子夹住并提起球结膜后剪开球结膜。(B)角膜缘处的球结膜切口尽量靠前并向两侧扩展2~3个钟位。

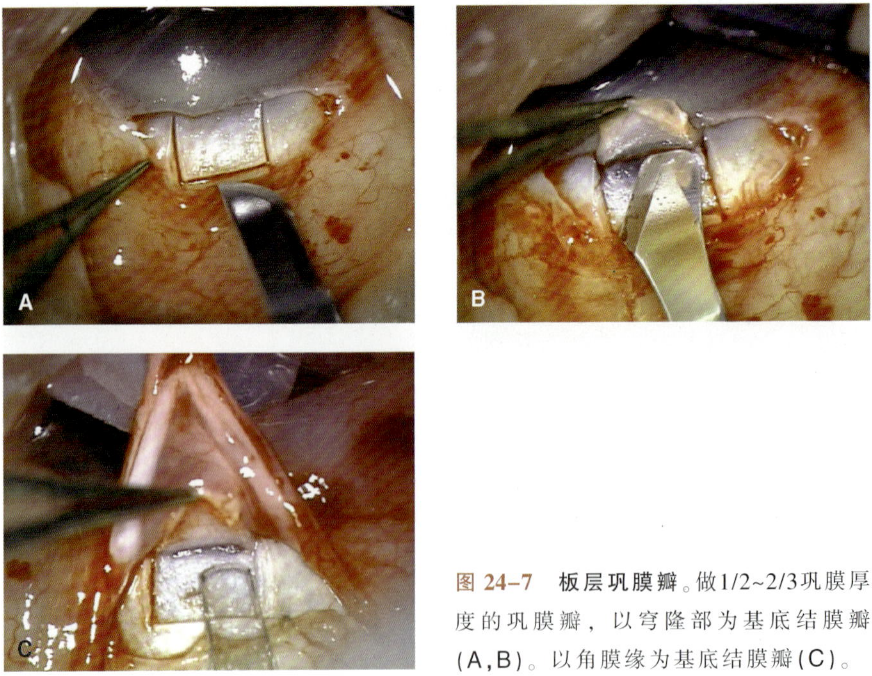

图 24-7 板层巩膜瓣。做1/2~2/3巩膜厚度的巩膜瓣，以穹隆部为基底结膜瓣(A,B)。以角膜缘为基底结膜瓣(C)。

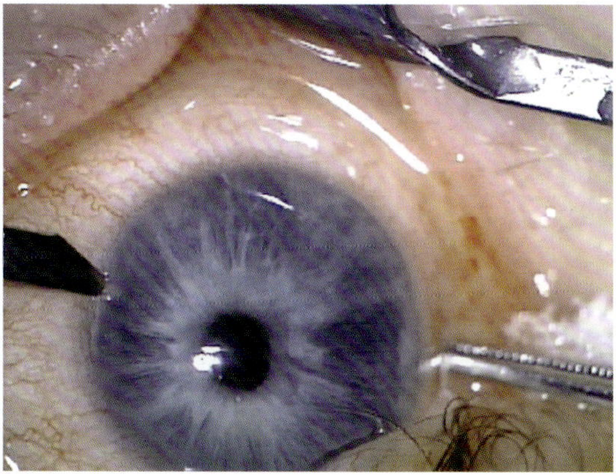

图 24-8　**角膜穿刺**。在做滤过道前行颞侧或鼻侧角膜穿刺。尖刀做长隧道切口。

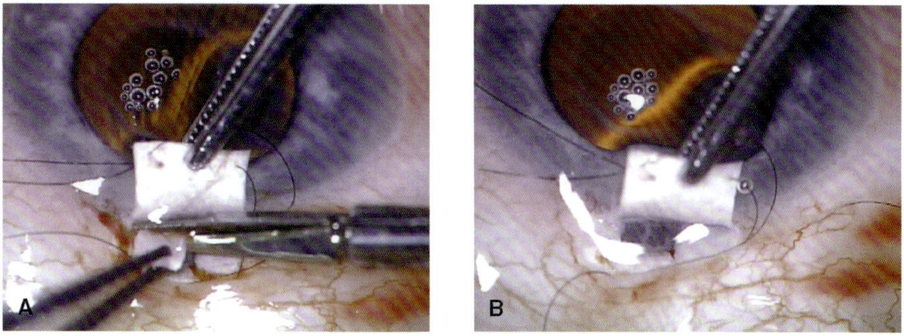

图 24-9　**剪除内部组织块**。尖刀做切口进入前房后，可用咬切器或者Vannas剪刀做滤过道(A)。被切除的组织块可以是角膜和(或)角膜缘(B)。预制巩膜瓣缝线，可加快瓣的关闭并减少低眼压状态的时间(A和B)。

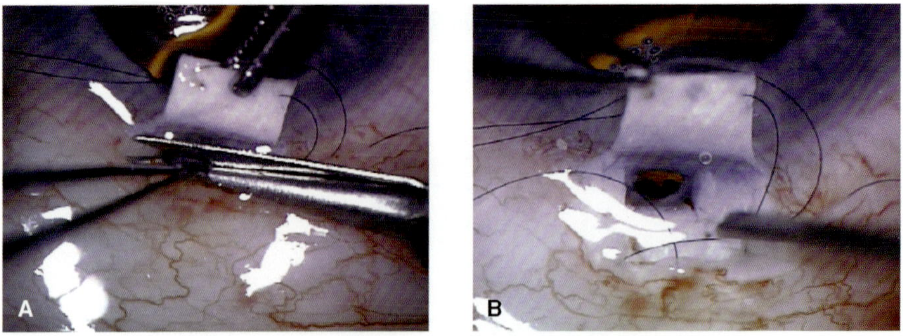

图 24-10 虹膜周切术。小梁切除术中组织块剪除后即行虹膜周切术。在夹取周边虹膜组织时很重要一点就是避开虹膜根部。

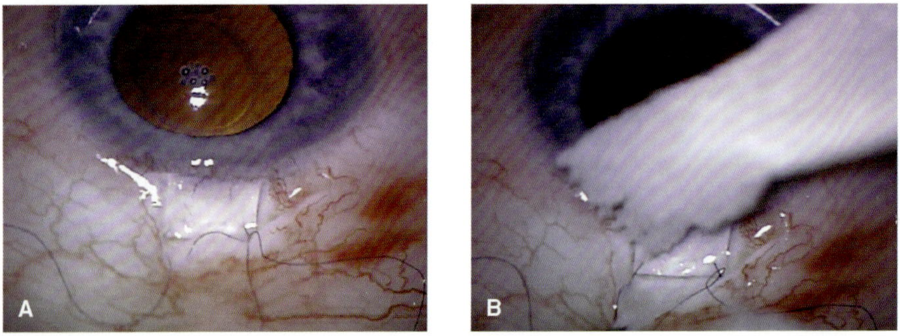

图 24-11 缝合巩膜瓣。有很多不同的技术方法缝合巩膜瓣。本书中术者采用的技术是将巩膜瓣两个角的预制缝线打结(A)。活结有助于调整松紧并调节巩膜瓣下的引流量(B)。

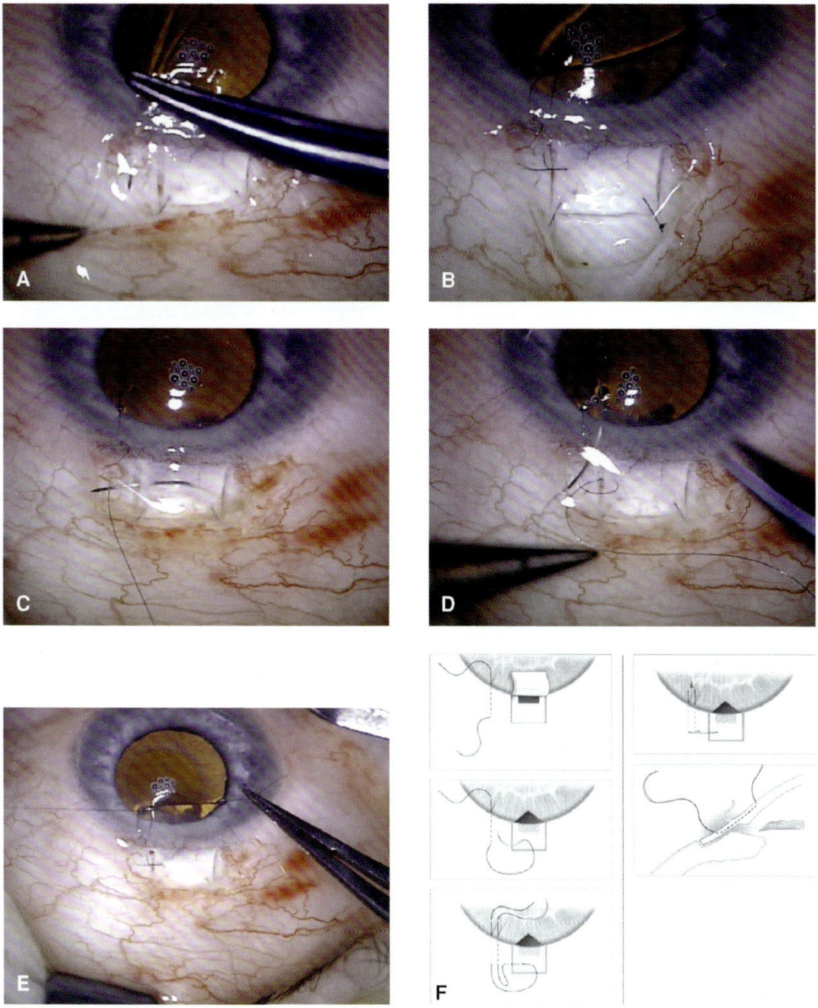

图 24-12　**可调节缝线**。Richard P. Wilson博士描述了以角膜缘为基底的球结膜切口下做可调节缝线的技术要点。需要10-0尼龙缝线。(A,B)第一步,角膜缘前1mm的透明角膜进针(深度,角膜基质层中央),靠近巩膜瓣的巩膜处出针(在角巩膜缘和结膜下走行)。(C)第二步,缝针穿过巩膜瓣及相邻巩膜。(D)第三步,巩膜进针,角膜出针(方向平行于第一步)。(E)第四步,缝线牢固打结。(F)缝合图解。(Illustrations by Christine Gralapp; adapted with permission of the American Academy of Ophthalmology from Moster MR, Azuara-Blanco A. *Focal Points Volume XVIII, number 6*. San Francisco, CA: American Academy of Ophthalmology, 2000.)

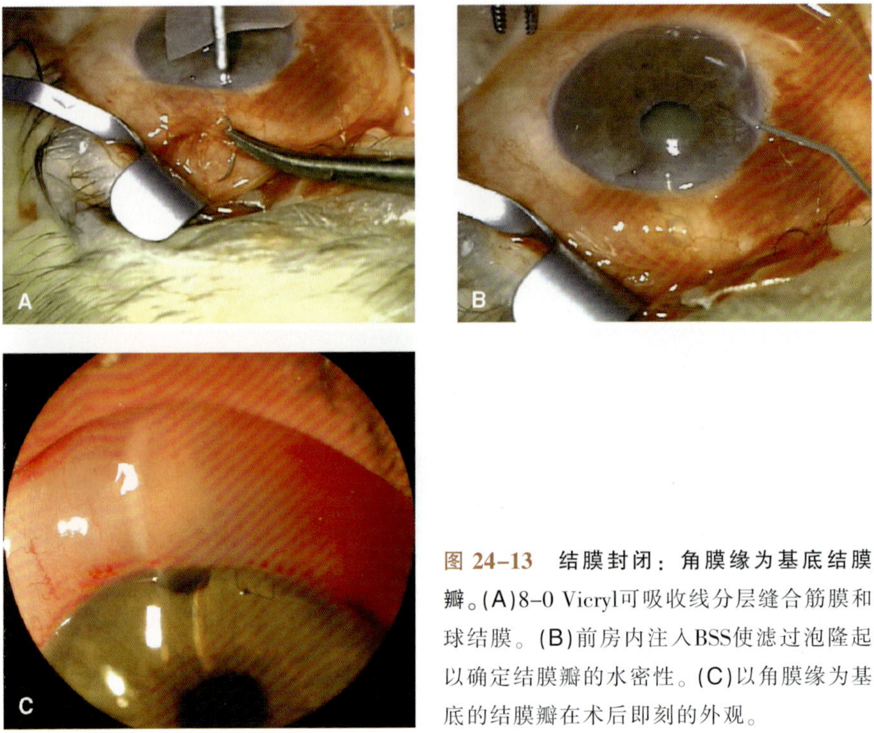

图 24-13 **结膜封闭：角膜缘为基底结膜瓣**。(A)8-0 Vicryl可吸收线分层缝合筋膜和球结膜。(B)前房内注入BSS使滤过泡隆起以确定结膜瓣的水密性。(C)以角膜缘为基底的结膜瓣在术后即刻的外观。

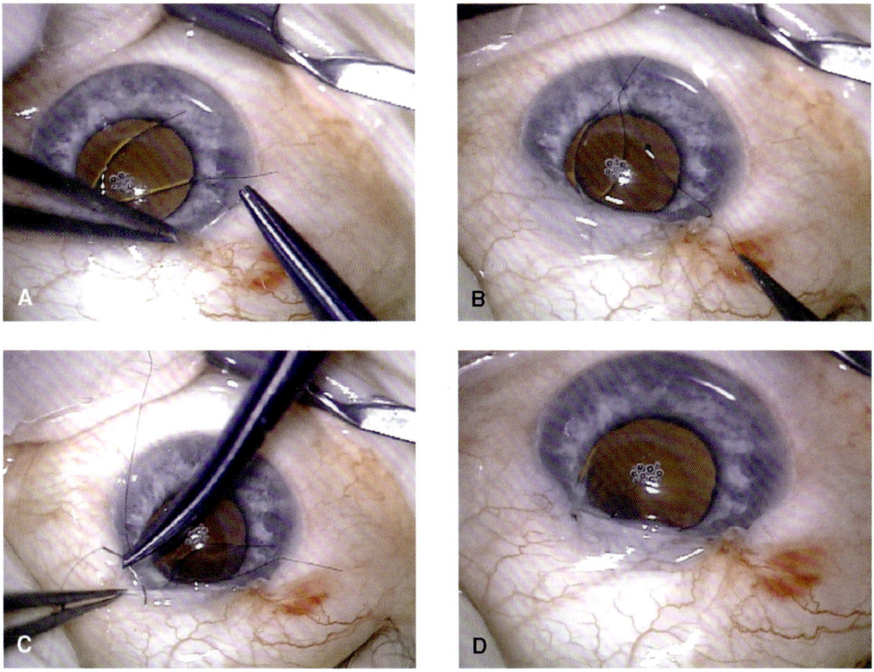

图 24-14　结膜封闭：穹隆部为基底地结膜瓣。10-0尼龙缝线缝合以穹隆部为基底的结膜筋膜瓣的两个角。

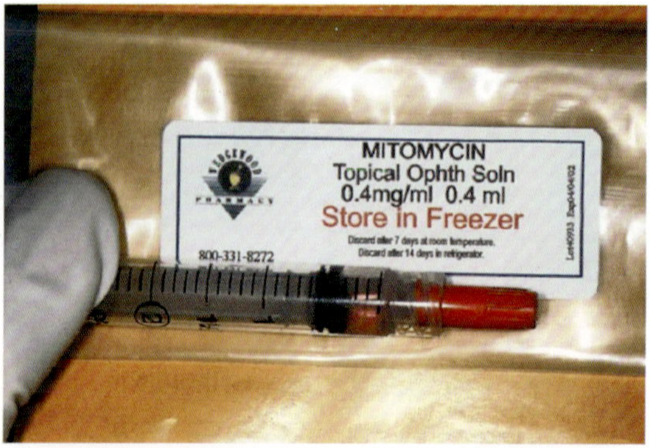

图 24-15 MMC溶液。术中用MMC(0.4mg/mL)。

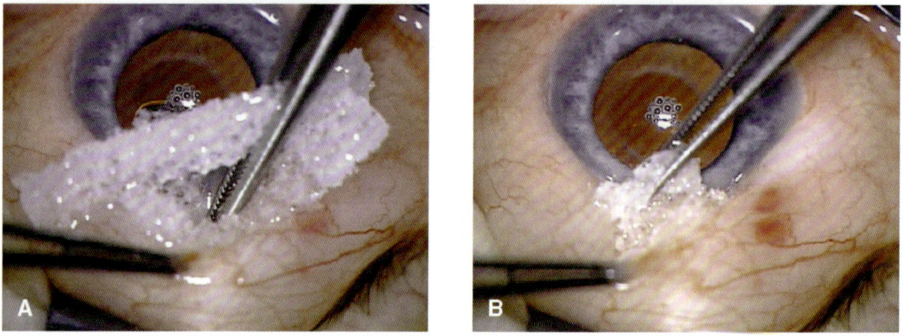

图 24-16 MMC应用。将吸附MMC溶液Weck-cel海绵放置于结膜下或者筋膜下。在此病例中应用大块海绵。别的外科医师倾向于使用多块小海绵。

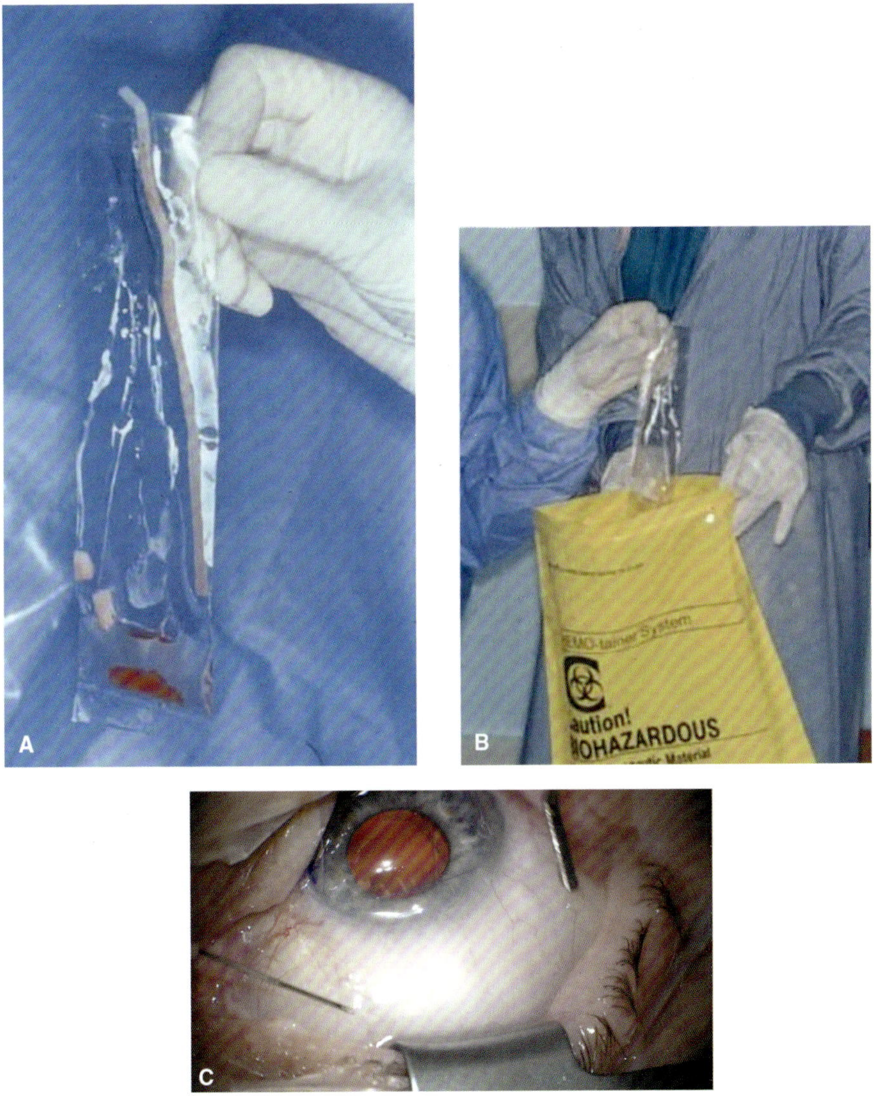

图 24-17　丝裂霉素C(MMC)海绵的处理。(A)冲洗后收集MMC海绵和受污染的液体。应该统计使用和收集的海绵数量。(B)必须正确处理受MMC污染的材料。(C)结膜下丝裂霉素C的注射。

术后护理

• 局部激素的使用(例如1%醋酸泼尼松龙,每天4次)在6~8周后逐渐减量。一些临床医师局部使用非甾体抗炎药(例如,每天1~4次,持续1个月)。手术后应使用抗生素类药物,使用1周后停止使用。个别患有浅前房或炎症反应严重的患者术后可单独使用睫状肌麻痹剂。

• 通过眼睑对眼部下方巩膜或角膜进行局部按压和在巩膜瓣后缘用湿润棉尖进行局部按压,可在术后早期,有效形成滤过泡,降低眼压,特别是在激光裂解缝线后(图24-18)。

• 当眼压高、滤过泡扁平和前房深时,须松解、拆除、牵拉可调节缝线。进行激光治疗之前必须进行房角镜检查,确认进行巩膜造口手术时,没有组织或血块阻塞其入口。尽管使用MMC的患者手术后数月内可能成功,但仍应在手术后的最初几周内进行缝合线的松解以及切割和牵拉可释放的缝合线。

• 对容易出现早期失败的情况(例如,血管化和增厚的滤过泡),建议在结膜下重复使用5-FU(5mg,0.1mL溶液)和抗血管内皮生长因子(抗VEGF)治疗2~3周(见下文)。

抗VEGF治疗滤过泡血管化

• 近来已经提出使用抗VEGF药物(贝伐单抗和雷珠单抗)作为小梁切除术的辅助手段。纤维细胞活化和血管生成加速伤口愈合。因此，使用抗VEGF药物可以抑制新生血管的形成,减少瘢痕形成,促进健康的滤过泡形成，利于眼压的长期控制。对于单独使用MMC或5-FU失败的患者,抗VEGF剂可与MMC和5-FU产生协同作用。

• 结膜下注射抗VEGF药物（贝伐珠单抗1mg)的首次报道,出现在一例小梁切除术失败的患者行滤过泡针拨术的过程中。随后的许多报道证实,在滤过泡手术后或者针拨修复过程中，可在结膜下或筋膜下注射使用贝伐单抗和雷珠单抗。

• 建议在小梁手术后刚出现血管化迹象时在滤过泡近端注射抗VEGF药物。目前,作者也是这样做的。关于贝伐单抗注射剂量、给药途径以及治疗后的不良反应,尚需进一步的深入研究。

滤过泡针拨术

• 对部分患者出现结膜下-表层巩膜纤维化的情况,可尝试进行外部修复或滤过泡针拨术。使用27号或25

号针头切割巩膜瓣的边缘，恢复房水的流出。针尖经巩膜瓣下方进入前房，在有晶状体眼中操作应该极度谨慎，避免产生不必要的损伤。

- 如果在滤过道闭塞之前已经形成了良好的滤过泡，滤过泡针拨术的结果会更好。结膜下重复注射 5-FU 可以提高手术成功率。

- 滤过泡针拨术之前或者之后均可使用 MMC。目前，我们针拨时使用的是 0.1mL 1%利多卡因与 0.1mL 0.4mg/mL MMC 的配制的混合物。

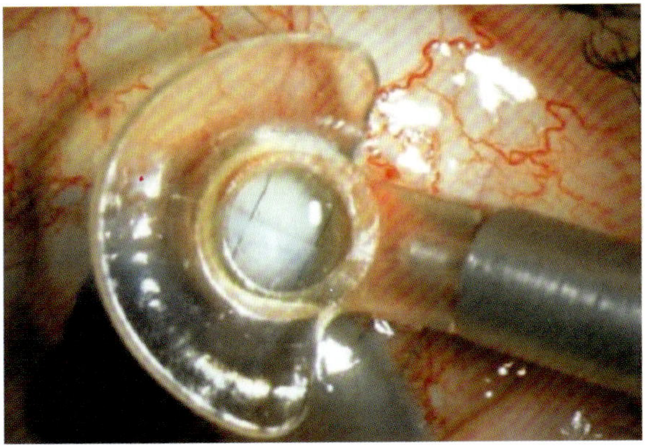

图 24-18　**缝线拆除**。使用Hoskins镜头按压结膜并暴露尼龙缝线视野。(Courtesy of Richard P. Wilson, MD, Wills Eye Hospital, Philadelphia, PA.)

并发症

- 并发症及其处理见表24-1(图24-19至图24-29)。
- 青光眼手术后暂时性低眼压是常见的现象,通常可以耐受,但偶尔也可能导致其他可能的并发症,包括浅前房(图24-19)、Descemet膜褶皱、脉络膜上腔积液(图24-20)、脉络膜上腔出血(图24-21)、白内障、黄斑和视盘水肿,以及脉络膜视网膜褶皱(主要发生在年轻近视患者中)。术后的高眼压也并不罕见(图24-22),保守治疗即可缓解。
  - 术后有前房的低眼压症状,可早期进行保守治疗,如使用类固醇和睫状肌麻痹剂。当低眼压与其他并发症同时出现,如伴有视力下降的持续性低眼压和低眼压黄斑病变(图24-23),需要及时干预。对于这类低眼压,需要及时纠正引起低眼压的原因。最常见的原因是滤过泡的滤过太强。当前房扁平且有晶状体-角膜接触时,必须立即进行外科手术以防内皮损伤和白内障形成。可在裂隙灯或手术显微镜下通过前房穿刺术注入黏弹剂重塑前房。当同时并发性脉络膜上腔积液时,建议行脉络膜液体引流。
- 当滤过过强持续存在时(图24-24),可以使用多种方式来诱导滤过泡的炎症或愈合反应,从而改变滤过泡的形态并升高眼压。手术修复是最有效的方法。
  - Palmberg式经结膜缝合线通常有助于减少过度过滤(图24-25)。目前我们倾向于通过结膜再缝合巩膜瓣。Richman等报道,是可以通过结膜缝合巩膜瓣的。局部滴入麻醉药后,用棉签尖端按压巩膜瓣上的滤过泡,以确认巩膜瓣滤过过盛的位置。然后,使用带有10-0尼龙缝合线的圆形锥形针,将巩膜瓣通过结膜直接缝合。如有必要,可以另外再缝一针并拉紧以实现水密。
  - 当难以看到巩膜瓣的边缘时,可使用Hoskins镜头观察,使用镜头按压的同时进行缝合。通常,在缝合点会发生少量泄漏,特别是当滤过泡壁较薄时。然而,随着滤过的减少和(或)滤过泡变小,这种情况一般只持续几小时或几天。小梁切除术后,应局部使用抗生素。手术缝合线在一周内会自发地埋入结膜中。
  - 偶尔,对滤过过畅的滤过泡的修补必须采用植片移植术(如巩膜瓣功能消失,再缝合不可能实现)。
- 晚期与滤过泡有关的感染可能是非常严重的并发症,可能导致眼内炎(图24-26)。这种情况在术中使用MMC(图24-27至图24-29),以及在渗漏、无血管、薄的,小的滤过泡中更常见。

参考文献

1. Richman J, Moster MR, Myeni T, Trubnik V. A prospective study of consecutive patients undergoing full-thickness conjunctival/scleral hypotony sutures for clinical ocular hypotony. *J Glaucoma*. 2014;23:326–328.

表 24-1　小梁切除术的并发症

并发症	治疗
结膜纽扣孔	用 10-0 或 11-0 的圆("血管")针进行荷包缝合
早期滤过过强(图 24-25)	如果前房浅或扁平,无晶状体角膜接触,用睫状肌麻痹剂,限制活动,避免 Valsalva 动作;如果有晶状体角膜接触,紧急重建前房;如果并发症持续存在,重新缝合巩膜瓣
脉络膜积液(图 24-21)	保守和观察,睫状肌麻痹剂、类固醇药物。如果积液是并发的并且与浅前房相关联,则考虑引流
脉络膜上腔出血	
术中	迅速闭上眼睛,轻柔地复位脱离的脉络膜 静脉注射甘露醇和使用乙酰唑胺药物
术后	保守观察;控制眼压和缓解疼痛;如果前房持续扁平且伴有无法忍受的疼痛,则考虑引流(7~10 天后)
房水迷流	初始药物治疗:加强局部睫状肌麻痹药物散瞳,局部使用和口服房水抑制剂和高渗剂 人工晶状体:Nd:YAG 激光后囊切开术或经前房实施前段周边部玻璃体切割术 晶状体:晶状体超声乳化摘除和前玻璃体切割术。经晶状体平坦部玻璃体切割术
滤过泡包裹(图 24-30)	初步观察。如果眼压升高,则可使用房水抑制剂
滤过泡功能障碍(图 24-26)	针拨配合使用 5-FU 或手术修复。局部润滑。按摩缝线(Palmberg)
晚期滤过泡漏(图 24-29)	如果渗漏不明显,暂予观察和局部用抗生素。如果持续渗漏,手术修复(结膜加固术或自体移植)
慢性低眼压(图 24-24)	如果出现视力下降或黄斑病变,可以进行结膜瓣缝合或巩膜瓣修复
滤过泡感染(图 24-27)、眼内炎	无眼内感染的滤过泡感染:用广谱强化抗生素加强局部治疗 有轻度前段炎症反应的滤过泡感染:用强化抗生素加强局部治疗 患有严重前段炎症反应或玻璃体受累:玻璃体液取样化验和玻璃体内注射抗生素

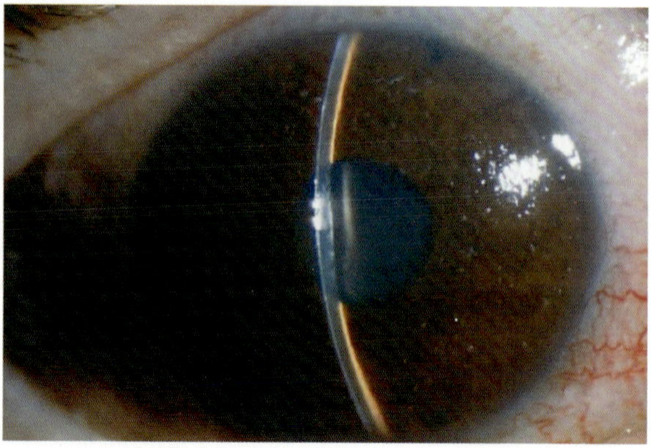

图 24-19 **浅前房**。前房浅(Spaeth分级2级),虹膜角膜接触,晶状体角膜未接触。

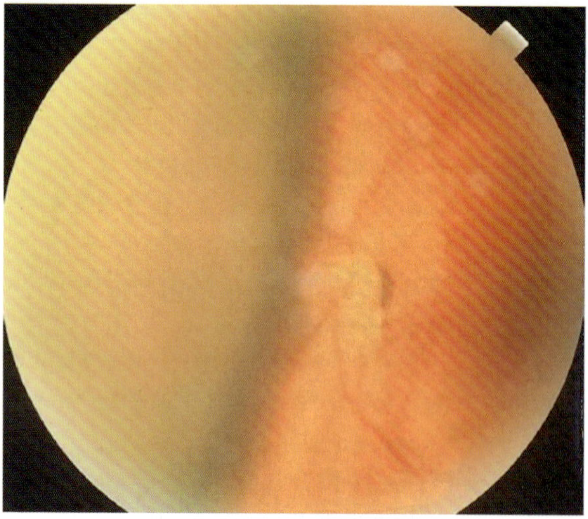

图 24-20 **脉络膜脱离**。眼底照片显示浆液性脉络膜脱离,视神经模糊不清。

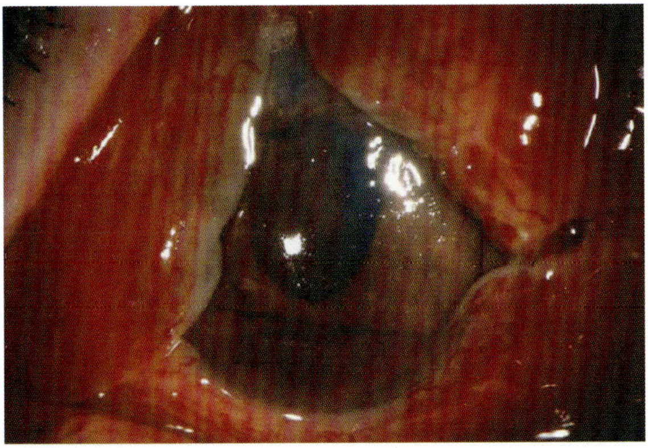

图 24-21　**脉络膜上出血**。脉络膜上腔出血的裂隙灯照片，通过瞳孔可以看到视网膜。

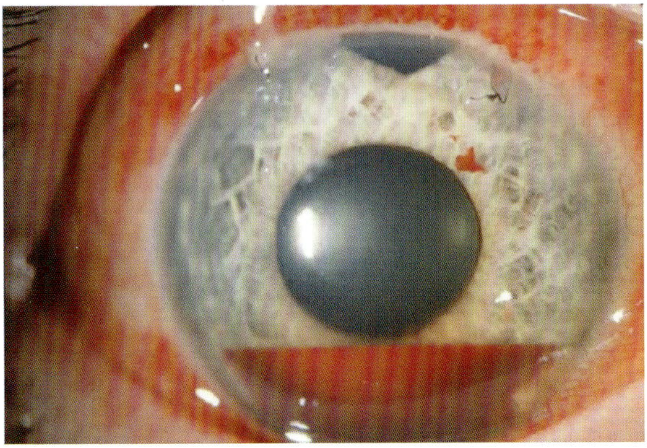

图 24-22　**前房积血**。小梁切除术后的前房积血。

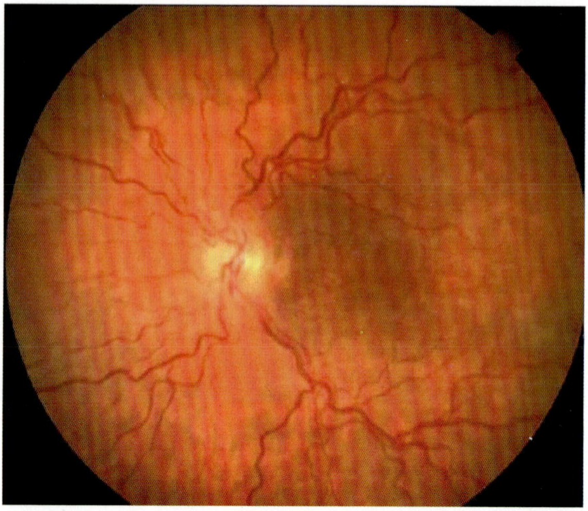

图 24-23 **慢性低眼压**。眼底照相显示视网膜皱褶及静脉迂曲——低眼压性黄斑病变。

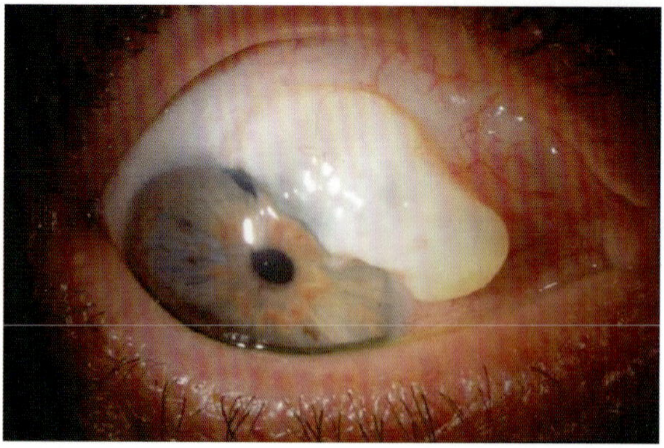

图 24-24 **滤过过强**。活跃的滤过泡导致滤过过强，注意滤过泡无血管化。

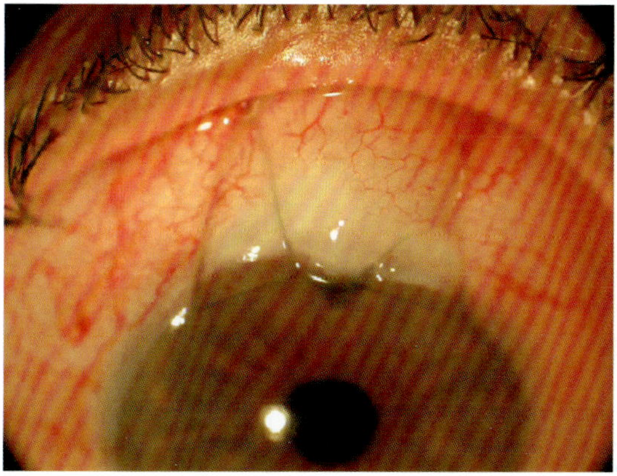

图 24-25　Palmberg缝合。经结膜缝合可用于减小滤过泡大小及治疗滤过过强。

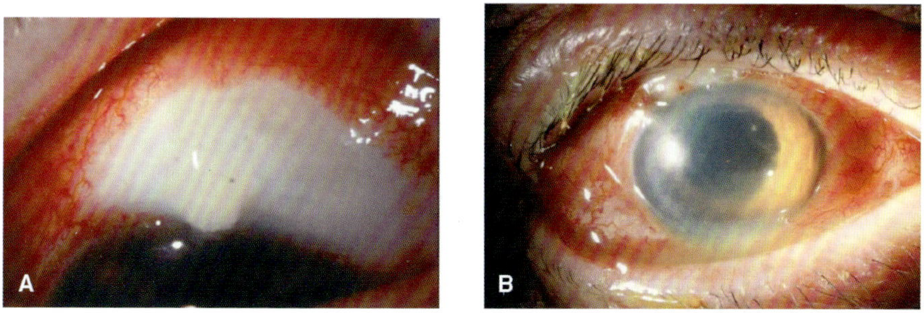

图 24-26　**滤过泡相关性眼球感染。**(A)滤过泡炎的裂隙灯检查图像，可见滤过泡中脓液流出。(B)滤过泡感染伴随低眼压。

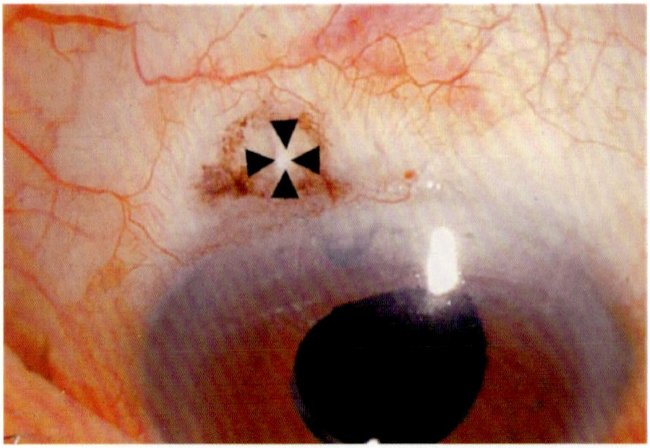

图 24-27 **结膜纽扣孔**。使用MMC的小梁切除术术后几周可见结膜局部穿孔，箭头所示为穿孔边缘。

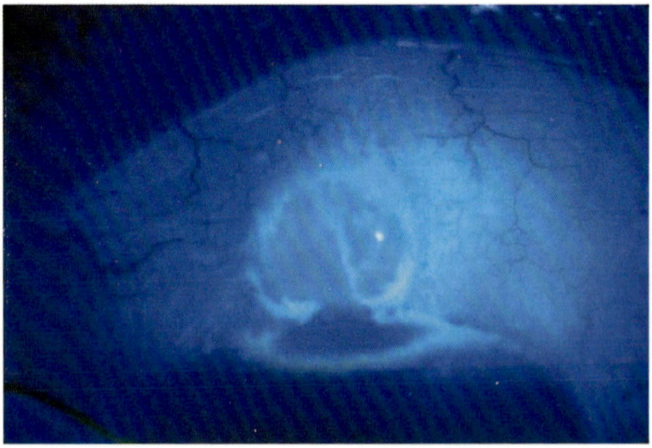

图 24-28 **晚期滤过泡渗漏**。小梁切除术后3年出现滤过泡渗漏。裂隙灯钴蓝光下溪流试验可见房水自滤过泡渗漏。滤过泡小、局限化及无血管化。

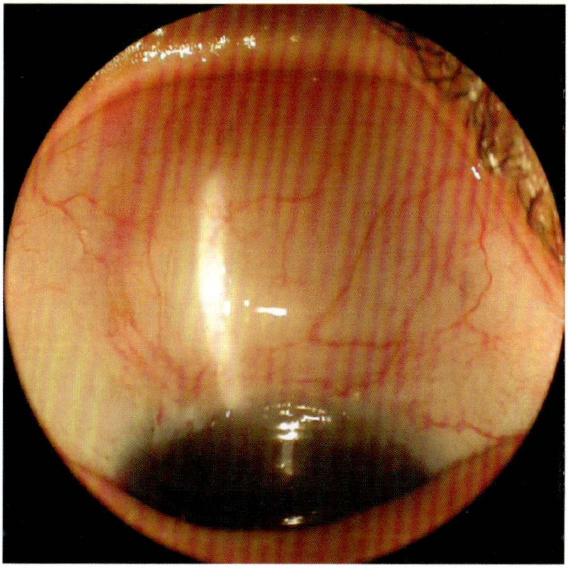

图 24-29 **滤过泡包裹**。典型的滤过泡包裹为局限化和血管化改变。

Ex-PRESS微型青光眼引流钉植入术

Ex-PRESS是一种小型不锈钢植入物，在4~5mm宽的巩膜瓣下(类似于标准的小梁切除术巩膜瓣)，通过角巩膜缘插入前房。分为几种不同形状和尺寸的型号(长度范围为2.4~2.9mm)。内腔直径为50(最常用)~200μm。

Ex-PRESS植入术与标准的小梁切除术相比，更安全、稳定且术后并发症更少。一些非对照研究表明，Ex-PRESS分流术的临床疗效与小梁切除术相似，但早期低眼压发生率要低于小梁切除术[1]。

手术技术

- Ex-PRESS植入手术技术与标准小梁切除术相似。制作结膜瓣后通常应用MMC结膜下敷贴以最大限度减少瘢痕形成和滤过泡失效或者也可以结膜下注射MMC。然后将巩膜瓣提起，继续分离到角膜内1~2mm。用一个25~27号针头沿灰线插入至前房。在制作进针入口时避免针头横向移动，然后将引流钉与一次性植入器平行于虹膜面插入(图24-30)。当引流钉的尖端刚好可以通过角膜看到时，将其旋转到12点位。眼压20mmHg左右时插入引流钉最佳，此时放置引流钉角膜不会塌陷。将引流钉一直插入切口，使金属板与巩膜床紧贴。即可通过管腔观察房水流出。
- 具有可调节或可释放缝合的巩膜瓣密闭程度类似于小梁切除术。结膜瓣水密很重要(见上文)。术后管理(局部类固醇药物，术后5-FU或抗VEGF)与标准小梁切除术相似(图24-31)。

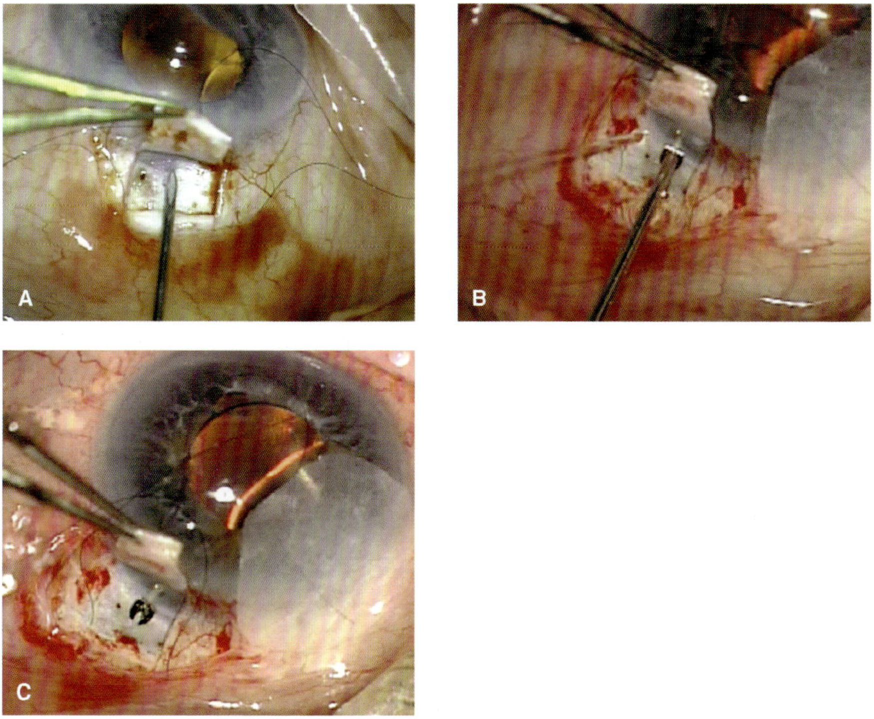

图 24-30　引流钉植入术手术技术。(A)巩膜瓣分离后，穿刺针做入口。(B)一次性植入器推入引流钉。(C)植入顺利完成后缝合巩膜瓣。

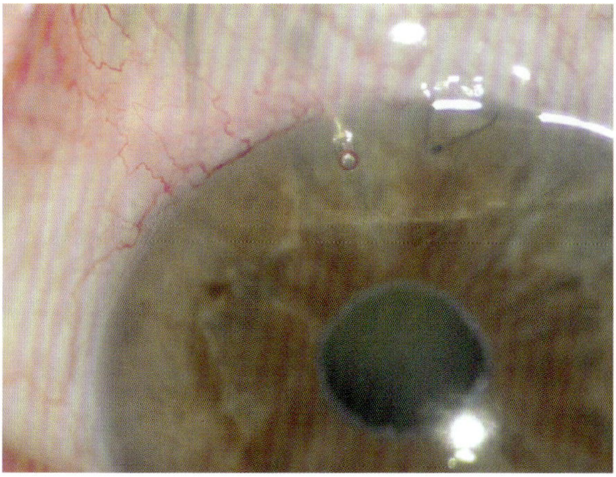

图 24-31　Ex-Press微型青光眼引流钉。术后情况。

XEN青光眼引流装置（AQUESYS XEN凝胶支架）

XEN 青光眼引流装置植入术主要通过一个小的透明角膜切口插入一个细小的凝胶支架，从而将房水从前房引流到结膜下间隙，形成一个房水的引流通道。这一过程模拟了小梁切除术的机制。在植入之前，结膜下注射 2~4mg/mL 的 MMC 0.1mL，并按摩至结膜下间隙。

XEN 凝胶支架长度 6mm，内径 45um。该引流装置内有一个推进器。它可以联合白内障手术一起植入或单独植入。在植入 XEN 凝胶支架前，前房注入黏弹剂，并在距离角巩膜缘 3mm 球结膜处标记 2 个点来指导手术医师从巩膜穿出，通过房角镜可以用来确保放入正确的位置，但它不是绝对必要的，因为没有房角镜也可以完成这个手术过程。含有 XEN 的引流装置穿入前房角后，然后慢慢穿过巩膜到达结膜下。然后，装置释放凝胶支架入前房，短的一端留在前房，长的一端留在结膜下从而有利于房水弥散到结膜下。XEN 凝胶支架只需要较小的切口植入内部，不需要缝合。然而，因为它模拟小梁切除术，所以对滤过泡的处理是成功的关键。在相当多的病例中，针拨滤过泡对维持低眼压是很有必要的。

患者术后注意事项与小梁切除术类似，但由于 XEN 植入术术中手术切口小，对眼表的损伤小，需要的门诊复查次数较少，视力恢复更快，不适感也更少(图 24-32 和图 24-33)。

感谢

感谢 K. Mansouri 博士(瑞士洛桑市 Montchoisi 诊所青光眼中心眼科医师顾问及美国丹佛科罗拉多大学眼科系副教授)提供的 XEN 插图。

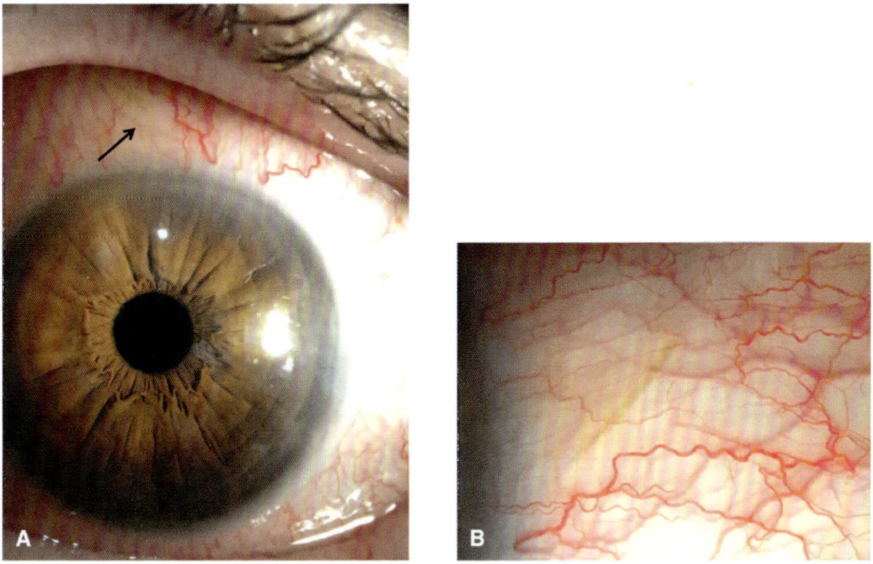

图 24-32　XEN植入物的结膜下外观。(A)XEN支架穿出点,距角巩缘约3mm。(B)高倍镜下。(Courtesy of Dr. Kaweh Mansouri.)

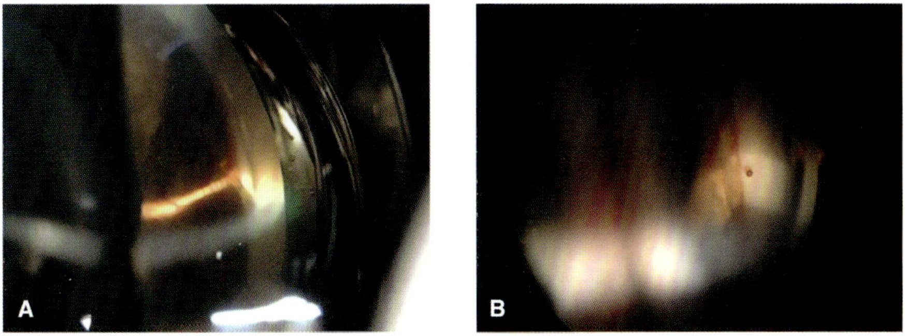

图 24-33　XEN植入装置。两种不同的XEN植入物在前房角镜下的内面观,其中一种在前房角节段较长。(Courtesy of Dr. Kaweh Mansouri.)

第25章

青光眼引流器

Laura A. Vickers, Nathaniel C. Sears, JoAnn A. Giaconi, Marlene R. Moster

描述

- 青光眼引流器(GDD)被设计用于降低眼压(IOP),也被称为房水分流装置、房水分流器或房水引流管。
- 传统上意义上,该装置主要用于滤过手术失败、顽固性和复杂性青光眼患者的降眼压的治疗,例如,炎症性、新生血管性、外伤性青光眼。自从发布引流管(Baerveldt 350mm^2)与传统小梁切除术(术中应用丝裂霉素C)对照研究结果以来[1],有些中心也开始将GDD手术作为治疗原发性青光眼的首选方案。
- 所有GDD是由硅胶管和与其相连的引流盘(或植入物)两部分所组成,但由不同形状和表面积的各种材料制成,这取决于具体的型号(图25-1和图25-2)。将引流盘放置在眼球赤道部的巩膜上,同时将硅胶管插入前房(极少数穿过睫状体平坦部)。尽管是惰性材料,在引流盘周围仍然会产生胶原和纤维血管膜(或滤过泡)。房水一旦进入滤过泡,就会通过滤过泡囊壁,被静脉毛细血管和淋巴管重吸收。
- GDD可分为限制性和非限制性引流器。
  - 非限制性或无阀门引流器允许房水从眼内自由流动到巩膜外。目前市场上的非限制性引流器包括Molteno和Baerveldt的各种型号(图25-1)。流出阻力取决于引流盘周围形成的囊腔密度。
  - 限制性或阀门引流器在引流管的后部(阀或膜处)有一个流量控制元件,旨在限制房水流动以防术后低眼压。限制性引流器包括Ahmed(图25-2)和Krupin。
- 目前,尚未发现GDD之中哪一种

类型优于其他类型。一项关于 Ahmed 与 Baerveldt 的多中心、随机对照临床试验，经过 5 年的随访结果显示在相似青光眼用药量的情况下，Baerveldt 350mm^2 组术后平均眼压更低、但同时也容易出现早期且严重的并发症[2]。此外，相对于 Ahmed 组，后者更显著降低累积失败率、更少的需要药物辅助，但有更多的低眼压相关并发症[3]。

参考文献

1. Gedde SJ, Schiffman JC, Feuer WJ, Herndon LW, Brandt JD, Budenz DL; Tube versus Trabeculectomy Study Group. Treatment outcomes in the Tube versus Trabeculectomy study after five years of follow-up. *Am J Ophthalmol*. 2012;153(5):789–803.
2. Budenz DL, Barton K, Gedde SJ, et al. Five-year treatment outcomes in the Ahmed Baerveldt Comparison Study. *Ophthalmology*. 2015;122(2):308–316.
3. Christakis PG, Kalenak JW, Tsai JC, et al. The Ahmed versus Baerveldt Study: five-year treatment outcomes. *Ophthalmology*. 2016;123(10):2093–2102.

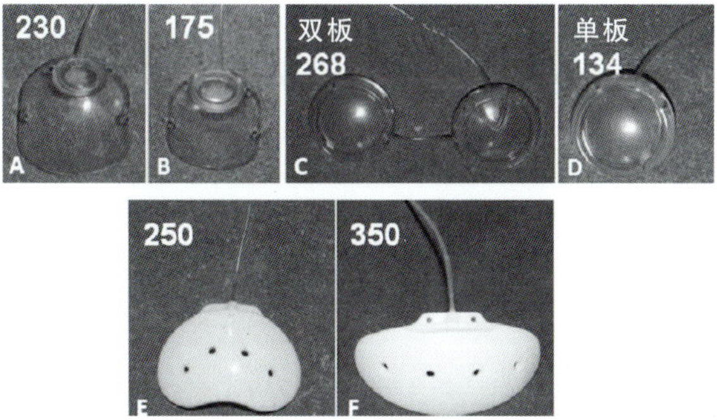

图 25–1 非限制性引流器（市面上提供的各种型号）。(A–D)Molteno引流器。新的Molteno3分流器(A,B)的特点是具有比旧型号(C,D)更大、更灵活的引流盘。图片上的数字代表引流盘表面积。(E,F)Baerveldt引流器，其引流盘用钡硅树脂制成。

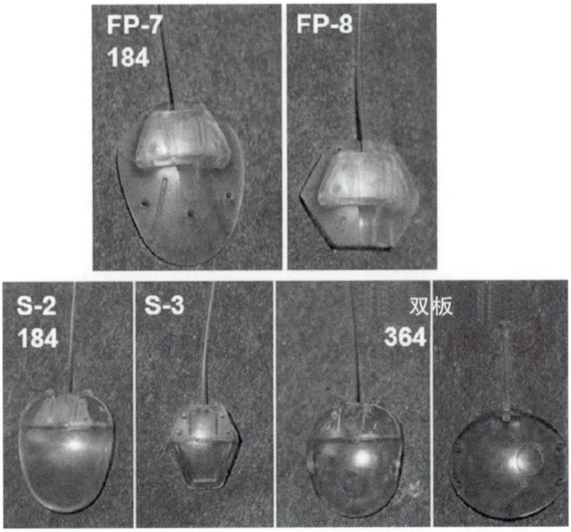

图 25-2 限制性引流器。Ahmed阀配有质地柔软的引流盘(FP型号)或质地偏硬的聚丙烯引流盘(S型号)。较小的尺寸适用于儿童眼睛。双引流盘模型由一个有阀门引流盘连接一个无阀门引流盘组成,二者由穿过眼外肌的硅胶管相连(在此图右下方,有两块未连接的引流盘)。

手术技术

• 建议使用局部麻醉，因为某些手术步骤在没有充分麻醉的情况下会产生疼痛。可以使用球后、球周或 Tenon 囊下注射麻醉。

• 颞上象限（图 25–3）是第一个 GDD 植入的首选位置（附加引流盘可以植入其他象限）。角膜牵引(图 25–4)或上直肌牵引缝合有助于暴露手术部位。使用 30 号口径的针管将平衡盐溶液注入引流管,以确保引流管通畅。

• 通常做以穹隆为基底的结膜切口,90°~110°的结膜切口对于单个引流盘植入是足够的。Stevens 剪用于颞上象限钝性分离筋膜暴露巩膜，为引流盘腾出空间。引流盘置于相邻的直肌之间，引流盘前唇至角膜缘至少 8mm (图 25–5)。采用不可吸收缝线(6–0 到 8–0 尼龙、prolene、mersilene)通过引流盘的固定孔，将引流盘缝合固定在巩膜表面。

• 将引流管放置在角膜上来估算引流管的最佳长度,然后修剪引流管,斜面向上,向前房延伸 2~3mm(图 25–6)。角膜穿刺提供通道以防前房塌陷(图 25–7)。使用 22 号或 23 号针头在角巩膜缘后 1~2mm 进针,针头平行于虹膜平面,建立进入前房的通道(图 25–8)。最后用平镊将引流管通过这条通道插入前房(图 25–9)。

• 正确定位前房内的引流管很重要,以确保它不接触虹膜、晶状体或角膜。引流管可用 10–0 尼龙或聚丙烯缝线固定或不固定在巩膜上(图 25–10)。缝合线需紧紧结扎在引流管上防止引流管滑入或滑出前房，同时也不能太紧以免封闭引流管腔。为避免引流管侵蚀结膜,需使用经处理的心包膜、供体巩膜或角膜，以及较不常见的筋膜或硬膜,以覆盖引流管的暴露部分(图 25–11 和图 25–12)。采用间断缝合将覆盖移植物缝合到位，也可以制作以角膜缘为基底部的板层巩膜瓣，并在该瓣下面将引流管插入前房，缝合的巩膜瓣覆盖引流管(图 25–13 和图 25–14)。

• 在进入前房困难或不能进入的情况下，引流管也可穿过睫状体平坦部放置(图 25–8 至图 25–31)。此法需要医生行睫状平坦部的玻璃体切割术，仔细切除引流管插入部位的玻璃体。

• 在插入非限制性引流器期间,尚需结扎引流管这一步骤来防止即时的和长期的术后低眼压，此步骤可在缝合巩膜瓣前以多种方式进行。可吸收的 6–0 至 8–0 Vicryl 缝线可以围绕引流管结扎，阻止房水流到引流盘（图 25–15)。缝线可在 4~8 周内溶解,此时将在引流盘周围形成限制性囊泡。因为引流管被完全结扎，所以可在引流管前的巩膜外部分用针或 15°刀片做几个引流口,允许术后早期房水流出。

可以用27号注射器将生理盐水注入引流管来检查房水流出量。如果在缝线溶解前不能用药物控制眼压，氩激光切割Vicryl缝合线可以打开引流管(为了看到缝合线,缝线需要放置在覆盖物后)。另一种选择是将5-0尼龙缝线、3-0 prolene或3-0 Mersilene放入引流管中，直到引流盘末端（图25-16)。然后将可吸收缝线缠绕在引流管和ripcord缝线周围（图25-17)。ripcord缝线的末端放置在结膜下象限,如果需要降低眼压,可以在数周后切开结膜拉出ripcord缝线即可。如果需要早期开放引流管,ripcord缝合具有不需用氩激光切割缝线的优点。第三种选择是在将引流管插入前房之前,将引流管结扎(图25-18)。此术通常采用尼龙或聚丙烯缝线，术后如果需要降低眼压即可激光消融缝线。此手术最后步骤为缝合结膜切口至水密状态。

术后护理

- 手术后的治疗包括局部使用抗生素1~2周，局部类固醇用药至术后2~3个月。若前房浅时可偶尔使用睫状肌麻痹剂。非甾体抗炎眼药水也可使用。
- 限制性引流器，术后4~16周可能形成包裹而致高眼压。术后检查应注意这一阶段的发展过程，可能需要重新应用降眼压药物。
- 非限制性引流器，术前降压药物必须持续使用直到引流管打开。
- 术后每周随访应持续到5~6周，直到结扎的引流管打开。必要时调整降眼压药物和抗炎药物。

并发症

- 房水引流管植入后伴发术后并发症的风险较大。
- 术后早期并发症。
  - 低眼压:是最常见并发症,通常由过量的房水外流所致，可能导致如下并发症。
  - 低眼压黄斑病变(图25-19和图25-20)。
  - 浅前房(图25-21)。
  - 脉络膜上腔积液(图25-22至图25-24)。
  - 脉络膜上腔出血(图25-25)。
  - 房水迷流(图25-26)。
  - 前房积血。
  - 高眼压症：与纤维蛋白(图25-27)、血凝块、虹膜或玻璃体引起的引流管堵塞有关。纤维蛋白或血液可自行溶解。前房内注射组织型纤溶酶原激活物可帮助血凝块在数小时内溶解，但也可导致严重的出血。当虹膜组织阻塞引流管腔时，可用Nd:YAG激光虹膜切开或氩激光虹膜成形术重建引流管的通畅。玻璃体嵌顿可用Nd:YAG激光成功处理,但防止复发需进行前段玻璃体切除。

- 术后晚期并发症。
  - 高眼压：晚期失败造成眼压升高的原因通常是由于引流盘周围过度的纤维化。
  - 低眼压。
  - 引流管侵蚀结膜(图 25-28)。
  - 角膜水肿或角膜失代偿（图 25-29)。角膜失代偿可能由引流管与角膜直接接触引起。当引流管触及角膜时，应考虑重新放置引流管，特别是有角膜内皮细胞功能不良的高危病例(如局灶性角膜水肿或穿透性角膜移植术后)。
  - 引流管收缩、移位或错位：图 25-30 显示引流管移位至角膜表面，侵蚀角膜。儿童眼内放入引流管后，因角膜和巩膜柔软不易固定引流管，特别容易出现移位(图 25-31)。
  - 白内障。
  - 复视：术后滤过泡或引流盘造成眼外肌的机械限制可引起复视。如果复视持续且棱镜治疗无效，则需要拆除引流盘或重新放置。
  - 视网膜脱离：当针头穿过全层巩膜和视网膜时可发生视网膜脱离。
  - 眼内炎。

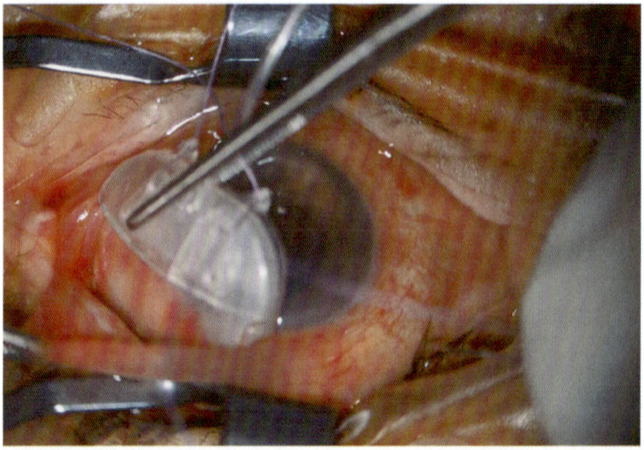

图 25-3 **颞上象限**。该眼首次放置GDD(青光眼引流器),在颞上象限中放置一个Ahmed引流器。

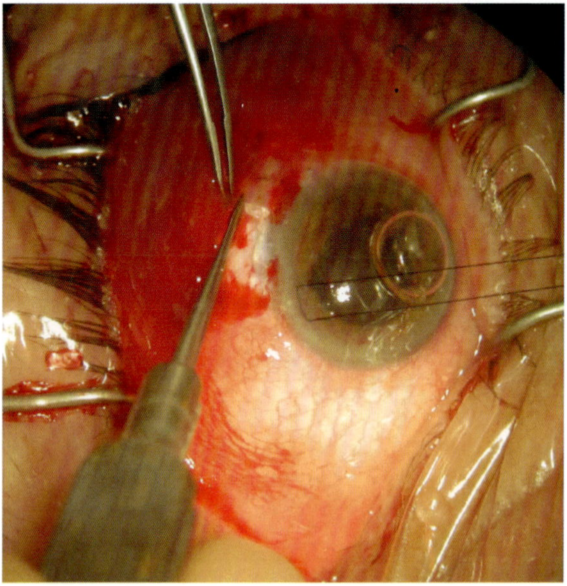

图 25-4 **牵引缝线**。为更好地暴露颞上象限,穿过角膜基质放一根6-0丝线做牵引缝线。

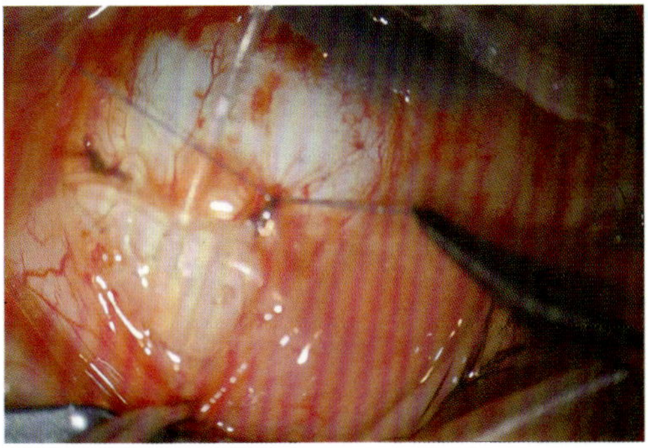

图 25-5 **巩膜固定**。使用不可吸收缝线将Ahmed引流器缝合到距离角膜缘后方8~10mm处的表层巩膜。

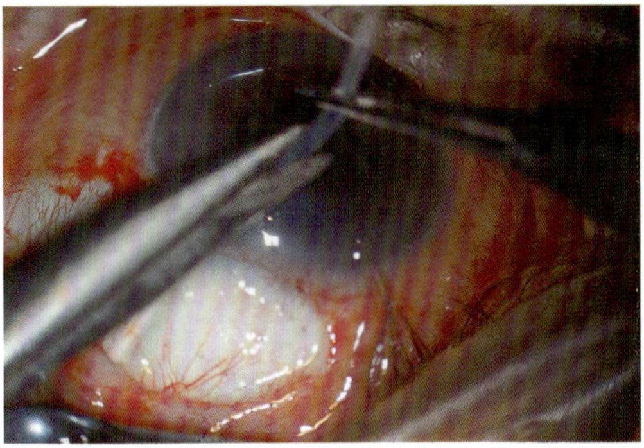

图 25-6 **修剪引流管**。在插入前房之前，用Westcott剪将引流管修剪到适当长度让它在前房保持2~3mm的长度。修剪时，斜面应向上以降低虹膜嵌顿入引流管的风险。

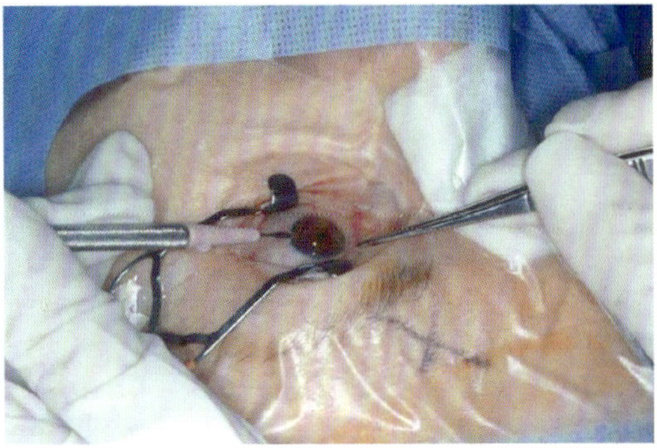

图 25-7 **角膜穿刺**。并非必要步骤，但为防止术中前房塌陷或术后浅前房，可用此法形成前房。

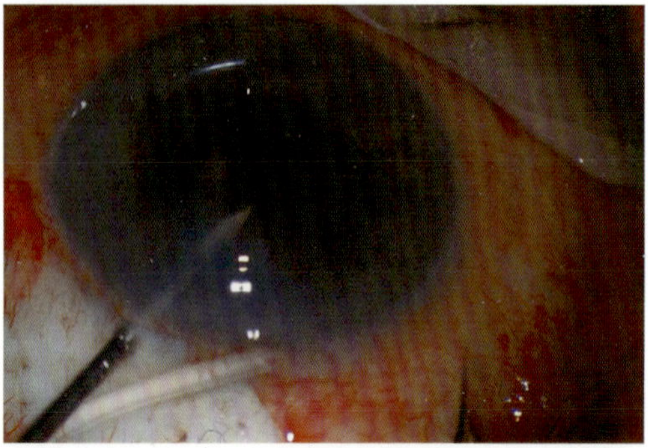

图 25-8 **创建通路**。放置引流管前用一个23号针头穿刺形成通路。该通路在角膜缘后创建，以获得理想的引流管位置。

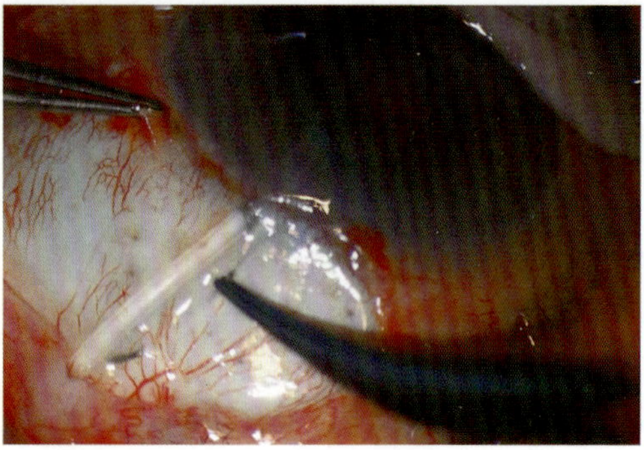

图 25-9 **插入引流管**。将引流管插入前房内。

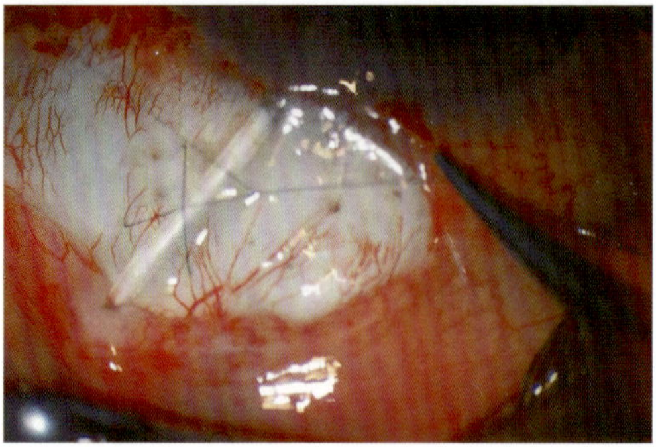

图 25-10 **固定引流管**。用10-0尼龙线将引流管缝合至巩膜表面。此缝合方式可以帮助引流管固定方向，也就是说，该缝合方式可以改变引流管的方向，使其在缝线处保持弯曲），或者防止引流管移动。这是可选步骤。

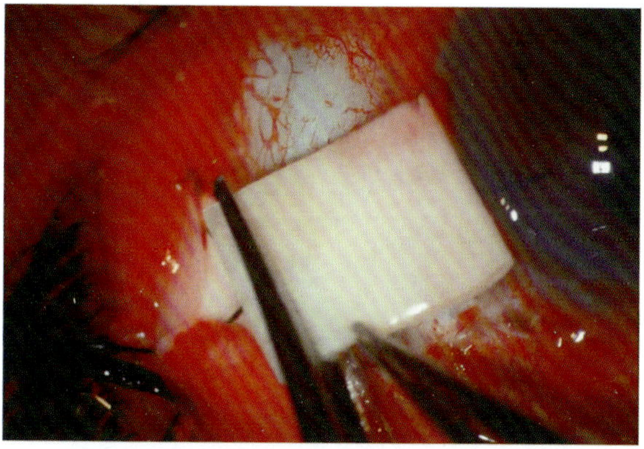

图 25-11　**覆盖移植物**。将心包膜移植物放置在引流管上，然后将其缝合二至四针到巩膜表面。

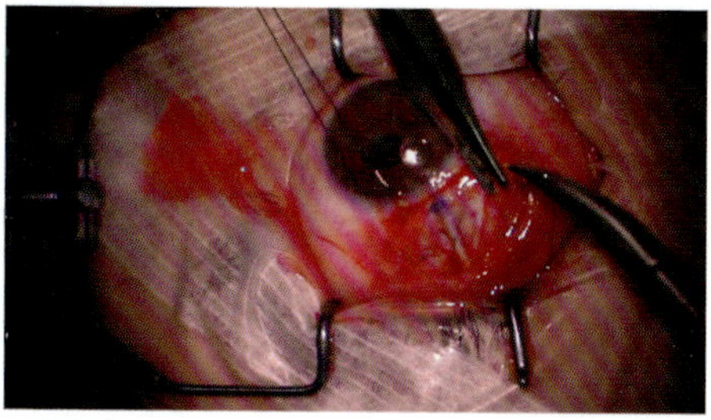

图 25-12　**角膜补片覆盖**。可使用中等厚度角膜补片来覆盖引流管。

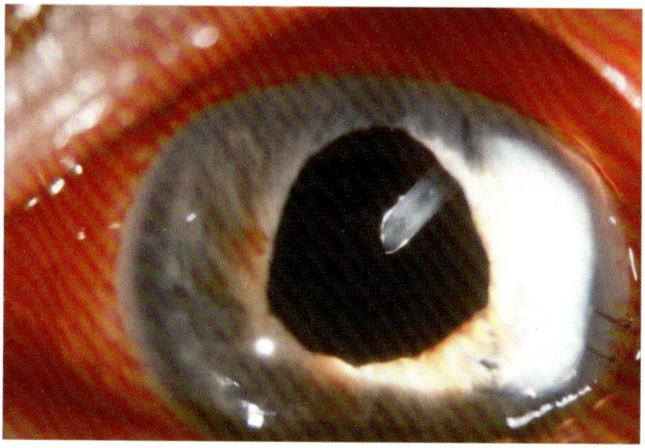

图 25-13　**睫状体平坦部引流术**。睫状平坦部玻璃体切割术后通过巩膜穿刺口插入引流管。

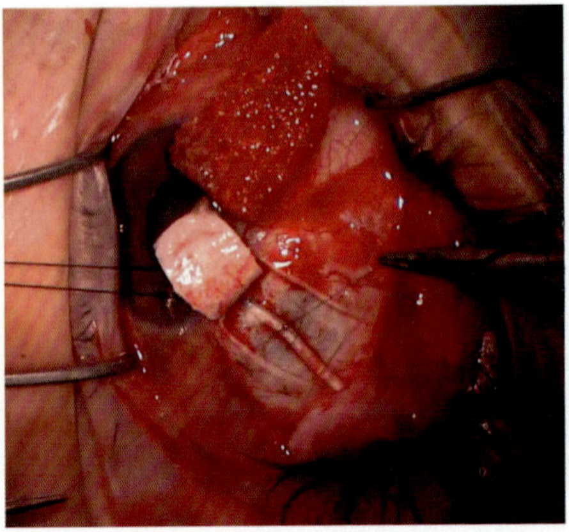

图 25-14 **巩膜瓣**。可以制作一个板层巩膜瓣来覆盖引流管。角膜补片可以放置在巩膜瓣的顶部。(Courtesy of Dr. Simon K. Law.)

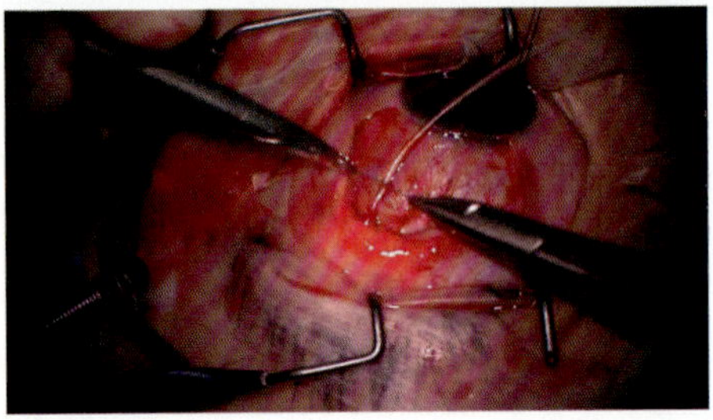

图 25-15 **结扎缝合**。6-0 Vicryl 缝合线可用于结扎非限制性的Baerveldt 引流管。

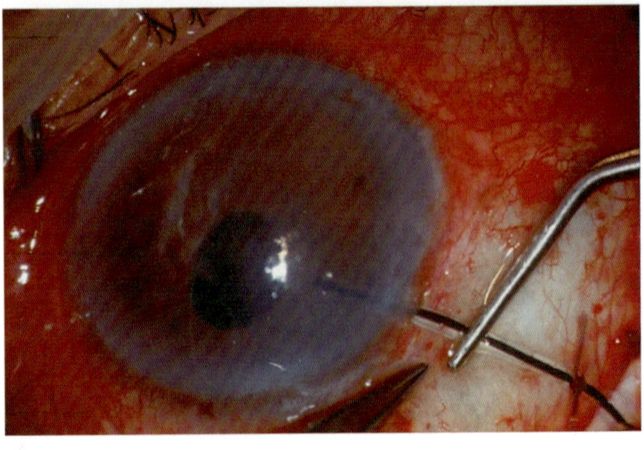

图 25-16 **Latina缝线或Ripcord缝线**。Baerveldt 350mm²的引流管,引流管内可见Latina缝线。

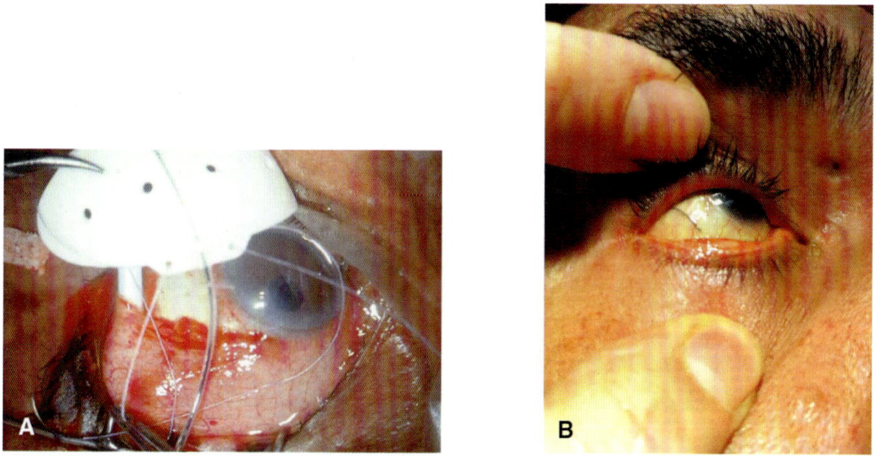

图 25-17　Ripcord缝线。(A)管腔内可见Ripcord缝线，可吸收缝线围绕管腔打结防止Ripcord缝线脱出。(B)术眼结膜下可见Ripcord缝线末端。

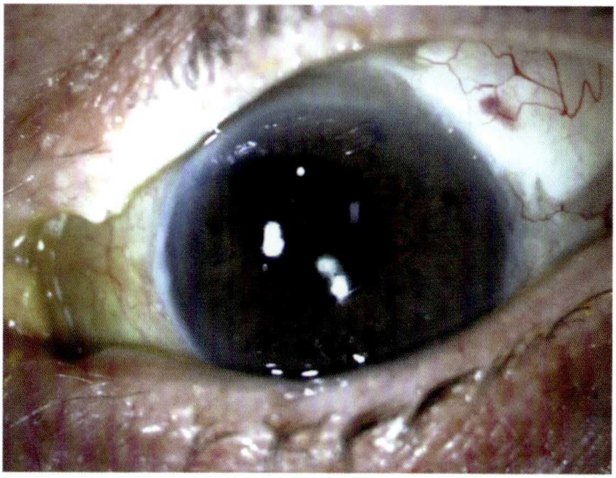

图 25-18　结扎缝合。前房内可见不可吸收缝线结扎的管腔。

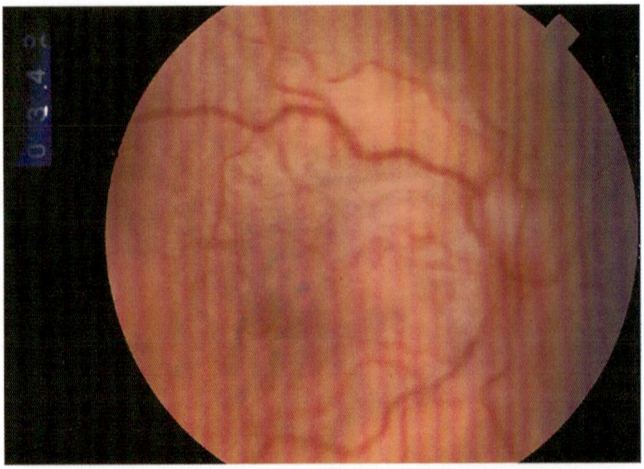

图 25-19 **慢性低眼压**。慢性低眼压致黄斑病变和脉络膜皱褶。

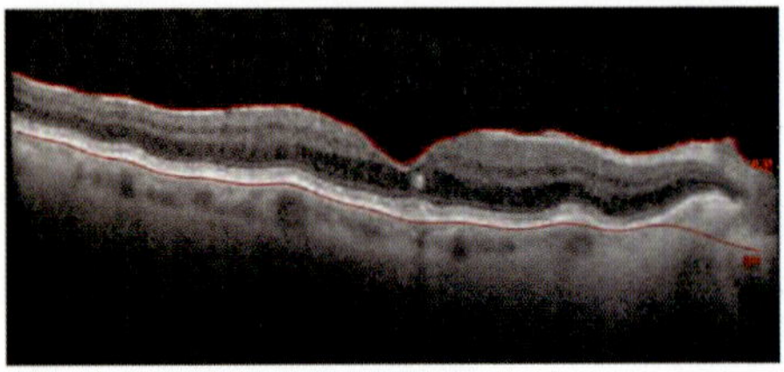

图 25-20 **低眼压黄斑病变**。视力下降和低眼压患者的低眼压黄斑病变的光学相干断层扫描图像。

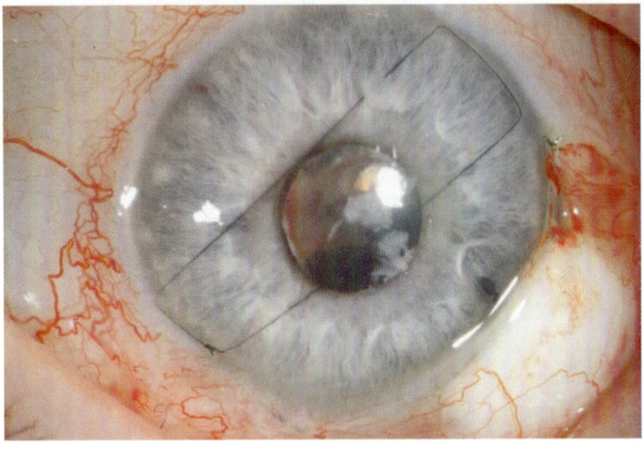

图 25-21 **浅前房**。植入引流管浅前房,维持前房的缝合方法能够将人工晶状体推后。

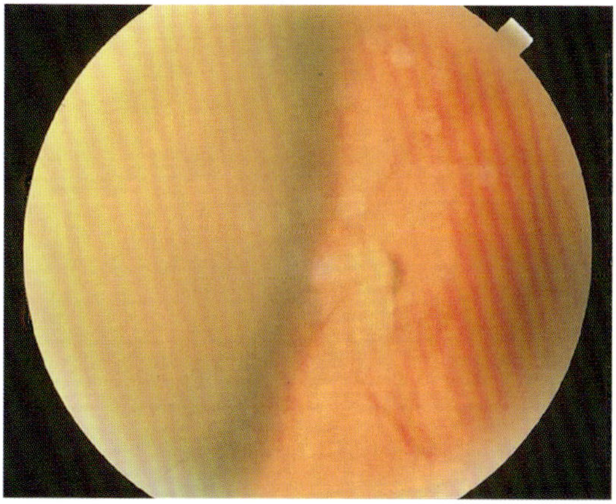

图 25-22　**脉络膜积液**。眼底照片显示严重的脉络膜脱离波及视神经。

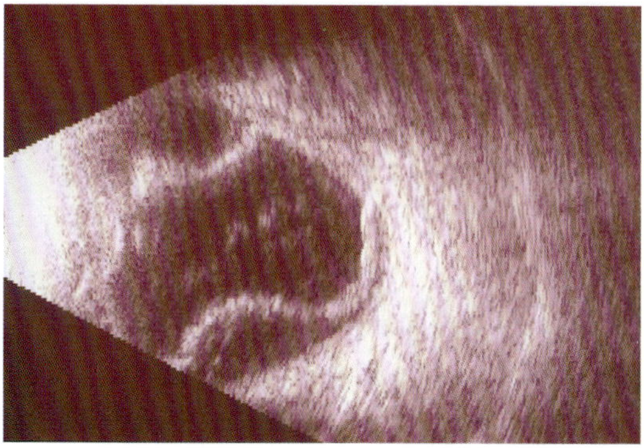

图 25-23　**脉络膜脱离**。B超显示浆液性脉络膜脱离。

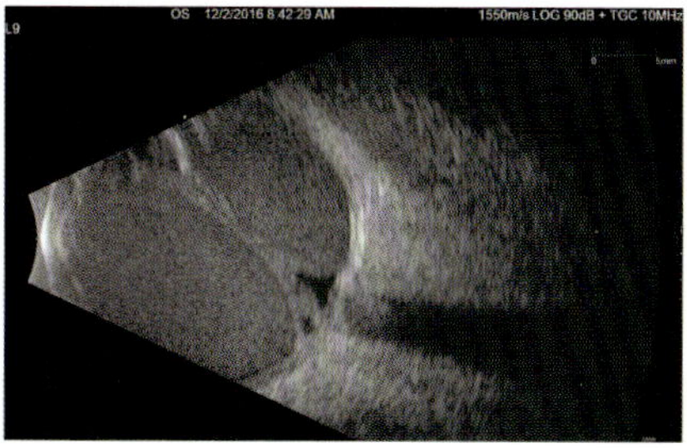

图 25-24　**脉络膜上腔积液**。放置Ahmed 引流器后大量出血性脉络膜积液的B超扫描图像。

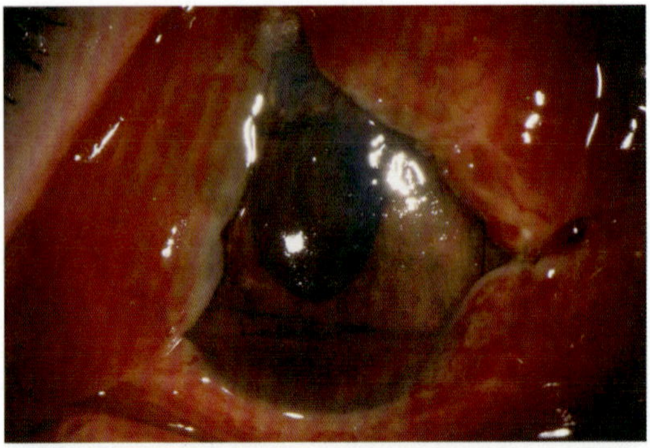

图 25-25 **脉络膜上腔出血。**脉络膜上腔出血眼的裂隙灯检查照片，瞳孔区可见视网膜。

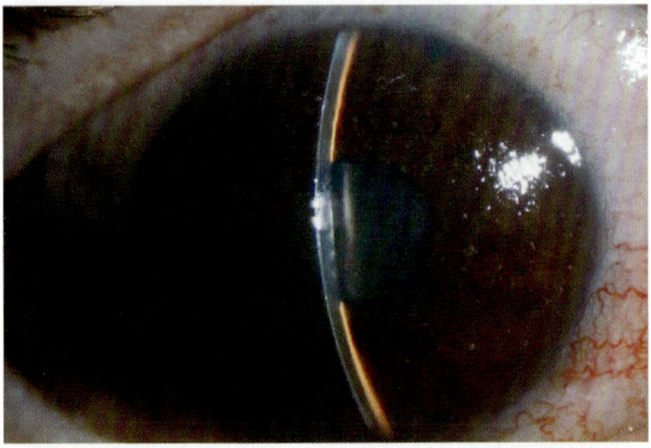

图 25-26 **房水迷流。**裂隙灯检查照片显示房水迷流，表现为浅前房和眼压升高。

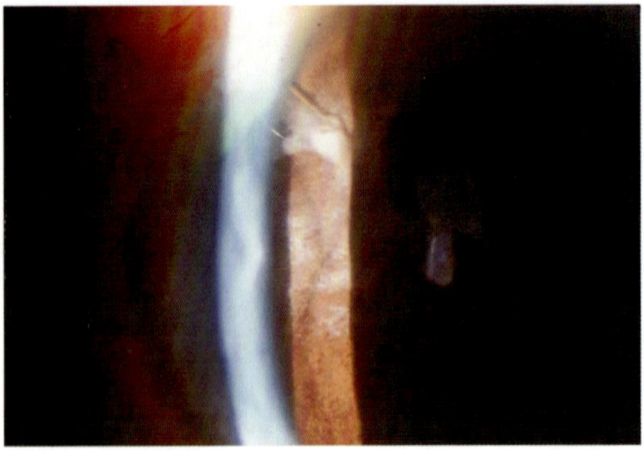

图 25-27 **引流物阻塞。**纤维膜阻塞青光眼引流管的管腔。

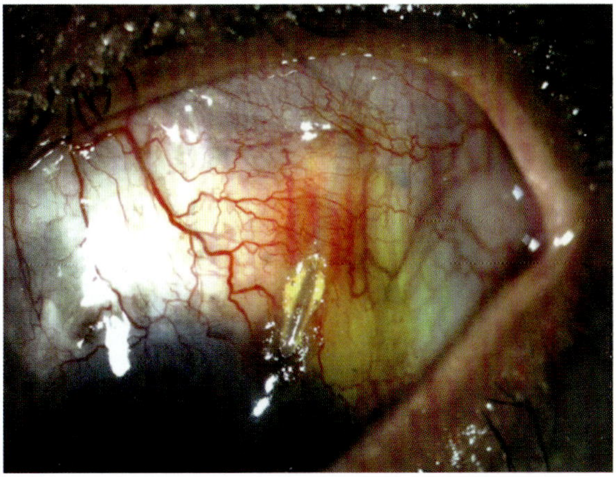

图 25-28 **结膜侵蚀**。在青光眼引流管上方的结膜被侵蚀,眼内炎的风险增加。

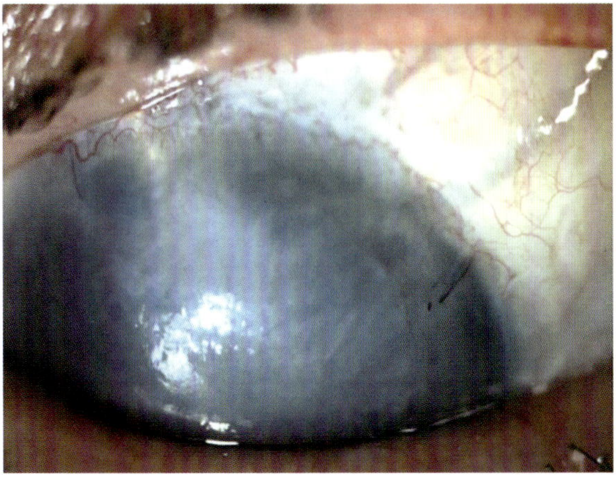

图 25-29 **角膜失代偿**。失代偿角膜缘处可见移植物覆盖引流管。

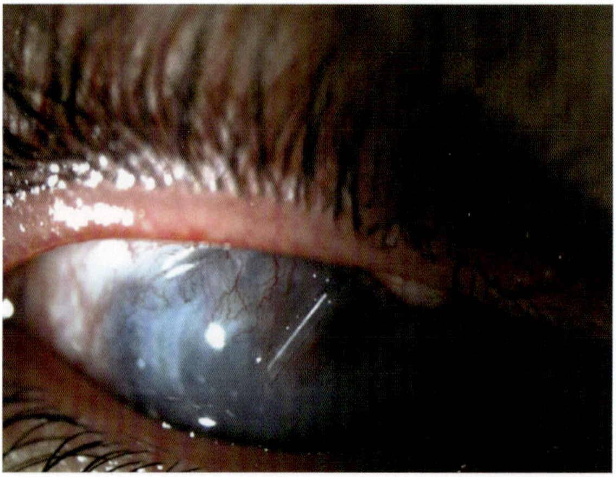

图 25-30 **引流管错位。**引流管错位停留在角膜表面,腐蚀角膜。

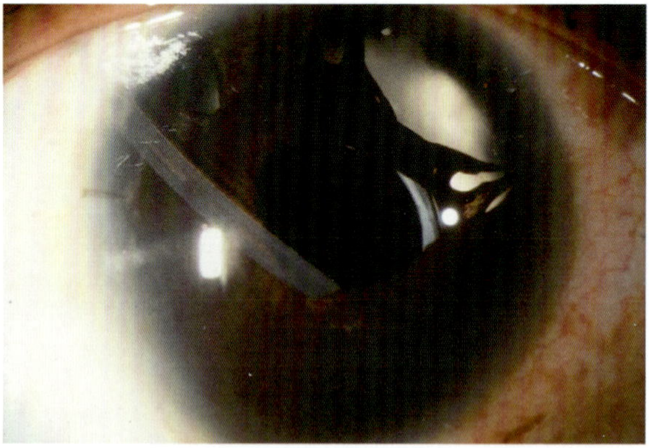

图 25-31 **植入物移位。**1例14岁患先天性白内障和青光眼的患者,引流管移位进入前房。

第26章

Schlemm管引流手术

Richard A. Lewis, Jacob W. Brubaker

引言

外科手术可以解决房水排出通道受阻导致的高眼压,是长期以来青光眼治疗的目的。房水引流手术早已经开展,事实上,小梁切除术最初的描述就是通过切除部分小梁网,增加房水排出通道使房水外流的方法。尽管研究表明小梁切除术是通过房水直接流向结膜下间隙发挥作用的,但对安全有效的房水分流手术的探索并未停止。目前认为房水循环受阻,包括小梁切除术后早期和晚期并发症都是由多因素引起的, 这导致手术器械和设备向更先进的方向发展。而这些器械及设备更容易进入房水循环通路来进行手术,这种手术现在可以分为三类。

Schlemm 管成形术: 外路黏小管成形术、内路黏小管成形术和 360°小梁切除术。

小梁消融术:房角镜辅助下 Kahook Dual Blade(KDB)360°小梁切开术。

小梁微通道支架植入术:iStent 微支架。

适应证

- 房水引流手术适用于所有开角型青光眼,从先天性、原发性开角型青光眼到成年、原发性开角型青光眼,包括色素性青光眼和剥脱综合征。
- 外路黏小管成形术需要房角开放, 内路黏小管成形术有时在房角关闭的情况下也可以成功实施。
- 屈光介质清晰是内路黏小管成形术的基本前提。
- 外路黏小管成形术不受屈光介质混浊及角膜瘢痕的影响。

Schlemm管成形术

非穿透性青光眼手术已经成为依赖结膜下滤过泡的形成实现房水引流

的治疗方式的替代方案。这些手术滤过泡愈合的复杂化及个体特异性促使青光眼医师去寻求更直接、更安全的青光眼手术治疗方法。2007年青光眼Schlemm管成形术第一次被提出并描述，它是第一个利用微导管(iTrack, Ellex Medical Lasers Ltd, Adelaide, Australia)进行的非穿透性青光眼手术。

作用机制

• 原发性开角型青光眼(POAG)患者的超声检查显示患者Schlemm管出现管腔塌陷或狭窄。在手术过程中，先制作一个Descemet窗口，在巩膜层制作深的巩膜瓣，然后扩张小梁网，扩张Schlemm小管。

• 青光眼Schlemm管成形术降眼压主要原理是通过Schlemm管及集液管系统增强房水向周边流出来降低眼压，使用染料和黏弹剂的研究证实这种方式在术中可以增强房水外流。Schlemm管管道缝合张力越大，降眼压效果就越好，不过术后降眼压的作用究竟能持续数月或是数年尚未验证，但Schlemm管管道结构性扩张已被证明至少持续2年(图26-1)。

• 据推测，还有其他房水排出位置，包括通过Descemet窗口渗透或流出进入巩膜层间形成"巩膜池"，一些患者出现一个气泡则提示经巩膜流出或通过Descemet窗口形成了迷你孔。

手术技术

• 制作一个4mm直径的浅表巩膜瓣后再制作一个深层巩膜瓣，用于进入房水循环通路(图26-2)。

• iTrack微导管(图26-3)贯穿360°Schlemm管，从另一端穿出。

• 将10-0聚丙烯缝线缝合到该导管末端，在注入黏弹剂的同时拔出导管，将剩余的聚丙烯缝线紧紧结扎，可以增加Schlemm管管道张力，进而增加房水流出量。

• 在缝合浅表巩膜瓣和结膜前，切除深层巩膜瓣留下Descemet窗口以进一步增加房水流出(图26-4)。

• 该手术方式避免形成滤过泡。

结果

• 根据已公布的数据显示，青光眼导管成形术的术后疗效可以与小梁切除术公布的术后疗效相媲美。单纯青光眼Schlemm管成形术术后2年内平均眼压下降至16.2mmHg，在联合白内障手术的患者中，眼压下降至13.7mmHg，降眼压药物使用率分别降低至0.6和0.2。

• 研究表明，青光眼Schlemm管成形术比小梁切除术更安全。据报道，低眼压、脉络膜脱离、滤过泡感染等术后并发症的病例报告不足所有病例的1%，最常见的不良作用是一过性前房积血。

参考书目

Lewis RA, von Wolff K, Tetz M, et al. Canaloplasty: circumferential viscodilation and tensioning of Schlemm's canal using a flexible microcatheter for the treatment of open-angle glaucoma in adults: interim clinical study analysis. *J Cataract Refract Surg.* 2007;33:1217–1226.

Lewis RA, von Wolff K, Tetz M, et al. Canaloplasty: circumferential viscodilation and tensioning of Schlemm's canal using a flexible microcatheter for the treatment of open-angle glaucoma in adults: two-year interim clinical study results. *J Cataract Refract Surg.* 2009;35:814–824.

Shingleton B, Tetz M, Korber N. Circumferential viscodilation and tensioning of Schlemm canal (canaloplasty) with temporal clear corneal phacoemulsification cataract surgery for open-angle glaucoma and visually significant cataract: one-year results. *J Cataract Refract Surg.* 2008;34:433–440.

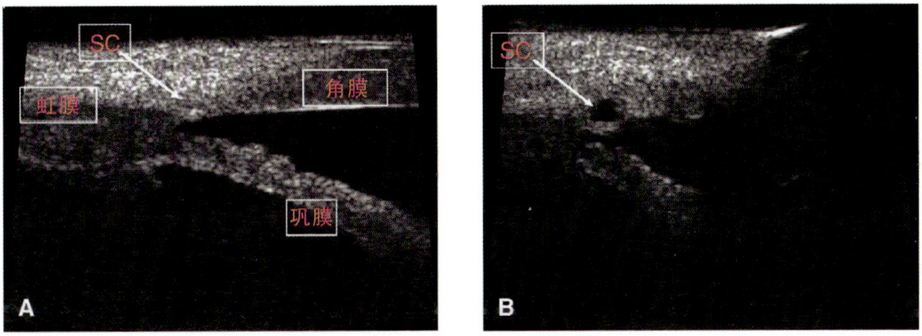

图 26–1　青光眼Schlemm管成形术疗效观察。术前房水循环通路超声检查(A)及术后2年的超声图像(B)。(A)原发性开角型青光眼Schlemm管塌陷提示房水流出受限。(B)青光眼Schlemm管成形术扩张Schlemm管，便于房水进入集合管系统。SC=Schlemm 管。

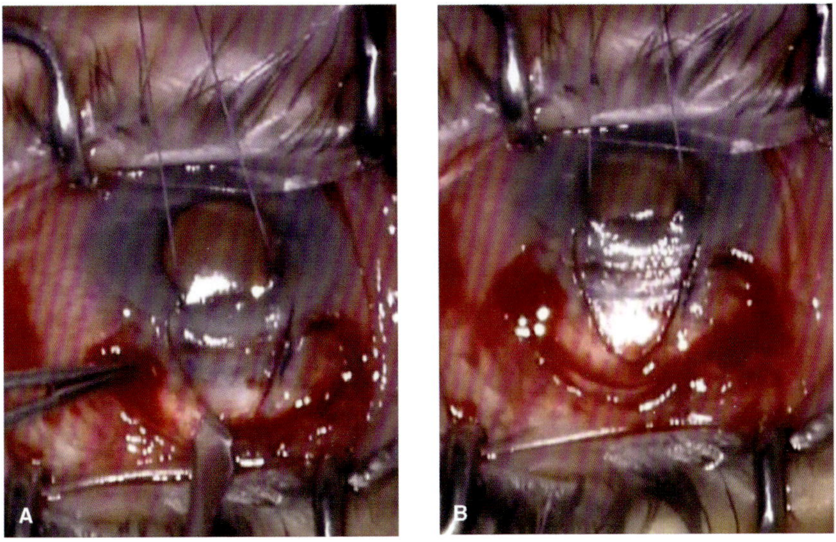

图 26–2　巩膜切开。首先用手术刀制作一个300um的厚度槽(A,B)，其次是锐性分离制作角膜巩膜瓣(C)。(待续)

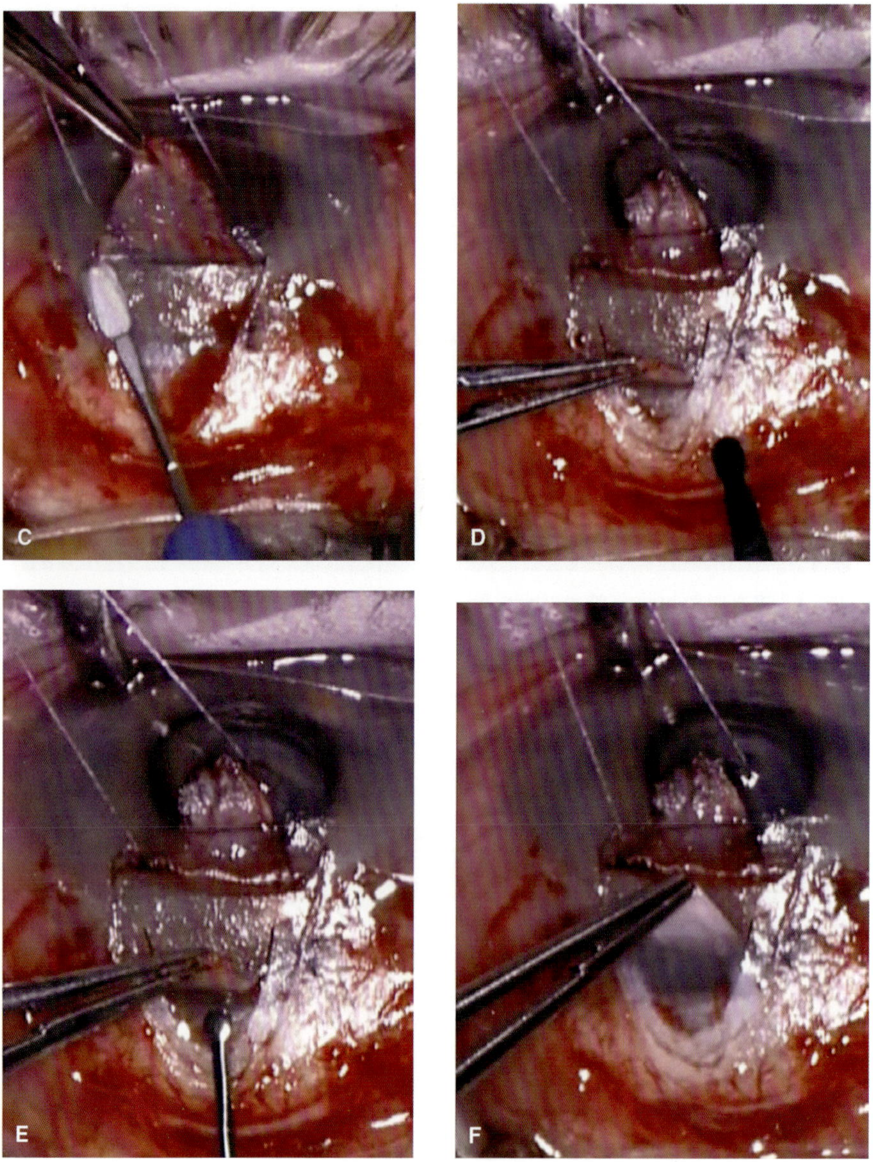

图 26-2 (续)(D)约99%深度处制作一个深层的巩膜瓣。(E)一旦Schlemm管暴露,即可用改良的Drysdale手术刀从角膜后弹力层钝性分离出角巩膜瓣内壁,注意不要破裂进入前房。(F)两个巩膜瓣的解剖外观;有一些血液从暴露的Schlemm管的末端回流。

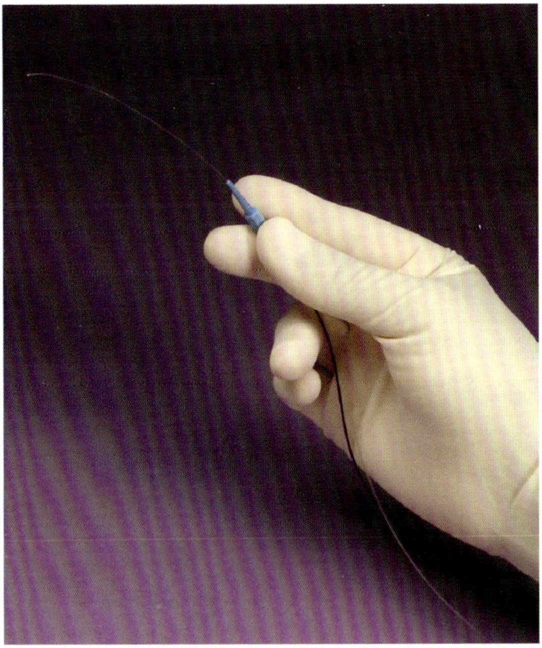

图 26–3 **iTrack 250A 集合管微导管**。微导管外直径约200μm，尖端导管直径为250μm并连接到光源，以便于在移除导管时注入黏弹剂以扩张Schlemm管。(Courtesy of iScience Interventional.)

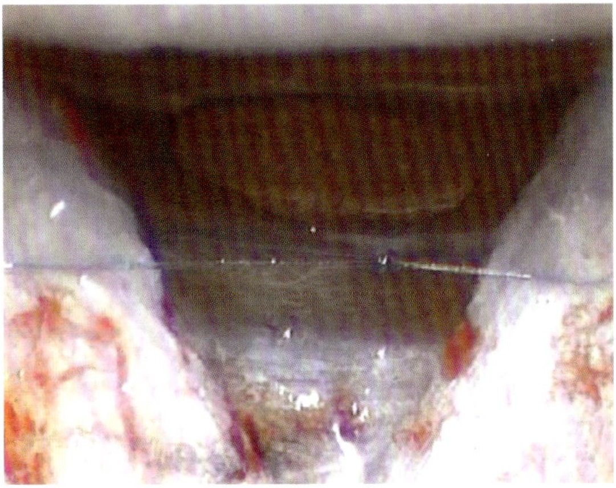

图 26–4 Prolene缝线位于Descemet窗口旁的Schlemm管内。随着微导管的移除，Prolene缝线的两端被紧紧结扎。注意在切除深层巩膜瓣后的大而清晰的Descemet窗口。

小梁消融术：房角镜辅助下 Kahook Dual Blade(KDB) 360°小梁切开术

这些经内路的微创手术代表了一种旨在通过切除部分TM增加生理性小梁网房水引流途径达到降低眼压的外科手术。它们可以联合白内障手术也可以独立手术。小梁消融术(NeoMedix Inc.,Tustin,CA) 于2006年上市(图26-5),它是第一个被广泛采用的TM消融手术，外科医师通过等离子消融术可以切除100°~120°的鼻侧小梁网。小梁消融术GATT(Ellex Medical Lasers Ltd, Adelaide, Australia)和KDB(New World Medical,Rancho Cucamonga,CA)代表了同一手术的新方法。GATT使用iTrack导管或prolene缝合线通过内路途径将Schlemm管内壁及小梁网360°切开。KDB的作用方式类似于小梁消融术，使用双刃刀而不是等离子消融来切除相同部位的小梁网。

作用机制

- 目前普遍认为开角型青光眼主要是因为小梁网功能异常使得房水流出受阻，小梁消融术通过剥除部分小梁网组织来创建直接的引流通道到达集液管。
- 阻力的消除还会产生其他影响，在巩膜压力升高的情况下(例如,患者的头部位置低于心脏时),Schlemm管内血液逆流,则可诱发前房积血。

手术技术

- 手术采用Swan-Jacob前房角镜,最大范围看清房角结构,患者通过转动眼球配合手术治疗。
- 手术行透明角膜切口，注入黏弹剂维持前房深度。
- 应用高频电凝头发出高频,灼伤、消融脉冲,以去除3~6点位的小梁网。
- 手柄带有灌注和抽吸系统，在消融过程中连续灌注和抽吸去除碎片(图26-6)。

手术技术：360°房角镜辅助下小梁切开术(GATT)

- 该手术类似于小梁消融术，在房角镜辅助下可直接清晰的显示小梁网内壁组织。
- 在颞侧透明角膜上做一个主切口(稍后用来通过缝线或iTrack微导管)，使用黏弹剂以维持前房深度,微导管或prolene缝线通过主切口进入前房。
- 然后在鼻侧小梁网上做一个切口，通过这个切口将微导管或5-0 prolene缝线送入Schlemm管内,并继续沿Schlemm管前行360°。

• 直到微导管的头部再次到达切口的另一端，将缝线两端收紧将 360°小梁网切除(图 26–7)。

手术技术：双刃小梁切除术(KDB)

• 该手术类似于内路手术，在房角镜辅助下可直接清晰的显示小梁网内壁组织。

• 在透明角膜上做一个切口，通过切口向前房注射黏弹剂以维持前房深度。

• 在 KDB 刀通过切口进入小梁网，切除 100°~120°小梁网内壁组织。通常，会产生一个小梁网切除带(图 26–8 和图 26–9)，可以用显微镊子取出。

结论

• 一系列病例提示小梁消融术后患者眼压可下降 40%，持续时间长达 2 年。在 6 个月和 12 个月成功率(定义为眼压下降幅度为 20%和为达到目标眼压所用的降眼压药物减少）分别可达 78%和 64%，然而，样本量的流失是一个重要问题。

• 随后的一项小梁消融手术的研究显示术后 1 年成功率低得多，在 30%以下，而手术成功标准设定为眼压<21mmHg，眼压降低>20%，随访期内无眼压过低、无二次青光眼手术。

• 对 85 例接受 GATT 治疗的患者进行了回顾性分析，结果显示 POAG 组 57 例患者 12 个月后眼压降低 11.1mmHg，青光眼药物治疗减少 1.1mmHg。在继发性青光眼组有 28 例患者，该手术效果更好，眼压降低 19.2mmHg，青光眼药物治疗减少 1.9mmHg。术后 1 周时，30%的患者出现一过性前房积血。

• 其他的研究表明，GATT 和 KDB 在治疗先天性青光眼和青少年开角型青光眼方面均有疗效。

• 手术结束时出现血液回流证实流出阻力降低，这只是短暂的并发症，通常在 1~2 周内消失。

• 其他的并发症，如感染、伤口渗漏、脉络膜积液等则很少见到。

• 这些手术的价值在于手术操作相对容易。此外，内路手术允许保留结膜，因此，未来的滤过或引流装置手术就不会受到影响。

参考书目

Francis BA, Minckler DS, Dustin L, et al. Combined cataract extraction and trabeculectomy by internal approach for coexisting cataract and open-angle glaucoma. *J Cataract Refract Surg*. 2008;34:1096–1103.

Francis BA, See RF, Rao NA, et al. Ab interno trabeculectomy: development of a novel device (Trabectome) and surgery for open-angle glaucoma. *J Glaucoma*. 2006;15:68–73.

Grover DS, Godfrey DG, Smith O, et al. Gonioscopy-assisted transluminal trabeculotomy, ab interno trabeculotomy: technique report and preliminary results. *Ophthalmology*. 2014;121:855–861.

Grover DS, Smith O, Fellman RL, et al. Gonioscopy assisted transluminal trabeculotomy: an ab interno circumferential trabeculotomy for the treatment of primary congenital glaucoma and juvenile open angle glaucoma. *Br J Ophthalmol*. 2015;99:1092–1096.

Jea SY, Francis BA, Vakili G, et al. Ab interno trabeculectomy (Trabectome) versus trabeculectomy for open angle glaucoma. *Ophthalmology*. 2012;119:36–42.

Jea SY, Mosaed S, Vold SD, et al. Effect of failed Trabectome on subsequent trabeculectomy. *J Glaucoma*. 2012;21(2):71–75.
Khouri AS, Wong SH. Ab interno trabeculectomy with a dual blade: surgical technique for childhood glaucoma. *J Glaucoma*. 2017;26(8):749–751.
Minckler DS, Baerveldt G, Alfaro MR, et al. Clinical results with the Trabectome for treatment of open-angle glaucoma. *Ophthalmology*. 2005;112:962–967.
Minckler DS, Baerveldt G, Ramirez MA, et al. Clinical results with the Trabectome, a novel surgical device for the treatment of open-angle glaucoma. *Trans Am Ophthalmol Soc*. 2006;104:40–50.

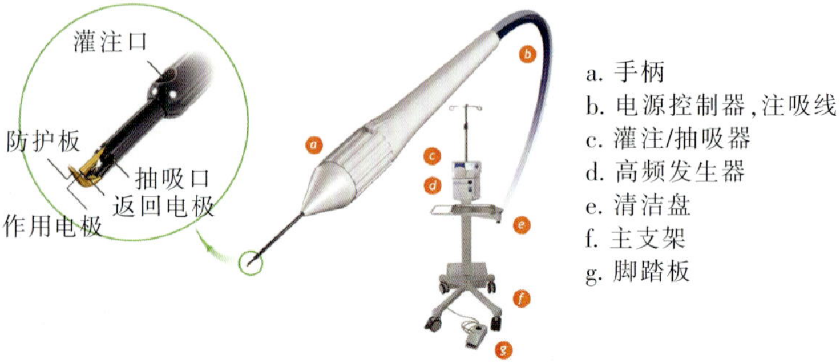

图 26–5 Trabectome主机和配置。灌注套筒顶端为>5mm的Trabectome针头。防护板长800μm，最大宽度为230μm、最大厚度为110μm。电极与脚踏板之间的间隙为150μm。(Courtesy of NeoMedix Corporation, Tustin, CA)

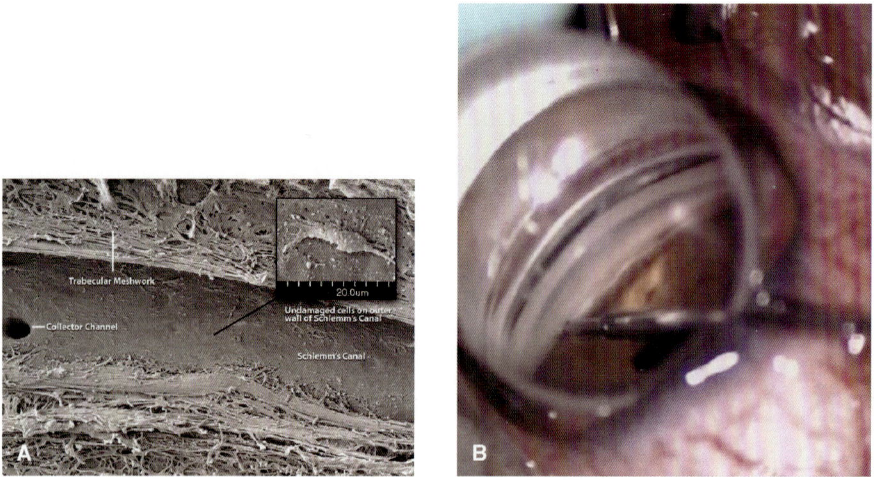

图 26–6 小梁消融术。(A)小梁消融术后的管状切面，暴露小梁网、Schlemm管及集液管。(Courtesy of NeoMedix Corporation, Tustin, CA)(B)小梁消融手术过程的照片。微导管顶端进入Schlemm管并向左移动。位于导管后面，从其右侧到房角镜边缘可被看作乳白色Schlemm管外壁的延伸。

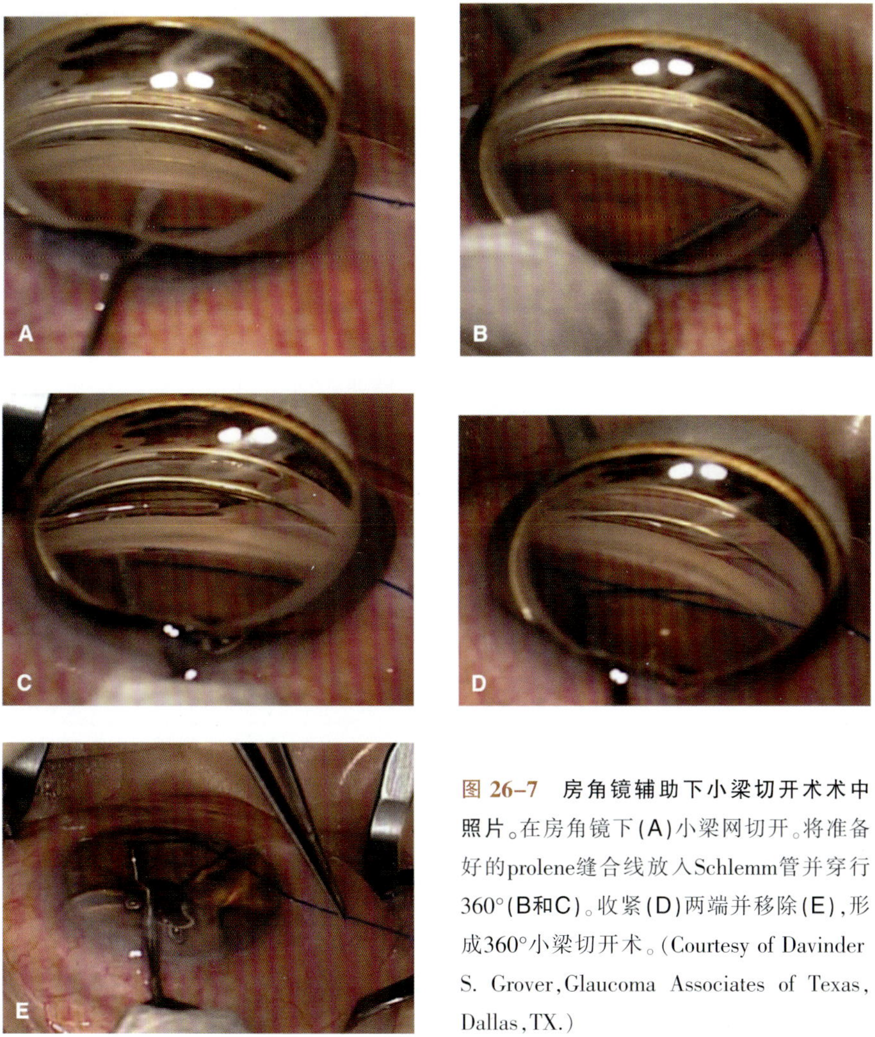

图 26-7 房角镜辅助下小梁切开术术中照片。在房角镜下(A)小梁网切开。将准备好的prolene缝合线放入Schlemm管并穿行360°(B和C)。收紧(D)两端并移除(E),形成360°小梁切开术。(Courtesy of Davinder S. Grover, Glaucoma Associates of Texas, Dallas, TX.)

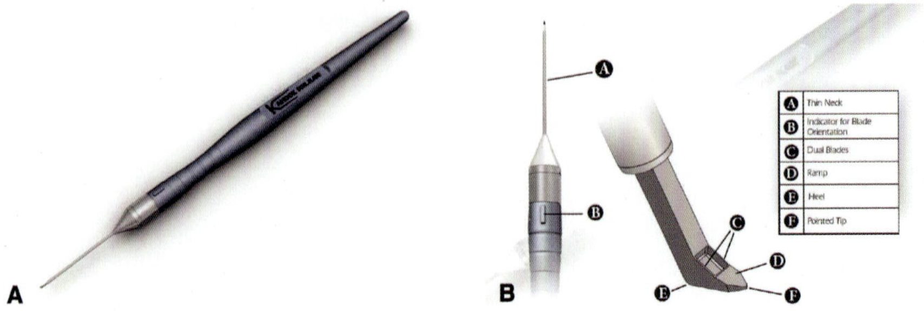

图 26-8 双刃小梁切除术。(A)带手柄的广角刀片。(B)刀片细节:双刃刀片、斜面、后脚和尖端。(Courtesy of New World Medical,Rancho Cucamonga,CA.)

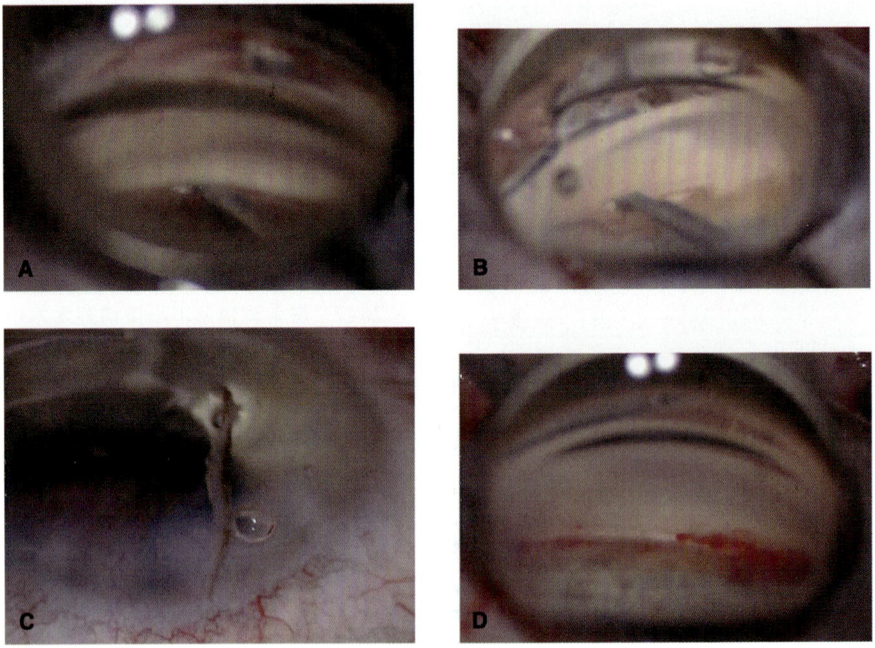

图 26-9 双刃小梁切除术术中照片。刀片进入小梁网(A),通过Schlemm管切除小梁网内壁组织,形成切除带(B)。切除网带显示了有色素和无色素的小梁网(C)。切除鼻侧小梁网后可以看到血液回流(D)。

iStent

iStent 是一种小梁旁路微支架系统，同样是青光眼内路微创手术，它是一种肝素涂层，非磁性钛制成，高 0.3mm 的小型钛管（图 26-10），作为目前医药界中最小的植入物。

作用机制

- iStent 虽然小，但植入小梁网后的稳定性很好，并且可以多个同时植入（图 26-11）。
- 当 iStent 成功植入小梁网，建立了新的房水流出通道，眼压就可以有效控制。研究表明，植入多个支架降眼压效果比植入一个支架更好。

技术

- 通常在颞侧透明角膜处做微小切口，将 iStent 植入鼻侧象限 Schlemm 管内。
- 随着 iStent 一端开口于前房，一端连于 Schlemm 管，减轻小梁网所导致的房水排出阻力（图 26-12）。

结果

- iStent 植入术是安全有效。
- 常通过白内障手术进行植入，在白内障手术的同时植入 iStent，平均眼压降低 5.1mmHg，降眼压药物使用的平均数也明显减少（少用药 1.1 种）。
- 在 1 年后，66%的接受联合白内障手术和 iStent 植入术的患者在未使用任何降眼压药物的情况下眼压降低 20%。
- iStent 植入术的报告的不良事件是支架管腔堵塞、支架错位。据报道前房积血是一过性的术后反应。
- 术后无内皮细胞改变、无低眼压、无浅前房、无脉络膜渗漏。

参考书目

Bahler CK, Smedley GT, Zhou J, et al. Trabecular bypass stents decrease intraocular pressure in cultured human anterior segments. *Am J Ophthalmol*. 2004;138:988–994.

Samuelson TW, Katz LJ, Wells JM, et al. Randomized evaluation of the trabecular micro-bypass stent with phacoemulsification in patients with glaucoma and cataract. *Ophthalmology*. 2011;118:459–467.

Spiegel D, Wetzel W, Neuhann T, et al. Coexistent primary open-angle glaucoma and cataract: interim analysis of a trabecular micro-bypass stent and concurrent cataract surgery. *Eur J Ophthalmol*. 2009;19:393–399.

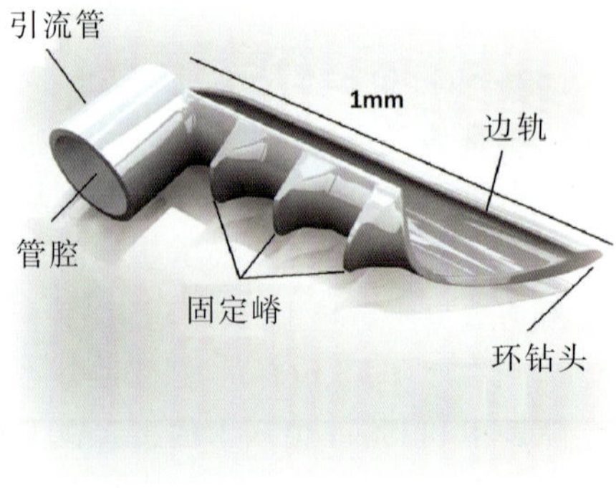

图 26-10 iStent。手术钛管是一个管道两个开口,使得房水流出更加顺利 。(Courtesy of Glaukos, Laguna Hills, CA)

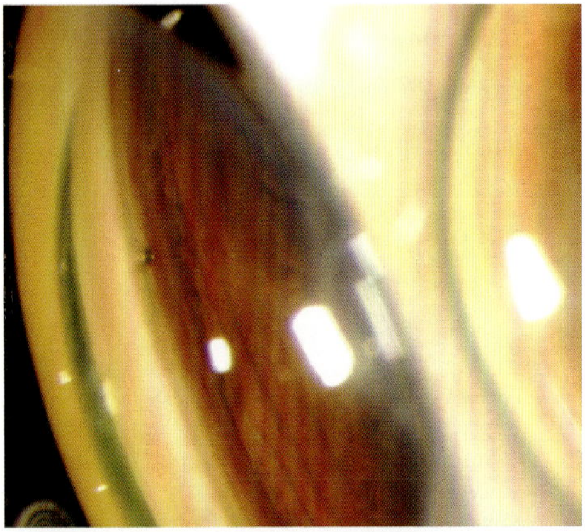

图 26-11 iStent。植入手术后。(Courtesy of Tom Samuelson.)

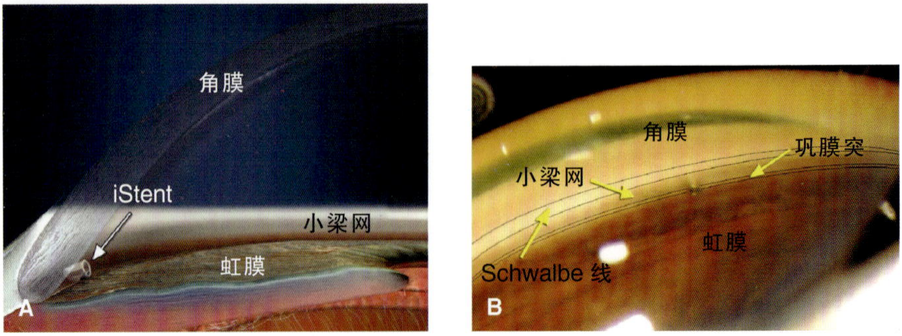

图 26-12 iStent支架放置位置。(A)支架放置的最佳位置。(B)支架放置位置与房角内各标志有关。(Courtesy of Glaukos, Laguna Hills, CA.)

第27章

青光眼睫状体破坏手术

Marisse M. Solano, Shan C. Lin, Geoffrey P. Schwartz, Louis W. Schwartz

引言

眼压是眼科医师能够控制的青光眼的主要危险因素。滴眼液或口服药物的目的是通过减少房水生成或者增加房水外流来有效降低眼压。大多数外科或激光手术,包括小梁切开术、引流导管植入术、房角切开术、虹膜周切术、激光小梁成形术和激光虹膜周切术,都是通过增加房水外引流来降低眼压。睫状体破坏性手术通过损坏睫状突而减少房水的产生。由于睫状体破坏性手术在降低眼压和出现并发症上的不可预测性,这一方法通常是最后考虑的手术治疗方法。近年来的研究和实践证实,这一手术方法可作为一线手术治疗,且优于药物治疗。

适应证

- 睫状体破坏性手术通常应用于对于药物和手术治疗失败的患者。
- 这一规律除外以下情况，包括一些不愿意承担滤过性手术的患者,一些由于医疗条件限制不能承受手术的患者,以及一些不发达国家的患者。在不发达国家，医疗护理费用高且常常不方便，透巩膜接触式二极管睫状体光凝器便携且使用方法简单，可作为有效且安全的一线青光眼治疗方法，使用的能量通常要低于用于治疗无视力眼的能量。
- 二极管睫状体光凝术可能对已失明且疼痛的患眼控制疼痛症状有效，如果眼底检查或者B超没有发现眼内肿瘤,可使患者免于眼球摘除。
- 不同种类的青光眼治疗后的效

果也不同,包括绝对期开角型青光眼、新生血管性青光眼、穿透性角膜移植术后青光眼、原发性和继发性晚期房角关闭、外伤性青光眼、恶性青光眼、硅油性青光眼、先天性青光眼、人工晶状体和无人工晶状体眼的开角型青光眼、继发性开角型青光眼等。

- 在这一组患者中通常可选择的治疗方法包括使用抗代谢药物和引流管植入的滤过性手术。

- 经巩膜睫状体光凝术,微脉冲睫状体光凝术和内镜下睫状体光凝术都已应用于视力预后相对较好的病例中。内镜下睫状体光凝术常常在联合白内障的手术中被采用。感染和黄斑囊样水肿并非常见的手术并发症,且应当予以适当的类固醇治疗进行预防。

禁忌证

- 这类手术的禁忌证相对较少。
- 视力良好的有晶状体眼患者曾是这类手术的主要禁忌证,但是,近年来的研究已将经巩膜睫状体光凝术和内镜下睫状体光凝术应用于此类患者[1,2]。
- 显著的葡萄膜炎是相对禁忌证,因患者在治疗后的炎症反应会加重,且有发生黄斑囊样水肿的风险;治疗前应尽可能控制眼部的炎症。然而,葡萄膜炎性青光眼是应用内镜下睫状体光凝术和经巩膜睫状体光凝术成功治疗的一种继发性青光眼。
- 上述所有非穿透性睫状体光凝术,通常在检查室执行,且均需要患者的配合。如患者不能配合,可作为一项禁忌证。
- 对于内镜下睫状体光凝术,非常差的视力预后(无光感或手动)是禁忌证,作为一种内眼手术,有其潜在的眼内炎和脉络膜出血的风险。
- 较新的技术,如微脉冲经巩膜睫状体光凝术(MP TCP)和ECP使睫状体破坏术在视力预后较好的眼睛中得以应用。

参考文献

1. Egbert PR, Fiadoyor S, Budenz DL, et al. Diode laser transscleral cyclophotocoagulation as a primary surgical treatment for primary open-angle glaucoma. *Arch Ophthalmol.* 2001;119(3):345–350.
2. Chen J, Cohn RA, Lin SC, et al. Endoscopic photocoagulation of the ciliary body for treatment of refractory glaucomas. *Am J Ophthalmol.* 1997;124(6):787–796.

手术技术

破坏睫状体有多种方法，包括非接触式经巩膜睫状体光凝术(CPC)、接触式经巩膜 CPC、睫状体冷凝术、经瞳孔 CPC 和内镜下睫状体光凝术(ECP)。这些方法都可根据需要重复多次，且非穿透性手术方式常常需要联合多种治疗方法。

非接触式经巩膜 CPC

• 采用 Nd:YAG 激光进行治疗。在过去，半导体二极管激光(Microlase，keeler,Inc.,Broomall,PA)也曾被使用[1]。

• 术前需要进行球后麻醉。

• 如果不用接触镜，就需要使用开睑器。

• 选择由 Bruce Shields 设计的接触镜。接触镜的优势在于它有 1mm 间隔的标志，可以更好地判断距离角膜缘的位置，阻挡激光进入瞳孔，也能使充血的结膜变白从而减轻结膜的表层碳化[2](图 27–1)。

• 在距角膜缘 1~3mm(最佳 1.5mm)，180°~360°的范围内光凝 8~10 个点，注意避开 3 点和 9 点钟方位的中线位置，以防止凝固睫状后长动脉和导致眼前节坏死。使用的激光能量常为 4~8J。激光聚焦于结膜，然而由于离焦作用，它的实际作用点在结膜表层后的 3.6mm，大部分能量被睫状体吸收(图 27–2)。通常使用的激光能量越大，炎性反应也越大[3–5]。

参考文献

1. Hennis HL, Stewart WC. Semi-conductor diode laser transscleral cyclophotocoagulation in patients with glaucoma. *Am J Ophthalmol.* 1992;113:81–85.
2. Simmons RB, Blasini M, Shields MD, et al. Comparison of transscleral neodymium:YAG cyclophotocoagulation with and without a contact lens in human autopsy eyes. *Am J Ophthalmol.* 1990;109:174–179.
3. Frankhauser F, Van der Zypen E, Kwasniewska S, et al. Transscleral cyclophotocoagulation using a neodymium YAG laser. *Ophthalmic Surg Lasers.* 1986;1:125–141.
4. Schwartz LW, Moster MR. Neodymium:YAG laser transscleral cyclodiathermy. *Ophthalmic Laser Ther.* 1986;1:135–141.
5. Crymes BM, Gross RL. Laser placement in noncontact Nd:YAG cyclophotocoagulation. *Am J Ophthalmol.* 1990;110:670–673.

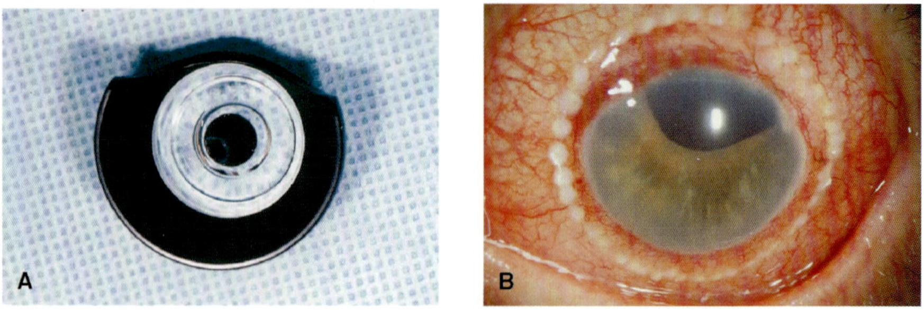

图 27–1 **非接触式经巩膜CPC。**(A)接触镜。非接触式经巩膜CPC使用的Shields 镜。(B)光凝的角膜缘后1.5mm处可见充血的结膜变白。

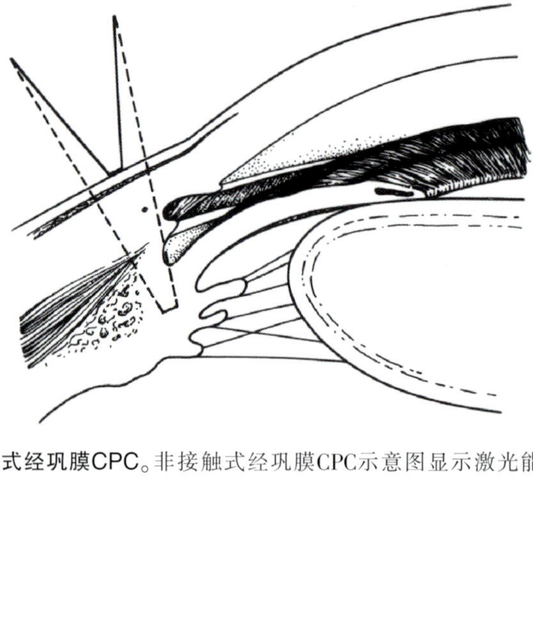

图 27–2 **非接触式经巩膜CPC。**非接触式经巩膜CPC示意图显示激光能量实际聚焦在睫状体内。

接触式经巩膜 CPC

• 接触式经巩膜 CPC 是目前最常用的非穿透性睫状体破坏性手术。采用一个相对较小且可携带的接触式二极管激光探头(G-Probe;IRIDEX Corporatiion, Mountain View,CA)。Nd:YAG 激光探头和氪激光也用于接触式经巩膜 CPC[1-3]。

• 手术需先进行球后麻醉和置开睑器。

• 患者呈仰卧位。

• 探头的前缘(相对于尖端的部分)置于角膜缘，由于 G-探头本身的设计，实际上能量被传输到角膜缘后 1.2mm 处。每点能量为 1.5~2.0W,时间为 1.5~2 秒，在 360°范围内最多光凝 30 个点,但避免 3 点和 9 点钟方位(图 27-3)。

• 如果听到爆破声，能量就减少 0.25W，因为爆破声与较强烈的炎症反应和前房积血相关[4]。

参考文献

1. Schuman JS, Puliafito CA, Allingham RR, et al. Contact transscleral continuous wave neodymium:YAG laser cyclophotocoagulation. *Ophthalmology*. 1990;97:571-580.
2. Schuman JS, Bellows AR, Shingleton BJ, et al. Contact transscleral Nd:YAG laser cyclophotocoagulation: midterm results. *Ophthalmology*. 1992;99:1089-1095.
3. Immonen IJ, Puska P, Raitta C. Transscleral contact krypton laser cyclophotocoagulation for treatment of glaucoma. *Ophthalmology*. 1994;101(5):876-882.
4. Allingham RR, DeKater AW, Bellows AR, et al. Probe placement and power levels in contact transscleral neodymium:YAG cyclophotocoagulation. *Arch Ophthalmol*. 1990;109:738-742.

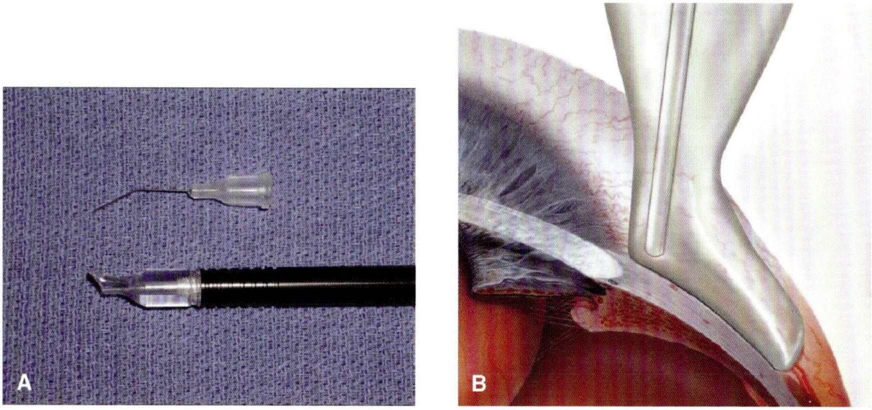

图 27-3　接触式经巩膜CPC。(A)用于二极管激光的G-探头。(B)示意图显示G-探头相对于角膜缘的位置,以使激光作用点位于睫状体。

经巩膜微脉冲睫状体光凝术

• 经巩膜微脉冲睫状体光凝术于 2015 年获得了美国 FDA 的批准(IRIDEX Laser Systems, IRIDEX Corporation, Mountain View, CA)。

• 一个圆形的探头在边缘后约 2mm 处使用激光来传递能量，并平行于角膜缘连续地来回运动。

• 经巩膜的二极管激光器以重复的微秒脉冲传输，其间穿插间歇性的停顿时间[1-3]。

• 可以在球后麻醉或全身麻醉下进行[1-3]。

• 半个眼球持续治疗 80 秒，消耗能量为 2000mW（整个眼球总共 160 秒[1-3]）。一些临床医生进行了共 320 秒的重复治疗）。

• 3 点和 9 点钟的位置应该保留，不做处理（图 27-4）。

参考文献

1. Tan AM, Chockalingam M, Aquino MC, et al. Micropulse transscleral diode laser cyclophotocoagulation in the treatment of refractory glaucoma. *Clin Exp Ophthalmol.* 2010;38:266–272.
2. Aquino MC, Barton K, Tan AM, et al. Micropulse versus continuous wave transscleral diode cyclophotocoagulation in refractory glaucoma: a randomized exploratory study. *Clin Exp Ophthalmol.* 2015;43(1):40–46.
3. Kuchar S, Moster M, Reamer C, et al. Treatment outcomes of micropulse transscleral cyclophotocoagulation in advanced glaucoma. *Lasers Med Sci.* 2016;31:393–396.

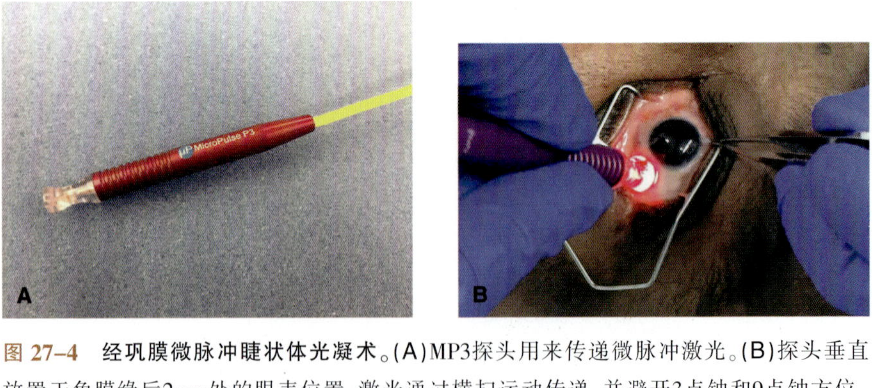

图 27-4 **经巩膜微脉冲睫状体光凝术。**(A)MP3探头用来传递微脉冲激光。(B)探头垂直放置于角膜缘后2mm处的眼表位置，激光通过横扫运动传递，并避开3点钟和9点钟方位。

睫状体冷凝术

• NO 的冷凝系统将 2.5mm 的探头冷冻至–80℃，置于角膜缘后约 1mm 处 60 秒。

• 冷凝 2~3 个象限，每个象限 4 点，避开 3 点和 9 点钟的位置(图 27–5)[1]。

参考文献

1. Bietti G. Surgical intervention on the ciliary body: new trends for the relief of glaucoma. *JAMA*. 1950;142:889–897.

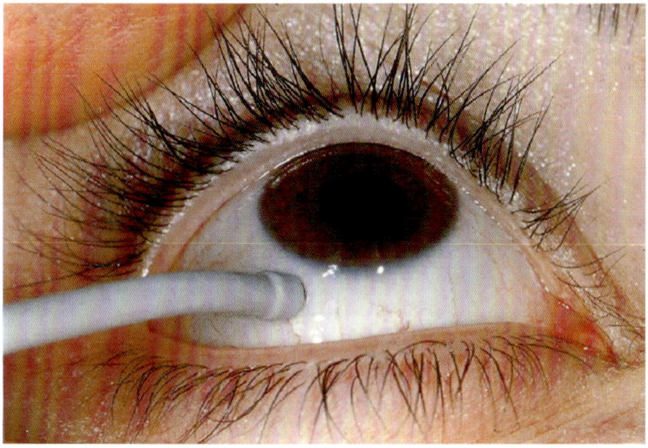

图 27–5 **睫状体冷凝术(CCT)**。CCT示意图，探头置于角膜缘后约1mm处。

经瞳孔 CPC

- 由一个生物显微镜发射连续波长的氩激光。这一技术的理论基础是使激光准确直接的作用于睫状突，而不穿过其他结构，诸如结膜和巩膜。
- 为了更好地观察睫状突，需要一个带有巩膜压迫器的 Goldmann 型前房角镜，以及瞳孔充分扩大、虹膜切除术后，或为了便于观察常常需要二者同时存在。
- 激光设置为光斑 50~100μm，能量 700~1000mV，时间 0.1 秒，能量水平可以调节为使组织发白，用于治疗所有可见的睫状突(图 27-6)。
- 这一治疗方法最大的缺点是睫状突的观察问题[1]。由于这个原因，它的应用非常少。

参考文献

1. Shields S, Stewart WC, Shields MD. Transpupillary argon laser cyclophotocoagulation in the treatment of glaucoma. *Ophthalmic Surg Lasers*. 1988;19:171–175.

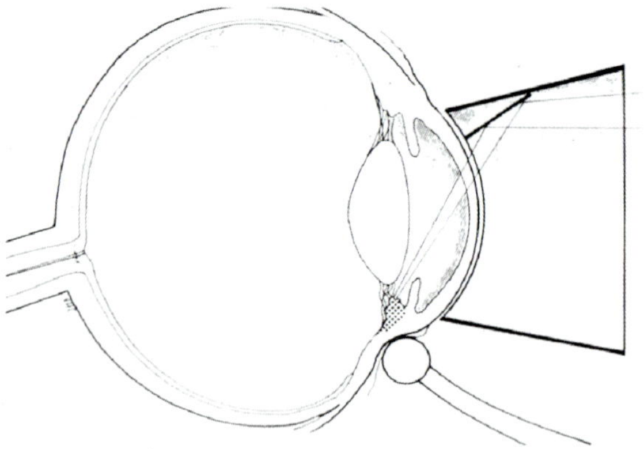

图 27-6 经瞳孔CPC示意图。激光通过镜面聚焦于经巩膜压迫而可见的睫状体上。

内镜下睫状体光凝术

• 这一方法需在手术室或球后麻醉、Tenon 囊或局部麻醉的状态下进行。

• 有两种不同的进入途径：角膜缘和睫状体平坦部。

• 在角膜缘途径下，扩瞳至最大，用角膜刀作一宽约 2.5mm 切口，黏弹剂注入虹膜和晶状体或人工晶体之间以利于到达睫状突。一个切口通过直探头可最多光凝 180°范围，弧形探头可增加至 270°，第二个切口可位于第一个切口的对面，光凝剩余的睫状突。在光凝结束后将黏弹剂冲洗干净，10-0 尼龙线缝合切口。白内障摘除可同时进行。

• 当经睫状体平坦部切口进行 ECP 时，患者必须为无晶状体或人工晶状体眼。经典的睫状体平坦部切口距离角膜缘后 3.5~4mm，先进行前段玻璃体切割术，插入激光内镜。如果需要光凝大于 180°~270°范围，需行两个切口。巩膜切口可用 7-0 可吸收线缝合。激光内镜有相机成像、He-Ne 瞄准光及光源和能通过 18 号、19 号或 20 号规格口径的激光光纤。探头与相机、光源和视频监控相连接。标准探头的可视范围为 110°，然而，一种新的高分辨率内镜探头光纤有 170°视野范围。18 号探头的优势是其稳固性和更广泛的潜在应用。波长为 810nm 的二极管激光可连续或定时发射能量。每点通常需要 0.5~5 秒、300~900mV，使每个睫状突出现变白和皱缩（图 27-7）。为避免明显的睫状体爆破声，激光能量和持续时间需适当减少。手术医师通过图像监视器进行手术[1]。

参考文献

1. Chen J, Cohn RA, Lin SC, et al. Endoscopic photocoagulation of the ciliary body for treatment of refractory glaucomas. *Am J Ophthalmol*. 1997;124(6): 787-796.

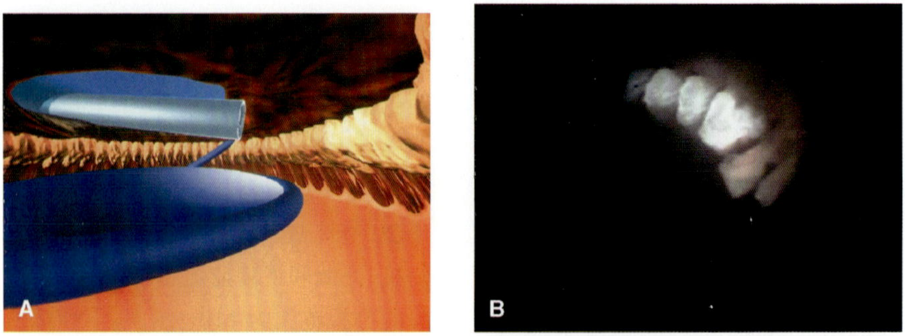

图 27-7 内镜下睫状体光凝术(ECP)。(A)示意图显示内镜激光探头将能量传输到睫状体。(B)通过内镜摄像机看到激光后的睫状体,左侧白色的、皱缩的睫状突表明激光作用后的热损害,右侧是未接受治疗的睫状突,但一束红色氦氖激光束聚焦在其尖端。

术后护理

• 在所有这些治疗方法后，术后局部使用类固醇滴眼液的不同频率取决于炎症水平和黄斑囊样水肿及葡萄膜炎的风险。

• Tenon 囊下局部注射类固醇药物可用于减轻和防止 CME 的发生。

• 睫状肌麻痹剂和非甾体抗炎滴眼液也较常用。止痛药和冰袋通常是用来止痛的。

并发症

• 表 27–1 显示了睫状突破坏性手术的并发症。

• 在这些并发症中，最让人担心的是慢性低眼压导致的眼球萎缩，发生于 5%~10%的经巩膜 CPC 的患者中，以及非常罕见的交感性眼炎，也可能继发于之前的其他内眼手术。

• 术后大约 50%的患者会发生明显的疼痛，可持续约数小时至数周，一般为术后 2~3 天。不能预料哪类青光眼术后会出现疼痛。眼痛可以用止痛药和冰块治疗。

• 内镜下睫状突光凝术后，最常见视力损伤并发症为 CME，大量数据统计，其发生率约为 10%。

表 27–1　睫状体破坏性手术的并发症*

葡萄膜炎–虹膜炎(前房积脓)
黄斑囊样水肿(ECP 治疗)
玻璃体炎
慢性房水闪辉
疼痛
前房积血
玻璃体积血
角膜水肿
巩膜变薄(经巩膜睫状体光凝)
视网膜脱离
交感性眼炎(有争议)
恶性青光眼
眼前段坏死或缺血
视力下降
失明
慢性低眼压
眼球痨
外伤性白内障(ECP 治疗)
眼内炎(ECP 治疗)
脉络膜出血(ECP 治疗)

* 手术具体内容见经巩膜或内镜的手术记录。

ECP，内镜下睫状体光凝术。

参考文献

1. Chen J, Cohn RA, Lin SC, et al. Endoscopic photocoagulation of the ciliary body for treatment of refractory glaucomas. *Am J Ophthalmol*. 1997;124(6):787–796.

第28章

青光眼术后晚期并发症

Nathan M. Radcliffe, Gabriel Chong, Francisco Fantes, Paul F. Palmberg

引言

在多数病例中，青光眼滤过手术的降压作用是安全有效的，但是术后效果并不总是完美的。许多不良的术后效果常由技术上的失误或伤口的不良愈合导致(表28–1)。采用熟悉的、系统的、安全的手术技术，同时结合患者自身的生物性调节能够使不良的术后结果的发生率降到最低，但仍然会有一些迟发性术后并发症发生(表28–2)。

本章的目的在于归纳较常见的青光眼滤过术后的迟发性并发症，并讨论可能的治疗方案。其中一些治疗方案已经得到认同并且通过时间的检验。另一些治疗方案是新提出的，可能已经帮助许多作者解决一些个案。因为缺乏实践，许多新的或者不常见的方案未通过严格的研究和时间检验。

表28–1　影响伤口愈合的因素

完美而精确的手术技巧
抗代谢药物的使用
青光眼的病因：如葡萄膜炎、新生血管性青光眼
术后采用抗炎药物治疗
其他生物因素：如基因、年龄、种族

表28–2　过度或不完全的愈合反应造成的不良后果

过度愈合反应
因瘢痕导致滤过受阻
滤过不足
滤过泡包囊化
不完全愈合反应
低眼压
脉络膜渗漏
黄斑皱褶
浅前房
滤过泡渗漏
滤过泡感染
巨大滤过泡

低眼压

- 低眼压可导致黄斑病变、脉络膜渗漏和迟发性脉络膜上腔出血。
- 低眼压通常是由联合使用抗代谢药物导致巩膜瓣阻力不足引起的，许多病例需要重新缝合巩膜瓣。有一些其他替代小梁切除的办法[1-4]，但这些方法对于使用过抗代谢药物或需要立即见效的病例常难以成功，如扁平前房、黄斑病变或达到"Kiss"征的重度脉络膜脱离。当出现滤过过畅伴巩膜瓣坏死时，单纯缝合可能无法提供足够的房水外流阻力。在这种情况下，需提供组织覆盖巩膜瓣以保证滤过道足够阻力。所以建议在试图重新缝合巩膜瓣或修补滤过泡漏时应准备好供体组织。
- 慢性低眼压是指持续时间至少三个月，可以导致低眼压性黄斑病变甚至视力丧失[5]。Palmberg 医师提出一项在裂隙灯下处理低眼压的方法。该技术是在裂隙灯下将 10-0 尼龙缝线穿过角膜，通过巩膜瓣，然后通过结膜，从而增加了巩膜瓣阻力来提高眼压（图 28-1）。

低眼压性黄斑病变

- 低眼压黄斑病变是指在低眼压的情况下脉络膜或视网膜（或两者）的皱褶累及中心凹区域，导致视力模糊。发病机制可能是巩膜收缩。
- 并不是所有的低眼压都会导致黄斑病变，黄斑病变多见于年轻、近视及眼压明显下降的病例。
- 尽管有病例报道在发病数年后痊愈，但大部分病例的损害是永久性的，所有应尽快治疗[6]（图 28-2A，B）。
- 最好的方法是预防，如 Palmberg 医师提出的角膜安全瓣切口[7]。
- Palmberg 同时提出针对黄斑病变的滤过泡修补术，后者增加两对缝线，第一对缝线可调节巩膜瓣部位的滤过量，使眼压达到 8~10mmHg，第二对缝线可使眼压调节到 20~25mmHg[7]，切记在修补瓣时有可能需要准备供体组织（图 28-2C，D）。

浅前房和扁平前房

- 根据病因不同，扁平前房可伴高眼压或低眼压（图 28-3，表 28-3），根

表 28-3　眼压改变以及扁平前房的原因

高眼压和扁平前房
房水迷流综合征（恶性青光眼）
脉络膜上腔出血
瞳孔阻滞
低眼压和扁平前房
巩膜瓣阻力不足导致滤过过畅
脉络膜脱离导致房水经葡萄膜-巩膜通道流出
睫状体分离术
伴随晶状体与角膜接触或者人工晶状体与角膜接触的标准的扁平前房（应立即处理）

据临床病史、体检和眼压检查可提供确诊的依据。

- 对脉络膜渗出实施引流术的指征如下。
  - 有晶状体-角膜接触的扁平前房。
  - 脉络膜脱离呈“Kiss”征(脉络膜脱离导致相对应的视网膜-视网膜接触),以避免相互接触的视网膜之间形成纤维性粘连。
  - 局部睫状肌麻痹剂和类固醇治疗后仍持续不愈。
- 在没有出现前两种情况之前,可以适当随访数周。

前房形成的措施

- 临时加压或Simmon罩:适用于滤过过畅者,尤其术中未使用抗代谢药物的患眼易见效。
- 前房黏弹剂注入:同样对未使用抗代谢药物滤过泡容易成功。
- 重新缝合巩膜瓣:这可能是使用过抗代谢药物滤过泡的最终解决方案。

脉络膜渗液引流术

- 在角膜缘颞侧做穿刺口(图28-4和图28-5A)。
- 距角巩缘2~7mm处沿子午线方向在4:30和7:30时钟位置做结膜切口,或沿角巩缘4~8点钟位置行环状结膜切开术。
- 距角巩缘3mm做长为2mm的放射状巩膜切口,深达1/2巩膜厚度。
- 用有齿颞夹住瓣的边缘以拮抗牵引力。
- 用锋利的刀面仔细而缓慢的加深切口直到脉络膜上腔打开(图25-5B)。
- 用Kelly咬切器扩大切口(图28-5C)。
- 如果切口位于渗出液隆起的正上方,则有渗出液流出。可通过角膜穿刺口注入BBS液,或者提起巩膜瓣边缘并用棉签在巩膜表面攒动以帮助渗出液流出。
- 如果切口不在渗出液隆起的正上方,且渗出液无法从切口流出,则可用睫状体分离铲轻柔地将脉络膜从巩膜壁上分离以沟通邻近的渗出腔。分离时必须仔细,且不能超过切口周围数毫米区域。
- 这时可用间接检眼镜观察视网膜平伏情况,前房也应加深。
- 结膜切口应该关闭,同时巩膜切口应当开放(图28-5D)。

迟发性脉络膜上腔出血

- 脉络膜上腔出血为发生于脉络膜上腔的出血,可将葡萄膜从巩膜上分离开,术中或术后均可发生。
  - 如果在术中发生,后段的压力可将眼内容物从手术切口驱逐出眼球(驱逐性出血)。迟发性脉络膜上腔出血可以是出血流入脉络膜上腔或在先前脉络膜积液基础上的出血。
- 危险因素包括:眼压明显下降、多

次眼部手术史、近视、既往玻璃体切除手术和高眼压。

- 脉络膜上腔出血可表现为突发性严重疼痛，同时眼底可见玻璃体腔内一侧棕红色脉络膜隆起。如果可能的条件下，建议行玻璃体视网膜手术。
- B 超有助于确定出血部位并检查血块是否溶解，溶解常发生在出血后 5~10 天。
- 许多医师倾向于血凝块液化后再行引流术，手术方法与前文所说脉络膜渗液引流术相同。
- 较小体积的脉络膜上腔出血可在一个月左右自发吸收，同时可以保持较好的视功能。在血凝块液化过程中应尽量使用药物控制眼压。
- 如眼压急剧升高需早期手术。

参考文献

1. Akova YA, Dursun D, Aydin P, et al. Management of hypotony maculopathy and a large filtering bleb after trabeculectomy with mitomycin C: success with argon laser therapy. *Ophthalmic Surg Lasers*. 2000;31(6):491–494.
2. Marzeta M, Toczolowski J. Administration of autologous blood to a patient via intrableb injection as a method for treating hypotony after trabeculectomy. *Klin Oczna*. 2000;102(3):199–200.
3. Okada K, Tsukamoto H, Masumoto M, et al. Autologous blood injection for marked overfiltration early after trabeculectomy with mitomycin C. *Acta Ophthalmol Scand*. 2001;79(3):305–308.
4. Yieh FS, Lu DW, Wang HL, et al. The use of autologous fibrinogen concentrate in treating ocular hypotony after glaucoma filtration surgery. *J Ocul Pharmacol Ther*. 2001;17(5):443–448.
5. Azuara-Blanco A, Katz LJ. Dysfunctional filtering blebs. *Surv Ophthalmol*. 1998;43(2):93–126.
6. Delgado MF, Daniels S, Pascal S, et al. Hypotony maculopathy: improvement of visual acuity after 7 years. *Am J Ophthalmol*. 2001;132(6):931–933.
7. Palmberg P. Surgery for complications. In: Albert D, ed. *Ophthalmic Surgery: Principles and Techniques*. Vol. 1. London, UK: Blackwell Science; 1999.

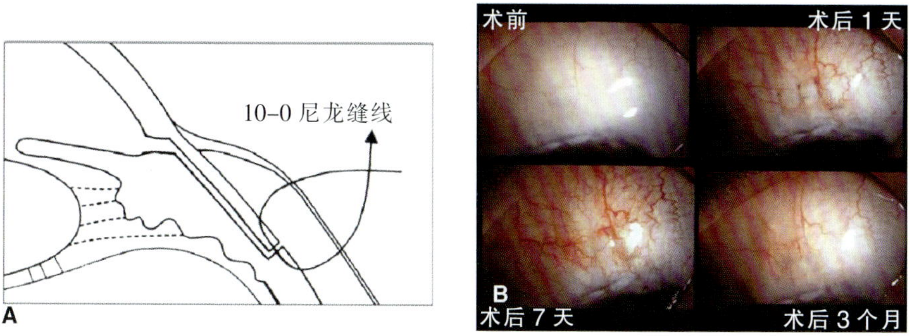

图 28–1 经角膜缝线。(A)操作技术图。(From Eha J, Hoffman E, Pfeiffer N. *Graefes Arch Clin Exp Ophthalmol*. 2008; 246:869–874.)(B)随着时间推移，剪辑画面显示经角膜缝合术后的效果。

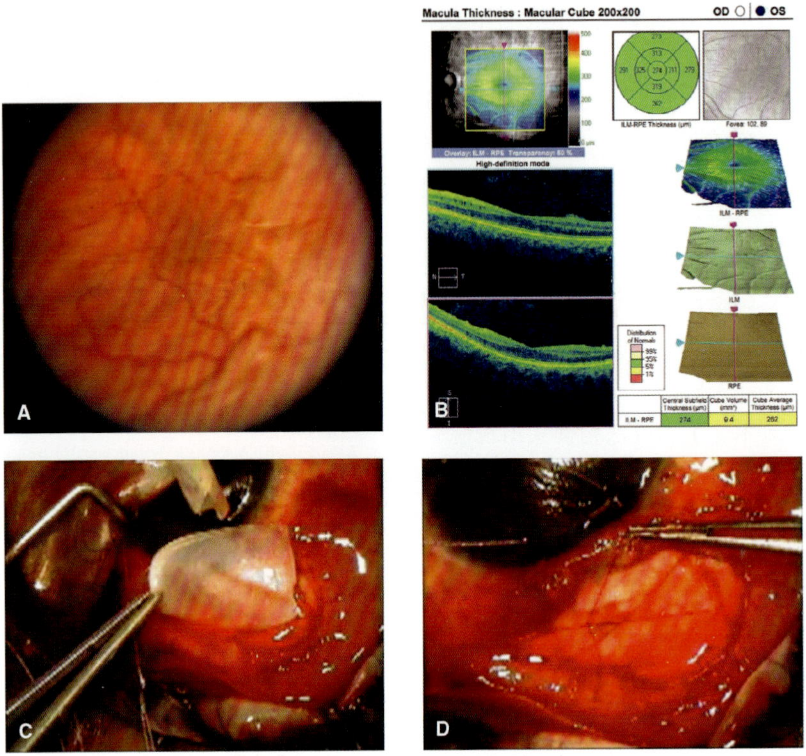

图 28-2 低眼压。(A)低眼压导致累及中心凹区域的脉络膜和视网膜褶皱的典型例子。(B)如光学相干断层扫描(OCT)所示,一例低眼压性黄斑病变的患者的内界膜中可见微小囊样改变和褶皱。(C)术中视频静止画面显示用于覆盖巩膜瓣的供体角膜片。(D)术中视频静止画面显示在供体角膜上使用10–0尼龙线实施压缩缝合,以增加巩膜瓣对水流出的阻力。

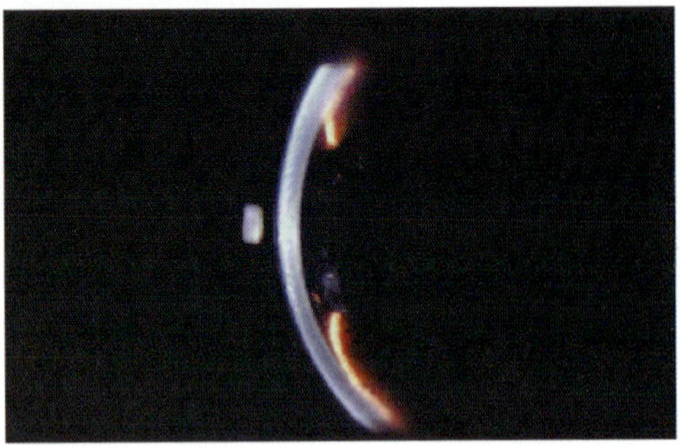

图 28-3 裂隙灯下所见浅前房。存在明显的虹膜角膜接触,但瞳孔缘及人工晶体均未接触角膜。

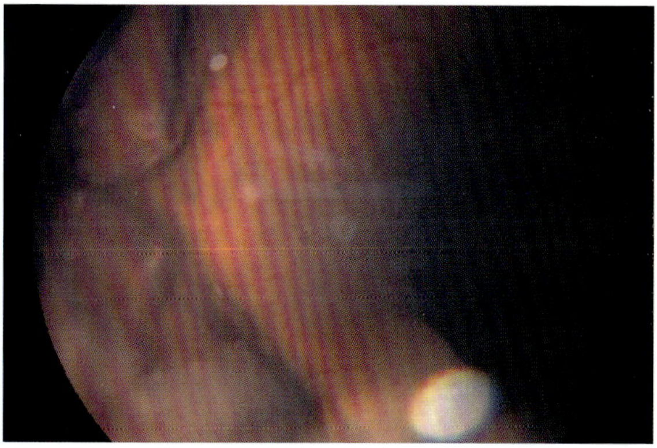

图 28–4 **周边脉络膜渗出**。眼底显示周边脉络膜渗出(左侧)。

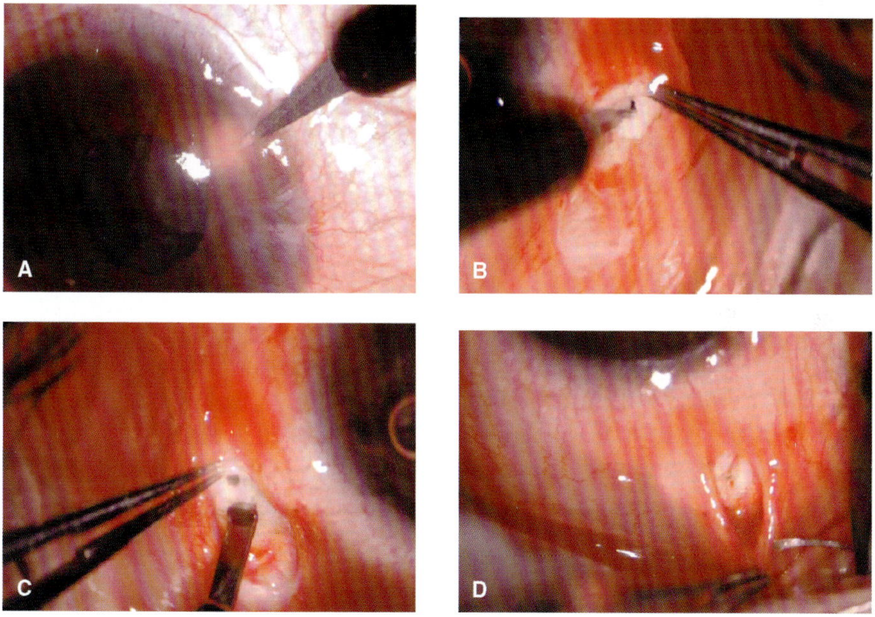

图 28–5 **脉络膜修复**。脉络膜渗出修复的图像。(A)在角巩缘用75号刀做侧面穿刺口。(B)用锋利的刀刃在巩膜瓣下做放射状切口缓慢进入脉络膜上腔。(C)一旦进入脉络膜上腔,则用Kelly咬切器扩大切口,在切口基底部可见咬切所形成的孔。(D)用7–0可吸收线缝合结膜伤口,巩膜切开处保持开放。

滤过泡漏

- 滤过泡漏为滤过泡壁出现小孔而导致房水漏出。而且滤过泡内部与外部环境直接沟通，术中使用抗代谢药物是发生滤过泡漏危险因素之一。
- 滤过泡漏的发病机制目前认为是缺血性滤过泡被周围严重的瘢痕组织牵拉和包裹,限制了房水外流,从而导致滤过泡局限扩张，当超过滤过泡组织最大承受能力时引起牵拉性裂孔。
- 滤过泡漏最好的方法是在荧光素染色后在裂隙灯下用蓝钴光观察。如果滤过泡漏处染料因为房水流出变为黄绿色则表现为Seidel实验阳性。有时需要对眼球轻度加压才能发现渗漏。
- 因滤过泡漏增加了滤过泡感染甚至眼内炎的风险,因而早期发现、治疗非常重要[1-4]。有文献报道,术后2~6年与滤过泡相关的眼部感染发生率为0.4%~9.6%[5,6]。同时报道估计滤过泡炎每年的发生率为5.7%,而眼内炎的发生率每年为0.8%~1.3%。
- 术中仔细操作对减少术后滤过泡漏的发生很关键，特别重视小梁切除术的操作,结膜的缝合,抗代谢药物应用的时间,区域和冲洗,以及激光松解缝线的操作是否规范[7]。

治疗

保守治疗

- 以下是一些用于促进伤口愈合的技术，其优点在于可以避免患者再次手术,但是并非总能成功而且有渗漏复发的可能性。尽管这些方法都是非手术干预,但仍有相应的风险性。
  - 戴用28mm的角膜接触镜2周[7]。
  - 使用丁酰甲基丙烯酸酯胶和硅胶盘[7]。
  - 自体血滤过泡注射[8]。
  - 应用加压缝合[7]。
  - 压力眼罩、口服碳酸、酸酐酶抑制剂和局部自体血清[5]。
  - 化学刺激物(三氯乙酸，硝酸钠)[9]。
  - 冷冻和透热[10]。
  - 氩激光器,热Na:YAG激光器[11,12]。

手术治疗

- 概括
  - 可以用巩膜或角膜移植片关闭小梁切口,并且用青光眼引流装置(GDD)取代引流功能,在一些严重情况下，角膜板层移植术被认为是恢复功能性滤过泡的最终方法,将瘢痕结膜和海绵状软化巩膜切开,用保存的圆形板层供体角膜组织替代，达到恢复功能性滤过泡的目的[13]。
  - 结膜前移术:具有较高的成功率。迟发性滤过泡漏患者接受此方法,较保守治疗的效果更好，且不易发生严重的眼内感染[14-18]。

- 游离结膜移植术[19]：自体游离结膜移植手术对滤过泡修补和恢复是一种安全、有效的手术，但患者术前须被告知术后可能出现眼压升高而需使用抗青光眼药物，甚至手术的情况。
- 羊膜[14]：如果患眼无充足的游离结膜（结膜过薄或瘢痕过多）或已有某种程度上睑下垂存在，则可考虑羊膜作为移植物。下述的技术与 Budenz 等[14]的技术略有不同，羊膜在移植时自我折叠，基底膜向外，基质层在内（图 28-6）。

• 羊膜缝合技术。

- 分离缺血性滤过泡周围结膜（图 28-7A，B）。
- 切除原先缺血性滤过泡（图 28-7C）。
- 切除供体羊膜自我折叠
- 取供体羊膜，折叠起来(图 28-6)。
- 用 9-0 尼龙线将羊膜前缘缝于角膜缘。
- 羊膜后缘置于游离结膜缘下方（图 28-7D）。
- 用 8-0 可吸收线将羊膜与游离结膜缘紧密连续缝合（图 28-7E）。
- 在角巩缘水平，即羊膜前缘，用 9-0 尼龙线留置加压线（图 28-7F）。
- 用荧光素钠条检查伤口水密性。
- 1 个月后拆加压线（图 28-8）。

• 这种手术方法变化一下就可以用于游离球结膜移植术，增加手术步骤从供体区域剪下用于移植的球结膜，另外移植片不需要折叠。

结果及预后

• Budenz 等[14]对羊膜移植术的研究表明其在治疗青光眼滤过泡漏上并不能替代结膜前移术。羊膜移植术的累积存活率在 6 个月时为 81%，1 年为 74%，2 年后为 46%，而结膜前移术在整个随访期内的累积存活率达到 100%。

• 虽然 Budenz 等研究表明羊膜移植术的成功率不及标准的结膜前移术，但在一些特定的情况下是治疗青光眼滤过泡漏的可靠方法之一。

• Budenz 等人的长期研究的结果于 2007 年发表[22]，随访中位时间为 80 个月。15 位接受羊膜移植的患者中接近一半的患者最终失败了，其中 4 例患者因为滤过泡漏需要再次手术，同时 3 例患者因为眼压失控需要再次手术[20]。在 15 例接受结膜前移的患者中，4 例患者最终失败，其中 1 例因为滤过泡漏需要再次手术，3 例患者需要抗青光眼治疗[20]。虽然不具有统计学意义，但是 Kaplan-Meier 长期生存曲线趋向于羊膜移植组更早发生手术失败。

• 在日本的一项研究中，羊膜移植组取得更大的成功，其中报道了 6 位患者接受羊膜移植来治疗滤过泡漏，最终这6位患者滤过泡漏得以解决并且没有并发症出现[21]。

- 然而，在日本的另一项研究中，羊膜移植术并不能改善患者的整体手术结果[22]。他们的Kaplan-Meier生存曲线显示羊膜移植组在6个月时成功率为58.3%，1年后为21.9%，而对照组在6~12个月时成功率为74.8%[22]。

- 另外，如果羊膜移植术失败，结膜前移术仍然可以考虑。而且可以通过对手术技术的改善来提高手术疗效。但这一点只是一个推测，有待于Budenz等的临床随机对照研究来证明，当然还需要经过时间的考验。

参考文献

1. Jampel HD, Quigley HA, Kerrigan-Baumrind LA, et al. Risk factors for late-onset infection following glaucoma filtration surgery. *Arch Ophthalmol.* 2001;119(7):1001–1008.
2. Lehmann OJ, Bunce C, Matheson MM, et al. Risk factors for development of post-trabeculectomy endophthalmitis. *Br J Ophthalmol.* 2000;84(12):1349–1353.
3. Liebmann JM, Ritch R. Bleb related ocular infection: a feature of the HELP syndrome. Hypotony, endophthalmitis, leak, pain. *Br J Ophthalmol.* 2000;84(12):1338–1339.
4. Soltau JB, Rothman RF, Budenz DL, et al. Risk factors for glaucoma filtering bleb infections. *Arch Ophthalmol.* 2000;118(3):338–342.
5. Sharan S, Trope GE, Chipman M, et al. Late-onset bleb infections: Prevalence and risk factors. *Can J Ophthalmol.* 2009;44(3):279–283.
6. Song A, Scott IU, Flynn HW Jr, et al. Delayed-onset bleb-associated endophthalmitis: clinical features and visual acuity outcomes. *Ophthalmology.* 2002;109(5):985–991.
7. Palmberg P. Surgery for complications. In: Albert D, ed. *Ophthalmic Surgery: Principles and Techniques.* Vol. 1. London: Blackwell Science; 1999.
8. Okada K, Tsukamoto H, Masumoto M, et al. Autologous blood injection for marked overfiltration early after trabeculectomy with mitomycin C. *Acta Ophthalmol Scand.* 2001;79(3):305–308.
9. Gehring JR, Ciccarelli EC. Trichloracetic acid treatment of filtering blebs following cataract extraction. *Am J Ophthalmol.* 1972;74(4):622–624.
10. Douvas NG. Cystoid bleb cryotherapy. *Am J Ophthalmol.* 1972;74(1):69–71.
11. Bettin P, Carassa RG, Fiori M, et al. Treatment of hyperfiltering blebs with Nd:YAG laser-induced subconjunctival bleeding. *J Glaucoma.* 1999;8(6):380–383.
12. Fink AJ, Boys-Smith JW, Brear R. Management of large filtering blebs with the argon laser. *Am J Ophthalmol.* 1986;101(6):695–699.
13. Fukuchi T, Matsuda H, Ueda J, et al. Corneal lamellar grafting to repair late complications of mitomycin C trabeculectomy. *Clin Ophthalmol.* 2010;4:197–202.
14. Budenz DL, Barton K, Tseng SC. Amniotic membrane transplantation for repair of leaking glaucoma filtering blebs. *Am J Ophthalmol.* 2000;130(5):580–588.
15. Budenz DL, Chen PP, Weaver YK. Conjunctival advancement for late-onset filtering bleb leaks: indications and outcomes. *Arch Ophthalmol.* 1999;117(8):1014–1019.
16. Burnstein AL, WuDunn D, Knotts SL, et al. Conjunctival advancement versus nonincisional treatment for late-onset glaucoma filtering bleb leaks. *Ophthalmology.* 2002;109(1):71–75.
17. O'Connor DJ, Tressler CS, Caprioli J. A surgical method to repair leaking filtering blebs. *Ophthalmic Surg.* 1992;23(5):336–338.
18. Wadhwani RA, Bellows AR, Hutchinson BT. Surgical repair of leaking filtering blebs. *Ophthalmology.* 2000;107(9):1681–1687.
19. Schnyder CC, Shaarawy T, Ravinet E, et al. Free conjunctival autologous graft for bleb repair and bleb reduction after trabeculectomy and nonpenetrating filtering surgery. *J Glaucoma.* 2002;11(1):10–16.
20. Rauscher FM, Barton K, Budenz DL, et al. Long-term outcomes of amniotic membrane transplantation for repair of leaking glaucoma filtering blebs. *Am J Ophthalmol.* 2007;143(6):1052–1054.
21. Nagai-Kusuhara A, Nakamura M, Fujioka M, et al. Long-term results of amniotic membrane transplantation-assisted bleb revision for leaking blebs. *Graefes Arch Clin Exp Ophthalmol.* 2008;246(4):567–571.
22. Kiuchi Y, Yanagi M, Nakamura T. Efficacy of amniotic membrane-assisted bleb revision for elevated intraocular pressure after filtering surgery. *Clin Ophthalmol.* 2010;4:839–843.

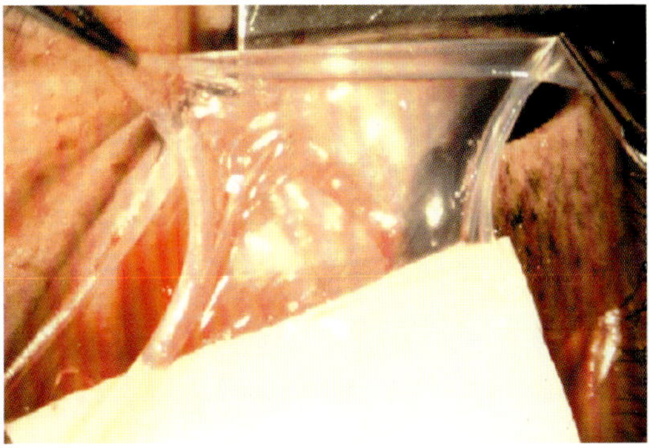

图 28-6　**将单层羊膜从支撑膜上剥取。**基质层面对纸面且具有黏性。基底膜层有光泽且无黏性。

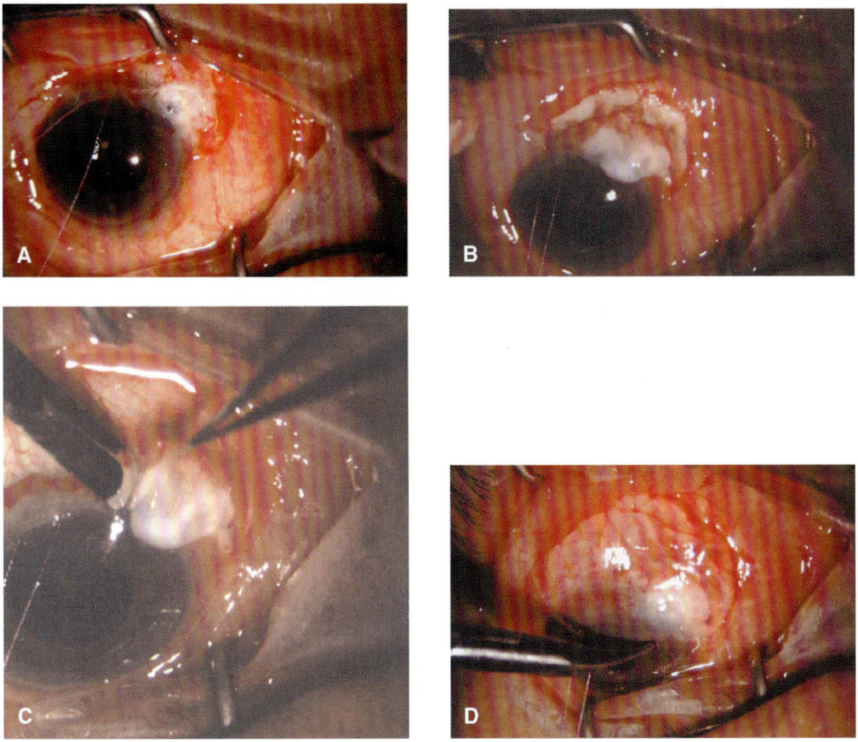

图 28-7　**羊膜移植术。**(A)沿滤过泡边缘切除缺血性滤过泡周围的结膜组织，可见上方7-0可吸收缝线牵引角膜。(B)钝性分离结膜-Tenon筋膜瓣以松动该组织。(C)用67号刀切除缺血性滤过泡。(D)将夹层羊膜的后层推置于结膜-Tenon筋膜瓣下。(待续)

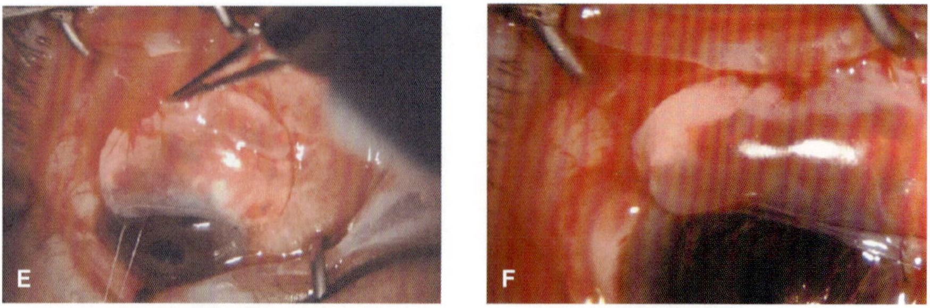

图 28-7 (续)(E)用8-0可吸收线将夹层羊膜和结膜-Tenon缝合在一起。(F)用9-0的尼龙线在移植物的角膜边缘形成加压缝线,以阻碍角巩膜缘处羊膜下房水的液流。

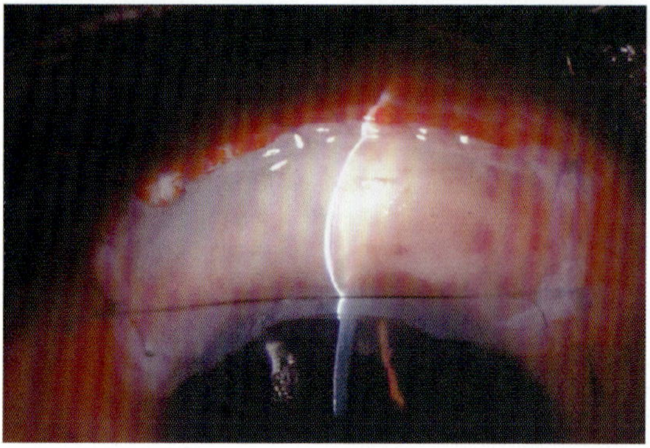

图 28-8 **滤过泡修补后的外观。**双层羊膜移植修补术后的滤过泡外观,与图27-7为同一只眼。

巨大滤过泡

巨大滤过泡可覆盖角膜表面，导致角膜上皮缺损以及不规则散光，损伤最佳矫正视力。治疗方案应逐步由简单到复杂。

治疗

- 选项
  - 劈-推法：用钝性刮铲将悬挂的滤过泡从角膜表面分离，并将其推置角巩缘后。
  - 压迫缝线法：同方法 1，再在角膜缘留置 1 个压迫缝线以维持收缩滤过泡的张力。
  - 切除海绵状滤过泡的角膜部分：此方法适用于覆盖角膜的海绵状滤过泡，用 Vannas 剪剪除多余部分。
  - 剪除整个滤过泡：一般没必要。
- 在临床研究中，描述了一个特殊病例。一位 55 岁的美籍非洲男性患者，仅剩一只多次手术的青光眼晚期有功能眼，其中包括最近成功实施了运用丝裂霉素 C 的小梁切除术。另一眼由于青光眼已丧失视力。
  - 术后该患眼发生了角膜水肿，当功能眼的视力从 20/30 降至 20/300 时，为患者实施角膜移植术。在六个月后他的视力提高到 20/30。
  - 患者术眼小梁切除术后滤过功能良好，眼压得以控制。一年后，患眼的滤过泡变大并侵入角膜，导致视力明显下降(图 28-9A)。
  - 按前面叙述的方案进行处理，但是滤过泡仍然增大，视力下降到 20/400，视功能受到很大影响。在与患者充分沟通手术风险的情况下，实施不同寻常的方式来修复滤过泡。
  - 在这例病例中还存在另一个问题，滤过泡周围缺乏可游离的未瘢痕化的结膜。最后，手术方案定为在切除整个滤过泡后移植双层羊膜进行重建。最终得以形成一个轻度血管化的较小滤过泡，而且眼压控制良好达 4 年之久(图 28-9B)。

滤过泡相关的感染和角膜植片的运用

- 滤过泡漏以及下方位置的滤过泡为感染的危险因素(图 28-10)。感染可局限于滤过泡，造成周围组织坏死(图 28-11)，也可发展成眼内炎。下方位置的滤过泡为感染的高危险因素(许多研究发现相比于上方 1%的感染发生率，下方滤过泡为 8%)[1-3]，故术后应观察滤过泡至完全闭合，尤其是那些有感染和滤过泡漏的患眼。
- 在与滤过泡相关的眼内炎的中，链球菌属和葡萄球菌属物种是最常见的致病生物[4]。虽然眼内炎玻璃体切割术的研究结果(白内障术后眼内炎研究)已被临床医师应用于治疗与滤过泡相关的眼内炎，但越来越多的证据表明，由于病原体的毒力差异，这些结果不能直接应用于滤过泡相关的眼内炎，特别是链球菌属。

- 无论治疗是否及时，眼内炎视力预后较差，最终视力>20/400只有22%~53%的患者[4]。Song等人的几项研究还报道了多种治疗方式的治疗结果具有争议性。Song等人报道玻璃体切割术治疗眼内炎视力预后较差，而Busbee等却报道了相反的结果[4,5]。Smiddy等[6]报道了来自Bascom Palmer的34例患者，其中局部切开-注射和局部切开-注射合并玻璃体切割术在治疗滤过泡相关的眼内炎方面无明显差异。

角膜植片

- 没有达到角膜移植要求角膜组织可以保存于甘油中，可用于修补，具体如下。
  - 将受体角膜修剪成所需大小。
  - 用大的有齿镊剥除后弹力层。
  - 去除移植床坏死组织。
  - 根据具体情况，用9-0尼龙线将植片缝合到位，并留置压迫缝线。
  - 植片上覆以结膜，如果无足够的结膜，术者可考虑用羊膜替代，将羊膜基质层朝向内，直接与植片相接触。
  - 为保持滤过泡的密闭，术者可保留多条压迫缝线，直到它们自行松解为止，或者在可耐受的情况下留置6~8周。
  - 在一个病例中，一位患者发生了坏死性滤过泡炎（图28-10），需要行角膜植片修补术，并用羊膜覆盖。同时在上方植入引流管（图28-12）。

滤过泡感觉异常

- 某些情况下，滤过泡可伴有不同程度的不适感。疼痛的原因与滤过泡的隆起度和形状有关，其可干扰泪膜的分布并已经产生角膜小凹状缺损[7,8]。在裂隙灯下可以观察到上睑经过不光滑的滤过泡后，在泪液中有气泡产生（图28-13）。
- 青光眼术后有滤过泡眼相比无滤过泡眼会有更多不适感。Budenz等认为：年龄小、鼻上方滤过泡、睑裂闭合不全和泪液气泡形成与青光眼滤过泡感觉不适相关[7]。
- 有些感觉不适的滤过泡表现为缺血，薄壁同时伴随低眼压。Palmberg介绍了一种技术，在滤过泡上留置一压迫缝线达三周，从而改变滤过泡外形，可使83%受试者减少不适感[9]。操作步骤如下。
  - 如果滤过泡壁过薄导致缝线可能破坏其表面。手术者可以使用30号的针头从前房吸出少量房水以降低滤过泡内压（图28-14A）。
  - 一根或多根9-0尼龙线固定在角膜上。
  - 缝线向后越过滤过泡对其加压，然后在跨过滤过泡打结（图28-14B）。

■ 打紧线结并拉入角膜内，以保证目标区域被很好地加压。

■ 留置缝线 1~4 周后拆除（图 28-14C）。

参考文献

1. Greenfield DS, Suner IJ, Miller MP, et al. Endophthalmitis after filtering surgery with mitomycin. *Arch Ophthalmol*. 1996;114(8):943-949.
2. Higginbotham EJ, Stevens RK, Musch DC, et al. Bleb-related endophthalmitis after trabeculectomy with mitomycin C. *Ophthalmology*. 1996;103(4):650-656.
3. Wolner B, Liebmann JM, Sassani JW, et al. Late bleb-related endophthalmitis after trabeculectomy with adjunctive 5-fluorouracil. *Ophthalmology*. 1991;98(7):1053-1060.
4. Song A, Scott IU, Flynn HW Jr, et al. Delayed-onset bleb-associated endophthalmitis: Clinical features and visual acuity outcomes. *Ophthalmology*. 2002;109(5):985-991.
5. Busbee BG, Recchia FM, Kaiser R, et al. Bleb-associated endophthalmitis: Clinical characteristics and visual outcomes. *Ophthalmology*. 2004;111(8):1495-1503; discussion 503.
6. Ba'arah BT, Smiddy WE. Bleb-related endophthalmitis: Clinical presentation, isolates, treatment and visual outcome of culture-proven cases. *Middle East Afr J Ophthalmol*. 2009;16(1):20-24.
7. Suner IV, Greenfield DS, Miller MP, Nicolela MT, Palmberg PF. Hypotony maculopathy following filtering surgery with mitomycin C: Incidence and treatment. *Ophthalmology*. 1977;104:207-214.
8. Soong HK, Quigley HA. Dellen associated with filtering blebs. Arch Ophthalmol. 1983;101(3):385-387.
9. Palmberg P. Surgery for complications. In: Albert D, ed. *Ophthalmic Surgery: Principles and Techniques*. Vol. 1. London: Blackwell Science; 1999.

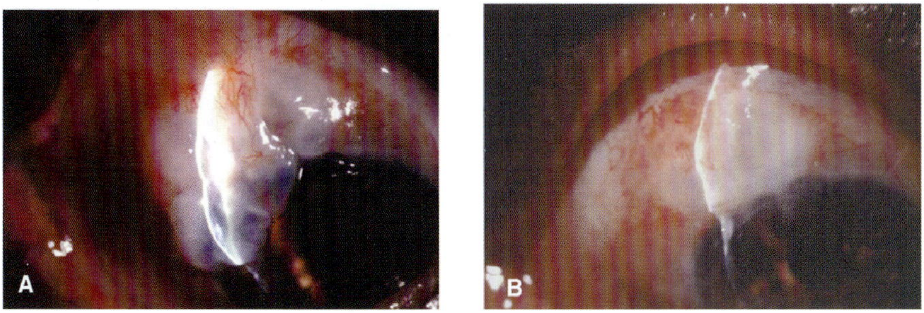

图 28-9 巨大滤过泡。(A)缺血性巨大囊状滤过泡悬挂在角膜前。悬挂的滤过泡前缘可见角膜小凹。(B)滤过泡修补术后外观。

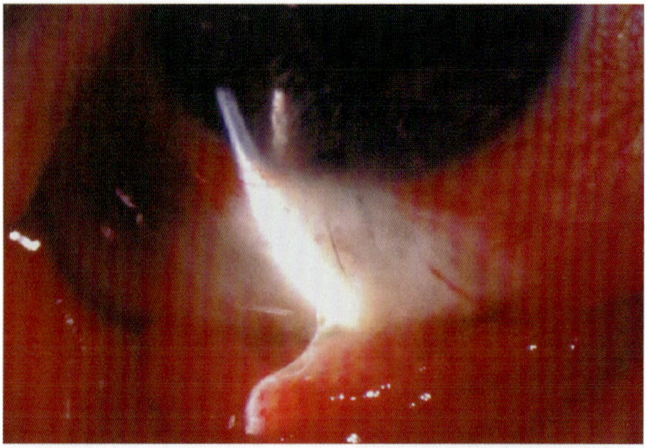

图 28-10 **滤过泡感染**。下方滤过泡炎。滤过泡表面的球结膜透明,滤过泡内液混浊。

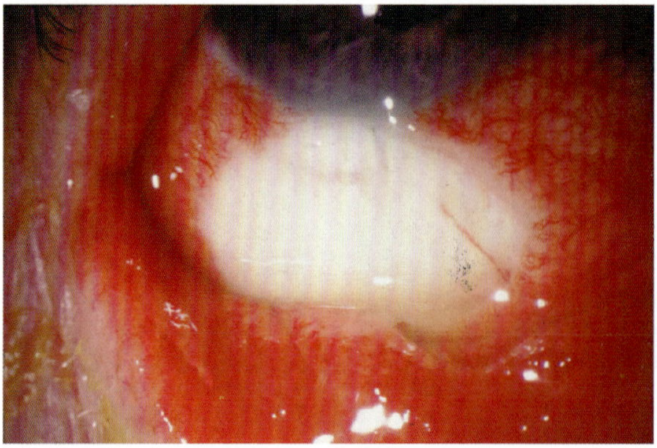

图 28-11 **滤过泡相关性感染**。下方滤过泡缺血、坏死,表面的球结膜混浊。

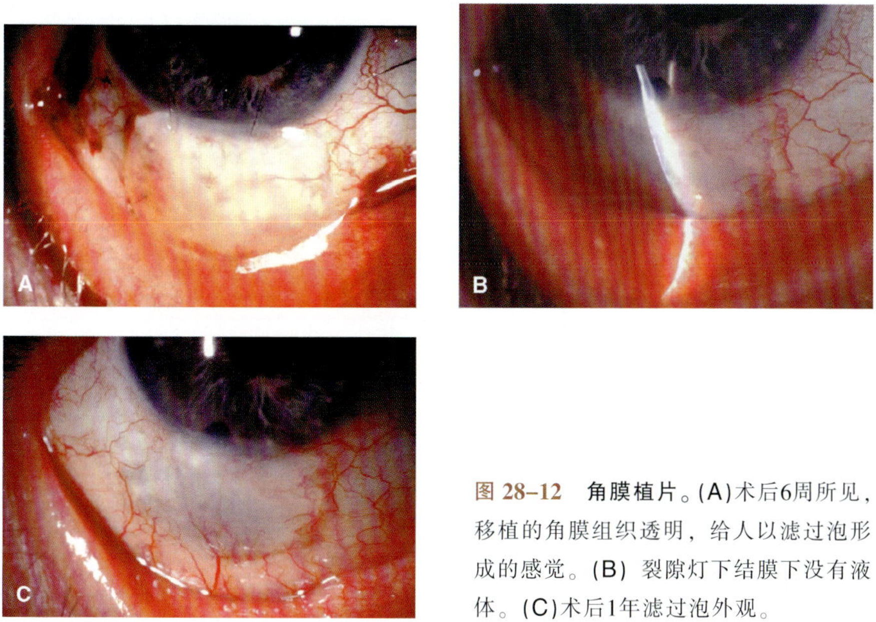

图 28-12　角膜植片。(A)术后6周所见，移植的角膜组织透明，给人以滤过泡形成的感觉。(B) 裂隙灯下结膜下没有液体。(C)术后1年滤过泡外观。

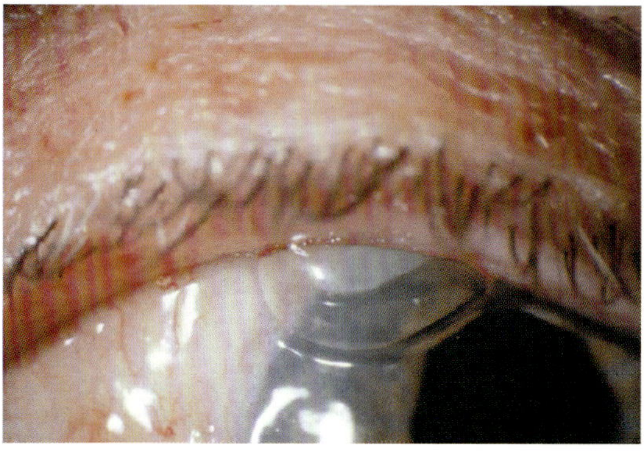

图 28-13　滤过泡不适感。可见一空气泡伸展在上睑和滤过泡间。

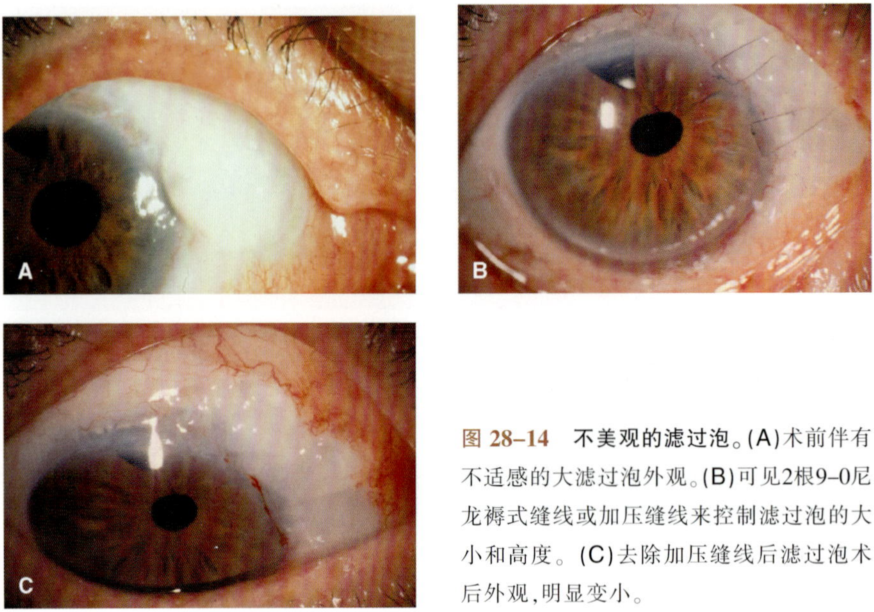

图 28-14 不美观的滤过泡。(A)术前伴有不适感的大滤过泡外观。(B)可见2根9-0尼龙褥式缝线或加压缝线来控制滤过泡的大小和高度。(C)去除加压缝线后滤过泡术后外观,明显变小。

失败的滤过泡：包裹化

小梁切除术失败原因有很多。有许多外部原因导致滤过泡失效，例如，瘢痕化或包裹化阻塞滤过通道（图 28–15）。也可由于内部原因阻塞小梁切口，如局部增殖膜形成，虹膜血块或虹膜玻璃体嵌顿。

治疗方法和结果

- 药物治疗包括简单的抗青光眼药物治疗，类固醇滴眼和手指按摩。Mandal 在对 503 例患者回顾性研究中发现共有 18 例患者出现包裹化，其中 15 例患者对保守治疗反应较好，3 例对保守治疗效果不好的患者行滤过泡切除联合丝裂霉素的应用[1]。Ophir 研究发现炎症是滤过泡包裹化的重要原因[2]。
- Meyer 等研究发现穿刺滤过泡可使 1/3 的病例眼压下降 6 个月以上，且再次穿刺仍如同首次穿刺一样有效[3]。
- Palmberg 设计了经角膜巩膜瓣修复技术。将 30 号针头做"Z"形弯曲（图 28–16A），经透明角膜进入前房（图 28–16B），然后将针头从前房方向引导至巩膜瓣的下方，并从一侧到另一侧摆动以破坏黏连并改善流动性（图 28–16C，D）。该方法的优点是避免了对结膜的创伤，从而避免了泄漏。
- 在药物治疗和针头穿刺治疗都失败的病例中，滤过泡切除联合抗代谢药物的应用，可作为最后选择。

参考文献

1. Mandal AK. Results of medical management and mitomycin C-augmented excisional bleb revision for encapsulated filtering blebs. *Ophthalmic Surg Lasers*. 1999;30(4):276–284.
2. Ophir A. Encapsulated filtering bleb. A selective review–new deductions. *Eye (Lond)*. 1992;6(Pt 4):348–352.
3. Meyer JH, Guhlmann M, Funk J. How successful is the filtering bleb "needling"? *Klin Monbl Augenheilkd*. 1997;210(4):192–196.

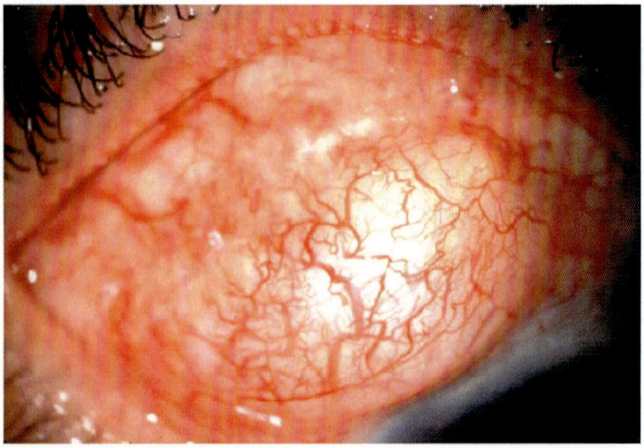

图 28-15 **滤过泡包囊化。**包囊化的滤过泡，可见滤过泡呈厚实的“囊”样泡壁外观，其表面球结膜明显血管化。

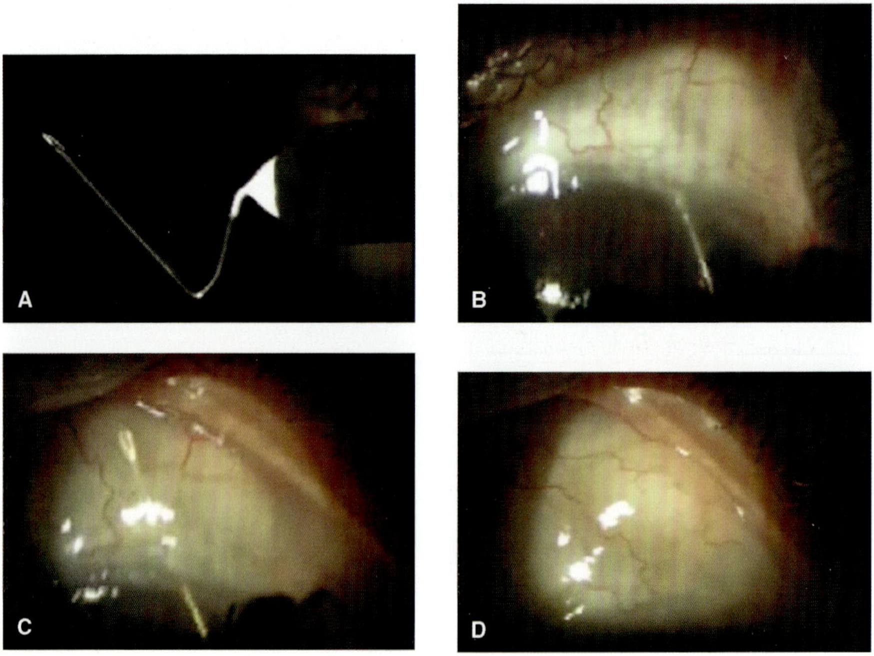

图 28-16 **经角膜巩膜瓣修补术。**(A)将一个30号针头做“Z”形弯曲。(B)将针头通过透明角膜进入前房。(C)然后将针头从前房方向引导至巩膜瓣的下方，同时通过透明结膜可以看见针头。(D)在针头破坏粘连并改善流动性后，滤过泡明显隆起。

周边滤过泡

抗代谢药物的使用可以导致形成壁薄，无血管的滤过泡。房水可以更容易地在薄壁滤过泡中扩散，形成体积较大的周边滤过泡，这可能刺激患者（图 28-17A）。伴有周边滤过泡的患者可能会抱怨有异物感、畏光和撕裂感[1]。

治疗

- Rahman 和 Thaller 描述了一种称为限制滤过泡结膜成形术的技术，用于治疗周边滤过泡引起的不适[2]。
  - 简而言之，用 75 号刀片切开结膜和 Tenon 囊直达巩膜，将滤过泡一分为二。
  - 然后将 Tenon 胶囊的 2 个切割边缝合到裸露的巩膜上。
  - 一旦周边滤过泡分裂为 2 个滤过泡，下方的滤过泡无法与滤过房水的巩膜瓣相沟通，因而导致了滤过泡变小。
  - Bovie 手持式烧灼器被描述为一种可以在非手术环境中治疗周边滤过泡的技术[3]。
  - 烧灼器可以在裂隙灯下通过局部麻醉治疗周边滤过泡（图 28-17B）。
  - 滤过泡中过量的房水通过烧灼口流出，然后在加热状态下愈合（图 28-17C）。在临床医师烧灼的位置，热量将滤过泡边缘封闭。在封闭的滤过泡中房水被吸收，最终形成了一个较小滤过泡。

参考文献

1. Anis S, Ritch R, Shihadeh W, et al. Surgical reduction of symptomatic, circumferential, filtering blebs. *Arch Ophthalmol*. 2006;124(6):890–894.
2. Rahman R, Thaller VT. Bleb-limiting conjunctivoplasty for symptomatic circumferential trabeculectomy blebs. *J Glaucoma*. 2003;12(3):272–274.
3. Schwartz AL, Albano M. Application of handheld cautery for reduction of symptomatic circumferential trabeculectomy blebs. *J Glaucoma*. 2010;19(7):497–498.

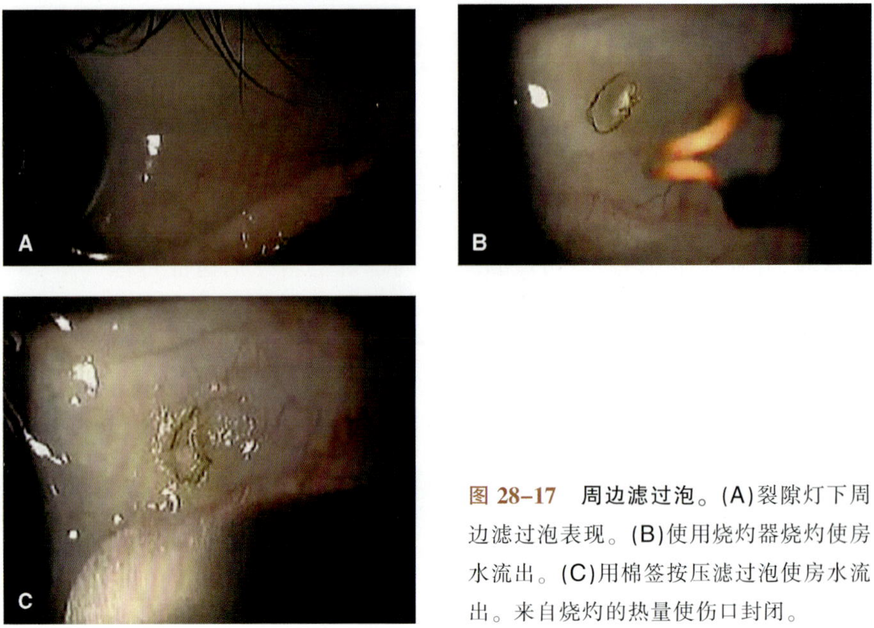

图 28-17 **周边滤过泡。**(A)裂隙灯下周边滤过泡表现。(B)使用烧灼器烧灼使房水流出。(C)用棉签按压滤过泡使房水流出。来自烧灼的热量使伤口封闭。

引流管分流侵蚀

GDD 已被证明可用于降低眼压和治疗青光眼。这些装置中有些是无阀门的,因而需要结扎线以避免低眼压,直到引流装置周围形成滤过泡以提供房水流出阻力。然而,这些装置并非没有其独特的并发症(图 28-18)。不常见的并发症(过去 30%,但现在<5%)为引流管和(或)排水板被侵蚀,常常由结实的植入组织以及结膜导致(图 28-19)[1]。一个暴露的引流管或板能够成为一个感染病灶并最终导致眼内炎的发生[2-4]。在初次手术中,巩膜、硬脑膜、筋膜、心包膜或一定厚度的角膜(图 28-20B)作为贴片移植物以防止引流管被侵蚀[5]。

治疗

- 任何引流管的侵蚀在起初可以通过快速外科手术进行处理,包括通过用相同的植入材料替补植片来预防可能的感染。
- 一旦有任何的感染迹象应采取迅速的取样培养以及用局部抗生素治疗感染的措施[1]。
- 导致引流管侵蚀的原因有许多,可能包括几个因素,包括组织膨胀不佳和机械因素,例如,和盖子的机械性摩擦[1]。
- Budenz 博士建议直接引流管在 12 点钟方向进入前房,将整个引流管和修补移植物完全放置上眼睑下方,以减少机械性损伤。在处理复发性侵蚀时,多个研究组研究了双层羊膜[6],双层加工心包补片移植物[7],颊黏膜移植物等材料的应用疗效[8]。在使用颊黏膜的 6 例患者中 5 例未被重新侵蚀,所有双层羊膜移植的患者均得到成功治疗,双层厚度心包膜移植患者中均未出现引流管暴露[9]。

■ 在所有这些想法背后,其基本前提是尽量减少机械致病因素,并使用补片移植材料覆盖引流管,并防止引流管侵蚀结膜,并使患者引流管暴露导致感染的可能。

参考文献

1. Heuer DK, Budenz D, Coleman A. Aqueous shunt tube erosion. *J Glaucoma*. 2001;10(6):493–496.
2. Al-Torbak AA, Al-Shahwan S, Al-Jadaan I, et al. Endophthalmitis associated with the Ahmed glaucoma valve implant. *Br J Ophthalmol*. 2005;89(4):454–458.
3. Bayraktar Z, Kapran Z, Bayraktar S, et al. Delayed-onset Streptococcus pyogenes endophthalmitis following Ahmed glaucoma valve implantation. *Jpn J Ophthalmol*. 2005;49(4):315–317.
4. Gedde SJ, Scott IU, Tabandeh H, et al. Late endophthalmitis associated with glaucoma drainage implants. *Ophthalmology*. 2001;108(7):1323–1327.
5. Sarkisian SR Jr. Tube shunt complications and their prevention. *Curr Opin Ophthalmol*. 2009;20(2):126–130.
6. Ainsworth G, Rotchford A, Dua HS, et al. A novel use of amniotic membrane in the management of tube exposure following glaucoma tube shunt surgery. *Br J Ophthalmol*. 2006;90(4):417–419.
7. Lankaranian D, Reis R, Henderer JD, et al. Comparison of single thickness and double thickness processed pericardium patch graft in glaucoma drainage device surgery: A single surgeon comparison of outcome. *J Glaucoma*. 2008;17(1):48–51.
8. Rootman DB, Trope GE, Rootman DS. Glaucoma aqueous drainage device erosion repair with buccal mucous membrane grafts. *J Glaucoma*. 2009;18(8):618–622.
9. Albis-Donado O, Gil-Carrasco F, Romero-Quijada

R, Thomas R. Evaluation of Ahmed glaucoma valve implantation through a needle-generated scleral tunnel in Mexican children with glaucoma. *Indian J Ophthalmol.* 2010;58(5):365–373.

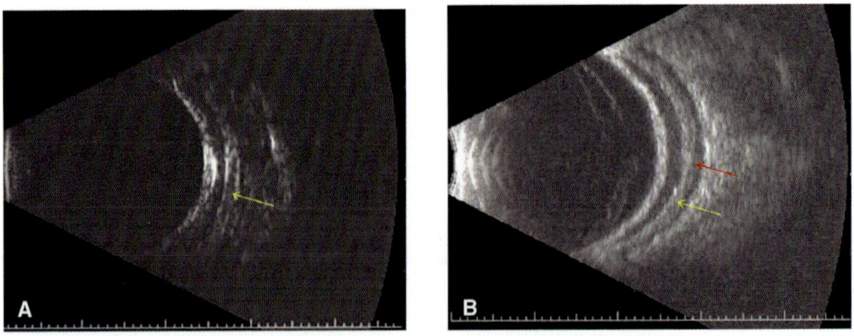

图 28–18　超声成像青光眼引流装置(GDD)。(A)Baerveldt青光眼引流装置在滤过泡形成之前。该排水板由黄色箭头所示。(B)一个Baerveldt青光眼引流装置,引流管打开后液体(红色箭头)覆盖排水板(黄色箭头)。

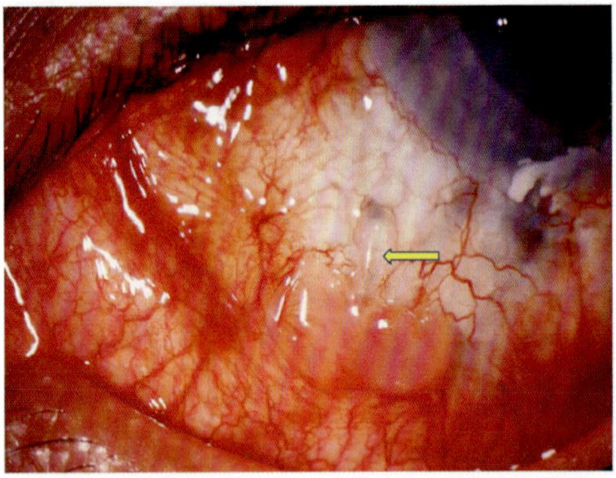

图 28–19　引流管暴露。暴露的青光眼引流装置管,如黄色箭头所示。

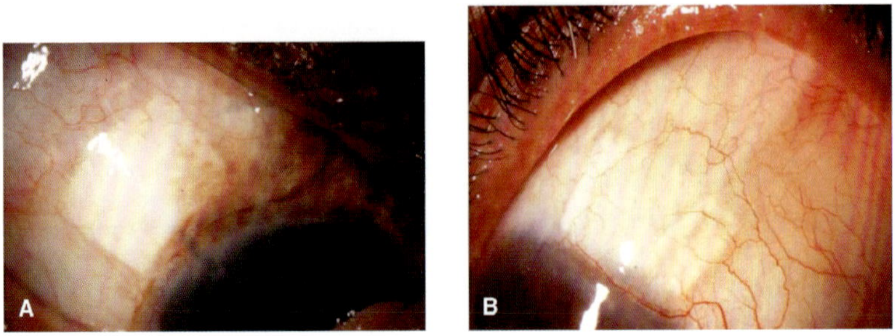

图 28–20　修补移植物。(A)巩膜补片。(B)透明角膜补片。

第29章

脉络膜上腔微型支架手术

Steven D. Vold

引言

微切口青光眼手术逐渐成为现在流行的青光眼手术方式。Ike Ahmed以缩略词MIGS来说他所说的微创青光眼手术。根据他的定义，MIGS具有以下特征：①内镜手术方法；②最小的组织创伤；③安全性高，并发症少；④有适度降低眼内压(IOP)的功效；⑤患者快速康复。目前，外科医师可以使用的唯一FDA批准手术微支架是CyPass微支架(Alcon Laboratories, Fort Worth, TX)(图29-1至图29-3)。在不久的将来，小梁旁路支架iStent Supra (Glaukos Corporation Laguna Hills, CA)，可能会是成为另一个适用于眼科医师的装置。

微型支架CyPass

适应证

- 目前FDA只批准在白内障手术中用于治疗轻度至中度原发性开角型青光眼。
- 作为独立手术治疗方式正在评估中。

禁忌证

- 继发性青光眼。
- 闭角型青光眼。

仪器和用品

- 利多卡因1%或丁卡因0.5%。
- 适用于眼内的乙酰胆碱或卡巴胆碱。

- 直接术中前房角镜检查。
- 眼科内窥镜手术设备。
- CyPass 装载和植入设备。

手术步骤

1.手术一般在超声乳化之后开始。

2.在将患者送至手术室之前,请仔细检查前房角。了解患者的前房角解剖对 CyPass 手术成功至关重要。

3.仔细操作 CyPass 的植入装置,同时手术者亲自从包装中取出支架且尽量避免碰撞到角膜切口上。

4.将显微镜向术者倾斜,同时让患者的头部偏离术者并与垂直轴成30°~45°夹角,以便更好地调整 Swan-Jacob 或 Hill 镜头观察房角。Transcend Vold goniolens 镜头旨在减少显微镜和患者头部倾斜的角度,以实现正确的观察房角的目的。

5.在植入 CyPass 之前,通过超声乳化术去除白内障,并考虑通过眼内注射乙酰胆碱或卡巴胆碱来缩小瞳孔。使用有黏性的 OVD 将前房支撑,为植入 CyPass 创造安全空间。

6.通过白内障透明角膜切口进入前房保持 CyPass 与虹膜平行,防止 CyPass 接触虹膜和人工晶状体。

7.当 CyPass 完全位于前房时,旋转 CyPass 将微型支架放到接近虹膜和小梁网处。从大约60°的方向,轻轻按下 CyPass 插入设备的导线末端,引导 CyPass 由巩膜突进入脉络膜上腔(图 29-4)。

8.通过平稳,缓慢地向前运动,尽可能径向地引导 CyPass 进入脉络膜上腔,CyPass 的长度为 6.35mm,植入脉络膜上腔内的长度达到 75%为宜。在微支架插入过程中,不应遇到阻力。如果遇到阻力,有可能有出血,应撤回 CyPass 并将其植入鼻侧的另一个腔道。

9.展开 CyPass,插入 CyPass 后撤回植入器。使用植入器的尖端将 CyPass 的近端放置在有色小梁网和 Schwalbe 线之间(图 29-5)。如果植入位置太靠前应该轻轻抬起植入器以确保 CyPass 位于 Schwalbe 线的后面。过度插入的 CyPass 微支架可以用眼内微型镊将其退回到适当位置。

10.避免将 CyPass 放置在鼻侧象限较大的虹膜血管附近,精确的 CyPass 的放置可防止睫状体离断的发生。

11.为了防止术后眼压高,需要抽吸黏性的 OVD 和眼前房血液。自动抽吸头至少距离 CyPass 2~3mm 距离以避免可能导致或扩大的睫状体离断。

12.用平衡盐溶液将眼压保持到20~25mmHg,防止血液回流到前房。

13.用 Weck-cel 海绵测试角膜伤口是否防漏水。如果漏水,则用 10-0 尼龙线缝合伤口。

14. 植入 CyPass 时要注意三点:①患者房角的解剖结构;②伤口(上顶

伤口，下压伤口）可能会导致术中难以观察；③用手轻松、缓慢地扣动按钮，减少释放 CyPass 时产生的对抗力，使 CyPass 在眼内处于掌控之中。

术后护理

1.检查术后眼部情况并在 24 小时内检查眼压。

2.术后即刻停用抗青光眼药物，除非术后早期因为 OVD 的残留导致 IOP 升高。

3.局部抗生素术后使用 1~2周。

4.可以使用下列糖皮质激素治疗术眼：

- 0.5%的氯替泼诺，每天 4 次，大约 4 周。
- 醋酸泼尼松龙 1%，每天 4 次，为期 2 周，然后逐渐减少，维持 2~4周。
- 地氟泼特纳 0.05%，每天 2 次，维持 4 周。

5.在手术后 2 周内进行其他后续检查，然后在手术后 4~6 周再次检查（图 29-6 和图 29-7）。

并发症

- 微型支架定位错误。
- 虹膜嵌顿在微型支架内。
- 眼内炎。
- 眼前房积血。
- 周边前房粘连。
- 慢性葡萄膜炎。
- 虹膜根部断离。
- Descemet 膜脱离。
- 高眼压。

参考文献

Francis BA, Singh K, Lin SC, Hodapp E, Jampel HD, Samples JR. Novel glaucoma procedures: a report by the American Academy of Ophthalmology. *Ophthalmology*. 2011;118(7):1466–1480.

Saheb H, Ahmed II. Micro-invasive glaucoma surgery: current perspectives and future directions. *Curr Opin Ophthalmol*. 2012;23(2) 96–104.

Shareef S, Alward W, Crandall A, Vold S, Ahmed I. Intra-operative gonioscopy: a key to successful angle surgery. *Expert Rev Ophthalmol*. 2014;9:515–527.

Vold SD, Ahmed II, Craven ER; CyPass Study Group. Two-Year COMPASS trial results: supraciliary microstenting with phacoemulsification in patients with open-angle glaucoma and cataracts. *Ophthalmology*. 2016;123(10):2103–2112.

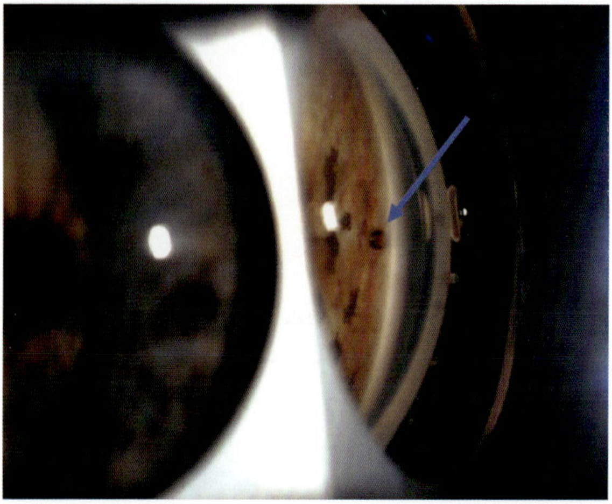

图 29-1 房角内位置正确的CyPass的透视图。蓝色箭头为鼻侧前房支架近端。

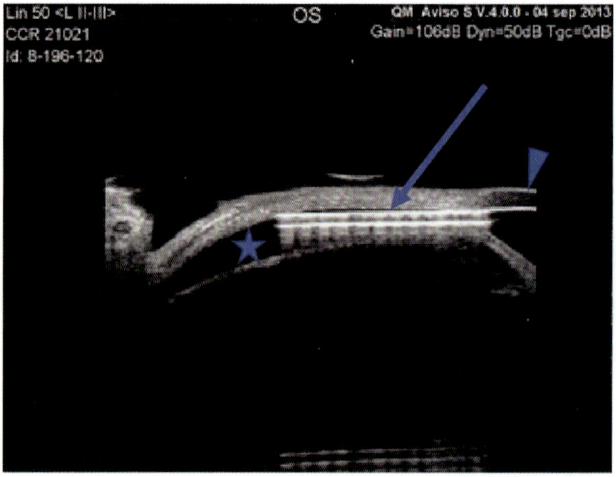

图 29-2 CyPass的超声生物显微镜图像。蓝色箭头为脉络膜上腔中的CyPass。蓝星所示为通畅的巩膜下滤池。箭头为角膜。

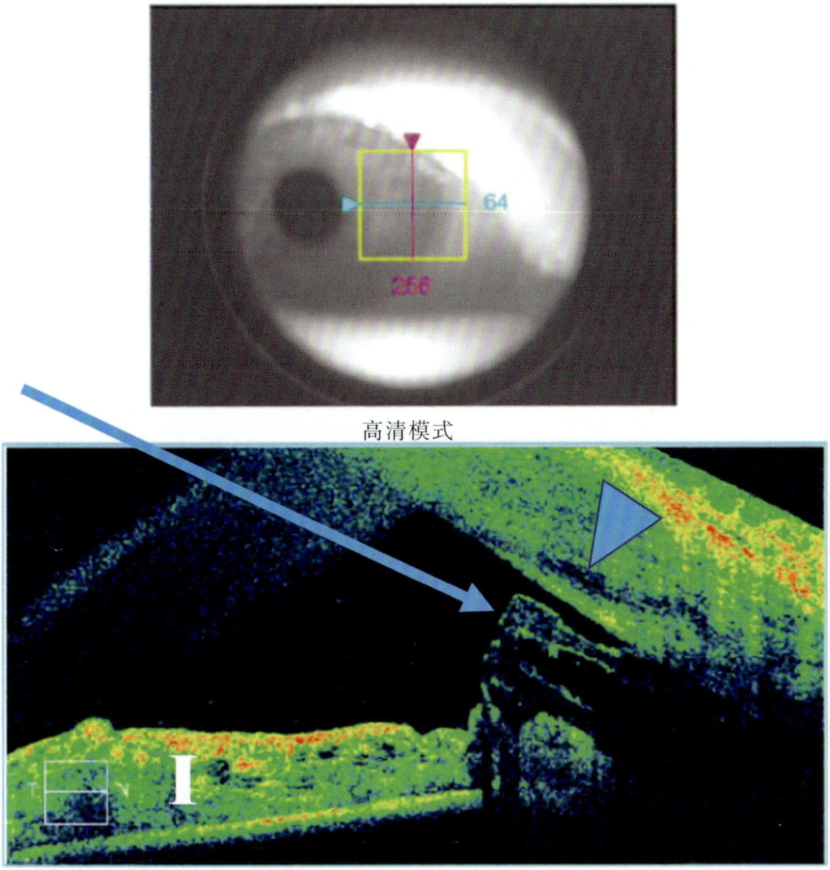

图 29-3　**房角CyPass的光相干断层扫描(OCT)。**前节OCT可见位置合适的CyPass，近端(蓝色箭头)与小梁网相邻。蓝色长箭头指示Schlemm管。I代表虹膜。

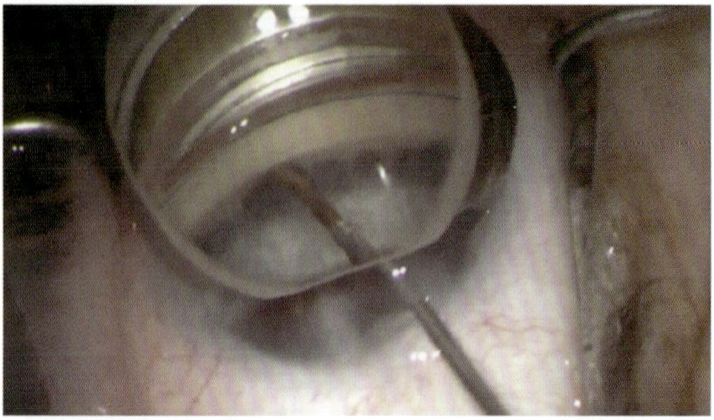

图 29-4 CyPass 在术中植入图示。用Jacob 房角镜直接显示导丝插入巩膜突下的睫状体带。

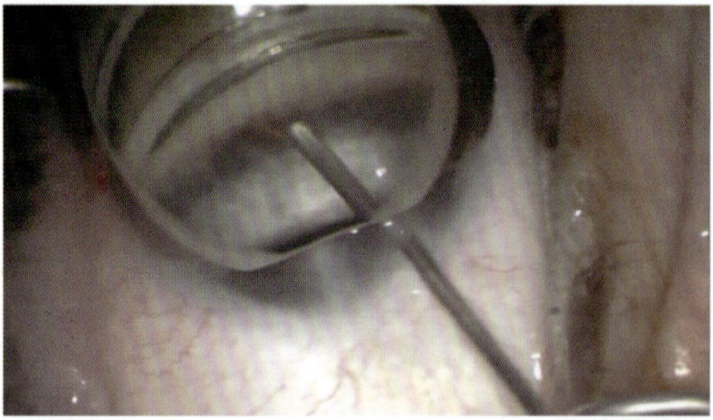

图 29-5 CyPass 在术中植入图示。将装置推进到脉络膜上腔后，通过导丝缩回装置从植入器释放。轻敲CyPass，手动推入，使近端与小梁网相邻。

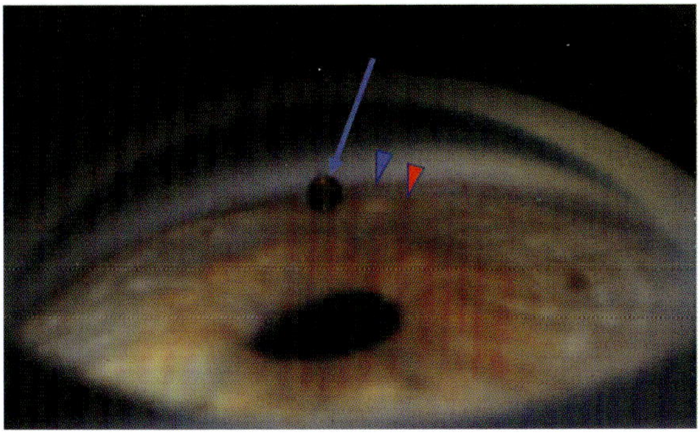

图 29-6　术后CyPass定位良好的房角照片。蓝色显示CyPass的近端与小梁网色素带相邻(蓝色三角箭头)。红色箭头所示巩膜突。

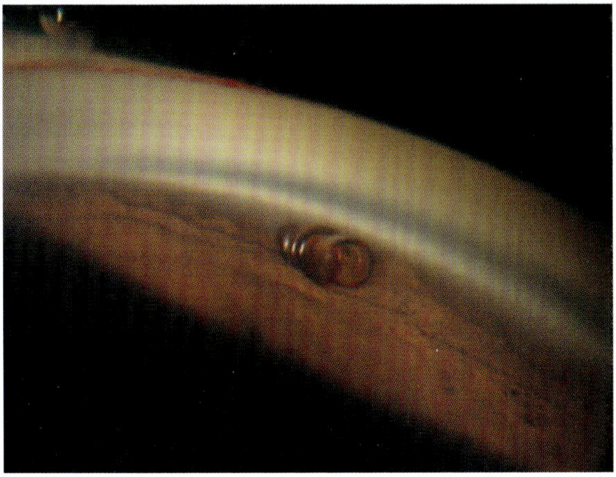

图 29-7　高倍镜下CyPass在房角的正确位置。可以观察到支架近端的两个环状结构。

索 引